U0204345

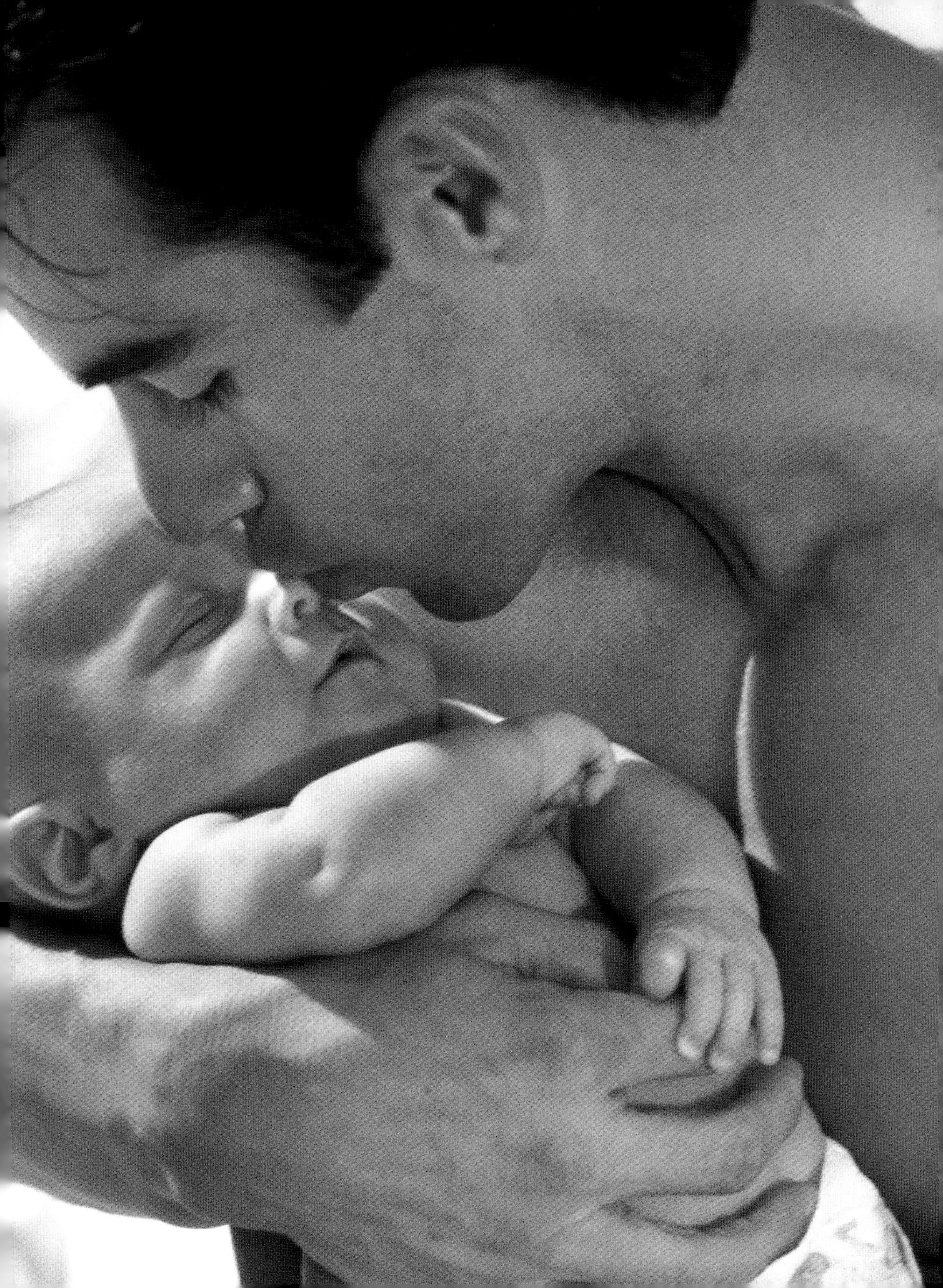

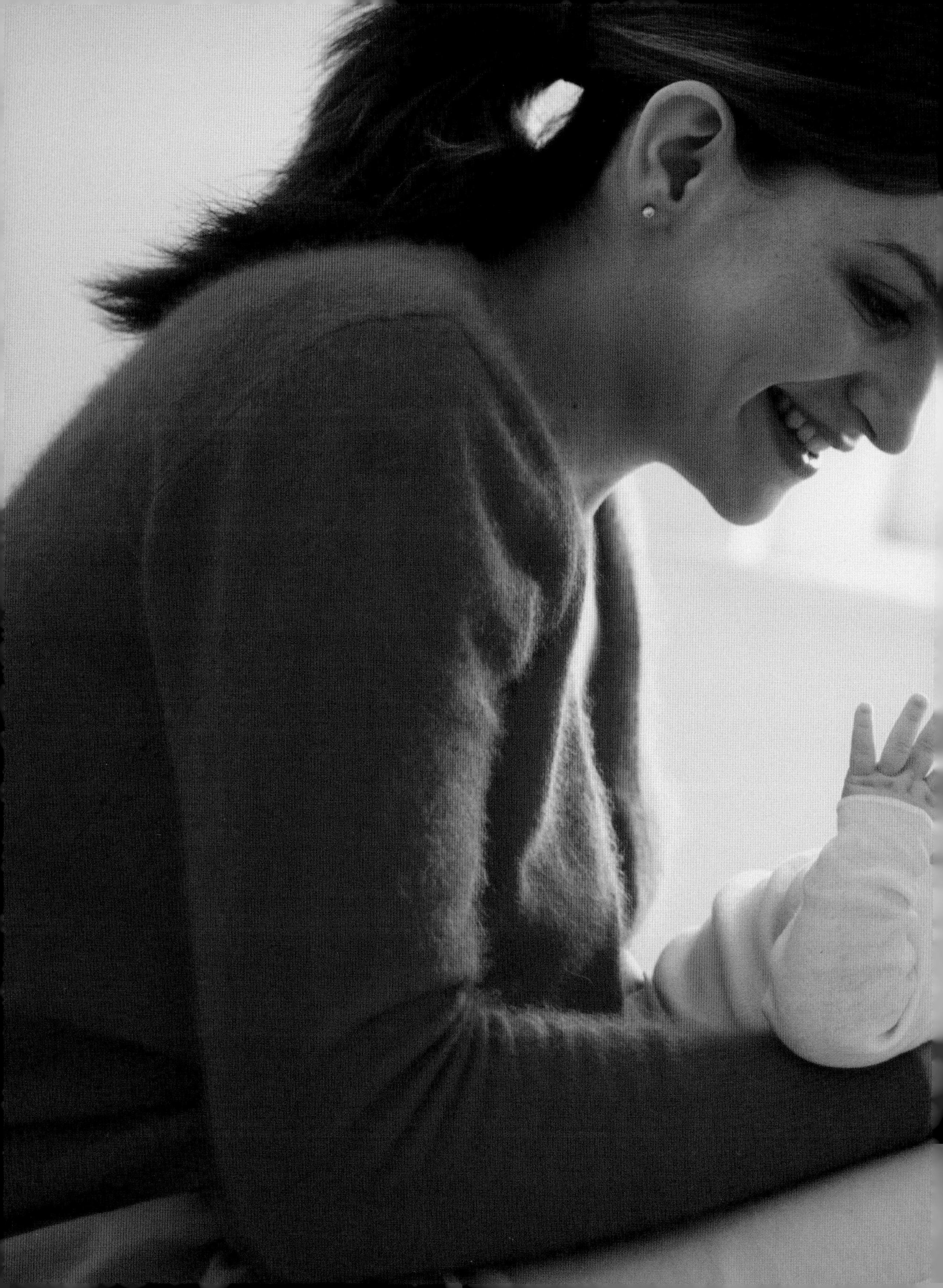

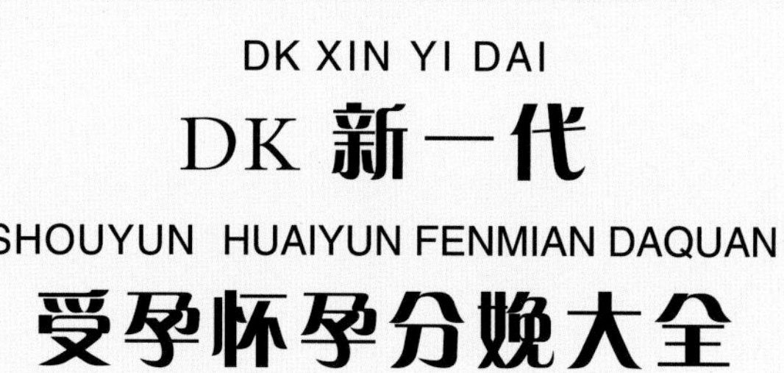

DK XIN YI DAI

DK 新一代

SHOUYUN HUAIYUN FENMIAN DAQUAN

受孕怀孕分娩大全

［英］米里亚姆·斯多帕德 **著**

李文从 **译**

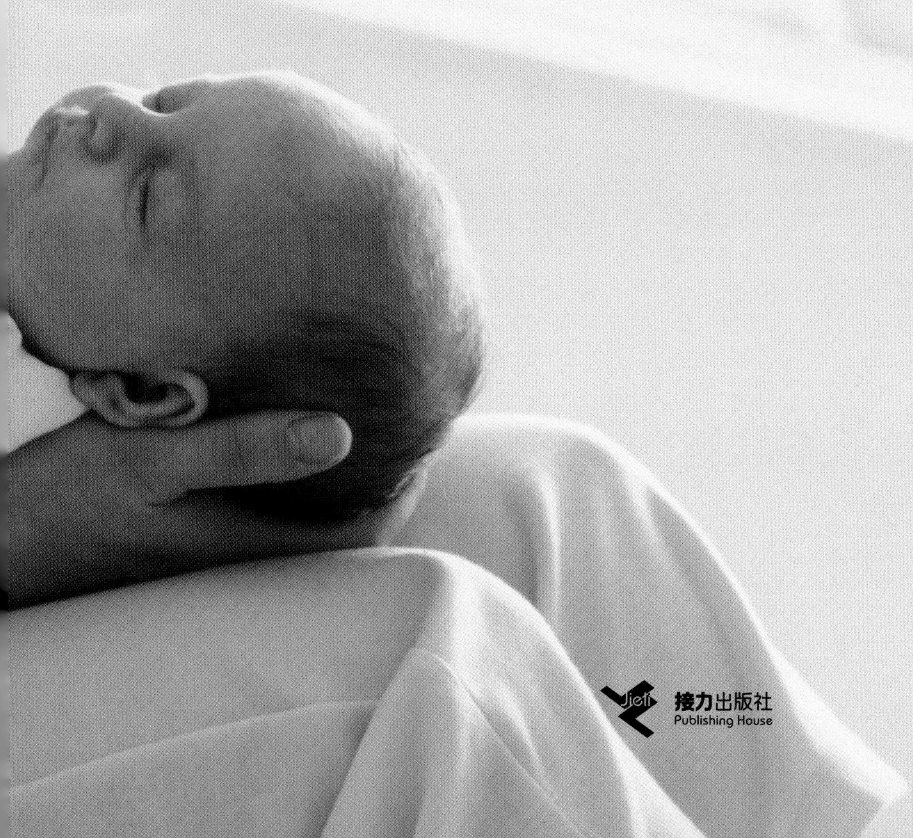

Jieli 接力出版社
Publishing House

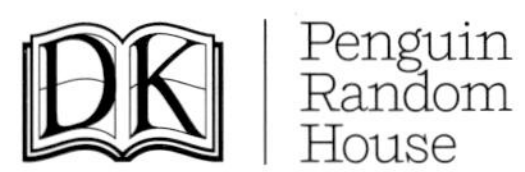

桂图登字：20－2014－287

Original Title: Conception,Pregnancy and Birth: The Childbirth Bible for Today's Parents
Copyright© 1995,2001,2006,2008 Dorling Kindersley Limited
Text Copyright© 1995,2001,2006,2008 Miriam Stoppard

A WORLD OF IDEAS:
SEE ALL THERE IS TO KNOW
www.dk.com

图书在版编目（CIP）数据

DK新一代受孕怀孕分娩大全 /（英）米里亚姆·斯多帕德著；李文从译．— 南宁：接力出版社，2018.1

书名原文：conception pregnancy and birth

ISBN 978-7-5448-5024-7

Ⅰ．① D… Ⅱ．①米… ②李… Ⅲ．①妊娠—基本知识 ②分娩—基本知识 Ⅳ．① R714

中国版本图书馆 CIP 数据核字（2017）第 237769 号

责任编辑：楚亚男　　美术编辑：许继云
责任校对：王　静　贾玲云　高　雅　　责任监印：刘　冬　　版权联络：王彦超
社长：黄　俭　　总编辑：白　冰
出版发行：接力出版社　　社址：广西南宁市园湖南路9号　　邮编：530022
电话：010－65546561（发行部）　　传真：010－65545210（发行部）
网址：http://www.jielibj.com　　E－mail:jieli@jielibook.com
经销：新华书店　　印制：深圳当纳利印刷有限公司
开本：890毫米×1240毫米　1/16　　印张：23.25　　字数：500千字
版次：2018年1月第1版　　印次：2018年1月第1次印刷
印数：00 001—10 000册　　定价：168.00元

版权所有　侵权必究

质量服务承诺：如发现缺页、错页、倒装等印装质量问题，可直接向本社调换。
服务电话：010－65545440

前 言

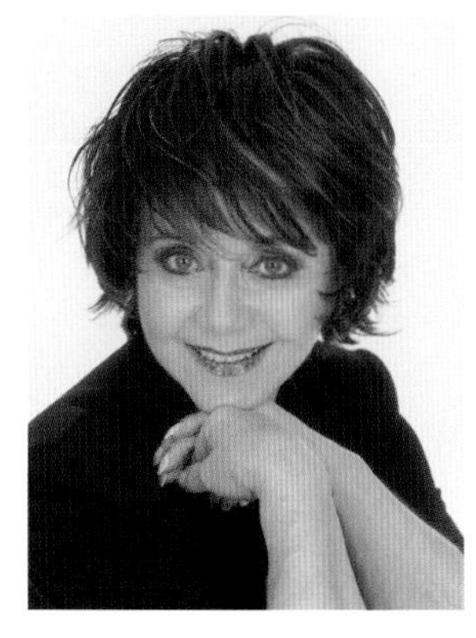

对于任何一对夫妻来说，怀孕生子都是人生中一段神奇、美妙的经历。这期间，他们要吸收大量信息，进行各种选择，与此同时，怀孕的妻子还要经历生理上的万千神奇变化。我希望通过此书，为您提供切实可行的孕产指导，助您和您的伴侣顺利过渡到为人父母的人生阶段。从您第一次验孕确认怀孕，直到分娩的那一刻，就让这本书来陪伴您。

此次《DK 新一代受孕怀孕分娩大全》再版，可谓面目一新，图文并茂，更具现代气息。我与顶尖医学专家合作，逐字逐句地对书中的内容进行了更新，从而确保医学研究成果、临床实践经验以及治疗方法等都与时俱进。我还特别关注现实中的案例，部分内容涉及引产案例以及如何做个好爸爸——给准爸爸们的一颗定心丸！

一般来说，大多数人孕期都会顺利无忧，但确有特殊情况发生。因此，本书针对这些特殊情况，比如不孕不育、妊娠综合征、异常分娩以及医学干预等提供了大量信息，以便让您心中有数，有备无患。对于即将发生的情况了然于胸并做好相应的准备，总比措手不及、忧心焦虑要明智吧。

尽管内容有所更新，但本书的宗旨不变。即将孕育或已怀孕的夫妻可参阅本书，商讨怀孕及分娩方式，从自身独特的需求出发，选择合适的医护人员照料孕产妇及新生儿。

衷心祝您孕期愉快，分娩顺利，生活幸福！

Miriam Stoppard

（米里亚姆·斯多帕德，英国皇家医学院研究员、博士，英国值得信赖的孕产、护理专家，英国生育领域首席专家。2010年被授予大英帝国荣誉勋章。）

目录

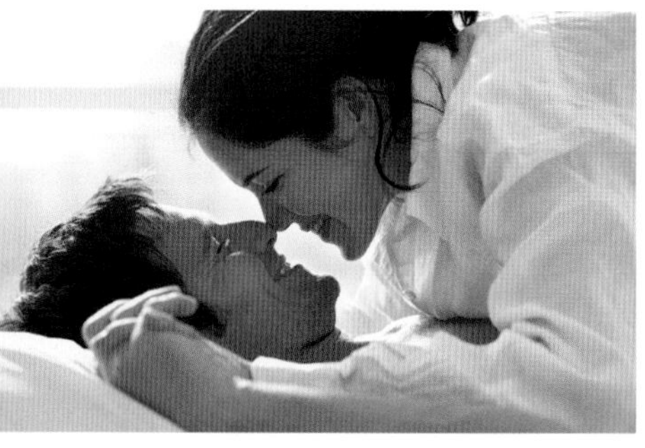
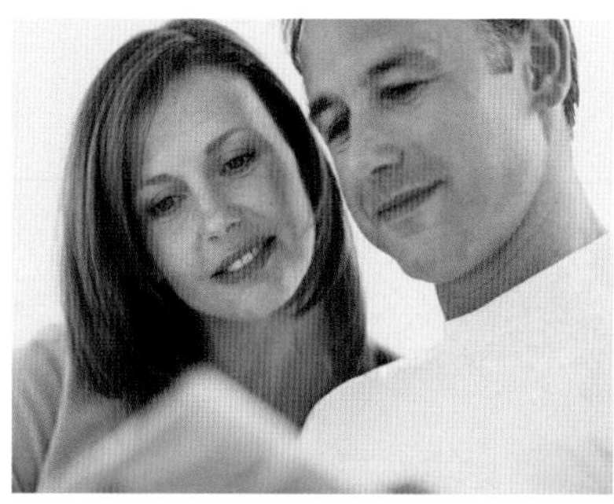
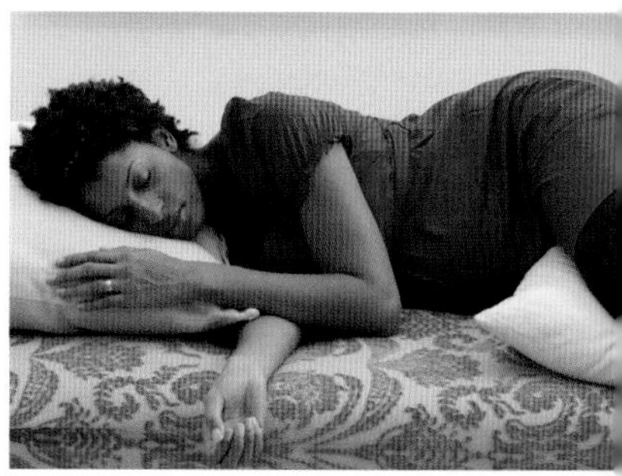

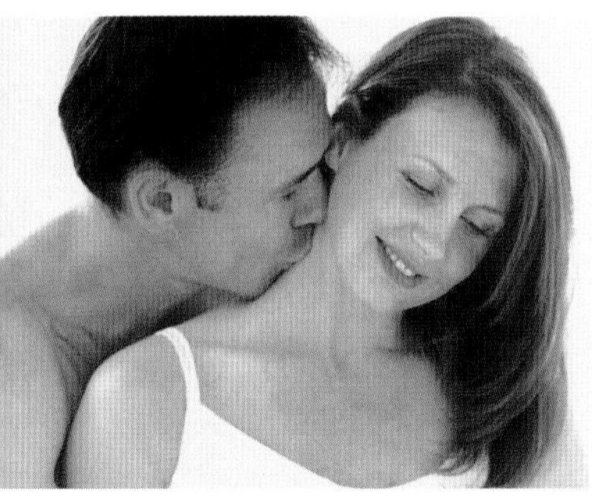
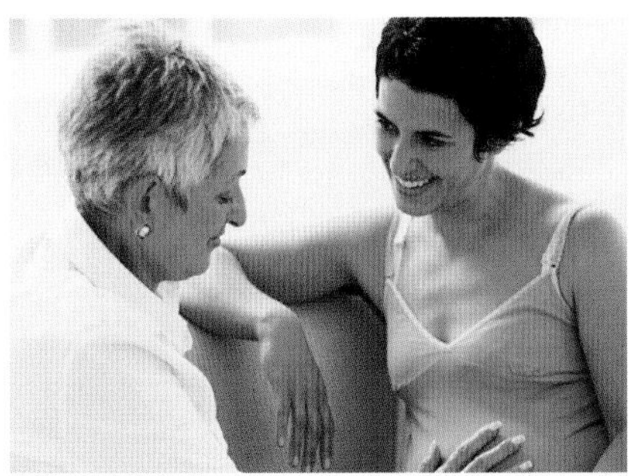
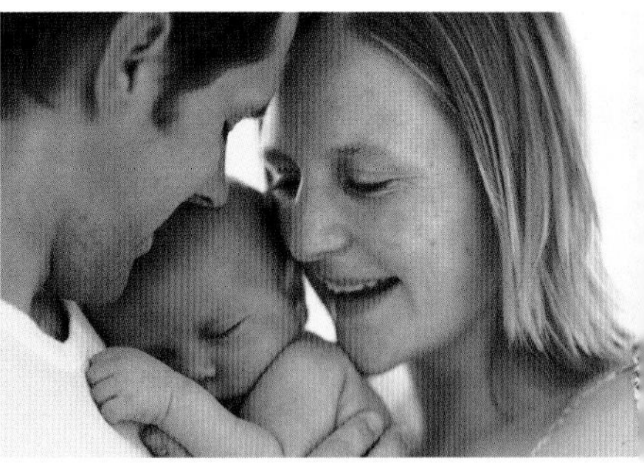

第十四章 异常分娩

第十五章 了解新生儿

第十六章 调适父母心

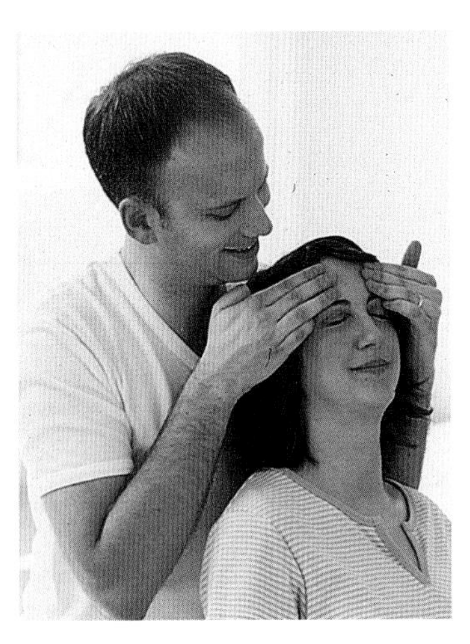

全书概览

如今我们对于什么因素会损坏卵子和精子已经有了越来越多的了解。想要备孕，夫妻双方需要调整生活方式，这点尤为重要。孕育前3个月，夫妻双方就要戒烟戒酒，健康的身体才是顺利怀孕、孕育胎儿直到足月分娩的最佳保障。

备孕

妊娠通常是一个流畅而连续的过程，但偶尔也会发生问题，如染色体和基因缺陷会导致受孕困难。令人欣慰的是，目前医生已掌握诸多不孕不育症的病因并能成功治愈部分病症。

数据显示，六对备孕夫妇中就有一对孕育困难，但这并不意味着他们永远不会有自己的孩子。大多数自认为不孕不育的夫妇其实只是生育能力较低，借助辅助治疗还是可以怀上孩子的。至少有一半的不孕不育问题出自男性，这是个令不少男士难以接受的事实。想要提醒大家的是，出现不孕不育问题时，夫妇两人都应接受相关检查，首先要做精液分析。

接受不孕不育治疗的夫妇应同时接受心理辅导，医生会推荐专业人士，为其疏解压力。针对各种不孕不育症的治疗方法数不胜数，所以我才不厌其详地讲解不孕不育症的检测与治疗，包括简单的药物疗法和先进而复杂的辅助生殖技术。

孕妇和胎儿

为方便起见，医学将胎儿发育过程大致分为三个阶段，各为期3个月。如此划分是因为在这三个阶段中，孕妇分别经历了特殊的生理变化，胎儿的发育也呈现不同特征。妊娠的三个阶段分别为：孕早期（胎儿器官形成）、孕中期（胎儿器官成熟）、孕晚期（胎儿长大）。

女性在妊娠的三个阶段中都有着显著不同的生理表现。孕早期时，身体蓄势待发，乳房膨胀，内脏器官自行调适，肌肉和韧带变松弛，以备分娩。孕激素升高导致恶心不适，如厕频繁，乳房变得敏感，一碰就疼。孕中期时，身体进入稳定的妊娠状态。孕晚期时，母体开始为分娩做准备，同时提供足够的养分确保胎儿健康成长。

爸爸的育儿准备

现如今，就连最看重工作的父亲也心甘情愿地分担育儿任务，并乐于陪伴孩子。不过，有些男士担心承担大部分育儿任务会使他们变得婆婆妈妈的。他们感到进退两难。一方面，社会环境——尤其是妈妈们，希望他们成为其理想中的新好爸爸；另一方面，男士们不得不勉为其难地按照人们所希冀的方式，承担起“爸爸”这样一个陌生的角色，有点被逼到墙角的感觉。

昔日养儿育女，孩子无论由双亲中的哪一方养育，都会健康成长。不过，即使孩子们可以没有父亲的陪伴，我们仍要鼓励新时代的爸爸们表现出崭新风貌。为此，本书涵盖了为父之道的方方面面，以期帮助更多的男士自由释放父爱本能。

选择分娩方式

你可以自主选择你的分娩方式，但重要的是对所做出的选择你要有所了解。理论上讲，完全按照你所希望的方式分娩是可行的，但是这需要你预先通过查阅大量相关资料对分娩方式有充分的了解，同时还得跟伴侣就此进行深入的沟通。此外，你需要详细告知医护人员你希望以什么方式分娩，以便他们做好应对突发状况的预案。

在医院分娩，你可以选择专业的助产团队、医院的设施环境与接生方式。你最好事先制订一个分娩计划，说明你希望怎样分娩，并与医护人员沟通，让他们充分了解你喜欢的分娩方式。最终决定应该由孕妇及其伴侣来做出。

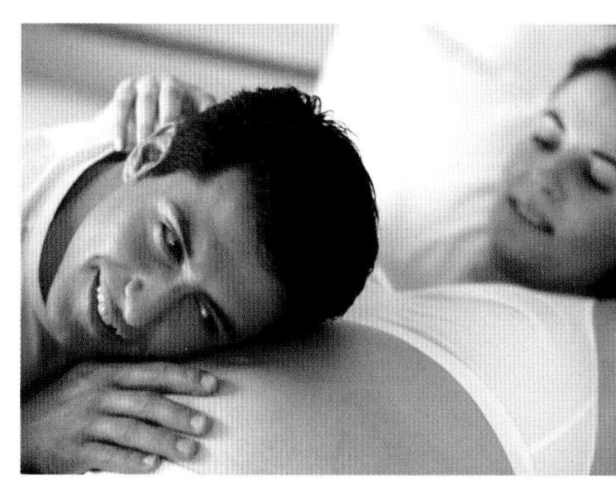

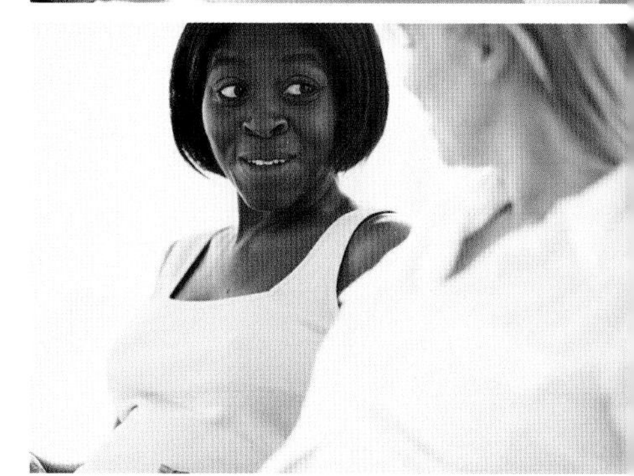

孕期饮食

孕期需要摄取多样化且能提供多种营养的食物，应多吃新鲜水果和蔬菜、全谷物，还要吃鱼类、禽类和低脂乳制品，以摄入足够健康的蛋白质，间或吃些牛羊肉和蛋类。鱼肉中富含维生素 B_{12} 和维生素 A，绿色和黄色蔬菜也含有这两种维生素。

胎儿的正常发育离不开铁元素，母体每天都需要补充铁。因此，你需要吃大量富含铁的食物，比如杏、李子、牛羊肉、鱼等。女性最好在怀孕之前 3 个月就开始每天服用叶酸补充剂（叶酸片）直到怀孕第 12 周，以避免胎儿出现脊柱裂等神经管缺陷。你的食谱里也应加入富含叶酸的食物，如绿叶蔬菜、坚果和谷物等。

孕期健康

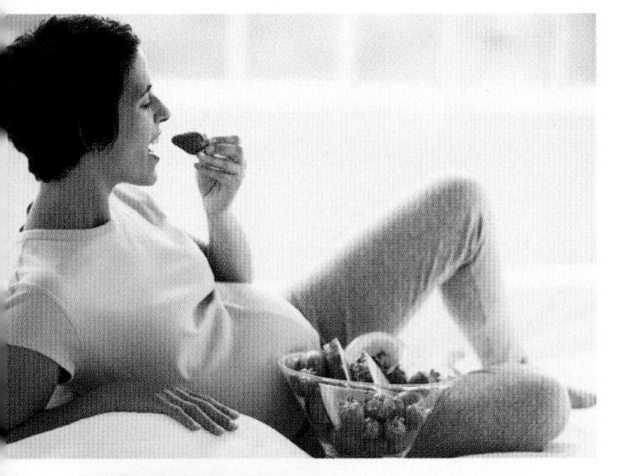

定期运动可保持身心健康，因为运动时，身体会释放安神的化学物质，使人放松，舒缓紧张情绪。运动还可加快血液循环，使你的身体和腹中的宝宝都得到充足的供氧。

此外，肌肉如果能在运动中得到调适，分娩会比较顺利，也不会太难受。产前培训课中的健身操结合了身体放松和呼吸技巧，有助于你更好地熟悉分娩过程。另外，你还需要学会保存体力，晚间尽量多睡觉，白天尽量多休息。

产前检查

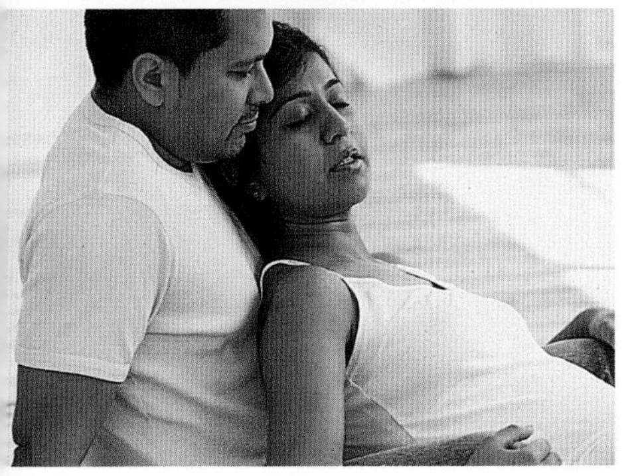

优质的产前检查可使母亲和宝宝都健康。产前在医院接受常规检查是为了发现或规避隐患，并及时治疗出现的异常。有些检查属于针对性筛查，如超声波扫描和羊膜穿刺。

产前检查不仅限于医疗检查，社交和个人层面的学习也同样重要。与其他母亲交流经验，多向医生、助产士请教，会化解你对分娩的担忧，使你胸有成竹。院方会为你答疑解惑，帮助你了解生孩子时可能出现的各种状况，辅导你和伴侣为分娩做好预案。

呵护腹中的宝贝

整个孕期，你都可以与腹中的宝宝交流。当你第一次感觉到胎动时，你与胎儿之间的联结会越发真实。

和未出生的宝贝说说话吧。胎儿有着非常敏锐的听力，宝宝在子宫里听到过爸爸妈妈的声音，出生时就能分辨出爸爸妈妈的声音。大多数父母喜欢和腹中的宝宝说话，给他唱歌，隔着肚皮轻柔地摸摸他。听力是胎儿最早发育的感觉功能之一，约在第 16 孕周时，你的宝贝就能听见你说话了。

虽然偶有胎儿发育不良，幸好现代技术相当发达，足以看护好尚在子宫里发育着的宝宝。医生能为母腹中的胎儿进行筛查，矫治发育缺陷，最大限度地使其在出生时健康无恙。有时，母体的缺陷也会影响胎儿的发育，但即使是身患糖尿病的准妈妈和 Rh 血型与胎儿不合的孕妈，经密切监护和有效治疗，同样能够健康妊娠。

妊娠反应

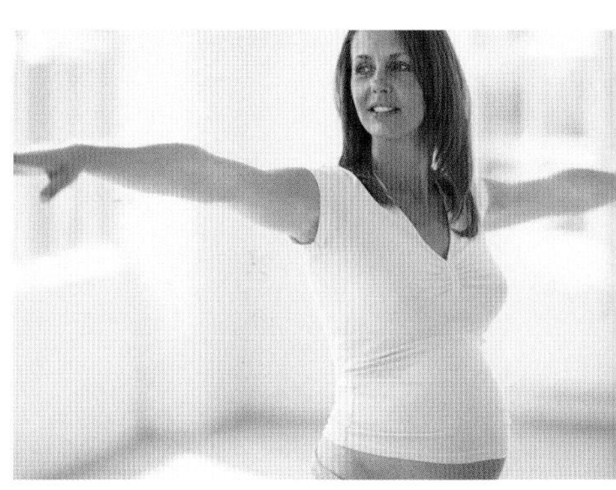

怀孕期间完全没有不适感的人几乎没有，某些症状是怀孕后特有的。但妊娠反应只是让人不舒服，不是严重问题。

做好心理准备并了解治疗方法，你应对妊娠反应的战斗就已经赢了一半。多数症状都可轻松治愈，不会造成长期困扰。

妊娠紧急情况

紧急情况通常发生在孕期的最初 3 个月和最后 3 个月。几乎所有常见的紧急状况都伴有典型的症状，一旦出现这些症状，应即刻就医。这些症状包括：剧烈腹痛，阴道出血，体温超过 37.8℃，严重的恶心不适或剧烈呕吐，持续性头疼，视物模糊，脚踝、手指和脸部浮肿，超过 24 小时无胎动或胎膜破裂。

妊娠最初 3 个月内出现的紧急状况有大出血及由此引发的流产，胚胎着床异位（比如宫外孕）等。此外，导致紧急状况发生的因素还有：高血压引发的先兆子痫（子痫前期）、习惯性晚期流产、母儿 Rh 血型不合、胎盘异常（比如前置胎盘）等。不过，尽管有诸多风险，绝大多数胎儿终能安全降生。

孕期甜蜜蜜

多数女性怀孕后身体的某些部位，如乳房、乳头和生殖区域，都会变得更加敏感，性器官也是如此。这是孕激素水平升高导致的现象。性生活会变得前所未有的美好，感觉更强烈，更易获得满足感。有些女性在此期间头一次享受到高潮，有的则能高潮迭起。不过，随着腹部隆起，某些体位就不能使用了。

做好迎接宝宝的准备

怀孕进入最后 3 个月，就需要着手各项准备工作了：布置婴儿房，为即将到来的宝宝选购衣服，添置育儿用品，给宝宝取名，做产假计划、育儿计划，安排家中其他孩子的照顾事宜。

建议你在家提前列一张备忘清单，提前去趟医院，熟悉住院手续办理，这样你会感觉一切尽在掌握中，就不再忐忑不安了。

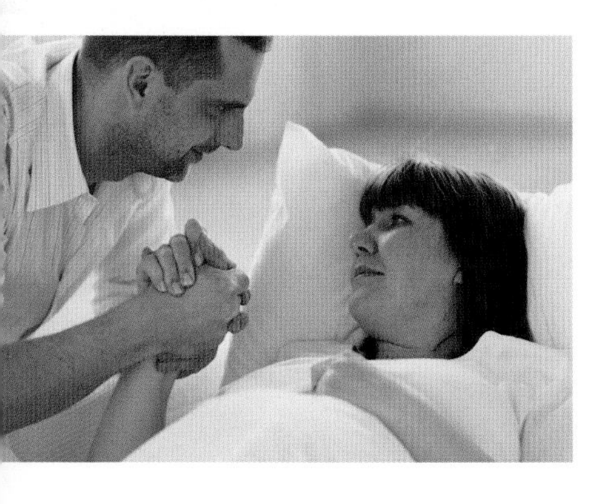

分娩早安排

分娩可以细分为几个阶段。分娩开始前叫作临产阶段，你会感到背部钝痛，或者见红。羊膜也会破裂，但你不会感到肚子疼痛。

分娩第一阶段主要是宫颈扩张，以便胎儿能从宫腔进入产道。这一过程通常很顺利。如果你之前还能自行走动，可采取半坐姿势，借助地心引力来促使宫颈扩张，加快进程。

分娩几乎没有不疼的，目前有多种方法可减缓分娩的疼痛，比如催眠分娩法，使产妇进入深度放松状态，这种方法自然而安全。

异常分娩

大多数胎儿都能顺利出生，健康无恙。但有些分娩无法顺利进行，因此我专门用整个章节来阐述“异常分娩”，涉及引产、胎儿臀位和急产等内容。不必忧心忡忡，异常分娩也能母婴平安。

了解新生儿

宝宝一降生，你们的亲子联结就开始建立，你们可能很希望独自享受与宝宝在一起的时光。据我所知，宝宝一出生就能被父母抱抱哄哄，父母日后能更好地感知宝宝的需求。抱着宝宝，让宝宝紧贴你的皮肤，感觉到你的体温和心跳。当宝宝闻到你肌肤的气味，感受到你在爱抚他时，他便开始认识你并能感知你的爱。

新生儿看起来非常娇弱，有些新晋父母会手足无措，不敢把他抱起来。别紧张，你的宝贝可比看起来皮实。只要小心地、稳稳地支撑着他，你就可以放松地抱起他，给他洗澡或换尿布了。

有些新生儿要留在重症监护室里。父母只要在护理人员的指导下，参与对宝宝的照顾，日复一日，同样会建立起亲密的亲子关系。医护人员会尽可能地鼓励你爱抚、触摸宝宝，并和他说话。

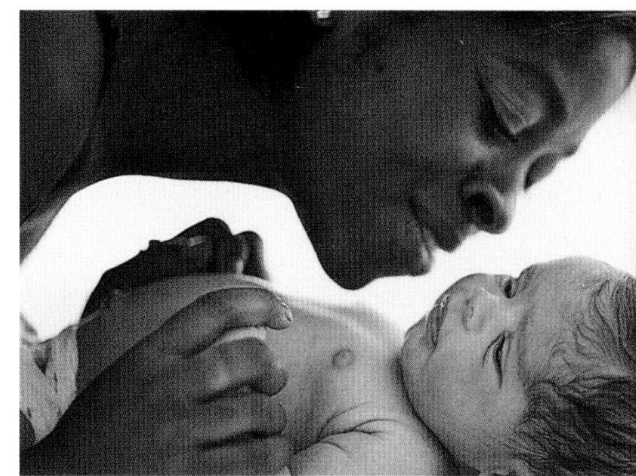

调适父母心

新生宝贝令你激动不已，不过，偶尔情绪低落不足为奇，因为生活的方方面面都要进行调整，没有哪样是轻而易举的。你得想方设法让新生宝贝顺应家庭的作息规律，夫妻间保持相亲相爱的亲密关系，同时还要连轴转地照顾新生宝宝。事无巨细，事必躬亲。不少刚生完孩子的女性会阵发性地感到忧郁，沮丧情绪较为常见，一般在产后第一周出现。产后抑郁症则严重得多，须及时治疗。

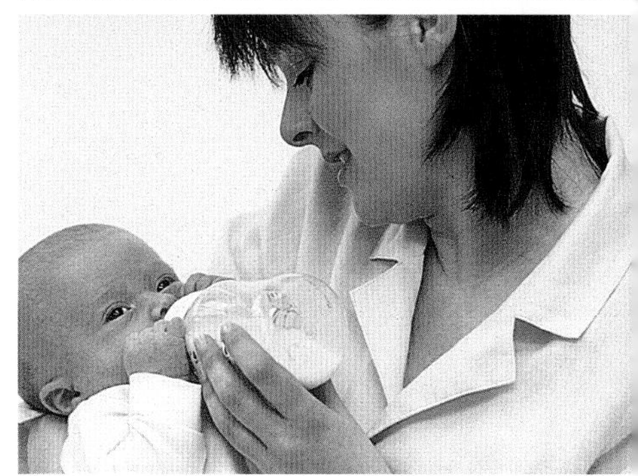

身为母亲的责任使你备感压力，但看着宝宝一天天长大所感受到的喜悦，远远胜过偶尔困扰你的负面情绪。你需要给自己留点时间充充电、加加油；抽空与伴侣单独相处，会使你们之间有更多柔情蜜意。

第一章

备孕

我们对卵子和精子的生理常识以及如何使它们保持健康状态的了解越来越多，也因此越发认识到自我保健对于备孕的重要性。虽然并不是人人都能如愿以偿地成功受孕，但我们对于不孕不育症的了解已有所增加，并能治愈大部分病症。

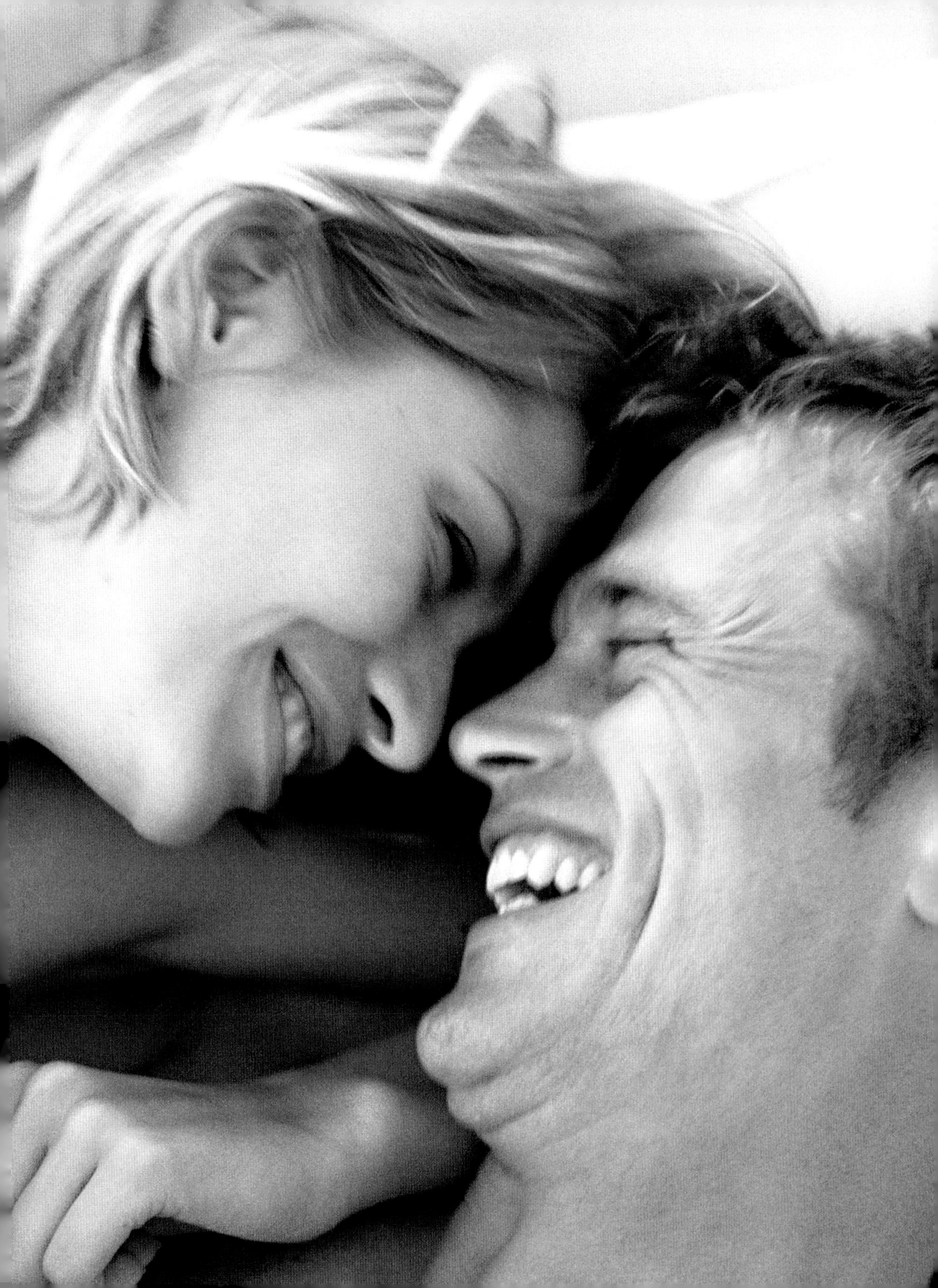

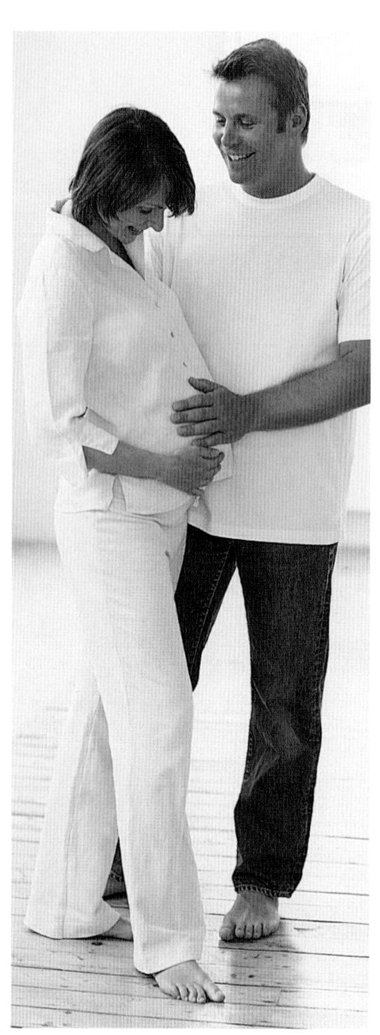

▲ **做有准备的父母** 幸福健康的父母造就快乐健康的孩子。所以，在备孕期间，父母应调适身心状态，准备好即将为人父母的角色转变。

健康父母早准备

怀孕期间，你的身体健康至关重要，伴侣的健康也同等重要。受孕时，夫妻身心越健康，你就越有胜算度过一个顺利的孕期，越有可能顺利分娩，并生出健康的宝宝。为人父母后，你的生活会发生诸多变化，所以，提前规划不失为一种明智的做法。

生活方式的改变

生活中，所有你认为顺理成章的事情都将因为宝宝的到来而改变。

时间不够用 现代快节奏的生活下，我们都是忙忙碌碌的。不少新晋父母以为宝宝总会适应他们惯有的生活节奏，日子还会一如既往地过下去，但事实并非如此。婴儿需要父母花费大量时间来陪伴和悉心照顾，夫妇二人相处以及与他人交往的时间就会大大减少。

开支增加了 无论挣多少钱，你们都得把相当数额的钱用在宝宝身上，比如给宝宝买衣服、购置婴儿用品等，即使买二手物品也是笔不小的开支。暖气等家用支出也有所增加，你们还可能需要换台新的洗衣机，买辆空间大一些的家用车。

人际关系有所改变 你和伴侣之间的关系会随着宝宝的降生而有所改变，其他人际关系也会发生微妙的变化。你开始感到与父母更加亲近，因为他们是孩子的外公外婆（爷爷奶奶）。渐渐地，你会发现你与单身或没有孩子的朋友之间的共同话题越来越少，转而增加了很多新朋友，她们是孕育着孩子的准妈妈或是有经验的妈妈，你们有相同的经历，有共同语言。

吸烟的害处 吸烟是最损害胎儿健康的行为之一，是造成胎儿发育缺陷的罪魁祸首——若不吸烟，某些发育缺陷是完全可以避免的。妊娠期间吸烟可能导致流产、胎死腹中、胎盘损伤、胎儿发育迟缓、胎儿体重过轻，这类婴儿日后很难茁壮成长；吸烟会增加胎儿先天畸形的风险；此外，吸烟还会减少精子数量。妻子怀孕了，丈夫仍不戒烟，二手烟也会间接损害胎儿的健康。我们测试过一些在烟瘾很大的家庭中出生长大的孩子，其年龄分别为 5 岁、7 岁和 11 岁，结果发现他们普遍发育迟缓，并有学习障碍。

喝酒的害处 酒精是损害卵子和精子的毒药，同样会阻碍胚胎发育。妊娠期间喝酒会造成胎儿发育迟缓、发育缺陷、损害胎儿脑部结构和神经系统，这些症状统称为胎儿酒精综合征。酒精也会让胎儿缺氧而导致死胎。研究发现，酒精对孕妇的影响因人而异，有的后果极为严重。不过，有一点千真万确：孕期不喝酒，就不会有这种危害。

药物和毒品 如果身体有疾患必须吃药，就选用非处方药，务必仔细阅读药品说明，并向医生咨询安全的服药方法。如果计划怀孕，切勿使用兴奋剂（娱乐性毒品）。大麻会干扰精子的形成，其有害作用长达 3—9 个月。可卡因、海洛因、吗啡等一级毒品会损害精子和卵子中的染色体，造成染色体异常。共用注射器会传染艾滋病病毒。携带艾滋病病毒的孕妇会把病毒传染给腹中的胎儿，使他一降生就成为病毒携带者。可卡因还会破坏胎盘的供血功能，从而使胎儿得不到足够的血氧量。孕期摄入可卡因可导致胎盘从子宫壁剥离，增加死胎概率。

饮食和运动 饮食和运动对你和腹中宝宝的健康至关重要。尽可能地确保饮食均衡，少吃动物脂肪，每天至少吃 5 份新鲜水果和蔬菜。切记你的食谱里要含有足够的叶酸。孕期摄入足量叶酸可避免胎儿神经管缺陷，脊柱裂即为神经管缺陷的一种。定时定期运动也很重要。你的身体越健康，孕期就越能愉悦、自如地应对。

孕龄问题 如果你非常健康，那么 30 多岁或 40 多岁怀孕与 20 多岁时怀孕没什么区别，都能正常怀孕、妊娠，并能顺利分娩。不过，不孕症和染色体异常（比如唐氏综合征，参见第 22 页）多发于高龄孕妇。高龄孕妇和高危妊娠的年轻孕妇都应进行染色体筛查。

停止避孕

备孕时，可立即停止避孕措施，比如不再使用子宫帽和避孕套。如果服用避孕药或上了避孕环（宫内避孕器），就需要更早做准备。

避孕药 如果你怀孕比较困难或曾经流过产，建议提前一个月停止服用避孕药，这样，怀孕前至少来一次月经。

若在服用避孕药期间怀孕了，应立即停止用药。一般来说不会有什么问题，但为保险起见，还是建议你尽快去看医生。

避孕环（宫内避孕器） 避孕环的工作原理是阻止精子与卵子结合，或通过改变子宫内部环境防止受精卵着床。有极少数上环的女性意外怀孕。尽管孕期摘除避孕环的确有造成流产的可能，但我们仍然建议把环取下来，以便安全无忧地妊娠直至足月分娩。

尿检

如果尿常规检查显示尿糖阳性，则有患糖尿病的风险。但更可能是肾漏糖，因为怀孕使肾糖阀降低了，需要进一步检查确诊。

当胰腺无法分泌足够的胰岛素来调节人体内的葡萄糖水平时，人就会患糖尿病。孕激素有对抗胰岛素的作用，因此怀孕会导致已有的糖尿病加重或者引发妊娠糖尿病，这与糖尿病家族史等潜在因素有关。

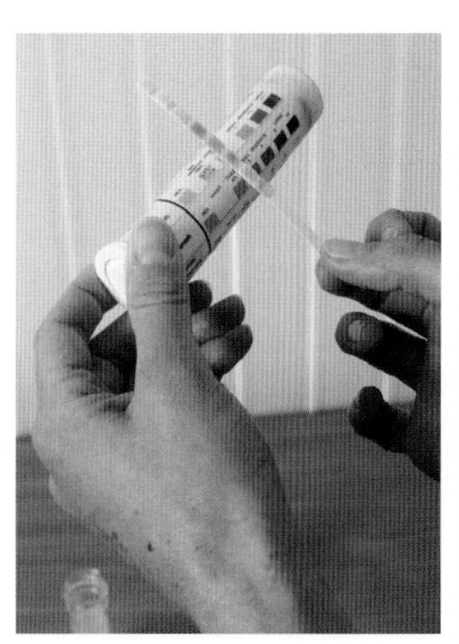

▲ **自测尿糖** 尿糖自测操作简便：将试纸一端浸入尿液后取出。如果有尿糖，试纸会出现颜色变化，与色板对照，便可得出尿糖值。

健康问题

即使患有慢性病，比如糖尿病、心脏病或癫痫，你仍然可以怀孕生孩子。但在怀孕之前，必须向医生详细咨询，以便得到最佳监护和专业指导。

哮喘 这是准妈妈中最常见的呼吸道疾病，通常可用支气管扩张药物和吸入式类固醇来控制病情。治疗哮喘的药物一般不会对胎儿造成不良影响，但有可能引发鹅口疮，偶尔会导致早产。若有哮喘病，孕期应格外注意自我保养。紧张和焦虑情绪以及灰尘、花粉、污染物质都可能引发哮喘，并加重心脏负担。

癫痫 妊娠癫痫病发病率为 1/200。癫痫发作包括短暂的意识丧失和重度抽搐等。研究发现，孕期癫痫发作的频率和强度因人而异。患有癫痫的孕妇中，有 50% 病情无明显变化，40% 病情略有变化，10% 病情恶化。癫痫病患者如果想要孩子，应先征求医生的意见。抗癫痫药物有轻微的致畸作用，可能导致胎儿神经管缺损等发育异常。常用的抗癫痫药物有丙戊酸钠、拉莫三嗪、卡马西平以及苯妥英等。医生会指导你在孕期如何用药。

调整药物治疗方案（如改变药量）可能引起癫痫发作。医生会建议女性癫痫病患者在怀孕前就调整用药，而不是在妊娠期间才做调整。孕期不能停止服用抗癫痫药，同时还须经常去医院就诊，神经科和其他相关专科的医生会为你调整用药剂量。由于抗癫痫药物有碍叶酸的吸收，所以在怀孕前和孕期都要大量补充叶酸（每天 5 毫克），这点很重要。足量的叶酸可防止某些发育缺陷。建议所有服用丙戊酸钠或苯妥英的孕妇从怀孕第 36 周开始补充维生素 K，以促进胎儿肝脏发育。

糖尿病 如果孕妇是糖尿病患者，宝宝有可能超重或者出现心脏和呼吸道异常。孕妇也会被并发症困扰，比如慢性阴道炎和先兆子痫等（参见第 222 页）。怀孕前就患有糖尿病的女性务必严格控制血糖，高血糖有导致胎儿畸形的可能。属于妊娠糖尿病高危人群的孕妇需要验血，监控身体状况。

心脏病　无论患有哪种类型的心脏病，医生都会给你具体的建议。但有一点是共同的，即充足的休息：午后把双脚抬高，保持这一姿势2小时，晚间要睡足10小时。多数有心脏病的孕妇都能自行顺利分娩。分娩过程中心脏会承受间歇性的压力，但不会超过孕期最后阶段的心脏负荷。患有心脏病的产妇不是一定需要引产或剖宫产。

肾病　女性肾病患者完全可以怀孕生孩子，但需要认真监控病情。肾病患者更易出现高血压和先兆子痫，尿道感染也是常见的并发症。如果肾脏能够正常排出人体代谢的废物和毒素，妊娠就可继续。若胎儿发育不良，医生可能建议早期引产（孕妇的肾脏不堪重负，无法排出胎儿代谢的废物，就需要做透析，而透析会危害胎儿健康）。

生殖疾病　如果孕妇感染了原发性疱疹病毒，那么在破水或分娩过程中，病毒就会感染胎儿。原发性单纯疱疹病毒II型可使胎儿发育迟缓。半数被传染的胎儿出生后，会患某种类型的疱疹引起的疾病，感染区域集中在眼睛、口腔和皮肤。

有生殖器疱疹病史的孕妇可以进行正常的阴道分娩，即使处于活动性继发感染状态也能实现正常分娩。如果携带病毒的孕妇没有任何症状，病毒也未经宫颈或阴道传播，那么胎儿感染病毒的概率低于千分之一。但是，倘若孕妇在临产阶段得了疱疹性溃疡或感染了原发性疱疹病毒，医生会建议剖宫产，以免胎儿在经过产道时被感染。

艾滋病毒（HIV）/艾滋病　母亲为艾滋病毒阳性（HIV阳性）的婴儿，其前景相较于以往有了显著改善。孕产妇口服抗艾滋病药AZT可阻断母婴传播。孕妇应定期做超声波检查，以监视胎儿的发育情况。虽然艾滋病母亲所生的婴儿未必都是HIV阳性并罹患艾滋病，但是他们出生时是带有艾滋病抗体的（这可能掩盖了艾滋病隐患），抗体来自母体，会在18个月内消失。鉴于母婴传播的风险，医院会为艾滋病孕妇提供咨询服务，并会尊重孕妇意愿而终止妊娠。

风疹（德国麻疹）

风疹病毒可导致胎儿发育缺陷，尤其是怀孕前3个月内感染了该病毒，宝宝先天缺陷的概率会更大。风疹病毒可致耳聋、失明和心脏病，因此在怀孕前，应去医院检查，看体内是否存在风疹抗体。

即使你注射过风疹疫苗，也不能想当然地认为你对此病具有免疫力，因为抗体在一定时间后会失效，所以，应去医院检查一下。如果你体内已经没有抗体，就要重新打疫苗。由于疫苗具有生物活性，所以接种疫苗后，至少再过3个月，才能怀孕。

如果在怀孕期间，接触了风疹患者或疑似患者，必须立即告知医生，抽血化验，检测是否有抗体。

或许10天后你还需要复查，这得视检查结果而定。如果检查结果显示你有可能感染了风疹，你就要和伴侣商量，是否做人工流产。有些医生可能建议注射丙种球蛋白，保护胎儿不受风疹病毒侵害。

案例分析：

叶酸的重要性

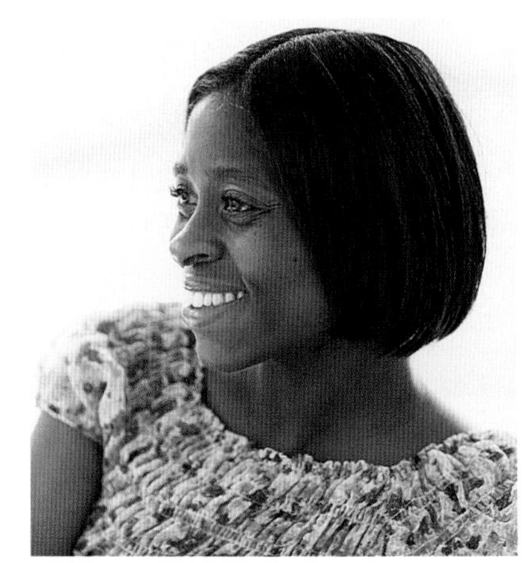

18 个月前，朱莉生了她的第一个宝宝亨利，现在她想再生一个。生亨利时是顺产，亨利很健康。不过，亨利的脊柱底端有一块长毛的褐色胎记，医生认为这块胎记很可能与脊柱裂有关。虽然医生说这块胎记本身没有任何害处，但还是让朱莉有些担忧，她担心第二个孩子会出现脊柱裂。

脊柱裂和脑积水

朱莉查阅了有关资料，了解神经管缺陷（脊柱裂和脑积水）与叶酸缺乏有关。她深知应该开始补充叶酸，以备怀孕，但她讨厌吃药，甚至连维生素片也不想吃。

按照医学定义，脊柱裂为先天畸形，一节或多节脊椎发育不全，致使部分椎管不闭合。脊柱裂可出现在脊柱的任何位置，但脊柱下背部最为常见。椎管不闭合严重程度不同，症状也不一样。脊柱裂可导致瘫痪、大小便失禁或脑积水。

脊柱裂的程度不一。有一种仅仅是椎管后壁的弓形骨板（椎弓）不闭合而形成的裂隙。如果骨缺损较多，就会出现神经管畸形，具体表现为脊膜膨出或更为严重的脊髓膨出。

在胚胎时期，皮肤、大脑、椎管和神经都是从相同的细胞层发育而来。因此，长在胚胎神经管末端位置上的胎记可能只是胎儿的神经管最后闭合时留下的痕迹。曾经生育过脊柱裂婴儿的父母如果再要孩子，很有可能重蹈覆辙。但是亨利身上的那块长毛的胎记（骶痣）并不意味着他的母亲将为他生一个脊柱裂的弟弟或妹妹。

脊椎和脊柱从一个扁平细胞层分化发育，细胞层边缘聚拢形成管状结构，即椎管内的空腔。在胚胎形成的早期，约在怀孕后 4 周之内，椎管就逐渐闭合，椎骨开始发育。

减少脊柱裂的致病隐患

研究证明，孕妇血液中含有足够的叶酸，有助于胎儿的神经管闭合。否则，胎儿出现脊柱裂的风险会增加。

怀孕期间，孕妇血液里的叶酸经尿液流失的速度是以往的 4 倍，所以，如果不吃富含叶酸的食物或服用叶酸片的话，体内的叶酸水平就会降低，严重者会危及胎儿的正常发育。孕期保持足够的叶酸摄入量非常重要。

补充叶酸

我建议朱莉提前补充叶酸，这样当她受孕时，体内的叶酸含量可达到最佳水平。事实上，专家建议所有准备怀孕的女性都应提前 3 个月开始补充叶酸，每天的摄入量为 400 微克。补充叶酸的方式有以下几种：

■ 吃绿叶蔬菜（叶子为深绿色的最好）、蘑菇、煮熟的红芸豆、坚果（大力推荐核桃）、豌豆、青豆。

■ 吃强化谷物和全麦面包。

■ 服用叶酸制剂，剂量为 400 微克，药店有售。

■ 可在药店买到的叶酸配方奶。一盒奶（大约一杯）中的叶酸含量为一天所需补充的剂量。有了这种液态补充方式，就不必吃叶酸片了。

孕期营养

无论母亲年龄和健康状况如何，所有胎儿实际上都或多或少地面临脊柱裂或脑积水等神经管缺陷的风险，但有些女性要格外重视补充叶酸。我问了朱莉以下这些问题：是否对一些基本的食物过敏，比如牛奶、面粉？是否曾经因缺乏营养或饮食不均衡而身体虚弱或体重过低？是否因为过度节食而得过厌食症？

我还询问她是否流过产或有死产史，是否酗酒或烟瘾很大，是否经受过巨大的压力，是否一直玩命地工作。所有这些问题的答案都可作为依据，帮助朱莉制定一个营养均衡的孕期饮食方案。令我高兴的是，朱莉决定立即开始补充叶酸，每天早餐时喝叶酸配方奶。

米里亚姆医生的重要提示

所有计划怀孕生宝宝的女性都要在受孕前就补充叶酸，孕期的前12周内也须摄入足量的叶酸，以保证血液中含有充足的叶酸，这点至关重要。我的具体建议如下：

■ 受孕之前3个月就开始补充叶酸。

■ 确保每天补充的剂量不少于400微克。

■ 可通过多种方式摄取叶酸：叶酸片、叶酸胶囊、富含叶酸的食物、药店出售的叶酸配方奶。

富含叶酸的食物

叶酸含量高的食物（每 30 克含量为 50—100 微克或更多）：熟黑眼豆、球芽甘蓝、浓缩牛肉汁、酵母膏、欧洲萝卜、羽衣甘蓝、菠菜、全麦面包、嫩卷心菜、西蓝花。

叶酸含量中等（每 30 克含有 15—50 微克）的食物：熟黄豆、芸豆、菜花、土豆、生菜、橘子、橘汁、豌豆、烘豆、全麦面包、卷心菜、青豆、青椒、酸奶、白面包、鸡蛋、糙米、谷物。

叶酸配方食品：叶酸配方的面包和麦片。多数连锁超市都销售一些自有品牌的叶酸配方软质面包，两片面包约含 90 微克叶酸。有些大品牌也生产叶酸强化面包。购买前要仔细阅读成分表。不少麦片也添加了叶酸，但含量有多有少，所以要看准再买。有些配方麦片的叶酸含量较高，每餐份可提供超过 100 微克叶酸。

遗传基因

孩子的基因一半来自母亲的卵子，一半来自父亲的精子。

每个卵子和精子所携带的父母的基因内容都有差异，所以，孩子遗传自父母的基因信息是独一无二的。

在父母两个人的基因组合里，不同基因相互交融，但有些是显性基因，有些则是隐性基因。例如，棕色眼睛为显性基因，蓝色眼睛则是隐性基因。如果孩子的父母分别是棕色和蓝色眼睛，那么，孩子的眼睛就是棕色的，因为棕色眼睛的基因更占优势。

何为基因？

基因是控制人体细胞功能的化学密码，是具有遗传效应的DNA（脱氧核糖核酸）片段，位于染色体上。染色体由DNA和蛋白质共同构成。每一个人体细胞都有至少50000个独特的基因。

人体的“蓝图”

基因影响和决定着人体各方面的生长和功能，决定人的身高、体形、性别、眼睛和头发的颜色等性状。你会罹患哪些疾病同样与你的遗传基因有关。人体所有细胞都来自一个受精卵，其遗传物质在每个细胞中复制——卵细胞和精细胞除外。在单个细胞中，不是所有基因都具有活性，细胞所在的位置和功能决定着哪些基因具有活性。比如，有些基因组在骨细胞中具有活性，在血细胞中则不然。

基因两两成对地位于染色体上（参见第21页的图示），有显性和隐性之分。每对基因中只有一个显性基因，或两个均为显性时，其所控制的性状是明显可见的；隐性基因控制的性状是隐而不见的。只有当一对基因均为隐性时，隐性性状才会显露。

每个体细胞都有23对染色体，卵细胞和精细胞除外，而卵细胞和精细胞中分别有22条常染色体，外加一个X或Y染色体。每条染色体含有成千上万个基因，基因在染色体上呈线性排列。

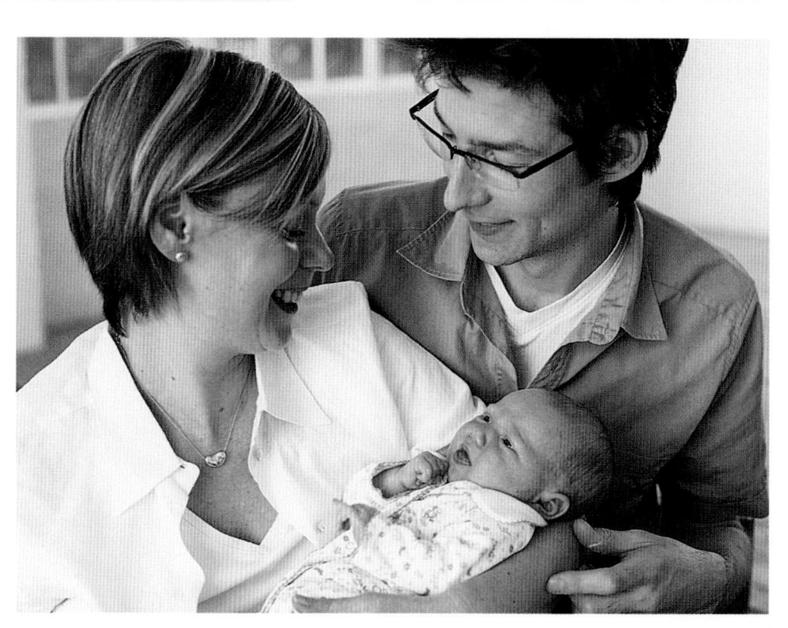

◀你的宝宝是由你和伴侣的基因组合而成的独一无二的新个体。

染色体由两条DNA链组成，缠绕延伸，像螺旋形的梯子，两侧是糖—磷酸分子，这被称为DNA双螺旋。DNA有四种碱基，分别是：腺嘌呤、鸟嘌呤、胞嘧啶和胸腺嘧啶。这些碱基根据处于染色体不同位置上的基因的功能，相互组合配对。这些碱基组合发出密码指令，管控人体的各项机能和活动。

染色体，基因，DNA

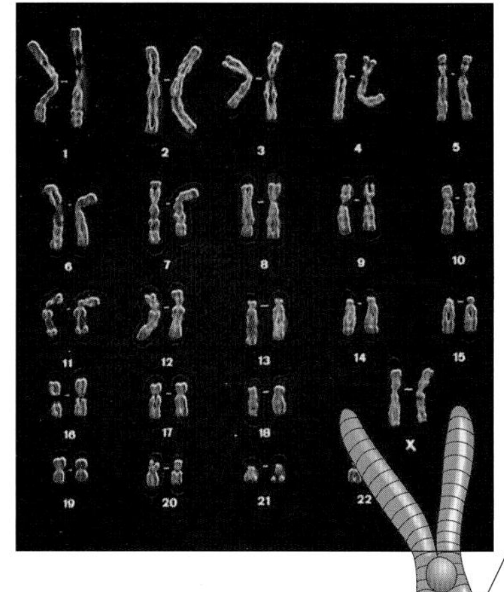

◀**染色体** 每个体细胞核中含有23对染色体（见左图），包括22对常染色体和一对性染色体（XX或XY）。

染色体

▶ **双螺旋** 一个双链DNA分子构成一条染色体。人类体细胞中有46条染色体。DNA双链结构很像一个长长的螺旋形梯子。

四种颜色分别代表DNA的四个碱基——腺嘌呤、鸟嘌呤、胞嘧啶和胸腺嘧啶

DNA“螺旋梯子”的两侧是糖—磷酸分子

◀ **DNA复制** 当一个新细胞即将形成时，每条染色体中的DNA双链就自动“解开”，在“梯子”横档的中间断开，然后两半DNA分别进行自我复制，并合成子链。子链与原染色体的基因完全相同。

基因

基因突变

细胞分裂并复制自身的遗传物质，但有时这一复制过程进展不顺利，便导致遗传物质结构的变异（突变）。

一般说来，携带一个突变基因不影响人体发育，或者基本无害。事实上，在我们多数人的基因构成中，都存在一个突变的基因。有时突变的基因给人带来不利影响，有时却使人受益，只是后者更为罕见。

基因突变会给人造成怎样的影响，要看突变的基因是在受精卵里造成原发缺陷，还是后来在体细胞复制的过程中出现的错误。

卵子或精子里的突变基因能在所有体细胞中自体繁殖，导致囊性纤维化症等遗传病（参见第22页）。而一个突变的体细胞能增殖扩散成一群异常细胞，集中在人体的某一部位。轻则对这一部位略有影响，重则可致畸或致病。体细胞基因突变的诱因多来自外界，比如辐射或接触致癌物等。

唐氏综合征

又称先天愚型。当受精卵有47条染色体而非46条时（参见第21页图），便会出现唐氏综合征。

多数情况下，致病原因是卵细胞多了一条染色体，偶尔是因精子多一条染色体，所以这种染色体异常导致的唐氏综合征又叫21—三体综合征。如果夫妇中有一方的染色体易位，孩子则有可能患上易位型唐氏综合征。

唐氏综合征的发病率与母亲孕龄成正比，母亲怀孕时年纪越大（35岁以上），发病率越高。可通过相关检测确诊。怀孕第10—12周时，可做绒毛取样检查或颈后透明带扫描；怀孕第20周左右的高危孕妇可通过羊膜穿刺术筛查（参见第182—185页）。

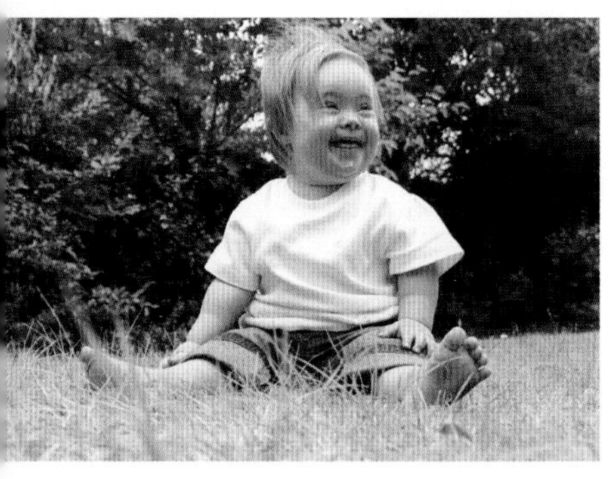

▲ **唐氏综合征** 多数唐氏综合征并非来自遗传，但易位型唐氏综合征是遗传性的，因此，有必要了解夫妻各自的家族是否有该病的遗传史。

遗传基因咨询

每个体细胞核中都有基因和染色体，它们决定并控制着人体的发育和机能（参见第 20 页）。如果基因和染色体异常，就会出现遗传缺陷。遗传性的疾病可由单个或几个有缺陷的基因导致，也可由染色体数量和形态上的异常导致，复杂的环境因素也是造成某些先天缺陷的诱因。致病的单个异常基因为显性或隐性，可能是突变的结果，也可能是在 X 染色体上的基因（参见第 23 页）。导致先天缺陷的异常染色体往往是新突变，但有些来自遗传。

如果夫妇中任何一方有遗传病家族史，怀孕前最好咨询遗传学专家（参见第 24 页）。遗传病检测的新方法逐年增加，但尚无法确诊先天缺陷的严重程度。

显性遗传疾病

显性致病基因引起的致命疾病不多见，因为染病者还没来得及遗传这些致病基因就夭折了，所以，极少有不治之症属于显性遗传病（家族性高胆固醇血症例外）。

家族性高胆固醇血症，是最常见的显性遗传病。患者超高浓度的血浆胆固醇会诱发心脏病，同时动脉狭窄也会引起一系列并发症。该病发病率为 1/500，婴儿出生时即可验血查诊。

隐性遗传疾病

致病的隐性基因会被健康的显性基因所掩蔽，但是如果父母双方均是异常隐性基因的携带者，那么子女获得或抛弃父母双方缺陷基因的概率为 1/4；仅携带致病基因不发病的概率为 1/2，所以携带者总是多于发病者。

囊性纤维化症 这是最常见的隐性遗传疾病之一。每 20 个白种人中就有一个是致病基因的携带者，白种人宝宝患病的概率为 1/2000。在其他肤色的人口中，该病的发病率仅为 1/90000。囊性纤维化症主要侵害肺部和消化系统。肺里的黏液浓稠、潴留，引起肺部感染。浓稠的黏液也阻塞其他脏器管道，尤其累及胰腺，致使胰腺分泌的消化酶无法进入消化道。若治疗不及时，该病会引起消化不良。目前可通过血液或口腔黏膜的化验来快速准确地进行囊性纤维化症的筛查。60%

以上的患者可存活到成年，有些患者需要进行心脏或肺移植。

镰状细胞贫血症 该病在黑种人中最为常见，发病率为 1/400。血红蛋白分子功能紊乱，导致红细胞扭曲变形，呈镰刀状，故得此名。病变导致小血管堵塞，可引发中风等严重并发症。该病的诊断方法主要为血液化验。如果夫妇双方都患有镰状细胞贫血症，妻子怀孕时需要接受绒膜绒毛取样检查（参见第 184 页）。镰状细胞贫血症患者极易感染脑膜炎等严重疾病，不过，若保养护理得当，患者也可以顺利妊娠。

地中海贫血症 该病多发于亚裔、非洲裔和地中海地区的人群中，致病基因为显性或隐性。患者会出现贫血症状，体虚，病重者需要靠输血来缓解病情。化验血红蛋白值即可确诊。地中海贫血症的临床表现偶尔很严重，但许多患者仅出现轻微的症状。

泰伊－萨克斯二氏病 该病在犹太人中发病率最高，为常染色体隐性遗传病。患者各种组织中已糖脱氨酶 A 缺失或功能不全，导致大脑退化死亡。患者一般活不到 3 岁。对于此病，尚无有效疗法，但可通过血液检测予以确诊。

性别相关的遗传性疾病

这类先天性疾病通常由 X 染色体的缺陷导致，而且只影响男性。在健康女性体内，正常的 X 染色体可取代异常基因，所以，女性可以是隐性的携带者。而携带异常基因的男性则会发病，因为他们只有一个 X 染色体。

血友病 当血液中缺失关键性凝血因子——凝血Ⅷ因子时，就会出现血友病。任何一点内伤或外伤都可引起患者血流不止。目前对该病的有效治疗方法是注射从正常血液中提取制备的凝血Ⅷ因子。借助治疗，患者基本可以正常生活。

该病可早期诊断，即在第 18—20 孕周时，采集胎儿血样进行检测。

杜氏肌营养不良症 属于一种肌萎缩，发病率为 1/5000。其症状是骨骼肌不断退化，出现肌肉无力和萎缩，最终导致无法行走。该病可在胎儿期诊断出来。

染色体遗传病

在卵子或精子形成的过程中，染色体分裂出现误差，导致染色体异常。染色体畸变也可能发生在受精卵第一次分裂期间。父母中一方的染色体排列异常使胎儿患染色体遗传病的情况较少见。

决定染色体异常的类型和严重程度的因素有：一条还是两条性染色体出现了问题，其他44条常染色体中是否有发生畸变。常染色体缺陷的发生率略低于性染色体，但造成的后果更严重。如果22对常染色体中的一对多出一条染色体，就会出现三体综合征（参见第196页），最常见的一种叫作唐氏综合征（参见第22页）。

有一种染色体异常叫染色体易位，染色体的数量不变，但其中一条染色体的片段连接到了另一条染色体上。携带者可正常生活，无任何病状，但其子女却可能因这一条染色体缺陷而得病。

性染色体异常可导致性器官发育缺陷和不育症。男孩会患克氏综合征（参见第36页），女孩会患特纳综合征（患者只有一个X染色体）。

染色体异常可通过染色体筛查诊断出来。

你需要遗传基因咨询吗？

并不是所有备孕夫妇都必须接受遗传基因咨询，但有下列某种情况的夫妻必须在孕前进行相关检查。

■ 是否生过一个孩子，罹患先天性疾病，比如囊性纤维化症或唐氏综合征？

■ 是否已育有一个先天畸形的孩子，比如畸形足？

■ 是否有学习障碍或发育缺陷的家族史？

■ 你们夫妇之间是否存在血缘关系？

■ 是否有过习惯性流产？

遗传基因咨询

孕前咨询遗传学专家可预知遗传性疾病传给孩子的概率。遗传病患者或有家族遗传病史的人（或者你们已经有一个先天缺陷的孩子），接受遗传基因咨询时会感到惴惴不安。无论是哪种情况，遗传学专家都会给予指导，帮助你们决定是否继续备孕。

第一次去咨询时，遗传学专家会问很多有关健康和家庭背景方面的问题，提供的信息越详细越好。专家会根据确切的病情诊断（什么病，病因是什么）、家族信息、详细的血亲关系、亲属的病史，对你们孕产的状况进行风险评估，帮你们做出理性的生育决定。如果隐患很小，你们可继续备孕；倘若风险很大，你们很可能要放弃。

准父母要进行许多遗传疾病的筛查，比如镰状细胞贫血症、泰伊－萨克斯二氏病等，以确知是否为遗传病基因的携带者。筛查的方法包括检测受检者的血样；观察疾病的病灶，比如泰伊—萨克斯二氏病所特有的蛋白质形态；检测基因或染色体切片。检测基因或染色体切片是一项复杂而精密的技术，用来查看某段 DNA 是否附着在患者的染色体上。如果两者结合在一起，就表明基因发生了突变并且可能致病，反之，基因就是正常的。多数遗传疾病涉及不止一个基因，把所有相关基因都查个遍儿，几乎是不可能的。

如果一对夫妇已经生了一个有先天缺陷的孩子，遗传学专家首先要排除非遗传性的致病因素，比如风疹病毒（参见第 17 页）、辐射、药物或创伤等。

有时难以百分之百地确认致病原因，但专家会做出详尽的诊断，分析你将有多大的可能性再生一个同样有先天缺陷的孩子。

家族病史的重要性

遗传学专家会了解夫妇双方各自家庭的病史，以便找出几代人患病的规律性。以 6 岁的詹姆斯为例，他的关节疼痛、肿胀。在与他的父母交谈时，专家了解到，詹姆斯的表弟，可能还有他们的舅爷，都是血友病患者。血友病是遗传性的凝血功能障碍疾病，病根在变异的 X 染色体上。专家立刻做出诊断：詹姆斯也患有血友病。他身体某些部位出血，血液进入关节，因而引起关节的肿痛。

▶ **致病基因的遗传性** 詹姆斯的妈妈以及其他几位女性亲戚都是血友病基因的携带者。她们没有发病，但她们的儿子们继承致病基因后都患上了血友病，她们的女儿们则成了携带者。

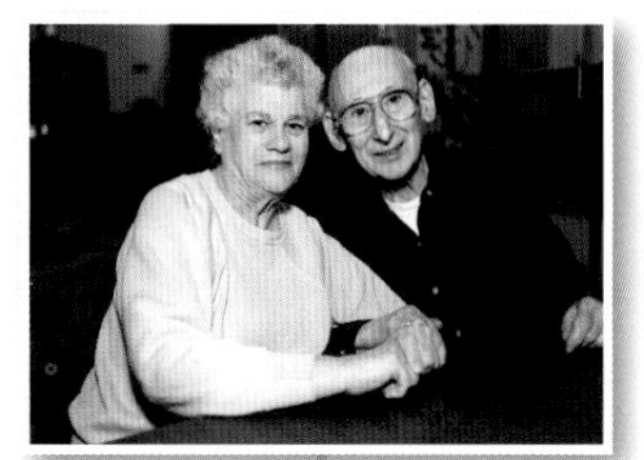

曾祖父母

男性血友病患者

未患病男性

较可能的女性血友病基因携带者

疑似血友病基因携带者

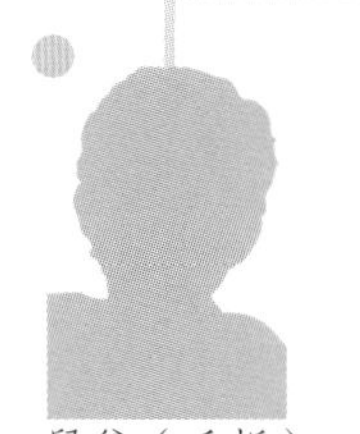

舅爷（夭折）

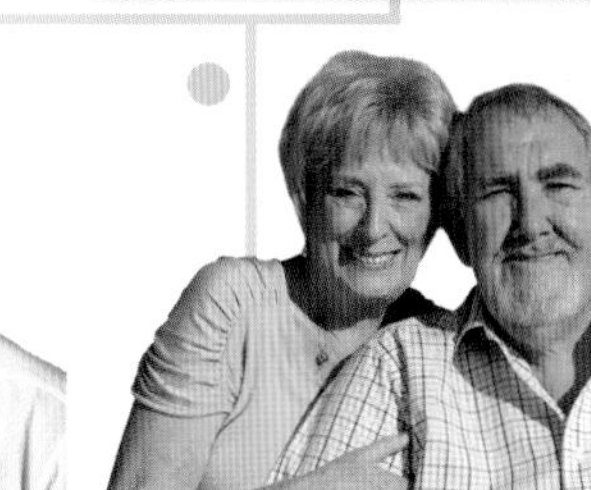

祖父母

▶ **血友病筛查** 血液检查可确诊男性是否患病以及患病类型，也可确诊女性是否为血友病基因携带者。

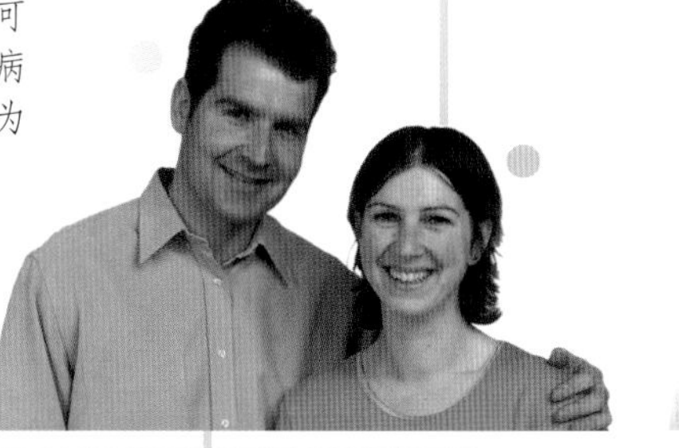

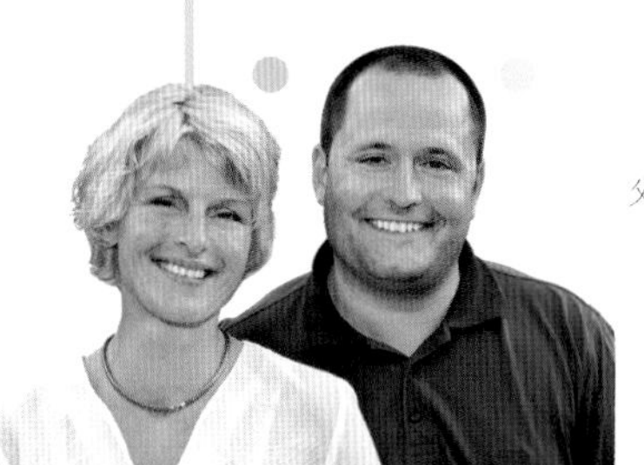

父母

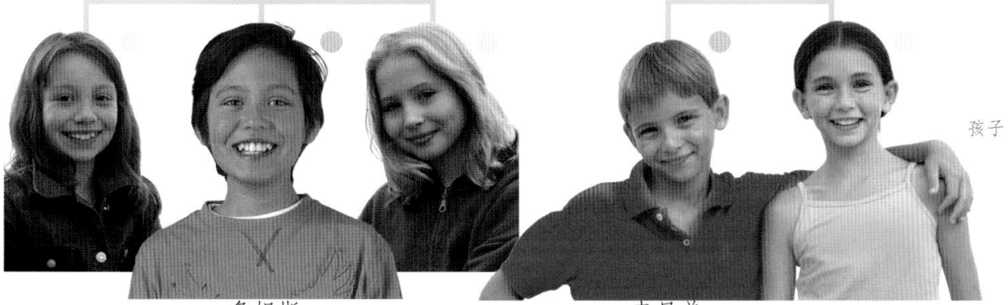

孩子

詹姆斯

表兄弟

生育能力

生育能力因人而异，在人生的不同阶段也有差异，但大多有以下共性：

■ 男性和女性的生育能力在24岁左右达到峰值。

■ 如果不采取避孕措施，定期过性生活，25%的女性会在第一个月怀孕，60%的女性会在半年内怀孕，75%的女性会在九个月内怀孕，80%的女性会在一年内怀孕，90%的女性会在一年半之内怀孕。

■ 成熟卵子排出后，只有12—24小时等待受精。

女性生理必备常识

当你的卵子和伴侣的精子相遇结合，产生一个受精卵，奇迹便产生了。这个受精卵融合了你们两人的基因材料，承载着一个独一无二的生命蓝图。随后，细胞开始分裂，分裂，再分裂，直至形成完整胚胎。绝大多数拥有正常生育能力的夫妇，都能在开始备孕后的2年内成功怀孕。

女性所有的卵子，出生前就存在于她的两个卵巢里。5个月胎儿的卵巢里有大约700万个卵子，其中相当数量的卵子会在她出生前消亡。女孩出生时，卵巢里有约200万个卵子，之后卵子数量会持续减少，直到青春期。青春期时一个女性的卵子数量通常在20万—50万个不等，其中只有400—500个成熟卵子。育龄女性的卵巢定期将这些卵子排出，每月排出1个。

卵巢位于骨盆两侧，接近输卵管伞端的纤毛。在胚胎发育的最初几周里，最终发育成卵子的成胚细胞是在卵黄囊里形成的。如果胚胎是男性，这些成胚细胞将在胎盘发育过程中被吸收；如果胚胎是女性，那么约100个成胚细胞就离开卵黄囊，沿着脐带，进入微小的胚胎，紧接着移入将发育成卵巢的组织里，并开始增殖。

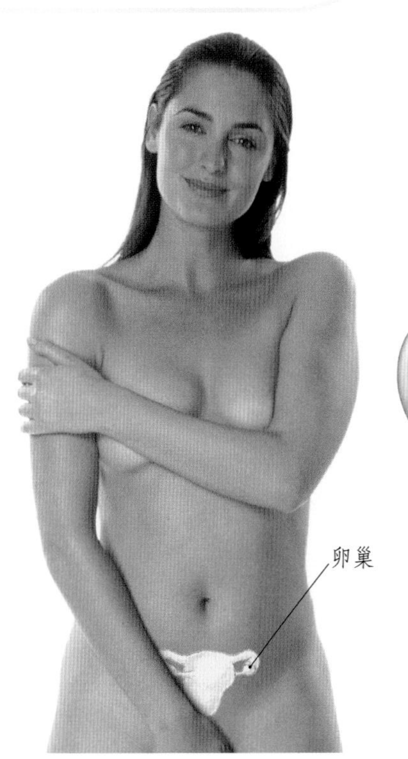

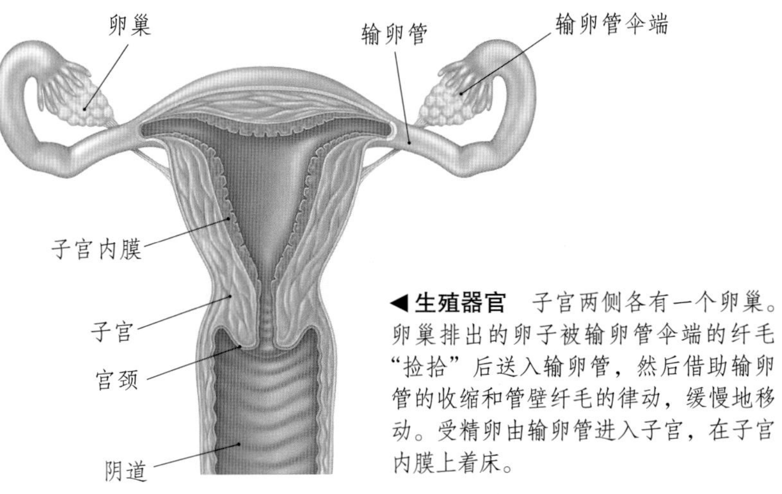

◀**生殖器官** 子宫两侧各有一个卵巢。卵巢排出的卵子被输卵管伞端的纤毛"捡拾"后送入输卵管，然后借助输卵管的收缩和管壁纤毛的律动，缓慢地移动。受精卵由输卵管进入子宫，在子宫内膜上着床。

月经周期

排卵通常在月经结束后 14 天左右开始，但是月经周期若超过或不足 28 天，受孕期则相应地延后或提前。在月经周期里，身体会进行各种调整，随时准备受孕。

月经周期受雌激素、孕激素、促卵泡激素（FSH）和促黄体激素(LH)的控制。促黄体激素达到峰值时，卵巢开始排卵。

在一个有排卵的月经周期里，以排卵日为界线，前半期体温低，后半期体温高。在体温降低之前的一天以及排卵后体温升高的一天当中，容易受孕。

宫颈黏液也有周期变化。临近排卵期时，宫颈黏液增多并变得稀薄顺滑，以利于精子通过。

排卵时，卵泡破裂，释放出卵子。卵泡随即转变成腺体样结构，即黄体。黄体产生的孕激素对于胚胎发育是必不可少的。如果卵子未受精，黄体就会萎缩。

排卵后，在雌激素和孕激素的双重刺激下，子宫内膜增厚、变软，以备受精卵着床。如果卵子未受精，黄体萎缩，子宫内膜便脱落。

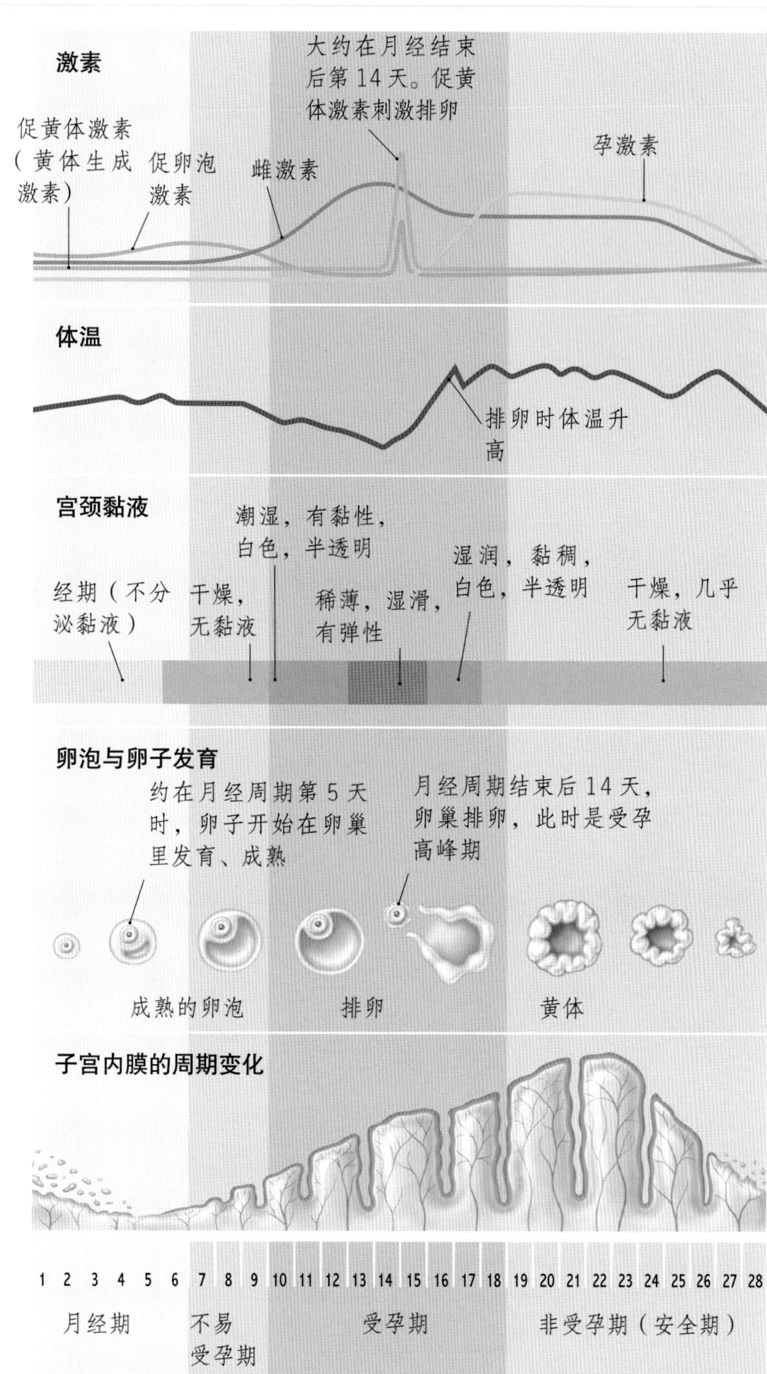

精子的作用

男性在生儿育女的过程中贡献出精子，精子在睾丸里生成。自青春期起，男性开始生成精子，生精过程受到睾丸素、促黄体激素（LH）、促卵泡激素（FSH）的影响。LH和FSH对于睾丸的作用与其对卵巢的作用如出一辙。男性终生都具备生成精子的能力。

睾丸

每个睾丸里都有密布的生精小管，这些精细的小管子制造精子细胞。生精小管与 8 条稍大的导管连接，这些导管将尚在发育中的精子输送到附睾，精子在里面成熟并长出尾部。随后，精子离开附睾，通过输精管射出。在这个旅程中，精子与其他腺体分泌的黏液汇合，形成精液。精液的作用是把精子运送到女性的生殖系统。

睾丸也分泌激素，其中最主要的是睾丸素，这是最强的雄性激素。睾丸素决定着男性的第二性征，比如胡须和低沉浑厚的嗓音等。此外，这种雄性激素还掌管着性冲动。

成熟的精子

一个精子的长度只相当于 1 毫米的 1/20，所以肉眼是看不到的。精子形似蝌蚪，强壮的尾巴比头部长 5—6 倍，推动精子前移。头尾之间是一截很短的连接段（或称作身体），其中含有一种特殊的细胞成分，叫线粒体，是精子的能量来源。精子的头部颜色很深，这里携带着大量遗传物质。

新形成的精子进入睾丸后部的附睾，在那里发育成熟，然后游进输精管。输精管通向精囊，这是一个小型囊状结构，靠近膀胱。男性射精时，精液经尿道从阴茎射出。精液由精子和精浆组成。精浆由精囊液和前列腺等腺体分泌的液体混合而成。

射精

多数男性行房时射出约 3.5 毫升精液，但平均射精量在 2—5 毫升。

精子的产生

精子在男性的睾丸中产生，这一过程叫精子形成。

男性青春期后，睾丸持续不断地产生精子，每天大约有1亿2500万个精子产生。从生成到成熟，再到射精，整个过程约需要7周。

40岁以后，精子的数量和质量逐渐减退，但90岁高龄的男子仍有可能生育。

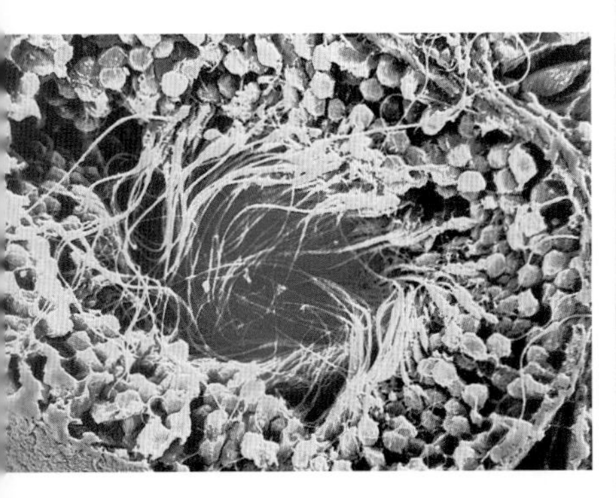

▲ **睾丸的内部** 这是一张放大的睾丸内部横切图。睾丸内密布的曲细精管产生的精子细胞是精子的前身。

每毫升精液最少含有 2000 万个精子，最多可达 1 亿 5000 万个，但其中很多是不完整的，只有 3/4 左右的精子具有活性（能够游动）。性活动有时的确可以加快精子的产生，但射精过度频繁会导致精子数量减少，生育能力因而减弱。

精子游向卵子

精子的游动速度约为每分钟 2—3 毫米，但它们实际的游动速度却受到酸碱度的制约——酸度越高，精子游动得越慢。阴道分泌物为弱酸性，因此射入阴道的精子蠕动缓慢，但进入子宫腔的碱性环境后，游动就自如起来。游过酸性的阴道，精子还要在输卵管里经历一个更长也更为凶险的旅程，直到它们与等候在里面的卵子相遇。在射精排出的约 3 亿个精子中，仅有几百个能与卵子会合。其余的精子，要么从阴道流失，要么被阴道的酸性物质杀死。还有些精子被宫腔里的清洗细胞摧毁，有些误入输卵管，或者在对的输卵管里，却与卵子失之交臂。

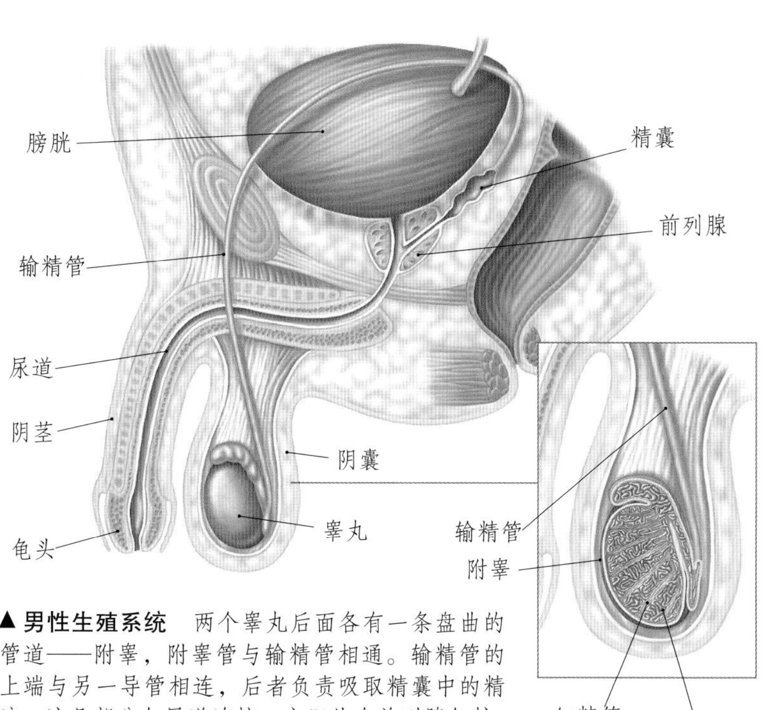

▲**男性生殖系统** 两个睾丸后面各有一条盘曲的管道——附睾，附睾管与输精管相通。输精管的上端与另一导管相连，后者负责吸取精囊中的精液。这几部分与尿道连接，交汇处有前列腺包护。精液通过尿道射出。

宝宝的性别

宝宝的性别取决于与卵子结合的精子带有一个X染色体（女）还是一个Y染色体（男）。女性的卵子总是含有一个X染色体。

带有X染色体的精子和带有Y染色体的精子有不同特点。X染色体精子（女）个头儿更大，游速更慢，存活时间更比Y染色体精子（男）长。X染色体精子似乎更适应阴道的酸性环境。

有人认为改变性生活的时间和频率能影响生男生女。虽然这种观点没有科学依据，但如果你很想生男孩或女孩的话，不妨一试。

何时行房 如果想生女孩，就在排卵之前的两三天行房，因为只有带X染色体的精子可以存活这么久；若想生男孩，就在排卵当天或排卵过后马上行房，因为带Y染色体的精子游得更快，会抢先与卵子结合。

行房频率 想要女宝宝，行房要频繁些，这样能减少精液中Y染色体精子的比例；若想生男宝宝，行房不宜太频繁，这样可增加精液中的Y染色体精子的比例。

穿透卵子

下列图片是电子显微镜拍摄的受精过程。一个精子在穿越输卵管的竞赛中，胜过其他数千万个精子，占得先机，与卵子相遇，并用力刺穿卵子的外膜，成功与之结合。

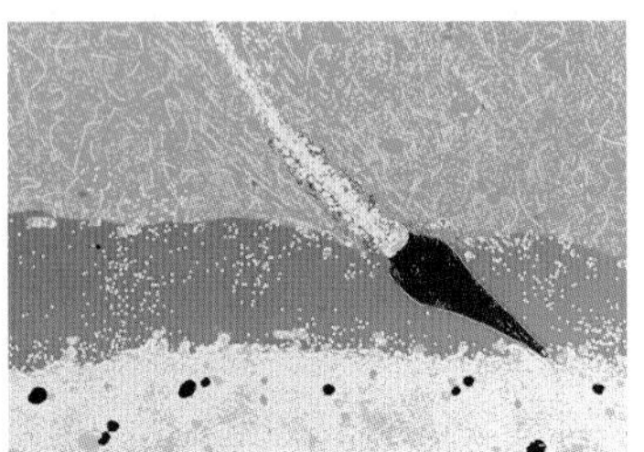

▲ **穿透卵膜** 精子释放出的水解酶在卵子外膜上溶出一个孔，精子从中穿过，进入卵子。

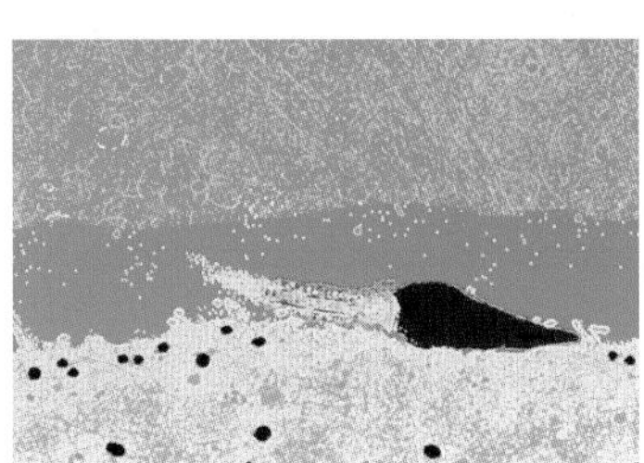

▲ **穿透卵母细胞** 精子准备进入卵子最深处的卵母细胞。

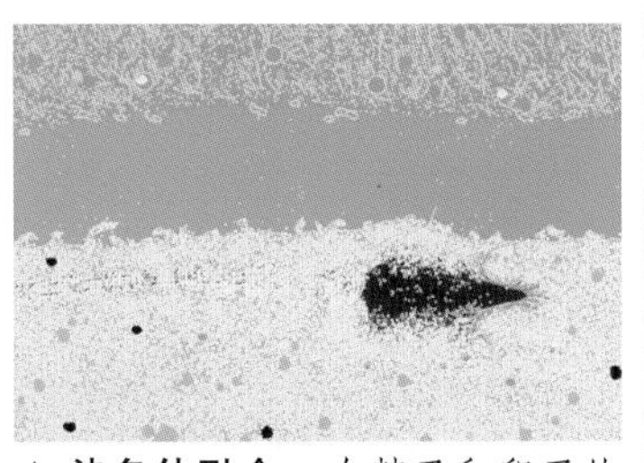

▲ **染色体融合** 在精子和卵子的染色体相融合之前，精子尾部和身体脱落。

受精过程

精子与卵子相遇，并穿透卵膜，进入卵子，两相融合，这就是受精过程。人体细胞内有 46 条染色体承载着个人专属的遗传信息，但是精细胞和卵细胞各自只有 23 条染色体。一个精子遇上一个卵子，结合而成一个受精卵，这个受精卵细胞便正好带有 46 条染色体。

受精后形成的受精卵，也叫合子，会首先分裂为两个性状完全一样的细胞，各带 46 条染色体。随后，它一边沿着输卵管游动，一边继续分裂出更多的细胞，直到进入子宫。这时，这枚合子已成为一个“空心球”，里面有 100 多个细胞，这便是胚泡。

▶ **卵子遇上精子** 卵子脱离卵泡后，在输卵管里移动约 1/3 管长的距离，遇上精子后受精。

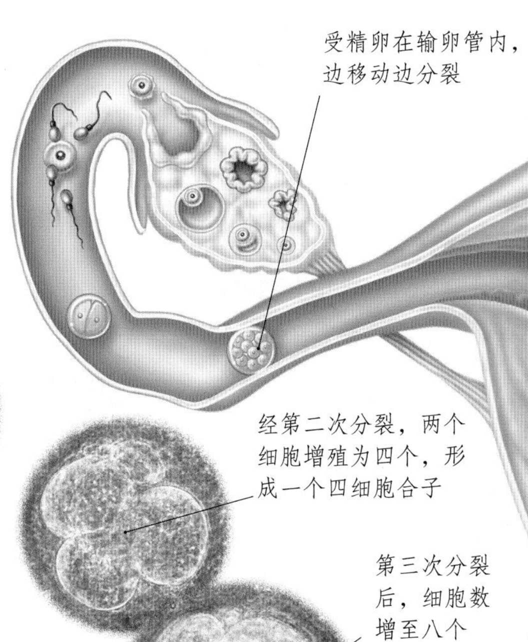

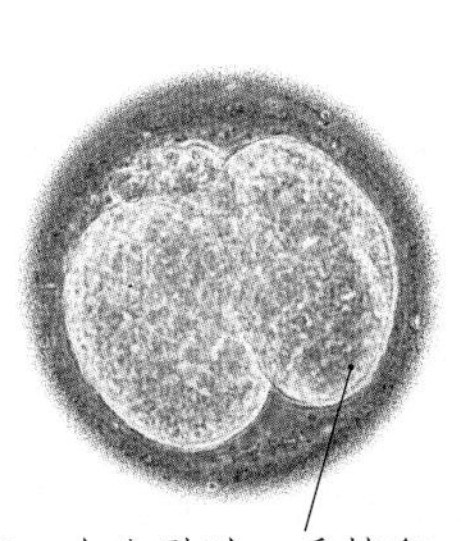

▲ **细胞分裂** 受精卵，也称合子，多次分裂，形成一个密匝匝的细胞团，叫桑葚胚。桑葚胚的细胞继续分裂，使细胞数增至 100 多个，这些细胞重新排列，呈泡状，叫胚泡。

着床 受精 1 周后，胚泡分泌一种激素，使其能够黏着、穿入子宫内膜。着床后的胚泡靠母体的血液滋养，吸收养分，排出代谢物。着床位置通常在子宫上部的 1/3 处。此时受孕完成，胎盘开始形成。

双胞胎 有的女性一次排出不止一个卵细胞。两个各自独立的卵子分别与不同的精子结合受精，形成两个不同的受精卵，由它们发育而成的双胞胎遗传特性不相同，称作异卵双胞胎。两个胚胎在子宫里各有一个胎盘。

同卵双胞胎由同一个受精卵发育而成。这个受精卵分裂成两个遗传特性完全相同的胚胎，共用一个胎盘。多胞胎（比如三胞胎）形成的原理与双胞胎相同，也有同卵和异卵之分。

胎儿性别

46条染色体承载着一套完整的人类基因蓝图，其中的X和Y染色体就能决定腹中宝宝的性别。

性染色体：女性的卵子含有一种X染色体，而男性的一个精子里可能是X染色体，也可能是Y染色体。如果卵子与一个X染色体的精子结合，孕育的宝宝就是女孩（XX）；如果使卵子受精的是Y染色体精子，就是男孩（XY）。

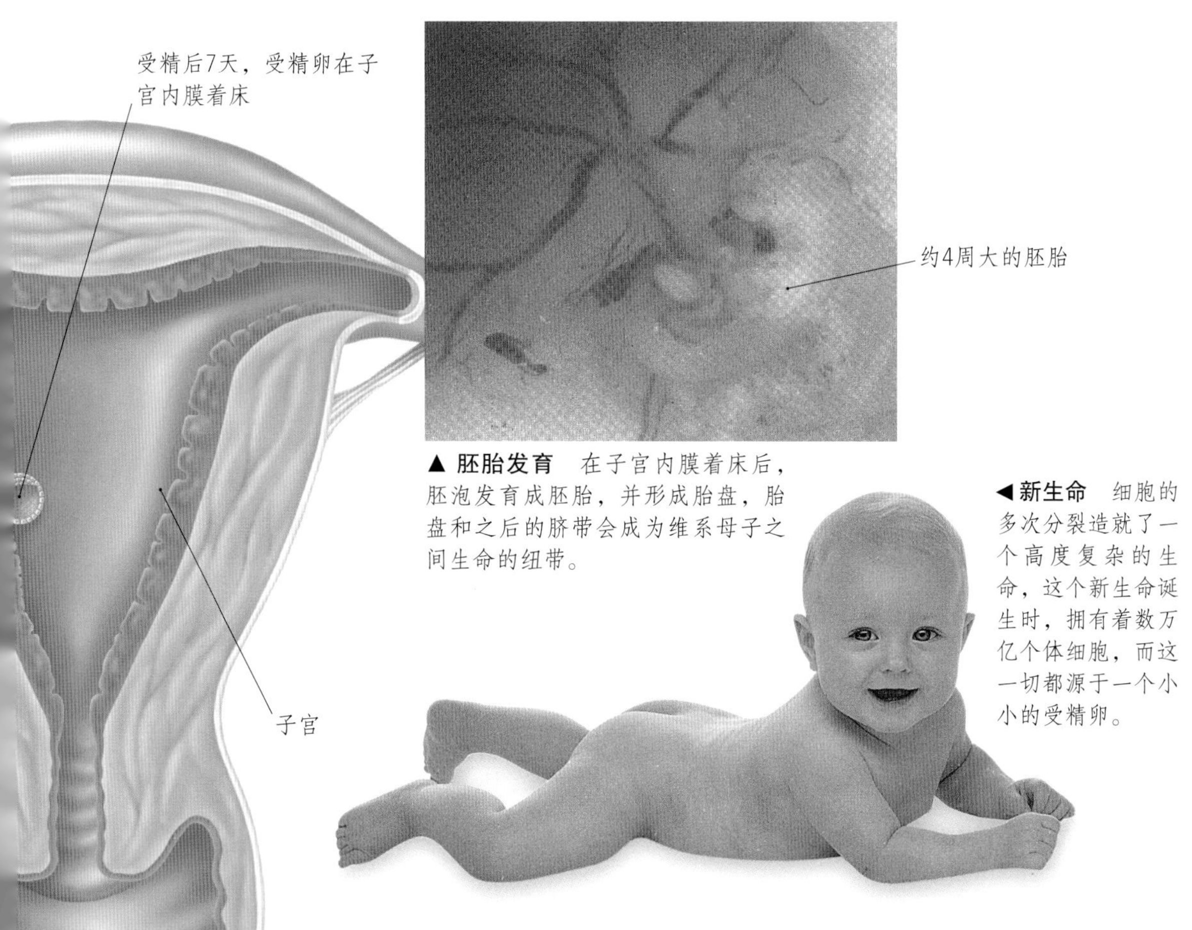

▲ 胚胎发育 在子宫内膜着床后，胚泡发育成胚胎，并形成胎盘，胎盘和之后的脐带会成为维系母子之间生命的纽带。

◀新生命 细胞的多次分裂造就了一个高度复杂的生命，这个新生命诞生时，拥有着数万亿个体细胞，而这一切都源于一个小小的受精卵。

需要考虑的因素

年纪越大，越不易怀孕。你应主动提供全面的健康信息供医生参考。再强调一遍，年龄越增长，你的育龄时间就越少，所以要尽早咨询医生，获取专业建议。

■ 不孕症与年龄因素有关。20—24岁的年轻女性中，不孕症患病率为10%；而40—44岁年龄段的女性中，不孕症患者高达30%—40%。

■ 所有不孕不育的治疗方法对于30岁以下的夫妇更为有效。

■ 卵子的总体质量随着年龄的增长而下降，健康卵子的数量也在递减。

■ 年纪越大，受精卵越不易在子宫内着床。

■ 如果女性的促黄体激素（LH）值和促卵泡激素（FSH）值紊乱，排卵就不正常。男性身体里同样有这两种激素，其作用是刺激睾丸产生精子。如果男性的脑垂体分泌不出足够的FSH和LH，睾丸的生精功能就会出现障碍。

■ 如果甲状腺和肾上腺不能正常发挥作用，男性的生精和女性的排卵也会异常。

遇到生育障碍了？

如果你不太容易怀孕，这并不一定意味着你有不孕症。对于不孕不育的理解因人而异，比如医生和患者对此的感受就不一样。多数自认为得了不孕不育症的夫妇实际上只是生育能力较弱，借助指导或医疗措施，他们都能如愿以偿地孕育宝宝。

何为不孕不育

生育问题并非是能不能怀孕这么简单。有些夫妇很顺利地怀孕生了第一个孩子，想再生一个，却怎么也怀不上了，这叫继发性不孕。还有一些夫妇，分别与前妻和前夫生有子女，他们两个却无法孕育孩子。

一对夫妇的生育能力是两人生育能力的总和。倘若双方都有生育障碍，他们很难孕育。但是如果一方生育能力很强，他们还是有可能孕育的。多数女性都能在开始备孕后的 4 个月到半年期间成功怀孕。半年内未怀孕，医生多半会建议回家继续努力，如果一年后还是没怀上孩子再来医院。

年龄是影响女性生育能力的因素之一。随着年纪的增长，卵子的质量逐渐衰退。有数据显示，20 多岁的女性中，90% 能够在一年内怀孕，但是 30 多岁的女性一年内怀孕的概率大大降低。不要坐等，去请教专业人士。

帮助人们解决生育难题的方式主要有：性技巧指导、药物治疗、手术治疗和辅助生殖技术（参见第 46 页）。专业的人士和技术随时可以为你提供帮助，但要查清楚不孕不育的病根，则需要你们以耐心和恒心来配合。不孕不育的一方可能会郁闷、内疚，所以，另一方应表现得大度和宽容。

负面情绪

不能生育的夫妇还可能面临其他困扰。他们感到夫妻生活被别人指手画脚，压力四伏。治疗过程在侵蚀他们的夫妻之爱。另外，高昂的治疗费用也使他们备感压力。因而夫妻双方要同心协力，全力配合，这点至关重要。

不能生育自己的孩子就像是被剥夺了人的基本权利。受不孕不育症困扰的夫妇会愤愤不平、忧伤失落，负面情绪甚至殃及生活的方方面面。夫妻中的一方或双方都变得自怨自艾，觉得生活欺骗了他们，压抑的氛围也许会导致夫妻关系破裂。

接受专业咨询

鉴于不孕不育症的治疗所引起的紧张情绪和压抑感，我们建议接受治疗的夫妇寻求心理支持。一旦决定开启疗程，就请医生为你们推荐心理辅导人士，帮助你们有效地应对压力。不要抱着等等看的心态，治疗一开始，就要同时接受心理辅导。治疗过程可能涉及某些敏感问题，直接冲击到你们的夫妻关系，使你们陷入深度的自我怀疑。治疗既耗时又费神，而且会涉及隐私，辅助生殖技术、人工授精和选择捐助者等具体程序还须顾及种族禁忌。

心理因素影响生育

情绪能引起激素水平波动，或导致阳痿，因而影响到生育能力。因此，在心理上不接受的情况下，贸然接受不孕不育症的治疗，往往适得其反。医生遇到过这样的病例：有些夫妇在决定接受不孕不育治疗后不久便怀上了孩子。这一决定可能使他们心里的石头落了地，断绝了紧张情绪，从而顺利怀孕。

不明原因的不孕不育

在英国，有 12% 的不孕不育夫妇不得不面对一个无解的困局：他们怀不上孩子，却查不出原因。某些治疗方法对他们的确很有吸引力，不过，大多数医生还是建议他们最好再等两三年（当然也要根据当事人的年龄而定），看问题能不能自然而然地化解。如若问题依旧在，这些夫妇可尝试以下治疗方法：宫腔内人工授精、使用克罗米芬或注射促卵泡激素来促孕、配子输卵管内移植（参见第 47 页）或体外受精（参见第 48 页）。服用溴隐亭的疗效不好。此外，建议检查一下免疫功能，看症结是否在这方面。

必须厘清的问题

在进行专业咨询之前，你和伴侣就要思考一些必须厘清的问题，以便能够开诚布公。

- 你们会把进行不孕不育治疗的决定告诉亲朋好友吗？还是完全保密？
- 一旦秘密不保，会不会带给你们毁灭性的打击，特别是当你们的关系出现危机时？
- 如果怀了多胞胎，你们能应付自如吗？
- 你们的一个或几个，甚至所有宝贝都没能存活，你们能面对吗？
- 投入大量时间和金钱才怀上的宝贝，当他长大后，你们舍得放手让他远走高飞吗？
- 不孕不育治疗，你们能连续承受多久？
- 你们会考虑使用捐赠的卵子或精子吗？
- 是否考虑领养一个孩子？

调整生活方式

若想在最佳时机怀孕，夫妇二人都应改变某些生活方式。

■ 两人都要戒烟。

■ 保持健康的生活习惯，饮食要营养均衡，锻炼身体。

■ 减少饮酒。怀孕后，女方要滴酒不沾。

■ 肥胖女性易出现排卵障碍。减肥有助于恢复排卵。一项调查统计显示，13位减重6公斤以上的女性中，12人开始排卵，其中11人怀孕。保持理想体重对于男性维持旺盛的生育能力也很重要。

■ 勿对照体温图表来计算排卵日期（受孕期）；不要只在受孕期才有性生活，这样会有心理压力，达不到预期目的。

■ 每周2—3次性生活。

■ 尽管频繁的性生活会使每次射精排出的精子数量减少，但性生活的间隔期不要超过10天，否则精子数量同样会减少。

■ 女性每天补充400微克的叶酸。

■ 勿服用兴奋剂（娱乐性毒品），这些药物损伤生殖功能。

征求专家建议

把你的担忧和顾虑告诉医生，听听他的建议。有生育问题的夫妇中，女方往往是第一个寻求帮助的那一位。无论问题的症结在哪里，夫妇双方都需要接受咨询。第一次咨询，最好两人同去，使治疗有个良好的开端。

若担心你们的医生没有大段时间进行这种聊天式的交流，最好把医生不太忙碌的时间段预订下来。或者，去当地医院的性健康门诊或生育规划诊所咨询，向专业人士诉说你们的困扰。

问诊

第一次与医生就生育问题进行沟通时，要问清楚不孕不育症的治疗如何进行。医生会以你们能够理解的方式，解释不孕不育症问诊和治疗的全过程。医生还会提供一份自助组织名单，便于你们联系。家庭医生可能为你们做一些基础的检查，也可能直接把你们转诊给专科医生，但最终你们都要在生殖专科医院做进一步检查和治疗。你们完全可以要求转诊到这样的机构，这是你们的权益。

治疗不孕不育症是一份很有压力的工作。为你们治疗的医生通常很有耐心，态度友好；你们在医院里能感受到理解，你们的苦恼能得到倾听。医院还须提供替代疗法的信息，使你们了解其疗效以及副作用。

基础检查

医生会询问你们夫妇的生育情况，具体包括：你们的年龄、备孕时间、得过什么疾病、是否动过手术、是否在服用影响生育功能的药物（参见本页左侧栏）。女方会被问及月经周期是否规律、每次月经持续几天、是否痛经。医生还会询问你们的职业，了解你们的工作环境中是否存在有损生育能力的隐患。你们也会被问及是否得过性传播疾病。医生会查看女方以往的宫颈涂片检查结果。

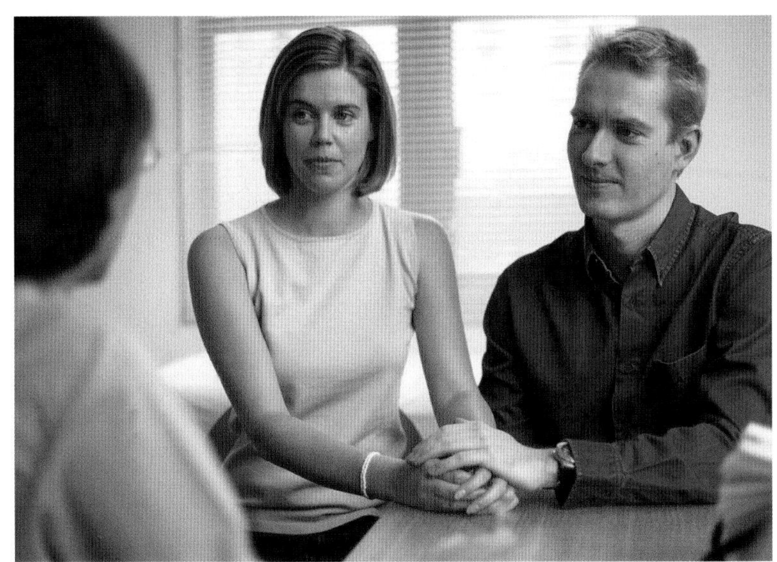

▲ **预诊** 不孕不育症治疗从与医生沟通开始。医生会详尽讲解治疗阶段，引荐配备心理辅导的生殖专科医院。

女方的基础检查项目

■ 宫颈涂片检查。

■ 衣原体检测。

■ 体检，包括内脏检查。

■ 月经周期后半段的孕激素水平检测，以确知是否排卵。

男方的基础检查项目

■ 阴茎和睾丸的外部检查。

■ 精液取样，送往生殖专科医院分析化验。你们还将在那里接受问诊和进一步检查。

转诊做进一步检查

根据具体情形，有些夫妇会被迅速转诊到专业治疗机构做进一步检查。出现以下情况，应尽快转诊。

■ 夫妇中的一方年龄超过 35 岁。

■ 女方有停经史或月经稀少。

■ 女方生殖器官形态异常或男方阴囊精索静脉曲张（参见第 37 页）。

影响生育功能的药物

许多药物能引起生育功能障碍，伤害精子/卵子，影响性生活。医生需要知道你们是否服用过或仍在服用以下药物。

男性：

■ 柳氮磺吡啶（导致精子数减少）

■ 呋喃妥因（导致精子数减少）

■ 四环素（降低精子活性）

■ 西咪替丁（导致阳痿）

■ 酮康唑（导致阳痿，降低性欲）

■ 秋水仙碱（降低精子生育能力）

■ 抗抑郁药（导致阳痿）

■ 普萘洛尔（导致阳痿）

■ 化疗（导致精子数减少）

■ 大麻和酒精（导致精子畸形）

■ 可卡因（降低性欲，减少精子活性和数量）

女性：

■ 抗炎药，如布洛芬（损伤卵泡）

■ 化疗（导致无法排卵）

■ 大麻（导致不排卵和月经紊乱）

工作环境中的隐患

工作环境中的有害物质对于男性生育功能的危害尤其明显，有些会减少精子数量。

如果你的工作环境中有以下物质中的任何一种，请在第一次不育症问诊时就告知医生。

- 农药
- X射线
- 用于油漆产品的溶剂
- 重金属或其他有毒物质（如铅、汞或砷等）

男性不育

精子异常是男性不育症最常见的致病因素。生殖器官畸形导致射精功能障碍，也是病因之一。相较于女性不孕症研究，对于男性不育症的研究尚属新领域，不过医学界对这一难题的认知已经大有进步，特别是对精子的作用，已经有了更为全面的了解。

精子异常

精子极为敏感和脆弱。精子的形成需要 7 周时间，在此期间，外部环境随时都能影响到精子的发育，所以，同一个男子在不同时间提供的精子样本在质量和数量上差别很大。

睾丸功能障碍 主要病因包括：染色体异常，如克氏综合征（一个男子有两个甚至更多 X 染色体，而不是一个 X 染色体），睾丸先天悬吊、睾丸受过撞击，甚至青春期罹患腮腺炎。

形态异常

射精功能障碍	约有 1% 的男性性高潮时不射精。这有可能是逆行射精，即精液反向射入膀胱。
阴囊	阴囊积液（过多体液聚集在睾丸周围的空间）或精索静脉曲张（阴囊和睾丸内的血管扩张）均使睾丸温度升高，影响精子的生成。
输精管堵塞	一侧或双侧输精管堵塞（输精管是连接睾丸和精囊的细管），致使精子难以甚至无法从睾丸排出。输精管堵塞可能为先天性的，或者感染所致（比如淋病）。
睾丸功能障碍	睾丸完全无生精功能，或生精功能受阻，精液里没有精子，称为无精子症。该病如同女性的卵巢功能衰竭一样，是不可逆的，但不一定双侧都有病变。

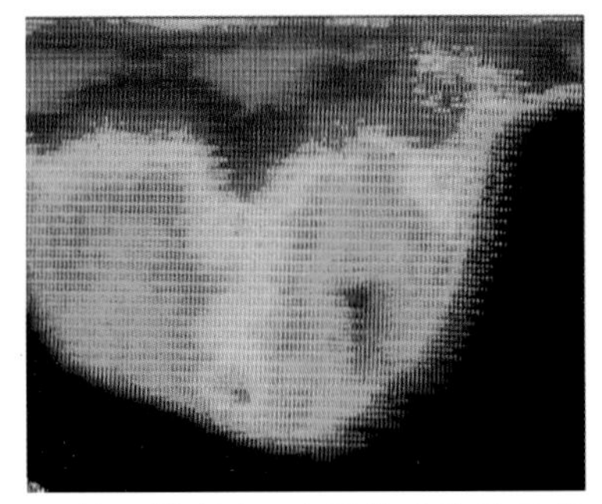
▲ **健康的睾丸** 这幅热成像显示健康的睾丸（蓝色区域）温度低于体温（图上部橘红色区域）。

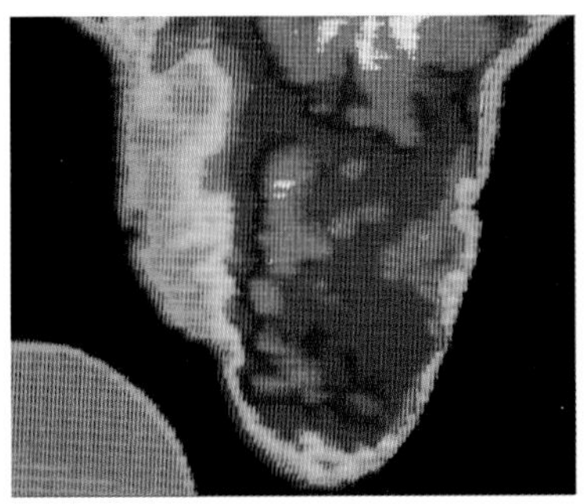
▲ **精索静脉曲张** 图中橘红色块为精索静脉曲张（血管扩张）；橘红色表明睾丸温度升高。睾丸温度高，影响精子的生成。

精子数量少 精子数量少不一定导致不育。不少男性的精子数量少，但不妨碍他们生儿育女，只是孕育稍有难度。真正不幸的是，在为数不多的精子里，绝大多数要么畸形，要么活性低。导致精子少和精子异常的因素可能是激素分泌、器官结构、免疫系统等方面出了问题，环境因素也不可忽视。

免疫功能紊乱

男性和女性均有可能产生精子抗体，致使卵子无法受精，但患此病症的男性居多，这是因为男性的精子表面、精液或血液都可能产生精子抗体，而女性体内的精子抗体只出现在宫颈分泌物里或血液里。5%—10% 的不孕不育夫妇有精子抗体，2% 有生育能力的男性也会产生精子抗体。

抗体对生育功能的干扰 最大的干扰来自精子本身携带的精子抗体。这些抗体影响精子的游动，减弱其穿过宫颈分泌物并使卵子受精的能力。这些抗体还会破坏顶体，即精子头部顶端的帽状结构。顶体分泌的多种水解酶可助精子穿透卵子外膜进入卵子内。

精子抗体妨碍不育症治疗 精子表面的抗体会干扰体外受精和其他辅助生殖技术的疗效（参见第 46 页）。精子抗体阻止精子移动，甚至把精子吞噬掉。然而，有精子抗体并不意味着男性患者不能生育子女。许多专家建议，精子抗体的检测只针对“原因不明的不育症”夫妇和已做过所有其他检测却未查出病因的夫妇，因为相关治疗不仅有难度，而且会产生副作用，尚处于研究探索阶段。

精子数量

诊断男性不育症通常要进行两次精子检测，以确知精子是否存在异常。每毫升精液里，应该至少有2000万个精子，其中多数应是正常的。

如果每毫升精液里的精子少于2000万个，或者异常精子占多数，则为少精症。

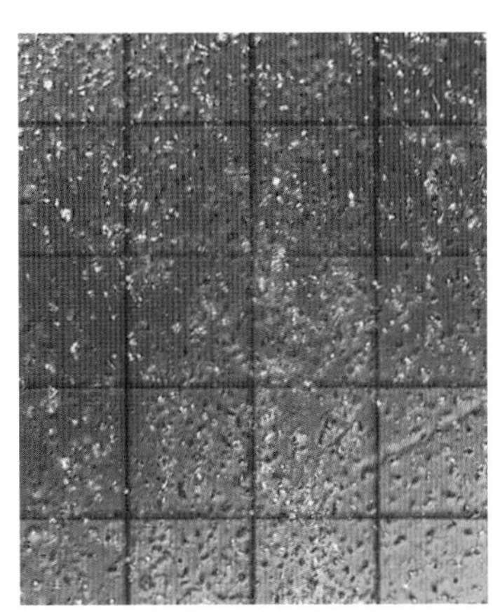
正常精液样本

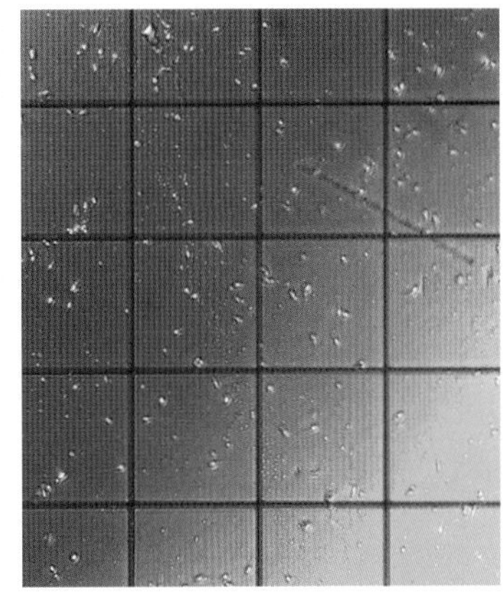
异常精液样本，所含精子数目少

男性需要做的检查

在受不孕不育症困扰的夫妻中，妻子往往会比较主动地寻求医生的建议，但是她的单方努力意义不大，丈夫没有理由不积极配合。在男性不育症的诊断中，最先做的检测是精液分析。

精液分析

若须提供精液做分析，请严格按照要求操作，以确保分析结果精确。不然，还得重做。取样之前三天禁欲。以自慰的方式将精液排进一个无菌的塑料容器中，容器外标有姓名、日期和时间，容器可保护精液样本不受外界极端温度的破坏。取样完成后，样本被送去实验室进行化验分析。

健康精液应符合以下标准：

精液量：2—5毫升

精子数目：每毫升超过2000万个精子

精子活性：一半以上的精子游动

正常精子比例：不低于1/3

白细胞数量：每毫升精子中，白细胞少于100万个

男士可寻求哪些帮助

男性不育与他有没有男子气概无关。他的精子不能使卵子受精，但他却是个完美的爱人。而一个拥有健康精子的男人，很可能不懂得如何与女人亲密接触。

有研究显示，人类进入 20 世纪以来，随着环境的恶化，男性的精子数量在减少，某些环境因素难辞其咎，比如食品里添加雌激素，塑料行业使用的化学物质进入食物链等。以往，人们对女性不孕症了解得更多些，如今，男性不育症也受到同等的关注。生育能力低下或不育的男性比以往任何时候都更有可能获得专业的帮助，实现

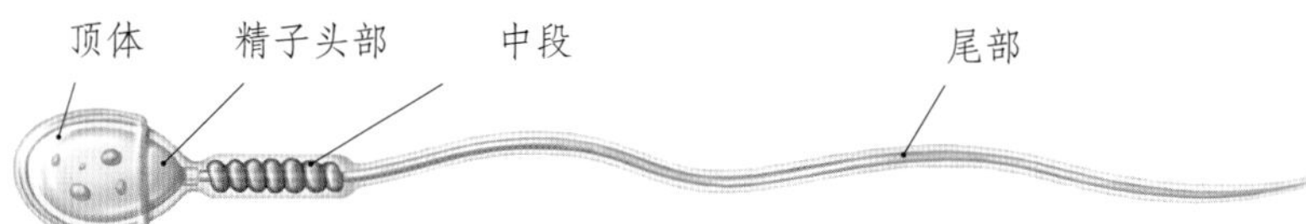

▲ **正常精子** 每个精子都有一个携带遗传物质的头部。尾部推动精子游进女性的生殖道，使卵子受精。

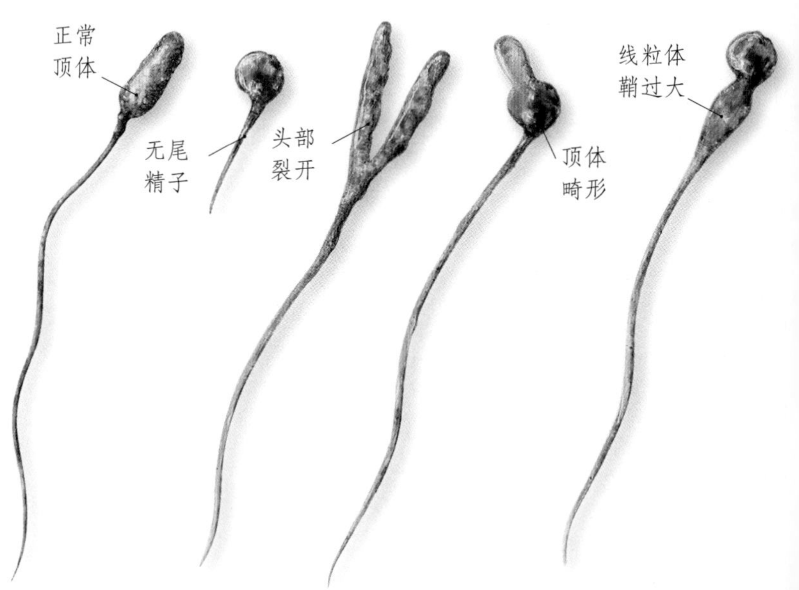

▶ **精子对比** 精子若要成功地使卵子受精，必须形态正常。它得有一个尾巴才可游动，与卵子相遇。其次，必须有一个发育正常的帽子，即顶体。顶体分泌的水解酶在精子穿透卵子外膜进入卵子内的过程中起着重要作用。

做父亲的心愿。

精液分析

精液分析是首先要做的检测之一。精子计数要考虑诸多实际因素，比如性生活的频率。若分析发现精液有异常，就需要再次取样，对比分析两次检测的结果。

这项检测查看精液样本里的精子数，精子的游动、活性和形态。专家认为，精子略少并不影响生育，但如果其中有许多畸形的或活力不足的，或者兼而有之，生育力必然受影响。

精子含量低，其程度不同，病症也不一样，可通过精液分析确诊。

■ 无精子症：精液里没有精子。患者没有生精功能，或输精管阻塞，或不能射精。

■ 少精症：每毫升精液中的精子数低于 2000 万个。症状轻微者为 1000 万—2000 万个；中度为 500 万—1000 万个；重症则少于 500 万个。

■ 精子无力症：精子数目正常，但活力低。

■ 精子畸形症：大量精子畸形。畸形精子若占总数的 70% 以上，为重度畸精症。染色体异常或环境因素可能是致病原因。

特殊检查

做完常规的精液分析后，将进行显微检测，这是不育症男性要做的深度检查之一。

特殊检查的目的是查看精子是否有穿透宫颈分泌物的能力。如果有，即可顺利通过宫颈，进入输卵管，与卵子结合。

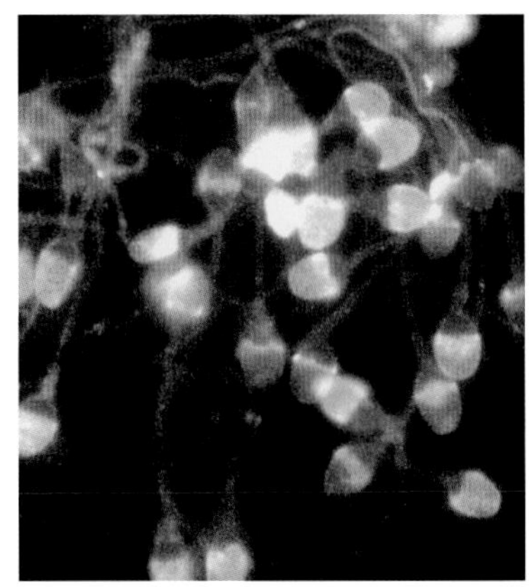
正常精子

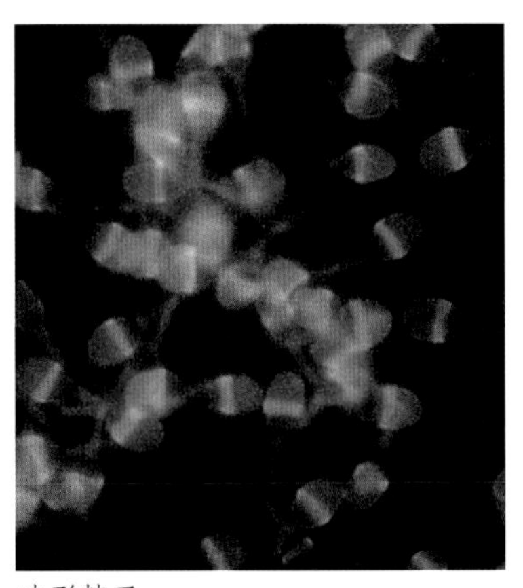
畸形精子

◀ **正常精子与畸形精子对比** 正常精子的头部有一个帽状结构，叫顶体。顶体分泌多种酶，助精子穿透卵子外膜。没有顶体的精子无法使卵子受精。检测用的化学试剂与顶体发生反应时会发光。左图为正常精子，右图为畸形精子。

多囊卵巢综合征

有些女性患有良性卵巢囊肿，此病不影响生育。但是多囊卵巢综合征（PCOS）干扰排卵，因而对生育功能有负面影响。

多囊卵巢综合征的致病原因是促卵泡激素（FSH）和促黄体激素（LH）的功能紊乱。卵巢布满囊肿。这些囊肿实际上是未发育成熟的卵泡。患者月经稀疏，肥胖多毛。

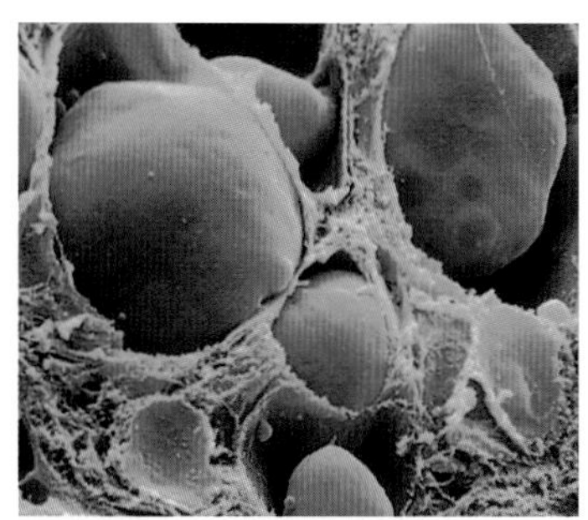

▲ **发育中的卵子** 这张放大的图片显示的是一个健康卵巢的一部分，卵子在卵泡中发育。

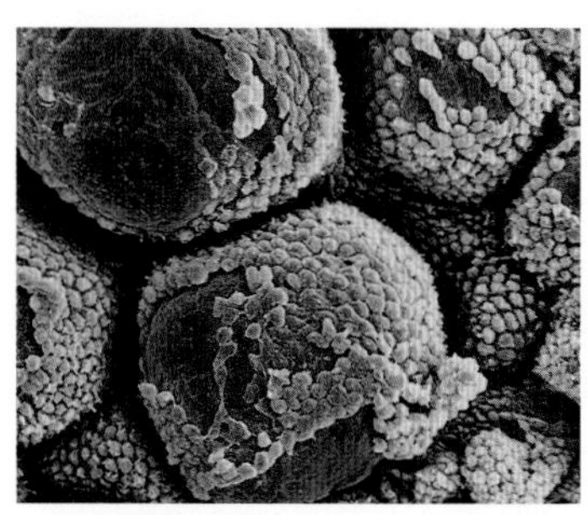

▲ **多囊卵巢** 患病的卵巢里，卵泡异变成囊包，致使卵子不发育或无法成熟，卵巢不排卵。

女性不孕

近几十年来，人类对女性不孕症的病因进行了大量研究，在诊断和治疗方面均取得了巨大进展。女性不孕症的致病因素可归纳为四类，目前已有针对性的治疗方法。

无排卵

约 1/3 的女性不孕症是由卵巢不排卵引起的。不排卵的常见原因是激素分泌紊乱，但有时不排卵是因为卵巢受损或者卵巢里没有卵子了，后者较少见。

激素问题：卵巢周期正常的女性，其垂体和卵巢分泌的激素有助于卵子的健康发育，并对卵子起到养护作用。很多不孕症的病例都出现激素紊乱，不是分泌过少就是分泌过多。例如，在卵巢周期的中段，下丘脑应刺激垂体分泌大量的促黄体和促卵泡激素，以引发排卵。但在 20% 的不孕症病例中，下丘脑这一功能失效了。某些病例多少有点促黄体激素（LH）和促卵泡激素（FSH），但不足以带动排卵。

此外，垂体受损或功能异常时，它分泌的 LH 和 FSH 就过少，甚至一点都没有。如果 LH 太多而 FSH 不足，卵巢里就会生出很多囊包，卵子无法成熟。

激素水平异常导致的不孕症可用药物治疗。90% 因激素功能紊乱罹患不孕症的女性，通过现代药物疗法，可恢复正常排卵。但不知为何，她们中成功怀孕的只占 65%。

激素失调

女性的激素对受孕的影响不仅限于干预排卵。受精卵须靠孕激素才能存活，若孕激素太少或分泌期短，受精卵就无法存活，该病症叫黄体期不足，可用药物治疗。

高泌乳素血症：较为常见的疾病。患者的垂体分泌过量催乳素，病因经常不明显，但有些病例是由长在垂体上的良性肿瘤——泌乳素瘤导致的。该病症状为：LH 和 FSH 水平过低导致女性患者月经稀疏或闭经，男性患者的生精功能下降。

子宫肌瘤与生育功能

子宫纤维瘤为良性的子宫肌瘤，可长在子宫内部的任何位置，有的小如豌豆，有的大如网球。纤维瘤一般不影响生育，但可能导致子宫畸变，压迫单侧或双侧输卵管。

子宫肌瘤对生育功能的影响：靠近子宫内膜表面的肌瘤可干扰胚胎的着床；若长在子宫和输卵管的连接处，则妨碍受精卵进入子宫。

子宫肌瘤最常见于 35 岁以上的女性，45 岁以后的女性中约有半数罹患此病。长了子宫肌瘤，也无须担心。若子宫肌瘤的确影响了生育，可动手术切除。不过，子宫肌瘤切除术易引起大出血，多达 50% 的病人在手术过程中需要输血，因此不可掉以轻心。

子宫内膜异位症

如果痛经严重，有可能是子宫内膜异位症，应去医院检查。

子宫内膜异位症是一种常见的妇科疾病。活性的内膜细胞种植在子宫内膜以外的位置，比如卵巢、盆腔和输卵管里。随着卵巢激素的周期变化，异位内膜周期性出血，因此患者在经期会感到严重的腹痛和盆腔痛。

子宫内膜异位症可影响卵子受精，因而造成生育障碍。子宫内膜异位囊肿或巧克力样囊肿可引起女性不孕。

器质性病变

输卵管损伤	异位妊娠、手术、盆腔炎或盆腔感染，尤其是衣原体感染，都可导致输卵管堵塞或受损，影响自然受孕。
受精障碍	精子必须穿过宫颈分泌物，才能与卵子相遇并使其受精。如果宫颈分泌物太少或过于浓稠，精子就穿不过去；宫颈分泌物中如有抗体，则会直接吞噬掉精子。这两种情况下，卵子都无法受精。
卵巢受损	卵巢受损则不能产生成熟的卵子。卵巢损伤的原因包括手术或感染导致的疤痕、放射性治疗等。卵巢功能衰竭，丧失产生卵子的能力的原因包括更年期、更年期提前、手术损伤或放射性治疗。
子宫病变	先天性子宫畸形（不一定导致不孕）；瘢痕子宫、子宫息肉、子宫肌瘤；子宫腺肌症（子宫内膜组织侵入子宫肌层，导致月经量增多或痛经等症状）。

衣原体感染

衣原体感染是最常见的通过性接触传播的细菌感染。多达70%的女性感染衣原体后没有症状，因而忽略治疗。

衣原体检测是一项基本的妇科检查，因为衣原体感染有可能引起盆腔炎。盆腔炎发作一次，就有10%的概率造成输卵管堵塞；发作三次，输卵管堵塞的可能性会升至50%。

以下措施可减少衣原体感染：

■ 针对高危感染女性，进行衣原体筛查可通过宫颈涂片检查。

■ 对所有25岁及以下的年轻女性、对在过去一年有两个或更多性伴侣的女性进行衣原体筛查，她们占感染总数的90%。

■ 做不孕症检查时，器械进入子宫会加重宫颈感染，所以，检查前须做衣原体检测。

衣原体感染的筛查方式包括：血液抗体检查、宫颈拭子采样、尿液DNA检测。女性的性伴侣也应接受检测和治疗，因为衣原体感染也会引起男性不育。

女性需要做的检查

进行基础检查的目的之一是为了确知是否排卵。如果排卵功能正常，生殖专科医院将对你进行更深入的检查。医生将检测你的激素水平，并查看卵巢、子宫和输卵管是否存在异常。

激素和排卵检测

检测月经周期血液激素水平，可为医生诊断病情提供重要信息，通常在月经周期的前 3 天和月经来潮之前的 7 天内进行。激素水平值可显示卵巢、大脑、垂体和下丘脑能否相互作用，协调内分泌。任何导致排卵功能紊乱的激素失调现象都可从测定结果中得知。医生会把你的雌激素、孕激素和促黄体激素水平值与标准数值进行比较。其他可影响排卵功能的激素有：促卵泡激素、睾丸素和催乳素，这些也都在检测之列。

超声波扫描 通过超声波扫描，生育专家可了解卵泡的发育情况，并确知是否排卵。如果你正在服用促排卵药，超声波检查就很有必要，因为这可防止促激过度。此外，超声波检查对于医生实施复杂的辅助生殖疗法（比如人工授精）也很有帮助。

子宫内膜活检 在雌激素和孕激素的作用下，子宫内膜随着月经周期发生变化。在月经周期前半段、排卵之前，由于体内雌激素增加，子宫内膜明显增厚。但如果雌激素分泌不足，子宫内膜就不会充分发育，胚胎着床将受影响。子宫内膜活检是刮取少量内膜细胞，在显微镜下检测，以探知任何因激素水平波动而产生的内膜改变。

输卵管检查

输卵管是极其脆弱的器官，最窄处不足 4 毫米，极易受损。在不孕症诊所就诊的女性患者中，1/3 患有输卵管病变。基础检查完成后，将会进行数项输卵管检查。

输卵管造影 这是一张X射线照片，显示宫腔和输卵管的内部情况。医生借助X射线诊断仪的屏幕，用导管将造影剂缓慢地注入宫腔和输卵管。造影剂如果无法通过输卵管，则说明输卵管有损伤、变形或堵塞。

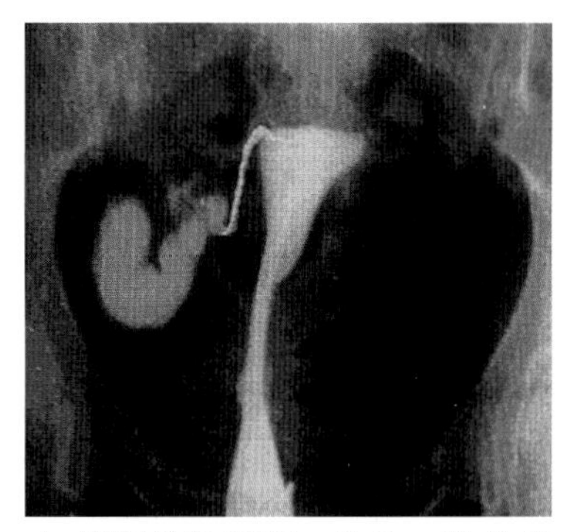

▲ **堵塞的输卵管** 这是一张输卵管造影检查中的X射线成像，显示右侧输卵管靠近子宫的部位出现堵塞，造影剂无法流入。

腹腔镜检查 这是诊断输卵管是否受损或堵塞的最有效的方法之一。腹腔镜是一个细长的望远镜——直径约等于普通墨水钢笔管，可直接探知腹腔内部器官的状态。腹腔镜头拍摄到的图像通过光导纤维实时显示在专用监视器上，使医生清楚地观察各器官的健康状况，并对盆腔粘连、子宫内膜异位和卵巢病变等进行评估。腹腔镜的高清图像也可作为日后医生诊断之用。腹腔镜检查需要全身麻醉，但一天之内就可做完。

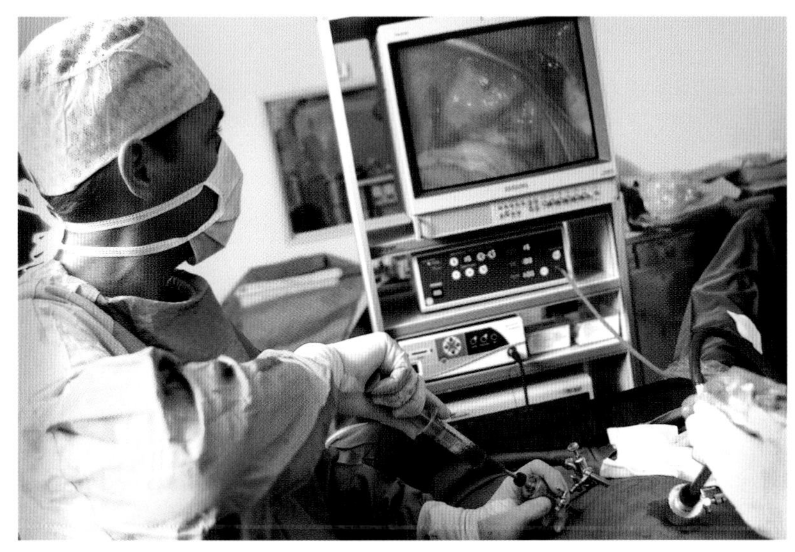

▲ **腹腔镜检查** 一条细导管进入患者腹腔。导管末端的微型摄像头拍摄的内脏图像显示在监视器屏幕上，便于医生对脏器状态进行分析判断。

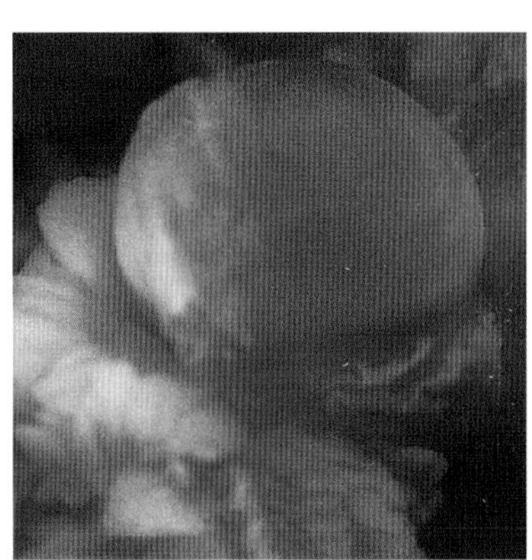

▲ **健康的卵巢** 腹腔镜检查不仅能确定器官的健康，也能发现病变。这是一张腹腔镜头拍摄的图像，显示一个健康的卵巢内有一枚成熟的卵泡，即将破裂排出一个卵子。医生也可借助腹腔镜取出卵子，用于人工授精。

多囊卵巢综合征

有些多囊卵巢综合征的患者减轻体重后，病症就痊愈了。药物治疗的目的是促排卵。

减轻体重 许多患者在减轻体重后，都恢复了正常排卵。英国有关规定指出，身体质量指数（BMI）超过30的女性不得进行生育方面的治疗。肥胖可增加不孕症的概率。

药物治疗

■ 克罗米芬可促排卵。

■ 对克罗米芬有抗药性的女性可注射促卵泡激素。

女性不孕症的治疗

如果不排卵，可服用促生育药物来刺激卵巢排出健康的卵子。这些促孕药物曾导致大量的多胎妊娠。不过，现有的技术已能有效地控制药物剂量和疗效。

药物疗法

克罗米芬 最常用的促孕药。自月经周期开始，连续服药 5 天。该药刺激垂体分泌促卵泡激素，间接作用于卵巢，诱发卵泡成熟，在末次服药后的 5—10 天内即可排卵。克罗米芬的优点在于不会产生严重的副作用，致多胎妊娠率仅为 5%—10%。但是若连续服药 12 个周期，有致癌风险。因此，在连续服药 6 个周期后仍未受孕，可考虑采用辅助生殖技术（参见第 46 页）。克罗米芬的替代药物为二甲双胍，一天服用 3 次。

克罗米芬耐药性的多囊卵巢综合征 你如果患有多囊卵巢综合征，连续服用克罗米芬数月后，仍未排卵，就需要注射促卵泡激素。这一疗法很有效。注射一个疗程后，95% 的患者排卵，注射 3 个疗程后，高达 25% 的患者怀孕。

脉冲输注 GnRH 下丘脑性闭经引起不孕较为少见，其原因是患者缺乏促性腺激素释放激素（GnRH）。该激素由下丘脑分泌，可刺激垂体分泌促卵泡激素和促黄体激素，继而刺激卵巢排卵。缺乏 GnRH 的女性患者可接受激素替代疗法，通常为皮下脉冲输注 GnRH，模仿人体正常的分泌状态，频率为 60 分钟、90 分钟和 120 分钟。每次输注增加剂量。激素替代疗法可将每个月经周期的排卵率提高至 75%，怀孕率可达 15%。

溴隐亭 如果女性的催乳素水平过高，GnRH 的分泌就会受到抑制，导致不排卵，无法受孕。针对此病的最佳疗法是服用溴隐亭片，该药可抑制催乳素分泌，使卵巢恢复排卵。服用溴隐亭的患者中，恢复排卵的达 75%。服药期间怀孕的话，应立即停药。但尚无该药导致流产、早产、胎儿畸形或多胎妊娠的案例报告。

手术治疗

腹腔镜显微外科技术显著提高了医生修复受损输卵管的能力。如果你是对克罗米芬有耐药性的患者，医生可能建议你进行卵巢打孔术——在你的卵巢表面打几个孔，用透热疗法或激光刺激排卵。

输卵管整复术（见右下图）： 疤痕和狭窄输卵管可通过输卵管整复术来疏通。将一根细小的末端装有气球的导管伸进堵塞的输卵管内，气球膨胀，在受损的输卵管里打开一个通道，让受精卵或未受精的卵子经过，进入宫腔，气球塌瘪后取出。

输卵管伞部成形术 输卵管伞端纤毛（参见第 26 页）粘连，阻塞管口，致使卵子无法从卵巢进入输卵管。可通过显微手术，把粘连、梗阻的伞端松解、疏通，使卵子由此顺利地进入输卵管。

女性绝育逆转术 越来越多的女性进行绝育逆转术，以备怀孕。被隔断的输卵管重新连接后，女性很容易怀孕。术后 92% 的女性可以怀孕。但手术效果取决于外科医生的技术，有些术后怀孕率较低。用钳夹结扎的输卵管最易逆转。不过，建议输卵管结扎的女性选择人工授精，怀孕概率约为 1/6。

子宫内膜异位症的治疗

子宫内膜异位导致的不孕症可通过手术治疗，成功率很高。

腹腔镜检查（参见第43页）可清除所有能发现的异位内膜结节，从而增加患者的受孕机会。40岁以下的患者在术后36周内的怀孕率接近75%。

腹腔镜手术后仍未怀孕的患者可考虑辅助生殖技术，无论输卵管是否有病变，也无论病情轻重，都可选择这一治疗方案。

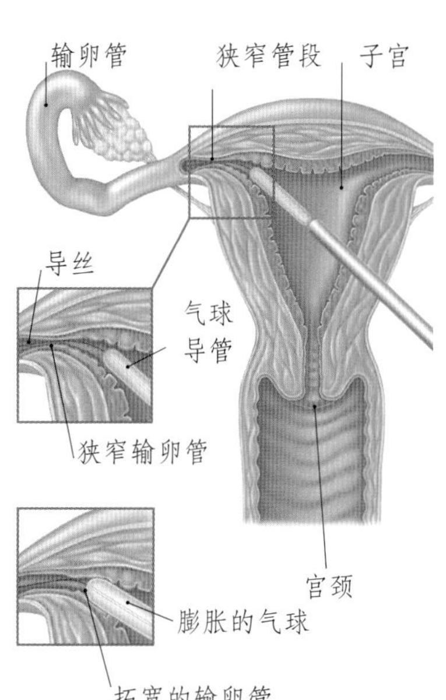

▲ **输卵管整复术** 用于疏通疤痕或狭窄的输卵管。

辅助生殖技术的风险

辅助生殖技术给众多不孕不育夫妇带来了福音。若一切进展顺利，他们有望孕育一个健康的宝宝。不过，通过辅助生殖技术怀孕，往往伴有以下情况：

- 多胎妊娠概率高（15%）。
- 异位妊娠概率较高（4%）。
- 并发症概率高（15%）。
- 早产概率高（20%）。
- 剖官产概率高（15%）。

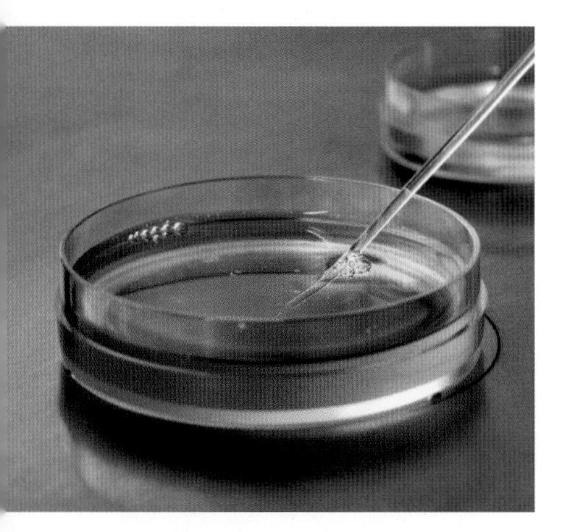

▲ **体外受精** 卵子取出后置于培养液中与精子混合，使其受精，成为受精卵，然后把受精卵（一个或多个）植入子宫。

辅助生殖技术（ART）

辅助生殖技术帮助众多不孕不育夫妇实现了做父母的愿望。最初，辅助生殖技术只有一种，即体外受精（IVF）。现在已有多种辅助生殖技术对症治疗不孕不育症，很多夫妻借助这些技术生出了健康的孩子。结果是令人欣喜的，但情感与物质代价却很高。准备借助辅助生殖技术孕育宝宝的夫妻应得到专家的指导。

何为辅助生殖技术？

辅助生殖技术是指一系列不孕不育症的治疗方法（参见第 47 页图表）：药物疗法、实验室技术，使用供者精子或卵子；通过医疗手段使男性患者生精，使女性患者排卵，促成卵子受精、着床，受孕和分娩。

什么情况下需要辅助生殖技术？

夫妇双方有任何导致不孕不育的病症，都可采取这种方式。这些病症包括：不能产生正常的有活性的精子、不排卵、精子不能使卵子受精等。

伦理问题

辅助生殖技术引发诸多伦理层面的争议，涉及个人、夫妻、家庭和社会方方面面。我们多数人的观点是，生育技术可以切实帮助不孕不育夫妻实现他们生儿育女的心愿，这在道德上是无可厚非的。但是由于人们经历不同，文化各异，受不同法律和宗教条规的约束，该技术的应用变得复杂。

其他方案 在选择成为父母这个议题上，要顾及夫妻双方各自的观念和利益，同时更要考虑到未来宝宝的权益。医生无权干涉患者的决定，他们最多只能推荐咨询专家，帮助当事夫妇商量决定要不要领养，或者是否使用捐献的精子或卵子。

专家们需要理解不孕不育夫妇，他们通常脆弱敏感，希望得到不留缺憾的医治。

争议焦点 多数人都能接受利用辅助生殖技术采用配偶的精子或卵子，但是，一涉及采用捐献的精子、卵子或胚胎，便争议四起。反对者认为，这背叛了婚姻誓言，也让以这种方式来到世间的孩子有着被混淆的遗传基因构成。不过，这些孩子的来历都是登记在册的，足以让人们打消这种疑虑。目前在英国，借助捐献精子或卵子孕育出生的孩子年满 18 岁时，就有权知道自己的生物学父母是谁。

冷冻技术 捐精或早期胚胎冷冻技术同样引发了争议。尽管宗教界极力反对，但事实已经证明，这项技术在提高怀孕概率方面卓有成效，而且不会造成多胎妊娠。值得一提的是，多数从道德角度反对该技术的人，实际上担忧的是早期胚胎不能存活的可能性。从原则上讲，早期胚胎冷冻技术恰恰是保护生命个体的。

惴惴不安

在实施人工辅助生殖技术的过程中，任何一对夫妇都会有忐忑不安的时刻。

■ 促排卵的疗程中：担心所采取的技术和激素是否起作用，不安情绪影响性需求。

■ 实验室操作阶段：担心工作人员弄混或损坏胚胎。

■ 胚胎移植后：担心胚胎不着床或引起并发症。

辅助生殖技术技术名词解释

IVF	体外受精（参见第 48 页）。受精过程在体外进行，在一个培养皿中培养，由此形成的一个或多个胚胎被放入子宫。 适应症：输卵管受损，重症子宫内膜异位；免疫功能障碍；原因不明的不孕不育症；年纪较大造成的卵子生成不力。
GIFT	配子输卵管内移植。将精子和卵子在体外融合，然后迅速放入输卵管，使受精过程在里面“自然”发生。该技术比体外受精更经济，但只适合输卵管健康的不孕女性。
ZIFT	合子输卵管内移植。与 GIFT 相似，唯一不同的是：体外受精完成后，一个早期胚胎被移植到输卵管内。
SUZI	透明带下人工授精。这是一种体外受精方式。精选出来的精子被小心地注入卵子透明带，即卵子的外膜。该技术适用于精子数量少的男性不育者夫妇。
MIST	显微精子转移受精。参见 SUZI。
ICSI	胞质内单精子注射。这是一项神奇的技术。被挑选出的单个精子经过特殊处理后，被直接注射到卵子内。最后将体外受精形成的胚胎移植到子宫里。
MESA	显微附睾精子抽吸术。通过手术从附睾中取出精子。适用于因输精管堵塞，射精无精子的男性患者。取出的精子可用于胞质内单精子注射。
TESE	从睾丸中获取精子的技术，类似显微附睾精子抽吸术。获取的精子可用于胞质内单精子注射。

体外受精的典型方式

在分娩之前，你要经历几个有技术难度且复杂的体外受精步骤：采集你的卵子，用健康精子使卵子受精，至少使一个胚胎在你的子宫里着床，怀孕至足月，生下健康宝宝。

确保采集优质卵子

只有采用质量高的卵子，体外受精的效果才好，你才会成功受孕。治疗过程中，需要采集不止一个卵子，受精卵也不止一个。在人体自然的排卵期，卵巢只排出一个卵子。但通过体外受精技术，经期结束后几天内，你的卵巢就会在药物刺激下，同时排出几个卵子。这些药物包括促性腺激素释放激素（GnRH）和促卵泡激素（FSH）等。

接下来一周左右的时间里，你需要每天前往医院，以便医生通过超声波扫描监控卵子的发育情况。卵子成熟时，包裹它们的卵泡便会膨大并分泌更多的雌激素。通过一系列的血液检查可测知雌激素的增加，每天的超声波扫描可精确跟踪卵泡的动态。

卵子采集与植入步骤

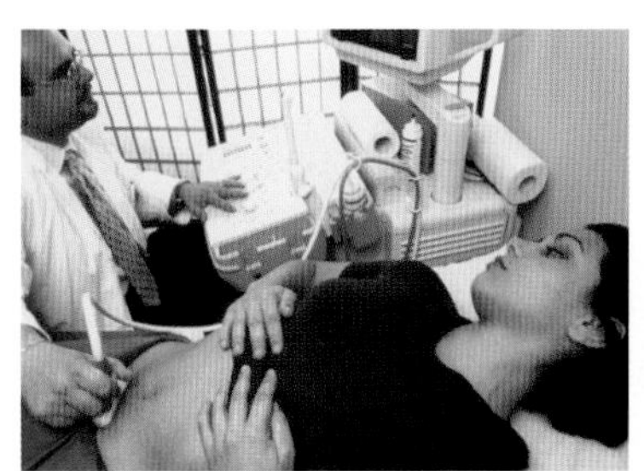

▲ **超声波扫描** 可确定卵子成熟时间和可采集的时间。

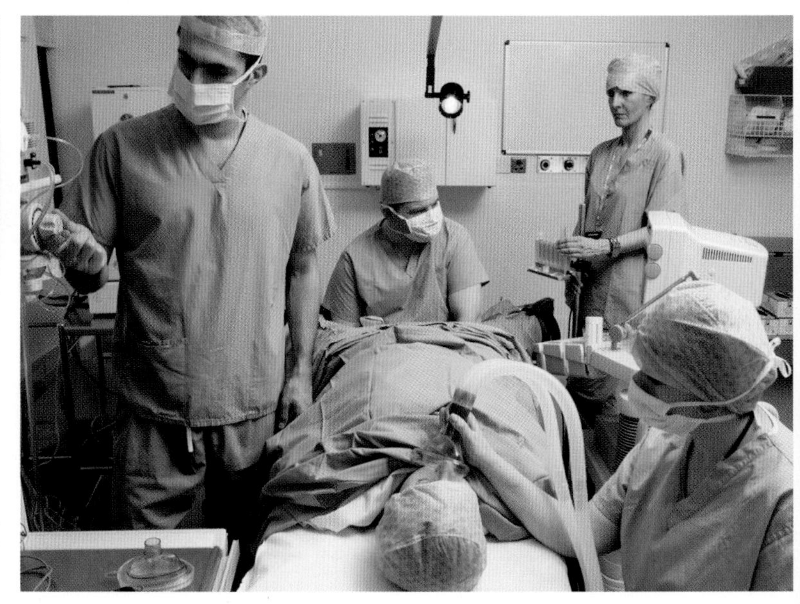

▶ **采集卵子** 患者麻醉状态下，医生将细而中空的取卵针经阴道直达卵巢，将成熟卵子轻轻吸出，然后抽出取卵针。

采集卵子

当卵巢排卵在即，医生会借助超声仪采集你的卵子，然后用你配偶（或他人捐赠）的精子使卵子受精。

卵子采集只需要在轻微麻醉或局麻的状态下即可完成，无须全麻，整个过程需要几个小时。

胚胎培养和移植

采集的卵子放入精液里，18 小时后，医生通过显微镜查看卵子是否已经受精。所有卵子都受精并且发育成胚胎的情况极少见，不过 2—3 个卵子受精还是不难做到的。受精卵分裂 48 小时以上，然后会形成 2—4 个细胞。如果这些细胞不出现异常，最多会有两个胚胎被移植进你的子宫。鉴于多胎妊娠的风险，医生会建议只移植一个胚胎。你需要与医生商量后决定。

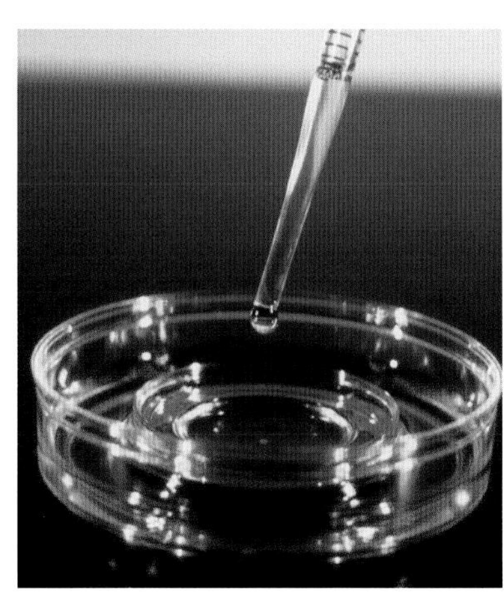

▲ **受精** 将采集的卵子放入培养皿中，滴入精液。卵子成功受精后，胚胎分裂 48 小时后移植进子宫。

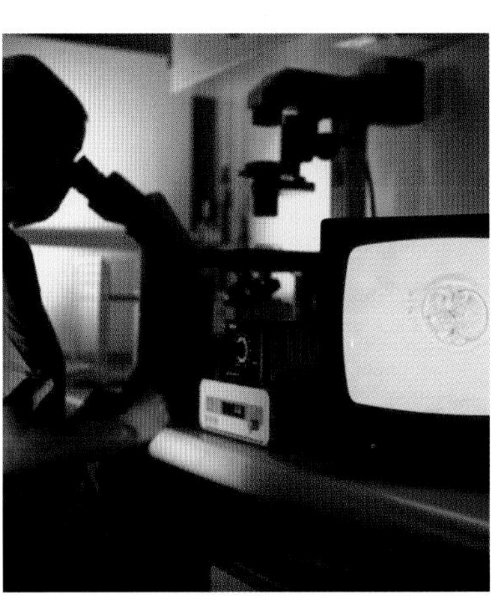

▲ **胚胎检查** 专家在查看体外受精而成的胚胎（显示在屏幕上）。必须确保胚胎是健康的，才能移植入母体。

卵子采集与植入

若检测结果显示男方的精子功能正常，女方便开始服用促排卵药。

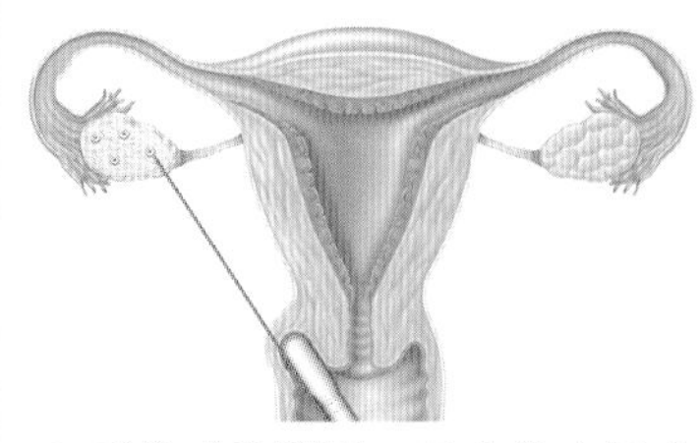

▲ **采集成熟卵子** 医生借助超声仪监测卵子的发育直至成熟。然后采集成熟卵子，放入培养皿准备使其受精。

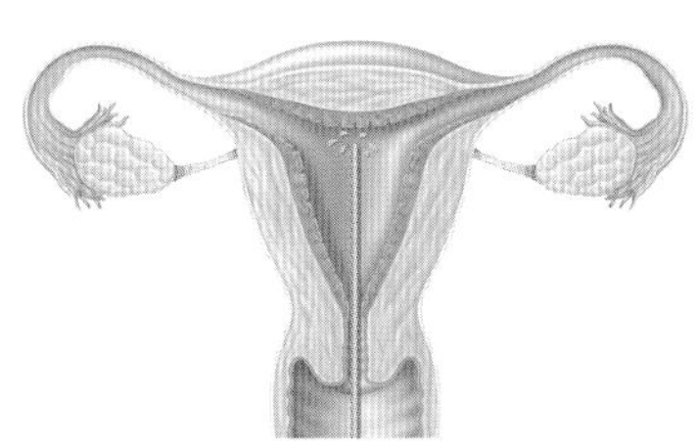

▲ **将受精卵移回母体** 卵子和精子在体外结合后，医生把受精卵从宫颈口注射入子宫，待胚胎着床。

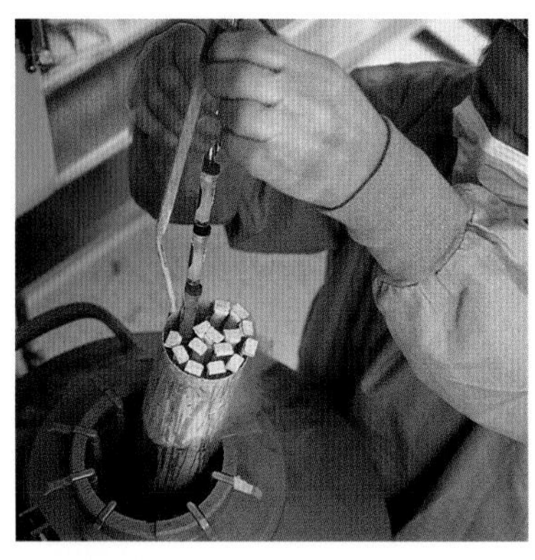

▲ **精子冷冻** 利用液氮冷冻的精子，可用于胞质内单精子注射治疗。精子冷冻技术适用于少精症和精子活性低下症患者。冷冻保存的精子复苏后被直接注射进备好的卵子，获得受精卵。

先进的辅助生殖技术

显微操作是一项了不起的外科技术。胚胎专家通过该技术不仅能够驾驭多个卵子，甚至能使用少精症和精子活性低下症患者宝贵的单个精子，使其伴侣的卵子受精。成千上万名借助先进的辅助生殖技术降生的宝宝都非常健康，这是对该技术最有力的印证。

显微操作

胞质内单精子注射（ICSI）属于显微操作的一种。在显微镜下，单个精子被注射进备好的卵子里。精子采集以自慰方式或其他方式完成。卵子受精后，胚胎分裂为 2—4 个细胞时，被移植进子宫着床。通过其他方式皆无法孕育的夫妇可采用 ICSI 技术。1988 年，首例 ICSI 助孕成功。然而这一技术引发了质疑，有人担心精子质量欠佳很可能孕育出有缺陷或不健康的孩子。尽管借助 ICSI 的怀孕成功率不及体外受精，但利用 ICSI 技术生育的宝宝们迄今都很健康，染色体未出现异常。

胚胎移植

无论哪种形式的体外受精，都包括一个相同的步骤，即把在实验室培养皿中发育 2—3 天的胚胎移植入子宫。遗憾的是，2/3 的胚胎无法着床。母体的年龄、子宫的接受度以及胚胎质量决定着胚胎是否能顺利着床。医生尚无法确知移植胚胎进入母体的最佳时机。有研究指出，推迟移植时间可增加着床率，但也有研究指出，44 小时的胚胎与

▼ **体外受精时间表** 以下是体外受精各步骤时间表，涵盖从药物治疗到胚胎移植的全过程。

体外受精时间表

时间 1 2 3 4 5 6 7 8 9 10 11 12 13 14 15 16 17 18 19

药物促排卵疗法

第 1—10 天
药物（GnRH 类似物+FSH）抑制月经周期

第 11—21 天
每日注射促卵泡激素（FSH），刺激卵泡发育

第 1 天

第 10 天
血液检查，确知周期抑制效果，月经周期第 1 天

第 14 天
首次超声波扫描，查看卵泡发育情况

第 18—21 天
每日超声波扫描，跟踪卵泡生长进度。第2
时，至少一个卵泡直径达 16—18mm，其余
14mm。最后一次注射 FSH

68 小时的胚胎在着床率上毫无差别。

怀孕率确与移植进母体的胚胎数目成正比。不过，植入的胚胎数越多，多胎妊娠的概率就越高。双胞胎或三胞胎妊娠极易出现并发症，比如流产、早产和畸形儿，因此医生通常会建议患者只植入一个胚胎。

胚胎冷冻技术：将被冷冻保存的胚胎或卵子由液氮中取出、解冻并植入子宫腔内，这完全是可行的。解冻过程必须缓慢进行，大约每分钟升温 80℃。并非所有胚胎都能在解冻后仍然状态良好，适于移植。在月经周期中的某个时间点，解冻后的胚胎被移植进子宫，具体为促黄体激素达到峰值后的 100 小时之内，这必须通过一系列的血液化验来测定。胚胎冷冻技术的受孕成功率在 1/6—1/4。

辅助生殖技术前景

许多医生认为，辅助生殖技术已达饱和状态。辅助生殖手段已能将怀孕率提升至22%，相当于自然怀孕的概率。但我认为，辅助生殖技术仍有继续发掘的空间：

- 卵巢超数排卵，即增加排卵数量。
- 深化胚胎研究，改进移植后着床率等。
- 深化对胚胎着床的研究。
- 增加对研究男性不育症的研究，精进ICSI或发明其他精子处理技术。
- 改进卵子冷冻技术，提高胚胎解冻妊娠率。
- 研发卵细胞体外成熟技术。

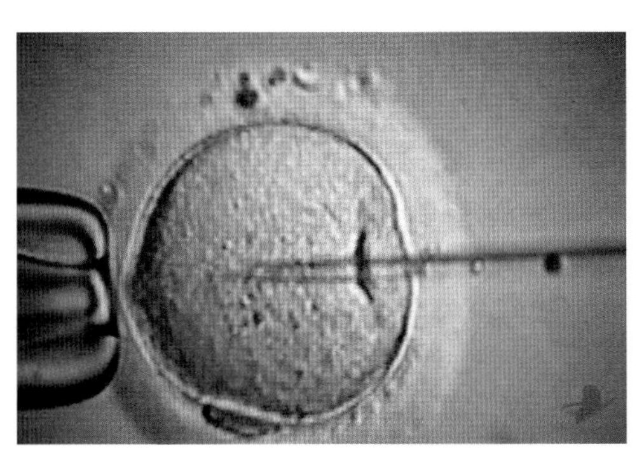

◀ 胞质内单精子注射（ICSI）在操作过程中，医生借助显微镜，将单个精子注射进一枚卵子中。如果卵子受精，便将其放入子宫腔内等待着床，该过程称为“胚胎移植术”。

21	22	23	24	25	26 27 28 29 30 31 32 33 34 35
	第 22 天 采集精子和卵子。通过 ICSI 使 6—8 个卵子受精，然后放入孵化器中	第 23 天 检查卵子受精情况	第 24 天 检查卵子第一次细胞分裂	第 25 天 两个含有 2—4 个细胞的胚胎植入子宫	第 26—35 天 每日补充雌激素，促胚胎着床发育
	体外受精			胚胎移植	第 35 天 验血，确知是否怀孕

须厘清的问题

如果考虑使用捐献的精子或卵子，行动之前，应进行专业咨询，专家会帮助你们应对好这一具有挑战性的过程。

使用捐献的精子或卵子，有可能使夫妻之间出现分歧，气氛紧张，因此，对于对方的反应，彼此要将心比心。一方可能会觉得你们的性生活不好或者自己没本事，才不得不用别人的精子/卵子，内疚甚至责怪的情绪油然而生。你们还需要考虑清楚，如何面对以这一方式降生的孩子。以下问题或许有助于你们厘清思路：

■ 若使用捐献的精子或卵子，或两者皆来自捐献者，面对孩子不是你们的事实，你们还能爱他如己出吗？

■ 用捐献的精子或卵子与配偶的卵子或精子受孕，你会嫉妒吗？

■ 你们会告诉孩子他的真实来历，还是保守秘密？

■ 如果孩子来自捐献的卵子或精子，或完全来自捐献者，待孩子长大后，想对自己的来历寻根溯源，你们会心甘情愿地帮他完成心愿吗？

人工授精①

许多不孕不育症夫妇借助捐献的卵子或精子甚至胚胎，实现了做父母的愿望。无论哪种形式，其情感付出都会是高昂的，所以，相关事宜当以开诚布公的态度来沟通和商定。准备使用捐精或捐卵的患者可到专科医院寻求咨询服务。

使用捐献者的精子

以下情况可选择使用捐献者的精子：男方不育或少精，治疗无效；夫妇中任何一方有遗传缺陷；成熟稳重、无伴侣的单身女性想要孩子。

此时，人工授精不失为一种理想的解决方案。不过，须考虑到配偶的感受。男方可能自惭形秽，甚至嫉妒捐献者。不良情绪会影响你们夫妻双方共同的生活，也可能殃及未来的宝宝。另一方面，女方可能难以接受以这样的方式受孕，心理上排斥来自陌生男子的精子。

多数夫妇都会对是否采取这种助孕方式犹豫不决，也深感压力，所以有必要寻求专业医师的帮助。你们可以坚持不在你的产科记录上写明“（DI）捐献者人工授精”，孩子的出生证明上亲生父母一栏，写你和伴侣的姓名。过去，捐献者都是匿名的，但自2005年以来，根据新规，通过人工授精方式来到世间的孩子，在他们年满18岁时，如果自愿，有权知道亲生父母是谁。当然新规只适用于2005年以后出生的孩子们。但有一点未改变，即捐献者不承担任何法律或经济上的义务，也不能被强迫与孩子见面。

使用捐献者的卵子

如果女性自身不排卵，可考虑使用捐献者的卵子，这样做最大的好处就是夫妇双方都能参与其中：男方的精子使卵子受精，女方亲身孕育宝宝。然而，捐卵比捐精复杂，捐献者需要服用促排卵激素，还得接受采集卵子的手术（参见第48页），所以卵子的来源比较稀缺。主要来自亲戚、陌生捐献者（她们有权选择不匿名）以及其他接受体外受精助孕的患者，她们可捐出多余的卵子。

① 本节内容不适用于中国国情，请国内读者酌情参考。——编者注

卵子捐献尚存在隐患。比如，接受体外受精助孕的女性提供的卵子较易出现染色体异常，因为她们往往年纪偏大。不过，你有权拒绝接受 35 岁以上捐献者的卵子。而使用亲戚或朋友捐赠的卵子，日后则有发生纷争的可能。

捐赠胚胎

进行体外受精助孕的夫妇有时希望把自己未用到的冷冻胚胎捐赠给一位不孕女士。若所捐胚胎被接受，其后有可能顺利着床，胎儿在腹中孕育直到降生。该话题引发热烈讨论，某些质疑相当尖锐和敏感。比如，如果孩子（们）死了，捐赠夫妇会有怎样的感受啊？倘若孩子和他的兄弟姐妹相遇相爱，还一起生了孩子，怎么办？

慎选精液和胚胎

精液 在被用于人工授精之前，新鲜精液会被冷冻保存。精子采集完毕，操作人员立即将其放入无菌器皿，然后浸入液氮中冷冻起来。与此同时，医生会对捐献者进行一系列体检，以确保他没有传染性疾病，比如肝炎或艾滋病等。在确定捐献者提供精液时身体健康、无任何传染病后，医生还要检测精液，查看里面是否含有细菌等有害微生物。若检测结果为阴性，捐献者的精液便可用于人工授精。

胚胎 冷冻保存胚胎（参见第 51 页）可防止浪费。即使同时有几个卵子受精，也最多只能有两个被植入子宫，以免多胎妊娠，剩余的胚胎可以冷冻保存起来，必要时捐赠给其他不孕不育夫妇。

代孕妈妈

代孕妈妈是指受人委托，代人孕育生子的女性。代孕本身并不复杂，但由于牵涉到道德、法律和情感议题而复杂起来。

完全代孕 这是最简单的代孕方式：代孕妈妈与不孕女性委托人的配偶孕育孩子。受孕方式可以是间接的（用男方的精子进行人工授精），也可以是直接的（通过与男方同房受孕）。

部分代孕 不孕女性季托人的卵子与其配偶的精子结合受精后，被移植到代孕妈妈的子宫里。

代孕引发的问题 孩子出生后被交给委托代孕的夫妇，他们成为孩子合法的父母，代孕妈妈与他们以及孩子从此基本没有或全无关联。然而，有些代孕妈妈，特别是用自己的卵子代孕者，会感到与孩子难舍难分。

如果孩子出生时带有先天缺陷，或者代孕妈妈想与孩子保持亲密接触而不被允许，事情就会变得更为复杂。

此外，委托人夫妇也可能无法全心全意地接受和爱护代孕而来的孩子，做不到视如己出。

案例分析：

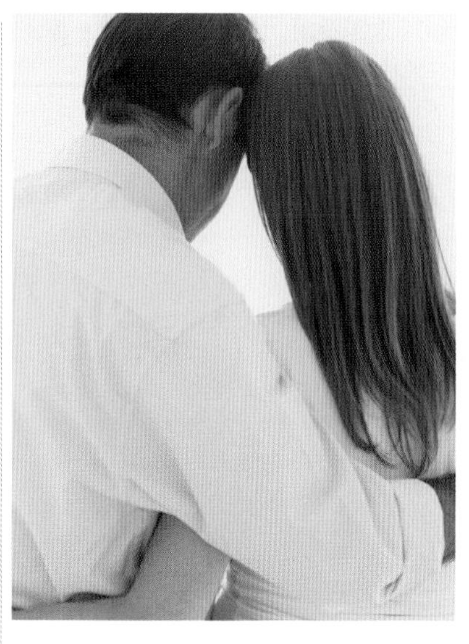

不孕不育

彼得今年 29 岁，他的妻子简比他小 2 岁。夫妇俩一直想生孩子，但努力了 3 年未果。彼得 3 年前患过非特异性尿道炎，在一家泌尿生殖病诊所治好了，再未复发。他 12 岁时得过腮腺炎。究竟下一步怎么办，简很想听取医生的建议，但是彼得却不太情愿。简只好独自去见医生。

分担责任

不管出自何种原因，许多男性觉得不育症是个难以启齿的话题。事实上，不育并不代表一个男人没有男子气概，把这两者分开来想，心结就打开了。现在有多种医疗手段能够帮助生育能力不理想的男性和他们的配偶怀孕、生育子女。半数的不孕不育症病根在男方身上。不过，不育症的诊断需要夫妇双方共同参与和配合，这也是我给简提供的建议。

基础检查

他们的医生所给的建议大体相同。夫妻俩经过促膝长谈后，彼得答应与妻子配合解决不育的问题。医生对彼得曾患过非特异性尿道炎这事很重视，因为任何通过性接触传染的疾病都可能干扰生育功能。另外，腮腺炎病毒会引起睾丸炎症，继而阻碍精子的产生。彼得 12 岁时得了腮腺炎，这个年纪正好是睾丸极易受损伤的时期。第一次看诊结束时，医生要求彼得去不育症医院做精液分析，并强调夫妇二人都要做一些基础检查。简要做宫颈涂片、衣原体检测、生殖道检查，并通过验血查看排卵情况。除了做精液分析外，彼得还需要做阴茎和睾丸的外部检查。

首先做精液分析，查看彼得的精子是否正常。但是彼得不想去专科医院，更是对提供精液样本厌烦至极。他左右为难，一方面想配合妻子，另一方面又感到被逼迫，孤立无助。一想到怀不上孩子是因为自己的毛病，他就一蹶不振。

征询建议

简想帮助彼得振作起来，使彼得感受到她的爱，但彼得却在他的壳里越陷越深，拒绝提及这个敏感话题，变得难以沟通。简感到彼得越发疏离，不再爱她了，他们甚至完全没有了性生活。绝望之下，简提议接受专家咨询，可是彼得打断了简，摔门而出。彼得的精液分析结果出来了，他的精子数很少，为 500 万—1000 万个，而且具有活性的不足 30%。一切似乎无可挽回。

我在此时介入了，坚持建议他们接受专家咨询，帮助他们厘清思路，接受不孕不育治疗。虽然很纠结，但是彼得最终放下执拗的自尊，与妻子一同前去征询专家的意见。

进一步检查

专家说，精子数少且活性低的确是个打击，但毕竟还是有精子的，而且部分精子具有活性。这意味着，纵使彼得的精子没能通过穿透卵子的测试，但他们可借助胞质内单精子注射（ICSI，参见第 47 页）这种先进的辅助生殖技术，把彼得的一个精子注射进简的卵子中助孕，完全有可能孕育出健康的宝宝。

进行体外受精

体外受精的过程对于简和彼得来说都不轻松。虽然简的生育功能正常，但她的任务很艰巨。为了提高成功率——把彼得的精子注射进简的卵子里使之受精，简必须接受药物调节并进行一系列血液检查，以确保她的卵巢一次性排出数个卵子而不是通常的一个。这一疗程需要三周时间。专家会指导夫妇二人如何应对孕激素对简的影响，她可能变得喜怒无常，爱发火，甚至哭哭啼啼的。疗程的第三周时，她每天都要去医院做超声波检查，这意味着她必须调整工作日程，需要彼得的协助和支持。

彼得的生育功能障碍带来的后果大部分由简来承担。尽管简迫切地想有自己的孩子，但在治疗过程中，还是会有些怨气，特别是最初的治疗没什么效果，简不得不经历多个疗程，她心情郁闷在所难免。相比之下，彼得的付出就少一些。他需要提供两份精液样本，而这件事也会造成夫妻之间的隔阂。如果彼得不小心搞砸了，他不仅会内疚，而且会责怪简使他陷入这种尴尬的处境，这只能让情况更糟。所以，彼得和简应当坦诚相见，相互理解，这点非常重要。

寻求支持

夫妇中的任何人都不应该单枪匹马地应对这一痛苦的处境，他们应当寻求心理疏导，彼得也渐渐认识到了这一点。他们就诊的医院有一个咨询专家团队，彼得和简预约了咨询服务。专家详细介绍了治疗的各个步骤，并解答了他们的各种疑问（我建议他们坐下来一起把问题列出来），这令彼得和简十分满意。在这之后，我强烈建议他们继续分享彼此的感受，并向咨询专家倾吐。待他们成功孕育了自己的孩子后，会觉得所有努力都很值得。

米里亚姆医生的重要提示

你们不能如预期怀孕时，应即时去征询专家，获得建议和专业支持。

■ 要坦诚说出可能导致不孕的因素；针对自己的具体情况，听取专业人士的建议；夫妻双方分担责任，共同努力寻找病根。

■ 向医生谈及不孕困扰时，不必尴尬和难为情。大大方方地谈，才能尽早找出病因。

第二章

孕妇和胎儿

体验着宝宝在腹中日复一日地发育成长，没有什么比这更令人兴奋的了。对于胎儿如何生长了解得越多，你就能与肚子里的宝宝建立越亲密的母子感情。

根据胎儿的生长发育进度，可将孕期分成三个阶段。第一阶段为孕早期，始于受孕，是宝宝生命的最初 12 周；第二阶段为孕中期，从孕 13 周到孕 26 周；第三阶段为孕晚期，你将迎来宝贝的出生。

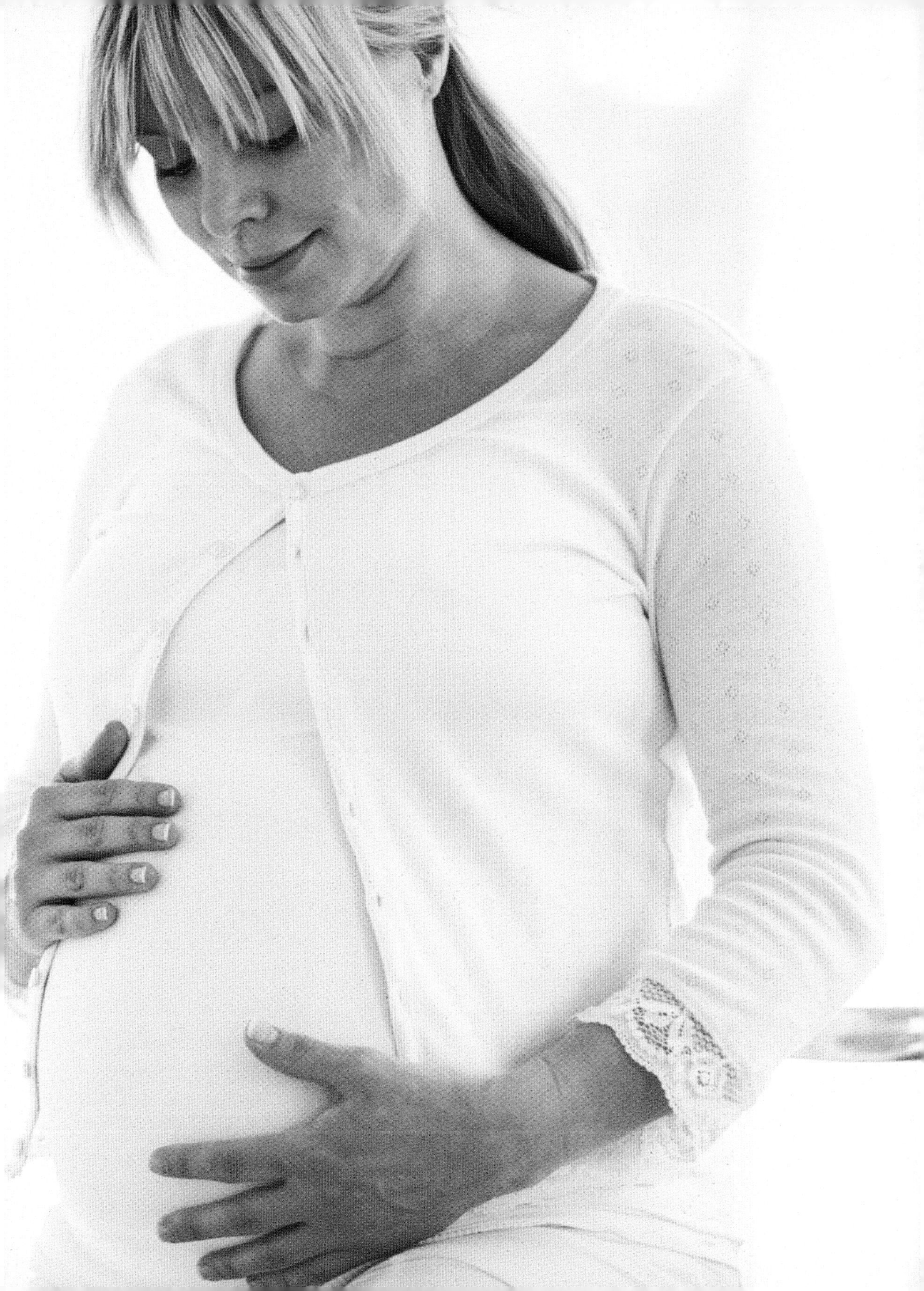

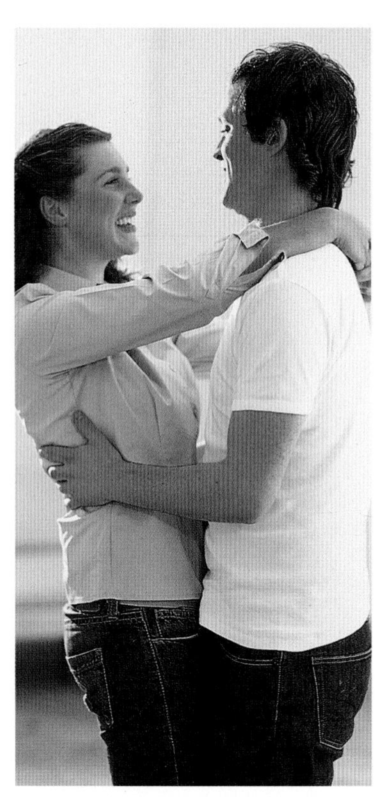

▲ **发现新生命** 发现自己怀孕的那一刻，注定是生命中最殊胜的时刻。

怀孕啦！

许多女性都会敏感地捕捉到自己怀孕的信号，这种直觉或许源自孕早期女性激素的激增，其中最主要的是孕激素水平升高（怀孕时才会出现）。受精大约一周后，胚胎在子宫内着床，这时胎儿组织便开始分泌人绒毛膜促性腺激素（HCG）。

怀孕的征兆

出现以下一种或多种症状时，需要验孕证实。

停经 停经是怀孕最典型的症状，但怀孕不是造成停经的唯一原因。时差、严重疾病、手术、惊吓、丧亲之痛或精神压力等都会造成停经。有些女性怀孕期间仍有少量月经，直到怀孕 6 个月时才完全停止，甚至整个孕期都有月经。

尿频 尿频症状在怀孕一周后就会出现。当孕激素水平升高，胚胎开始分泌人绒毛膜促性腺激素（HCG）时，骨盆就会因供血量增加而充血，从而影响到膀胱，使其变得很敏感，即使有少量尿液也会有尿意，所以，多数女性怀孕时小便的次数都会增加。

疲劳 体内大量的孕激素具有镇静作用，这是怀孕初期带给你疲劳感的原因之一。此外，孕早期，新陈代谢加快以支持胎儿发育，并维持你自身重要器官的运转，这些器官比孕前负担重了不少，这都会使你感到疲惫，很想睡觉。为了胎儿和自身健康，你必须好好休息。

晨吐 恶心呕吐最常发生在早晨，但一天中的任何时候都可能会出现这一症状。如果进食不足，血糖降低，就更易恶心呕吐。

口味改变 唾液可反映出血液里的化学成分。随着激素水平的升高，口中的味道会有所改变。有些孕妇说嘴里有金属的味道。对于食物的喜好也可能和孕前不一样了，之前喜欢的（比如咖啡）现在一点都不喜欢了。

有些孕妇会对某些食物产生难以遏制的食欲，偶尔会特别想吃奇怪的东西（比如煤炭），科学无法解释这种现象，这可能是因为身体缺少某些矿物质或微量元素，但是要控制住这种异食倾向。

嗅觉更灵敏 你会发现怀孕后自己的嗅觉更灵敏了。日常生活中的味道，比如炒菜的油烟味会使你反胃，喷在身上的香水也和以前闻起来不一样，因为你皮肤的化学成分改变了。

乳房的变化 刚一怀孕，你就能感觉到乳房的变化。它们硬鼓鼓的，一碰就疼；乳头附近很敏感，乳晕颜色变深；乳房上的血管扩张，明显可见。

确认怀孕

若怀疑自己怀孕了，你一定很想尽快确定一下。有几种方法可以确诊是否怀孕。以前要通过内诊检查来确诊，现在有超声波检查（怀孕约 12 周时可确诊）。其他方便又准确的方法有：

验尿 人绒毛膜促性腺激素（HCG）这种妊娠激素可以在尿液中检测到。你在家里或医院都可以做这种尿检，准确率高达 99%。怀孕 2 周就能通过尿检来确诊。当然，若想万无一失，你也可以再等待些日子（参见第 60 页）。

验血 血液检查要通过医生来进行。通常在出现流血或腹痛等异常状况时，或者一个辅助生殖疗程结束后，才进行验血。怀孕仅 2 周时，血液检查就可测出血液里的 HCG 值。

喜讯

一确定自己怀孕了，你就会迫不及待地把这个好消息告诉丈夫和家人。

医生 如果你是通过医生确诊的，那么医生知道得最早。若不是这种情况，应尽快去看医生，向他征询有关孕期保健和分娩方式等事宜，这很有必要。

你的老板 你或许按捺不住地想在开始定期产检（一般怀孕3个月开始，特殊情况除外）之前，就告诉老板你怀孕了。其实没必要这么早就告知老板。

朋友和熟人 孕期满3个月之前，许多女性都会对怀孕的事秘而不宣，这是可以理解的，毕竟流产通常发生在怀孕14周之内，但是提早把喜讯与他人分享倒也无妨。

你的孕检结果准确吗?

以下情况影响孕检结果的准确性:

■ 尿液采样保存不当，导致检验误差。如果尿液化验的仪器温度过高，结果就会有偏差。检验时，尿样应在室温下采集、保存。

■ 如果检查进行得过早，血液中的HCG浓度不够，检测不到。清楚地记得月经来潮的准确时间，这点很重要。如果月经不规律，确诊的难度会增加。

■ 服用含有HCG的促孕药物会影响孕检结果。避孕药、抗生素以及止痛药尚未证实会影响孕检结果。

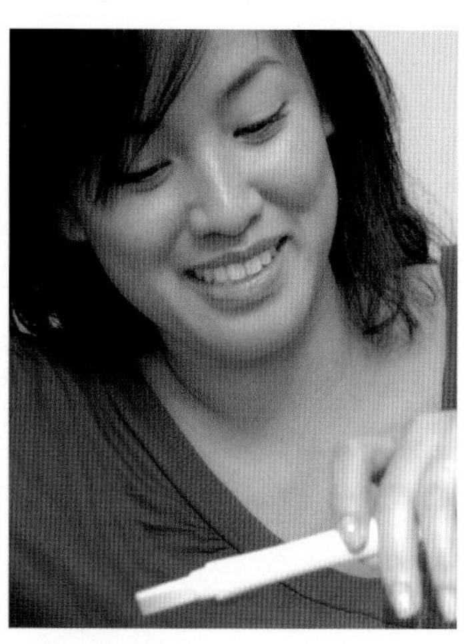

▲ **正确操作** 严格遵照验孕棒等测孕装置的使用说明；验孕棒破损或超过使用期，都不可使用。

在家验孕

你可能更想在家悄悄地验证一下是否怀孕了。药店销售多种验孕装置，操作简单，检测迅速而且准确率高达 99%。

验孕原理 检测尿液中是否出现人绒毛膜促性腺激素（HCG），这是一种由发育中的胚胎分泌的激素。验孕棒大致分为线条显示和色差显示两种，但都利用试剂和尿液来检测。试剂中的化学成分与尿液中的 HCG 发生反应，检测结果在管状显示区或观察窗内出现，对照色差或查看深色线条，来判断是否怀孕。另外一种是验孕纸，直接把试纸条的吸水部分在尿液里浸一下，即可得出结果。

同房后 2 周内，若已受孕，尿液里就会出现 HCG，但多数验孕棒都建议在停经后 7 天内检测，准确率更高。如果你在此之前就验过，建议你 2 周后再验一次。

验孕 要使用第一次晨尿检测，因其中的 HCG 浓度较高。检测前勿饮水，以免稀释尿液。确保盛尿样的容器干净、无皂液痕迹。若不能立即做检验，须把尿样放进冰箱保存，但存放时间不可超过 12 小时。严格按照使用说明来操作验孕装置。

意外的结果 有时第一次检验结果为阳性，第二次结果却是阴性，没过几天月经就来了。这很常见，不要担心。出现这种情况是因为受精卵未能在子宫内膜着床，妊娠自行终止。第一次检验时，受精卵还在，所以结果为阳性。要得到可靠的结果，最好在停经后的几天内检验。如果结果为弱阳性，过几天重新取尿样再验一次。

预产期

怀孕后，你一定很想知道什么时候分娩。在受孕和分娩之间有 266 天或 38 周的孕期。从最后一次月经来潮的第一天算起，则是 40 周的时间，因为排卵，受孕通常发生在月经第一天往后的 2 周之内（参见第 61 页预产时间表）。你可以从最后一次月经来潮的第一天来推算预产期，也就是说，从你最后一次月经的第一天算起，再过 280 天或 40

周，宝宝就要降生了。预产期准不准，要看你的月经周期是否为 28 天，比这短或长，预产期会相应地提前或延后。

医生往往根据预产期来评估胎儿的发育成长，但过于重视预产期有时会引致不必要的医疗干预。妊娠超过 42 周时，医生会认为胎儿超期了，母子可能会有危险。在 42 周以内如果检查结果显示胎儿一切正常，多数医生不建议催产或引产。

怎样查看预产期推算表

从表左侧粗体的月份往右看，找到你最后一次月经来潮的具体日期；再看下面的日期，便得出你的预产期。

宝贝要诞生了

如果到了预产期，宝宝毫无降生的迹象，不必担心。经历正常孕期的胎儿中，85%的出生日期早于或晚于预产期一周。

预产期只是预估的胎儿出生的大概日期，最好灵活看待，勿将其作为分娩的准确日子。37周到42周均属健康范围。

预产期推算表

一月	1	2	3	4	5	6	7	8	9	10	11	12	13	14	15	16	17	18	19	21	22	23	24	25	26	27	28	29	30	31
十月／十一月	*8*	*9*	*10*	*11*	*12*	*13*	*14*	*15*	*16*	*17*	*18*	*19*	*21*	*22*	*23*	*24*	*25*	*26*	*27*	*28*	*29*	*30*	*31*	*1*	*2*	*3*	*4*	*5*	*6*	*7*
二月	1	2	3	4	5	6	7	8	9	10	11	12	13	14	15	16	17	18	19	21	22	23	24	25	26	27	28			
十一月／十二月	*8*	*9*	*10*	*11*	*12*	*13*	*14*	*15*	*16*	*17*	*18*	*19*	*21*	*22*	*23*	*24*	*25*	*26*	*27*	*28*	*29*	*30*	*1*	*2*	*3*	*4*	*5*			
三月	1	2	3	4	5	6	7	8	9	10	11	12	13	14	15	16	17	18	19	21	22	23	24	25	26	27	28	29	30	31
十二月／一月	*6*	*7*	*8*	*9*	*10*	*11*	*12*	*13*	*14*	*15*	*16*	*17*	*18*	*19*	*21*	*22*	*23*	*24*	*25*	*26*	*27*	*28*	*29*	*30*	*31*	*1*	*2*	*3*	*4*	*5*
四月	1	2	3	4	5	6	7	8	9	10	11	12	13	14	15	16	17	18	19	21	22	23	24	25	26	27	28	29	30	
一月／二月	*6*	*7*	*8*	*9*	*10*	*11*	*12*	*13*	*14*	*15*	*16*	*17*	*18*	*19*	*21*	*22*	*23*	*24*	*25*	*26*	*27*	*28*	*29*	*30*	*31*	*1*	*2*	*3*	*4*	
五月	1	2	3	4	5	6	7	8	9	10	11	12	13	14	15	16	17	18	19	21	22	23	24	25	26	27	28	29	30	31
二月／三月	*5*	*6*	*7*	*8*	*9*	*10*	*11*	*12*	*13*	*14*	*15*	*16*	*17*	*18*	*19*	*21*	*22*	*23*	*24*	*25*	*26*	*27*	*28*	*1*	*2*	*3*	*4*	*5*	*6*	*7*
六月	1	2	3	4	5	6	7	8	9	10	11	12	13	14	15	16	17	18	19	21	22	23	24	25	26	27	28	29	30	
三月／四月	*8*	*9*	*10*	*11*	*12*	*13*	*14*	*15*	*16*	*17*	*18*	*19*	*21*	*22*	*23*	*24*	*25*	*26*	*27*	*28*	*29*	*30*	*31*	*1*	*2*	*3*	*4*	*5*	*6*	
七月	1	2	3	4	5	6	7	8	9	10	11	12	13	14	15	16	17	18	19	21	22	23	24	25	26	27	28	29	30	31
四月／五月	*7*	*8*	*9*	*10*	*11*	*12*	*13*	*14*	*15*	*16*	*17*	*18*	*19*	*21*	*22*	*23*	*24*	*25*	*26*	*27*	*28*	*29*	*30*	*1*	*2*	*3*	*4*	*5*	*6*	*7*
八月	1	2	3	4	5	6	7	8	9	10	11	12	13	14	15	16	17	18	19	21	22	23	24	25	26	27	28	29	30	31
五月／六月	*8*	*9*	*10*	*11*	*12*	*13*	*14*	*15*	*16*	*17*	*18*	*19*	*21*	*22*	*23*	*24*	*25*	*26*	*27*	*28*	*29*	*30*	*31*	*1*	*2*	*3*	*4*	*5*	*6*	*7*
九月	1	2	3	4	5	6	7	8	9	10	11	12	13	14	15	16	17	18	19	21	22	23	24	25	26	27	28	29	30	
六月／七月	*8*	*9*	*10*	*11*	*12*	*13*	*14*	*15*	*16*	*17*	*18*	*19*	*21*	*22*	*23*	*24*	*25*	*26*	*27*	*28*	*29*	*30*	*1*	*2*	*3*	*4*	*5*	*6*	*7*	
十月	1	2	3	4	5	6	7	8	9	10	11	12	13	14	15	16	17	18	19	21	22	23	24	25	26	27	28	29	30	31
七月／八月	*8*	*9*	*10*	*11*	*12*	*13*	*14*	*15*	*16*	*17*	*18*	*19*	*21*	*22*	*23*	*24*	*25*	*26*	*27*	*28*	*29*	*30*	*31*	*1*	*2*	*3*	*4*	*5*	*6*	*7*
十一月	1	2	3	4	5	6	7	8	9	10	11	12	13	14	15	16	17	18	19	21	22	23	24	25	26	27	28	29	30	
八月／九月	*8*	*9*	*10*	*11*	*12*	*13*	*14*	*15*	*16*	*17*	*18*	*19*	*21*	*22*	*23*	*24*	*25*	*26*	*27*	*28*	*29*	*30*	*31*	*1*	*2*	*3*	*4*	*5*	*6*	
十二月	1	2	3	4	5	6	7	8	9	10	11	12	13	14	15	16	17	18	19	21	22	23	24	25	26	27	28	29	30	31
九月／十月	*8*	*9*	*10*	*11*	*12*	*13*	*14*	*15*	*16*	*17*	*18*	*19*	*21*	*22*	*23*	*24*	*25*	*26*	*27*	*28*	*29*	*30*	*31*	*1*	*2*	*3*	*4*	*5*	*6*	*7*

陪产假

欲休陪产假的员工应符合以下条件：有抚养孩子的责任；是孩子的亲生父亲或孩子母亲的丈夫或伴侣；须为老板连续工作26周，在伴侣预产期之前的15周即可开始休假。

员工可休一周或连续两周的陪产假。假期开始自：宝宝的出生日；从选定的日子/星期到宝宝出生后（无论比预产期提前还是延后出生）；宝宝预产周第一天之后的某日。员工可在宝宝出生当周的任何一天或出生后一周的任何一天，开始休陪产假，但必须在孩子实际出生日以后的56天内休完。

休假期间，多数员工都有权享有法定陪产假工资，某些公司的福利更为慷慨，所以别忘记向老板了解相关规定。员工有权在假期结束后重返之前的岗位，不会因休陪产假遭解雇。

妊娠期权益①

怀孕女性可享受某些权益和福利。有两种国家福利，即法定产假工资和产假补助，有些雇主还会额外发放福利。公民资讯局和社会保障局会为你解答你能享受到怎样的权益和福利。

享受法定产假工资的资格

只要你与雇主签订了固定期限劳动合同，或全职或兼职工作超过半年，便可享受 39 周的法定产假工资。截止到你的预产期之前第 15 周，你受雇于同一家公司的时间应至少为 26 周，也就是说，当你怀孕差不多 26 周时，你在同一家公司工作的时间应不少于 26 周。法定产假工资包括前 6 周平均周薪的 90% 以及基本法定产假工资或其余 33 周收入的 90%。无论你休完产假后是否继续工作，你都会得到法定产假工资。地方社保局、公民资讯局和产前诊所都提供相关手册，详细解释法定产假福利的细则。怀孕期间和生完宝宝后的一年内，你还可享受免费处方药和牙科诊疗；如果你是低收入者，你和你的 5 岁以下的孩子均可免费享用牛奶和维生素。

享受产假补助的资格

如果你是自由职业者（个体经营者），换了工作或者怀孕期间时不时处于失业状态，你都可以领取产假补助，但还有一个条件：以预产期之前一周为结束点的 66 周当中，至少有 26 周，你必须保持就业或自就业的状态。

每周产假补助的多少根据你的平均收入来定。你可享受 39 周的标准产假工资或个人收入的 90%。从预产期之前的第 11 周到宝宝出生日，你都可申领产假补助。当地社会保障局或职业中心提供详细介绍，并发放申领表格。

① 本节请国内读者酌情参考。——编者注

产假福利

申请时间	事项	原因
得知怀孕时	1. 从医生或助产士那儿索要所需表格。 2. 若需要治疗牙齿，请通知牙医。 3. 请阅读手册，如果申请额外补助，请告知社会保障局。 4. 告知你的老板，特别是你有失去工作的可能时，更需要与老板沟通。老板必须给你换个岗位或暂时给你停职，但要付给你全薪。	1. 申请免费处方药。 2. 申请免费牙科诊疗。 3. 你的权益包括：免费配眼镜、免费提供牛奶和维生素、减免就医费用。 4. 不因产前检查被扣工资，不会遭到不公平辞退。
怀孕后尽快	如果你失业了或生病了，请阅读手册，并向当地社会保障局咨询如何申领产假补助。	这会决定你能领取多少产假补助。
怀孕第20周	在产前诊所索要相应表格。将表交给你的老板。	开始申请法定产假工资或产假补助。
预产期之前15周内	以书面形式告知老板：你停止工作的日期，预产期，产后是否重返工作。	保护你享受产假工资和重返工作岗位的权益。
怀孕第29周	若领取额外福利，可申领一次性款项，用于购买孕妇服和婴儿物品。	从现在开始领取法定产假工资或产假补助。
产后尽早	1. 如果你有不止一个孩子，请填写相应表格。 2. 如果宝宝过了预产期还没出生，请填写表格。 3. 宝宝出生后，要进行登记。留意相关期限。 4. 如果你是单身母亲，请提交相应表格。 5. 了解低收入补助和儿童免税优惠信息。	1. 每个孩子均可领取额外产假补助。 2. 申请额外产假补助。 3. 为孩子办理出生证明。 4. 为孩子申请福利和单亲家庭津贴。 5. 了解你是否有资格申领额外福利、免费处方药和牙科诊疗、免费配眼镜、免费提供牛奶和维生素、减免就医费用、房租和家庭税的减免。
产后第3周	为宝宝做登记（如果你在苏格兰居住）	最后期限
产后第6周	为宝宝做登记（如果你在英国其他地区居住）	最后期限
产后3个月	若到现在还未申请产假补助，请抓紧。	如果还不申请，有可能失去享受产假补助的机会。
重返工作之前的28天	书面告知老板，你希望何时重返工作岗位。	这样公司会做出相应安排。

体重增加

怀孕前3个月期间，如果孕吐不严重，你的体重会增加1—2千克。

此时你腹中的宝宝体重仅有48克。其余的重量来自宝宝的生命保障系统（胎盘和羊水）、你膨大的子宫和乳房以及体内增加的血量，妊娠后囤积的脂肪量与胎儿体重相当。

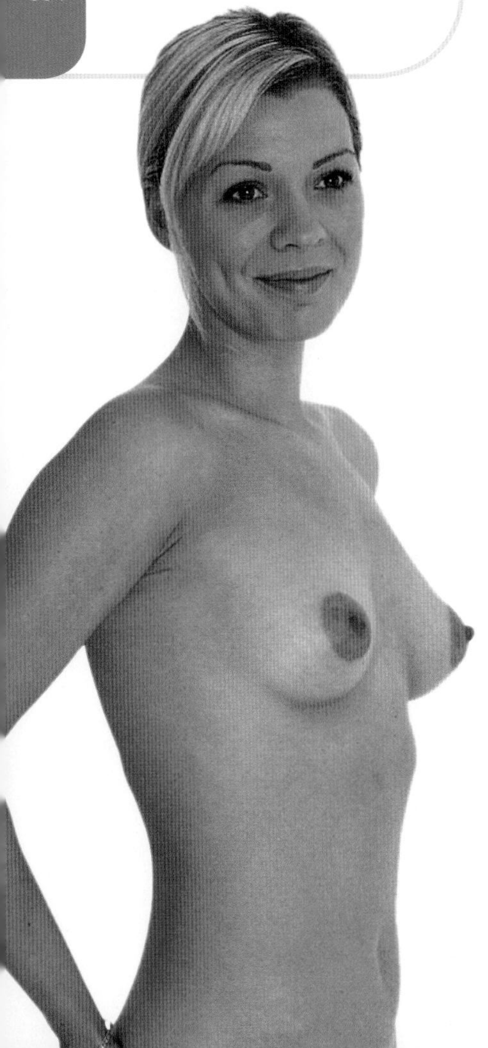

孕早期

孕期三个重要阶段并不是等长的，是根据胎儿的发育成长来划分的。第一阶段始于受孕。

第一阶段，你的身体自我调整，进入怀孕状态。最初，你的外表看不出任何变化，你可能也没感到身体有什么不对劲，但是活跃的荷尔蒙很快就会在各个方面影响你。你会出现情绪波动，性欲更强或者减弱了；你的食欲也有变化，或许比以前更喜欢清淡的食物。

身体的变化

怀孕后，你的身体会加速运转，以维持胚胎的发育，给胎盘提供营养。你的新陈代谢加快，比孕前提高了10%—25%，这意味着身体的全部机能都提速了。心脏输出量陡增，几乎达到上限，在整个孕期，心脏都要这样高负荷运转。心率也有所加快，要等到孕中期过半才会平稳。呼吸比以前短促，因为你要给胎儿供氧，同时呼出更多的二氧化碳。

在雌激素和孕激素的双重作用下，你的乳房变大、变沉，轻触就疼。乳房的脂肪沉积增加，并有新生的乳腺导管；乳晕颜色变深，长出小结节，叫蒙氏结节。随着乳房的供血量增加，乳房皮肤下出现网状分布的淡蓝色血管纹。

孕早期，你的子宫就开始膨大，直到孕早期的末尾才会突出于骨盆，这时能隔着肚皮摸到它。由于此时子宫在骨盆里的位置仍然较低，它的不断增大会压迫到膀胱，所以你会出现尿频。子宫的肌肉纤维开始增厚，最终会变得非常厚实。不过，在怀孕接近4个月时，你才会感到腰围变粗了。

◀ **早期变化** 在孕早期时，变化多发生在身体内部——子宫略有增大，乳房感到触痛和沉坠，但表面看不出来怀孕迹象。

孕期保养

怀孕后，你需要摄取更多的碳水化合物和蛋白质，以维持胎儿的正常发育和良好的胎盘状态。充足的营养也有助于维护子宫和乳房的健康。因此，一怀孕就必须注重健康饮食。你还需要补充更多的水分，每天至少喝 8 杯水。整个孕期，必须戒除毒品、咖啡因、垃圾食品，要滴酒不沾，也不能吸烟。另外，要有充足的休息时间。

着装：穿着舒适的衣服，你会很自在。虽然还不必穿孕妇装，但穿紧绷的衣服，哪怕只穿几天，对身体都非常不好。要穿大一号的衣服。你的胸罩尺码也变大了，最好穿合身的孕妇内衣。

产前检查

如果你是通过医生确诊怀孕的，或者在发现验孕结果阳性后去过产前诊所，那么，在孕期第二阶段之前，你就不必去医院做检查。第一次去诊所时，助产士会问及你和家人的医疗史。你还要接受全面体检，包括验尿和验血。

做计划

医生会给你介绍当地的医院，供你选择一家去分娩。如果在家分娩，医生会指导你该如何做准备。你现在可以考虑以怎样的方式以及在哪里生宝宝了。本书除了提供翔实的孕产育儿信息外，还帮助你选择喜欢的分娩方式。

有些女性刚知道自己怀孕，就要给未出生的宝贝买礼物，比如泰迪熊，但有人认为这么做完全没必要。你也许希望完整地记录怀孕期间的身心感受，或许你已经开始写孕期日记了。

你的状态

发现自己怀孕是个令人激动的经历，尤其是你第一次怀孕。一些身体症状可能表明你怀孕了：

- 乳房变大、变沉，有触痛感。
- 乳头颜色变深，痣或雀斑变大。
- 感觉很疲倦。
- 时常感到恶心，早晨尤其明显。

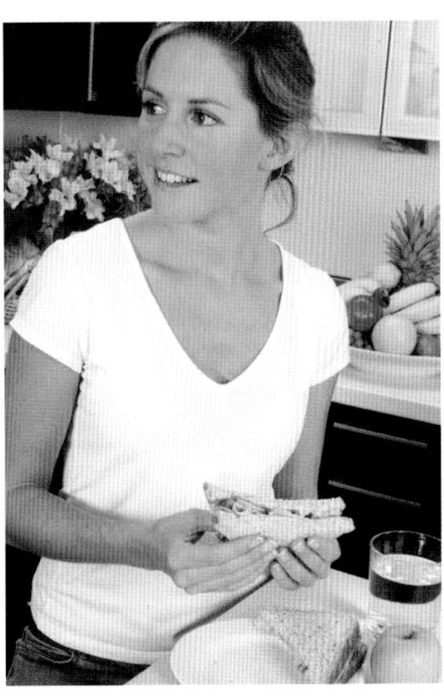

▲ **食欲改变**　怀孕期间要吃好，但是最初几周，你可能喜欢吃些以往不爱吃的食物或者完全不想吃你一向爱吃的食物。嘴巴里也许会有金属的味道。

体重增加

孕中期，你的体重大概增加6千克。

此时，你腹中宝宝的重量大约只有1千克。其余的重量包括胎儿的生命保障系统（如胎盘和羊水），你膨大的子宫和乳房，体内增加的血液和液体。妊娠后囤积的脂肪量约等于胎儿的重量。

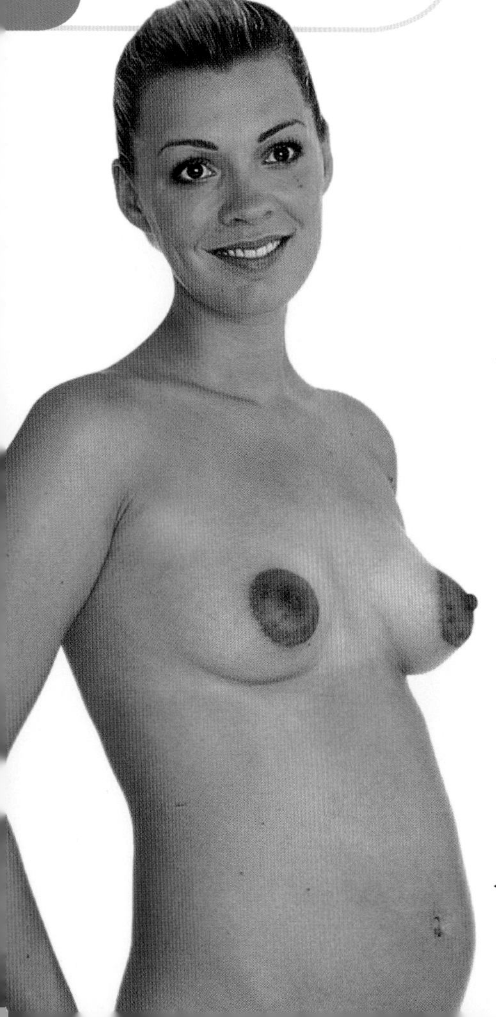

孕中期

孕期进入第二阶段，早前的那些不适感均已消失。孕龄 35 岁以上，或者有先天性缺陷家族史的孕妇就要接受筛查，比如做羊膜穿刺术。

身体的变化

你的乳头开始分泌初乳——这将是宝宝出生后最先吃到的食物，乳汁时不时地从乳头流出来。你开始显怀，孕相明显。乳晕、雀斑和痣的色素沉着又加重了。由于孕激素水平升高，牙龈会轻微红肿，这是正常现象。“生一个孩子掉一颗牙”的说法并没有医学根据。

消化 孕激素使宫颈弹性增加，为分娩做准备，但这同时也会影响到身体其他部位的肌肉。你的胃部会有灼热感，这是因为胃上部的括约肌比孕前松弛，致使胃酸返流到食管里。胃液分泌也会减少，食物消化得更慢了。

肠道肌肉松弛，肠蠕动随之放慢，会导致妊娠便秘。

体形 你的体形继续发生变化。但是不少进入孕中期的孕妇腹部看起来较小，不像怀孕这么多天的。不必为此担忧。腹部看起来是大是小取决于许多因素，比如身高和体形以及这是不是你第一次怀孕等。生过一个孩子后，子宫被撑大了，第二个孩子有可能较早显怀。如果医生说一切正常，你就没必要担心了。

◀**身形渐胖** 子宫突出骨盆并持续增大，腰线渐渐消失。

孕期保养

孕中期体重增加最多，大约增重 6 千克，因此继续保持健康的、富有营养的饮食至关重要（参见第 126 页）。腹壁肌肉被不断增大的子宫牵拉得更厉害，使得你行走坐卧的姿势发生变化。子宫继续增大，身体前部负重增加，重心也随之改变。尽量不要向后倚靠，这种姿势易导致腰背疼痛（请检查自己的姿势，参见第 158 页）。

腰背疼痛：骨盆的血流量增加导致骶骨韧带松弛，你会感到腰部和背部有些疼痛。另外，骨盆前面的韧带和软骨也变得松弛，使关节出现些许松动。

为避免腰背疼痛，坐时请保持背部挺直，尽量不要松垮。坐在硬椅子或硬地板上，你会感觉舒服些。弯腰时也要保持背部平直。不到万不得已，不要提拎重物（参见第 158 页）。若必须将重物从地上拿起来，先屈膝、半蹲，然后把东西提起来。

产前检查

你将定期做尿检，量血压。若有必要，还要做染色体缺陷的筛查。从现在开始，医生会测量胎儿的生长情况，方法是轻按腹部，查看子宫的大小和形状以及子宫底高度并监听胎心（参见第 176 页）。

怀孕 5 个月时，你可能要做超声波检查（约在第 18—22 周时）。你将第一次在屏幕上看到自己的宝贝，一定非常激动。

你能听到他快速的心跳（参见第 176 页侧栏），或许还能看见他在动。

采购

在孕中期末尾，你的状态非常好，精力充沛，最好趁此时外出采购育儿用品，勿等到孕晚期，那时你的身子会非常笨重，不方便外出购物。

你的状态

孕期到这个阶段，你感觉越来越舒服。你爱极了宝贝在你腹中移动的感觉，你精力旺盛，充满活力。

■ 你又喜欢性生活了。有些女性第一次享受到高潮的快感，甚至能连续几次高潮。

■ 你的腹部圆鼓鼓的，孕相十足。

■ 色素沉着更加明显，你的腹部中间出现了一条深颜色的线（参见第156页）。

■ 你可能会消化不良和肋骨疼。

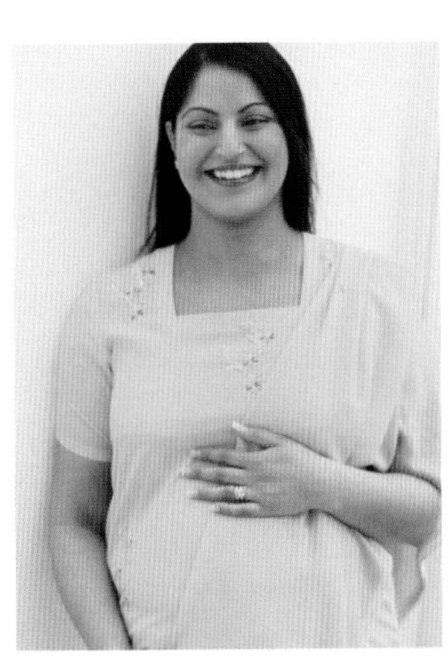

▲ **激素作用** 胎盘承担了分泌孕激素的任务后，你体内的孕激素水平趋于平衡。与孕早期相比，你心平气和，也更加积极了，气色也会好起来，头发和皮肤都有光泽。

体重增加

孕期的最后几个月里，你的体重会增加5千克左右。

此时，胎儿体重在3—4千克。其余的重量为：胎儿的生命维持体系（胎盘和羊水），你增大的子宫和乳房，你体内增加的血液量。妊娠后囤积的脂肪与胎儿增加的体重相当。

孕晚期

进入孕晚期的你开始担心分娩的事，希望立即就把孩子生出来。这种紧迫情绪是由大脑新陈代谢的改变造成的。孕期每个阶段都会出现微妙的变化：孕早期的疲倦感，孕中期的好情绪和充沛精力，以及孕晚期的焦虑感。

身体的变化

你的身体笨重起来，很容易疲倦。夜里常常睡不好，因此白天需要多休息，睡几个小觉。韧带进一步松弛，使你走路时很不舒服。一旦胎儿进入骨盆，你就不再感觉喘不过气来，因为膈肌所受的压力减轻了。

呼吸短促　胎儿不断长大，阻碍了膈肌的运动，所以你的呼吸很深。每次呼吸你都吸进更多的空气，这有利于气体混合，提高交换效果。你的呼吸量由原来的每分钟 7 升增加到每分钟 10 升，提高约 40%，而氧气需求量只增加了 20%。这导致过度呼吸，即每次呼吸，你都呼出过多的二氧化碳，致使血液中的二氧化碳浓度降低，所以，你会气促气短。这是孕晚期的一大烦扰。胎儿进入骨盆后，膈肌所受的压力减轻，你的呼吸会顺畅许多。

并发症　有些孕妇在孕晚期会罹患妊娠高血压（参见第 176 页）。若出现双手、手腕、脚踝、双脚和脸部浮肿时须警惕。产前检查时，医生会留意你是否出现这些症状。先兆子痫（参见第 222 页）会干扰胎盘功能，使其无法有效地给胎儿输送营养。罹患先兆子痫须住院治疗。

◀**最后几周**　体形变得很胖，行走坐卧都更加不方便、不舒服。你将能更清楚地感觉到胎动。

孕期保养

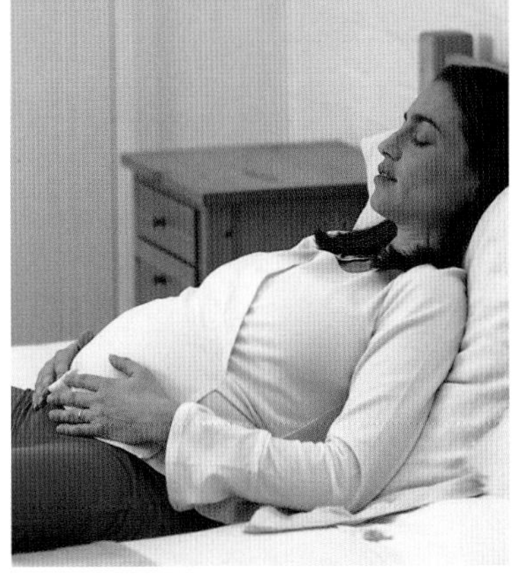

▲ **休息** 呼吸短促时尽可能平躺，背部用靠枕垫高。不要过度疲劳。

孕晚期身体笨重，更易疲劳、腰背疼痛。产前最后几周，你会难以安睡，因为无法找到舒服的睡觉姿势。即使这样，也不要服用安眠药，因为药物同样会作用于腹中的宝宝。对待诸事不要慌忙，确保充足的休息。白天睡几个小觉，给自己留些闲适的独处时间。可以让伴侣给你按摩，帮助你放松。多吃新鲜水果和蔬菜。因为尿频，所以须补充水分，每天至少喝 8 杯水。这个阶段，你偶尔会便秘。

产前检查

孕晚期时产前检查的次数有所增加。医生会建议你做超声波扫描和胎心监测等检查，以评估胎儿的发育情况。绒毛取样、羊膜穿刺和脐带穿刺这类侵入式的特殊检查主要集中在孕早期和孕中期，现在不会有了。你仍须进行常规的尿检、量血压，医生会查看你的手和脚是否浮肿。当然，孕期多少都会出现浮肿，只要不伴有其他症状，就无大碍。从第 36 孕周到分娩之前，产前检查频率大大提高。

准备就位

临近预产期了，要把衣物和育儿用品等准备齐全。说不定宝宝会提前降生呢。这个阶段，你的思绪被即将来临的分娩牵动着，无法释怀。不要过于担心。谁也无法预知分娩过程中会出现什么情形，每位产妇的分娩经历都是独特的，但大多数会很顺利。

你的状态

离预产期只有3个多月了，你得去上产前培训课，给即将出生的宝宝准备衣物和房间，与此同时，你满脑子都在想象着有了宝宝以后的新生活。

■ 你或许很容易疲劳，但又休息不好。

■ 你会越来越频繁地经历假性宫缩（参见第268页）。

■ 此时，你已经去过你的分娩医院，并和医护人员沟通过。若打算在家分娩，你得把一切所需物品都准备妥当。

■ 你可能担心自己分辨不出哪些症状意味着就要临盆了。在这一问题上，即便是经验丰富的医生有时也不能准确判断。不过，你有疑虑时，还是要咨询医生。

准妈妈

1 2 3 4 5 6 7 8 9 10 11 12 13 14 15 16 17 18 19 20 21 22 23 24 25 26 27 28 29 30 31 32 33 34 35 36 37 38 39 40

妊娠第一个月结束时，虽然你有些怀疑，但还是不确定自己怀孕了。

怀孕的症状 除了有些轻微的经前期症状外，你几乎觉察不到什么怀孕的症状。不过，小便的次数多了，乳房也酸胀、发沉，乳头一触就疼。你甚至开始有恶心的感觉。

排卵周期 胚胎一旦在子宫内膜着床，你的排卵就中止了。卵巢里的黄体继续分泌孕激素，使你不再有月经来潮，确保妊娠成功。

宫颈 由于孕激素的作用，宫颈分泌物变得黏稠，好似给宫颈上了安全闩。这种情况将持续到妊娠结束。

子宫 你的子宫壁变得很柔软，以便胚胎着床时能够贴紧黏着在内膜上。几乎在胚胎着床的同时，子宫开始增大。

妊娠第1—6周

受精卵分裂而成的细胞团组成一个叫胚泡的球形结构，漂浮着进入子宫，并自行在子宫内膜着床，从而奠定了宝宝未来发育生长的基础。

胚胎的发育

着床后，胚胎立即释放化学物质，其功能主要有：向母体发出信号，告知胚胎着床了，并引发母体的一系列变化，包括使排卵停止，宫颈分泌物黏稠，子宫壁柔软，乳房膨胀。其次是抑制母体的免疫系统，防止母体把胚胎当作异物来排斥。胚泡的外层细胞演化成像茧一样的保护膜，包裹着胚胎，这层茧样保护膜就是胎盘和胚胎维持系统的雏形，包括羊膜囊（充满羊水的球状空腔，胚胎悬浮于其中）和绒毛膜（包裹着羊膜腔的一层安全垫）。卵黄囊（胚胎早期具有造血功能，稍后由肝脾承担造血任务）由内胚层细胞形成。绒毛膜外生有触

第6孕周大的胚胎

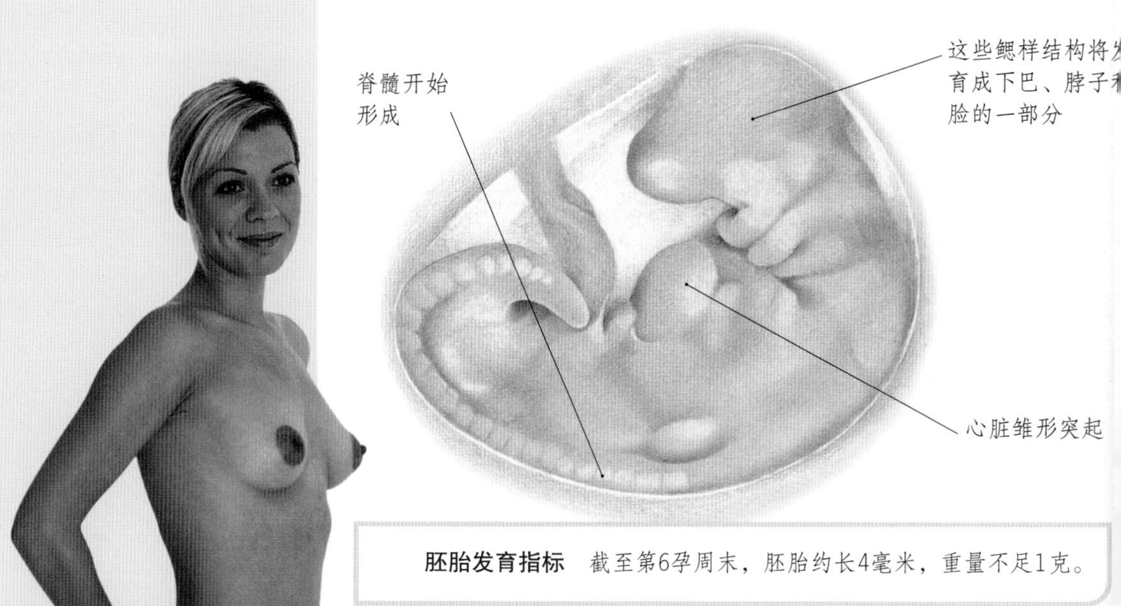

胚胎发育指标 截至第6孕周末，胚胎约长4毫米，重量不足1克。

手状绒毛，叫绒毛膜绒毛，胚胎便是靠这些绒毛在子宫内膜着床的。

细胞分化：妊娠最初几周，胚胎细胞的功能逐渐分化。胚胎的三个细胞层分别发育成人体的不同器官。内层细胞将发育成双肺、肝脏、甲状腺、胰脏、泌尿道和膀胱。中层细胞发育成骨骼、肌肉（包括心肌）、睾丸或卵巢、肾脏、脾、血管、血细胞和皮肤的真皮。外层细胞将发育为皮肤的表皮、汗腺、乳头（若是女孩，则青春期及以后会发育成乳房）、头发、指甲、牙釉质以及眼睛的晶状体。

胚胎的支持系统

胎盘上的绒毛膜与子宫壁的血管交织，以致绒毛被“血湖”包围。绒毛间隙充满母体血液，胚胎借绒毛吸收母体营养，并排出代谢物。胎盘是激素制造厂，释放出多种激素，包括维持健康妊娠的人绒毛膜促性腺激素（HCG）。第 6 孕周之前，卵黄囊给胚胎提供血细胞。第 3 孕周过后，血液循环由宝宝自己的心脏承担。第 8 孕周之前，宝宝的生命形态被称作胚胎，之后才被叫胎儿，拉丁语里这个词的意思是“小人儿”。

腹中的宝贝

可能当你还不知道自己怀孕的喜讯时，胚胎已经进入关键发育阶段。

脊髓 胚胎发育第2周，其背面出现一个黑色斑点，这便是脊髓发育的起点位置。

心脏 胚胎发育第3周结束时，心脏开始跳动。

敏感期 第3周是胚胎发育的敏感期。此时，所有主要脏器都在形成。胚胎生命力旺盛，但药物、饮酒、吸烟、感染等均能伤及胚胎。

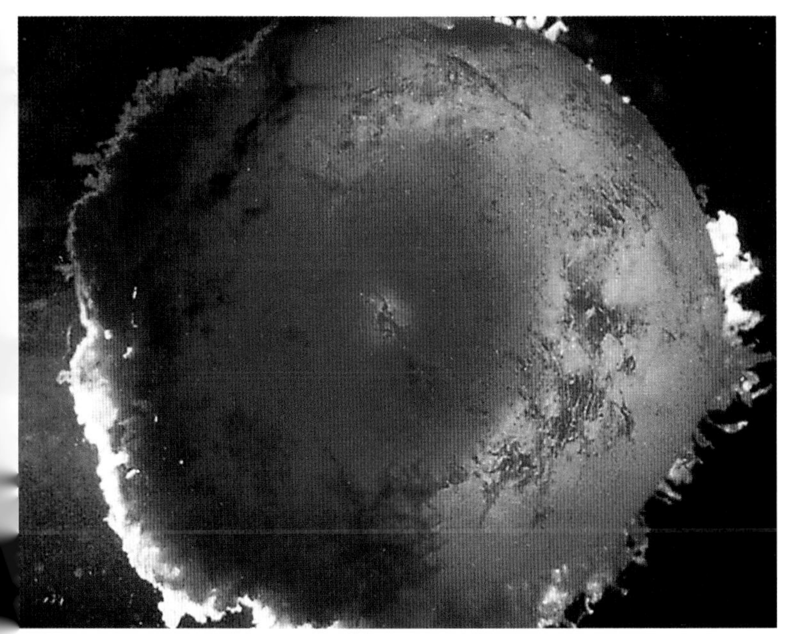

◀**发育中的胚胎** 绒毛膜和羊膜为胚胎提供保护屏障；块状组织显出轮廓，它们将发育成脊椎，椎骨之间将长出神经束。

准妈妈

1 2 3 4 5 6 7 8 9 10 11 12 13 14 15 16 17 18 19 20 21 22 23 24 25 26 27 28 29 30 31 32 33 34 35 36 37 38 39 40

晨吐是怀孕后最早出现的症状之一，其他症状没这么明显。

新陈代谢 孕早期，你的新陈代谢会加快，因此你需要摄入更多蛋白质和热量。

循环 你的总血量开始增加，其中大约25%供给胎盘系统。

生殖器 因供血量增加，阴道和外阴呈蓝紫色。阴道壁松软、拉伸性变好。孕期阴道水样分泌物增加，白带较多。

乳房 乳房开始增大，或有触痛感，有沉甸甸的感觉。乳晕周围的皮肤变软变薄。

疲劳感 与孕前相比，更易疲劳。

妊娠第7—10周

这是胚胎发育最快也是最关键的时期。他比原来长大了 4 倍，但仍然非常小，处于胎盘的中央。胚胎细胞不断地变化着，形成新的身体器官和部位。

胎儿的发育：在最终将发育成大脑和脊髓的管形结构里，细胞以惊人的速度增殖着，然后移到它们将发挥活性的区域。即将形成大脑的神经细胞沿着神经胶质细胞铺就的路径移动，它们彼此靠拢、连接，产生活性。宝宝的头部迅速生长，以容纳不断长大的大脑，躯体也不像之前那么弯曲了。脖子开始发育，原始尾巴退化。

皮肤发育为两层。汗腺和皮脂腺也开始形成。毛发从毛囊中长出，皮肤变得毛茸茸的。所有主要脏器都进一步发育。心脏完全成形，能有力地跳动。胃、肝、脾、阑尾、肠继续发育。肠已长得很长，形成一个环形。循环系统已经就位，多数肌肉也已发育。

第10孕周大的胎儿

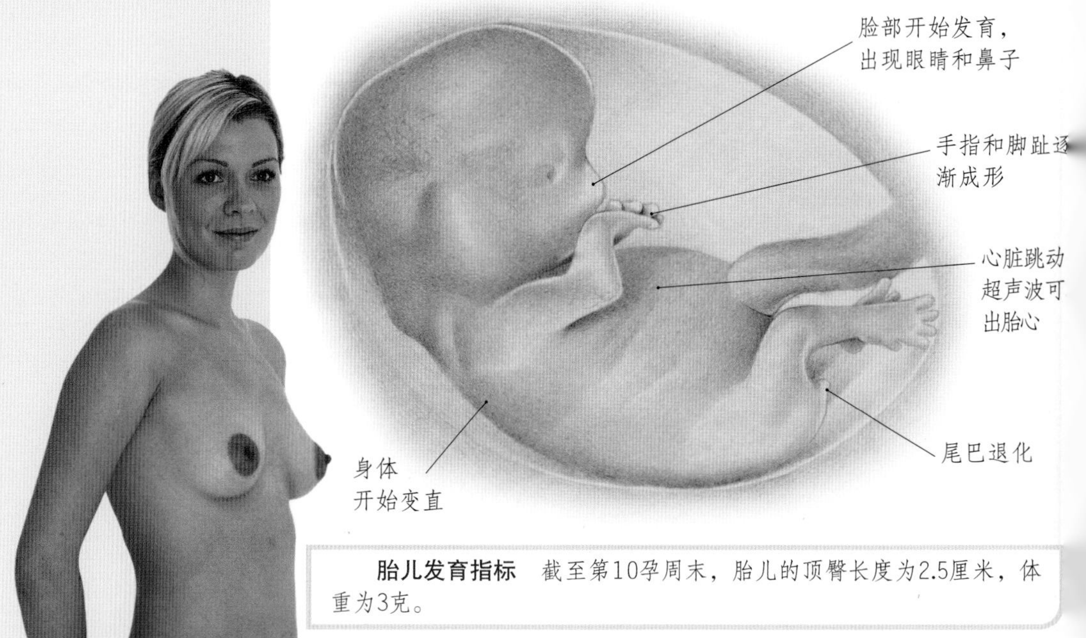

胎儿发育指标 截至第10孕周末，胎儿的顶臀长度为2.5厘米，体重为3克。

面部五官的发育 在宝宝脸部皮肤下面，初始的骨骼在发育，这些骨头正在融合。其中之一下移至两只眼睛和鼻孔两端之间，形成鼻尖和上唇的中间部分；另外两块骨头出现在眼睛下方，形成双颊；再有两块骨头在嘴的下方生长、融合，形成下巴。眼睛已有些许颜色，眼距很大。耳朵的内部结构和外部轮廓开始形成，味蕾正在发育中。所有乳牙的牙胚已经生成。

四肢的发育 宝宝的四肢在胚胎里继续发育。臂芽上长出了手腕和手指，它们不断增长并向外突出。胳膊已能在肘部弯曲。手指肚开始生长。腿已具备雏形，分为明显的三部分：大腿、小腿和脚。脚趾开始长出。在此阶段，胎儿的胳膊和双手发育快于双腿和双脚，这一趋势将持续到宝宝出生后。宝宝因此可以在蹒跚学步前具备抓握物品的能力。

腹中的宝贝

母体的营养通过脐带和胎盘传输给胎儿，胎儿需要越来越多的养分来满足快速发育的需求。

心率 胎儿的心率为每分钟140—150次，相当于母亲心率的2倍。

身体形状 胎儿的头部仍然很大，与身体不成比例。头部前倾，贴在胸部。身体开始直起来，并逐渐变长。

内脏 所有器官已就位，多数主要脏器已经形成。

反射 胎儿在此阶段已具备触摸反射，但是你还无法感知胎儿的动作。

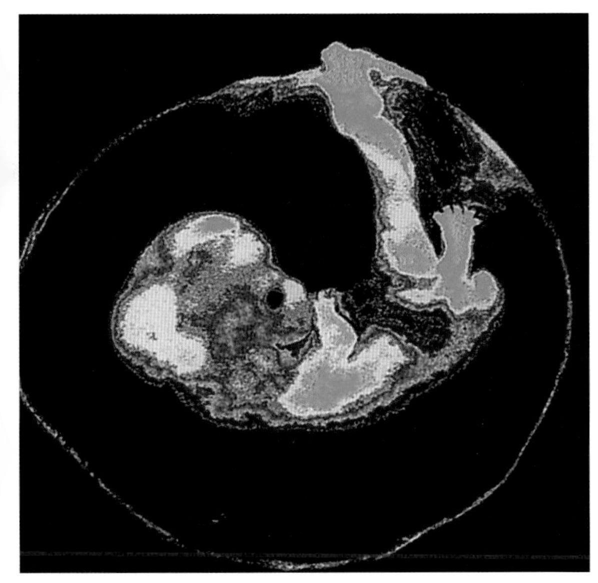

▲ **彩色超声波扫描成像** 在超声波扫描图的右上角，发育中的脐带和胎盘清晰可见。

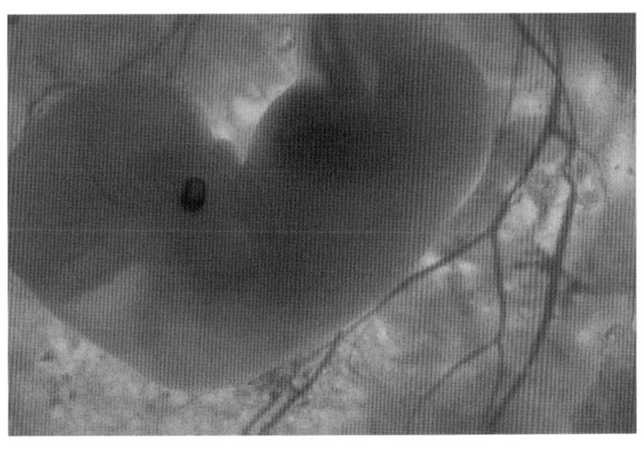

▲ **五官** 眼睛已显出些许颜色。鼻、唇、耳在萌芽。耳朵分出内外两部分，眼睑形成，鼻尖出现。肌肉开始生长。第7孕周时，超声波可测得胚胎最早的移动。该图显示的是第6孕周左右的胚胎。

1 2 3 4 5 6 7 8 9 10 11 12 13 14 15 16 17 18 19 20 21 22 23 24 25 26 27 28 29 30 31 32 33 34 35 36 37 38 39 40

如果之前你孕吐较严重，那么在这个阶段，你会感觉舒服多了。

体重增加 胎儿及其支持系统生长迅速，你的体重会增加。

激素 随着激素水平趋于平稳，你不像之前那样容易情绪波动了。

子宫底高度 宝贝不断生长发育，你的子宫底渐渐高出盆腔，用手可触及子宫。不妨做个超声波扫描，确定分娩时间。

前景乐观 如果你一直对妊娠的稳定性有所担心，那么现在可以放心了，因为这个阶段的流产率已降至3%以下。

循环系统 你的心脏输出量已达最高水平，并且整个妊娠期间都维持这个高度。为了降低血压，末梢动脉和静脉较为松弛，所以你的手脚几乎总是暖暖的。

妊娠第11—14周

你最后一次月经之后的14周当中，腹中宝贝所有的器官都已形成，肠道封闭在腹腔内。胎儿继续长大，趋向成熟。

胎儿的发育

截至妊娠第11周，腹中宝贝已发育成人的样子，清晰可辨。头部与身体相比仍然过大，到第14周时，头部占全身总长度的1/3。眼睛已完全成形，但眼睑尚在发育中，所以宝宝还睁不开眼睛。他的脸部已发育完成。躯干挺直，不再弯曲，第一块骨组织和肋骨出现。手指和脚趾都长出指甲，头发也开始生长。外生殖器正在发育，医生可通过超声波辨别胎儿的性别。胎心率为每分钟110—160次，循环系统继续发育。宝宝会吞咽羊水，会排尿，已出现吮吸反射。他会噘嘴，转动脑袋，皱皱额头。出生后用于呼吸和吞咽的肌肉都在锻炼中。到第14孕周末时，宝宝就能活跃地移动了，只是你还不能感觉到胎动，得等到第4个月。

第14孕周大的胎儿

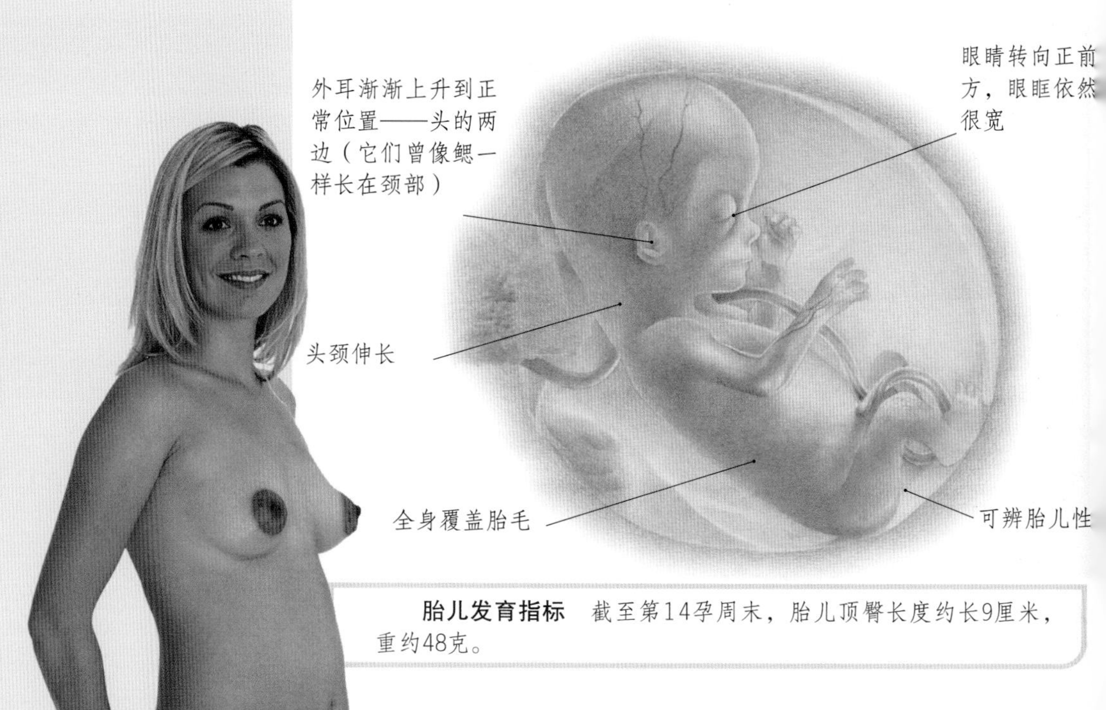

胎儿发育指标 截至第14孕周末，胎儿顶臀长度约长9厘米，重约48克。

造血功能：尽管腹中的宝贝在出生前将一直依靠胎盘获取营养和氧气，并排出代谢物，但他必须发育出一个造血系统来维持出生后的生命。第 14 孕周快结束时，卵黄囊的造血任务被正在发育的骨髓、肝脾接替。

胎儿的支持系统

胎盘快速发育着，丰沛的血管网给胎儿提供重要营养。胎盘各层膜变厚、生长，直至覆盖整个子宫内膜表面。脐带已发育成熟，由被脂肪鞘包裹着的三条交织的血管组成。大的是静脉，给胎儿输送营养和富氧血，另外两条是动脉，把来自胎儿的代谢物和贫氧血送回胎盘。由于脂肪鞘比血管长，所以脐带像弹簧一样盘绕着。这能给予胎儿充分的活动空间，胎儿活动时才不会伤及这条生命线。

腹中的宝贝

你的宝宝已经发育成形。现阶段他非常活跃，但你尚不能感觉到胎动。

骨骼发育 宝贝的骨骼在迅速发育，目前还处于软骨形态。

活动 宝贝会抽动身体，弯曲胳膊和腿，还会打嗝。

下颌 已形成32颗牙胚。

羊膜囊 宝贝舒服地悬浮在温暖的羊水里。羊水温度为37.5℃，高于母体体温。羊膜囊里有足够的空间供他活动。

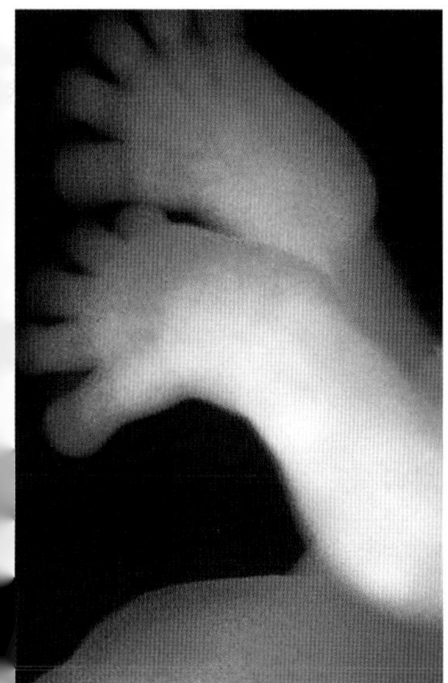

▲ **手和脚** 宝宝的手指和脚趾快速生长，完全成形。

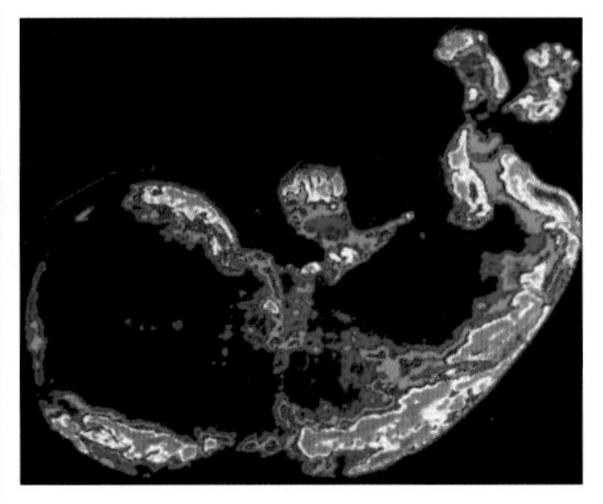

▲ **12 周的胎儿** 宝宝的五官更加清晰，有一个线条分明的下巴和大大的额头。双眼已发育好，但眼睑仍在发育中。宝宝现在能对子宫外面发生的事做出反应——如果戳妈妈的肚子，他会扭动着远离被戳的部位。超声波扫描已能测到胎儿的活动，但至少得再过一个月，你才能感觉到胎动。

准妈妈

许多迹象表明，你的妊娠进展顺利。可能你并未有明显增重，但感觉格外有精神。

乳房 皮肤色素沉着加剧，乳头颜色也随之变深，会有刺痛感，有些酸胀，乳房皮下血管明显。

心脏 心脏的负荷是原来的2倍，输出充沛的血液需求量（每分钟6升），以满足重要脏器不断增加的需求。子宫和皮肤需要的血量是孕前的2倍，肾脏的血量增加了25%。

腹部 你的腹部中央出现一条深色的线，叫妊娠线。胎儿不断长大，致使子宫超出盆腔进入腹腔。手可触及子宫。

胎动 临近第18孕周末时，你就能感觉到宝宝在腹中活动——好像水在冒泡，又像是蝴蝶扇动翅膀，小鱼在水中游动，有时又好似柔风拂过。

妊娠第15—18周

孕第15周已进入孕中期。腹中的宝宝稳步生长。若做超声波扫描，可得知宝宝的性别。如有必要，医生会建议你做一些检查，看胎儿是否发育正常。医生会测量宝宝的股骨长度和头围，并根据胎儿头围确定预产期。

胎儿的发育

宝宝进一步发育。不仅腿比胳膊长，而且腿的各部分比例完好。骨骼继续发育，X光片上可显现骨头含钙量。他的神经细胞数量已与成人相同。大脑神经开始被髓鞘（一层髓磷脂，保护性脂肪）包裹，这是大脑成熟过程中的重要一步，因为这使大脑接收信息成为可能。神经与肌肉的连接也已建立。当肌肉受到刺激收缩或放松时，宝宝发育成形的四肢和关节就能活动和屈伸。但是宝宝的活动尚不受大脑的控制。你也暂不能感受到他的活动，因为他还没有长大到激活子

第18孕周大的胎儿

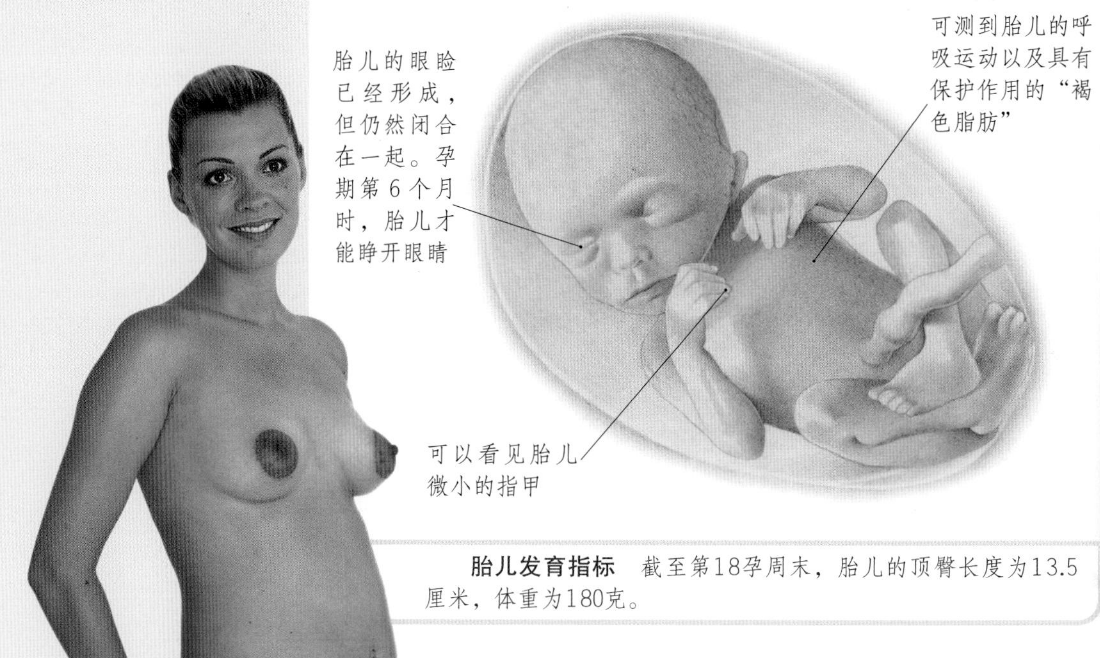

胎儿发育指标 截至第18孕周末，胎儿的顶臀长度为13.5厘米，体重为180克。

宫壁上的神经末梢。第二次怀胎的母亲能较早感觉到胎动（参见第192页）。

胎儿的外生殖器更加清晰可辨。女孩的阴道正在发育，而男孩的睾丸快要下降到阴囊里了。

胎儿的生命支持系统

胎盘分泌越来越多的激素——人绒毛膜促性腺激素、雌激素和孕激素等，整个孕期都离不开这些激素。此外，胎盘还释放其他几种激素，有助于保持子宫健康，促使乳房具备哺乳条件。尽管胎盘无法抵御风疹（德国麻疹）病毒和艾滋病病毒的侵害，也无力对抗酒精和尼古丁的毒性，但完全可以阻隔一般感染对胎儿的影响。

胎盘紧紧附着于子宫壁（通常在子宫上部）。到第16周结束时，胎盘厚度可达1厘米，直径为7—8厘米。胎盘持续生长，直到孕期结束。那时它的重量约为500克，厚度为3厘米，直径在20—25厘米。

腹中的宝贝

胎儿的皮肤是透明的，血管和骨骼清晰可见。这时，胎儿全身的骨头开始变硬。

味蕾 舌上味蕾开始发育。

耳朵 胎儿耳朵里微小的骨头变硬，他便能听见声音了——听见你的声音、你的心跳和胃肠的咕噜声。

肺部 肺部仍在发育中，胎儿在羊水里“呼吸”。出生前，他将一直通过胎盘获得氧气。

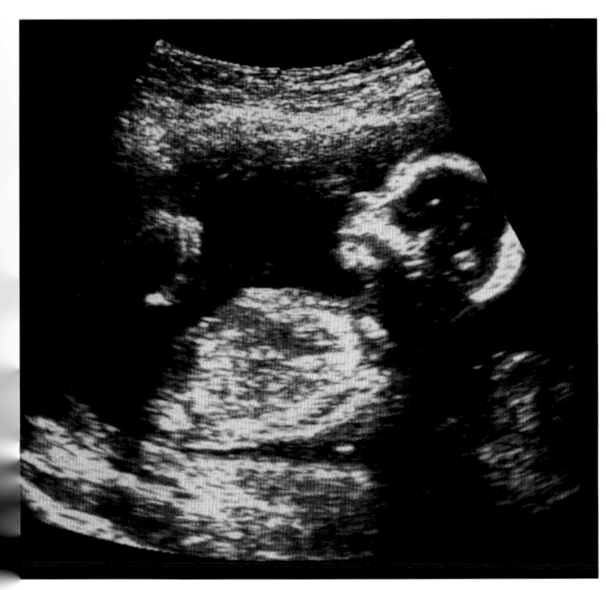

▲ **超声波扫描** 可清楚地看到胎儿的五官，比如鼻子。与身体相比，胎儿的头部仍然过大。

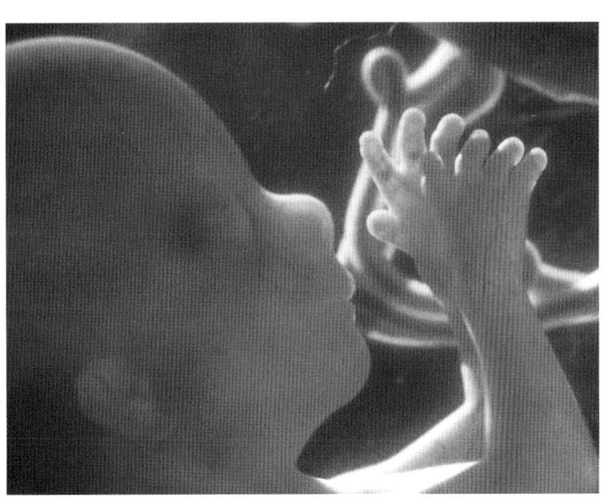

▲ **头部和面部** 胎儿现在看起来更像模像样了。他会皱眉，会转眼珠。眉毛和睫毛开始生长，头发在色素细胞作用下显出颜色。虽然眼距仍然较大，但双眼能够直视。眼睛仍被眼睑遮蔽，但视网膜已具备对光的敏感性。胎儿能察觉母体之外的强光。

准妈妈

孕中期过去不少时日了，你可能会注意到，自己的精力充沛，快乐感又回来了，而恶心呕吐的现象消失。

胎动 若你之前没感觉到胎动，那么现在你一定能感觉到了。

腹部 腰线逐渐消失，腹部可能出现了妊娠纹。

皮肤 血管扩张导致你的脸上、胳膊上和肩膀上出现一些小红点（蜘蛛痣），产后这些红点会自行消去。

小小的不适 受激素影响，你的牙龈可能红肿。你可能还会出现便秘、胃灼热、膀胱炎症。

新陈代谢 甲状腺机能更加活跃，使你比孕前出更多汗。活动锻炼时，很容易喘不上气来。

妊娠第19—22周

截至目前，你腹中的宝贝已经发育到相当的程度，具备了神经系统和肌肉，因而能够在子宫里到处游动。他可能非常活跃，由于个头儿很小，他能够上下漂游，随意停留在子宫里的任何位置。

胎儿的发育：从你最后一次月经到第 19 周左右，你的宝宝发育非常快。现在，他的生长速度有所放缓，但在其他方面趋向成熟。他开始构建自身的防御体系。

脊髓神经周围开始长出鞘膜，保护神经不受损伤。你的宝贝也有了原始的免疫系统，能抵抗某些感染。人体产生热量并保持体温，需要特殊的脂肪组织——“褐色脂肪”。这种脂肪组织在胎儿 4 个月大时开始形成。现在，褐色脂肪正在胎儿的脖子、胸部和胯部积蓄起来，直到分娩。早产儿十分脆弱，原因之一就是他们没能储存足够的褐色脂肪，以至于无法保持体温。

宝宝的皮肤继续生长，目前是发红和皱巴巴的，因为皮下几乎没

第22孕周大的胎儿

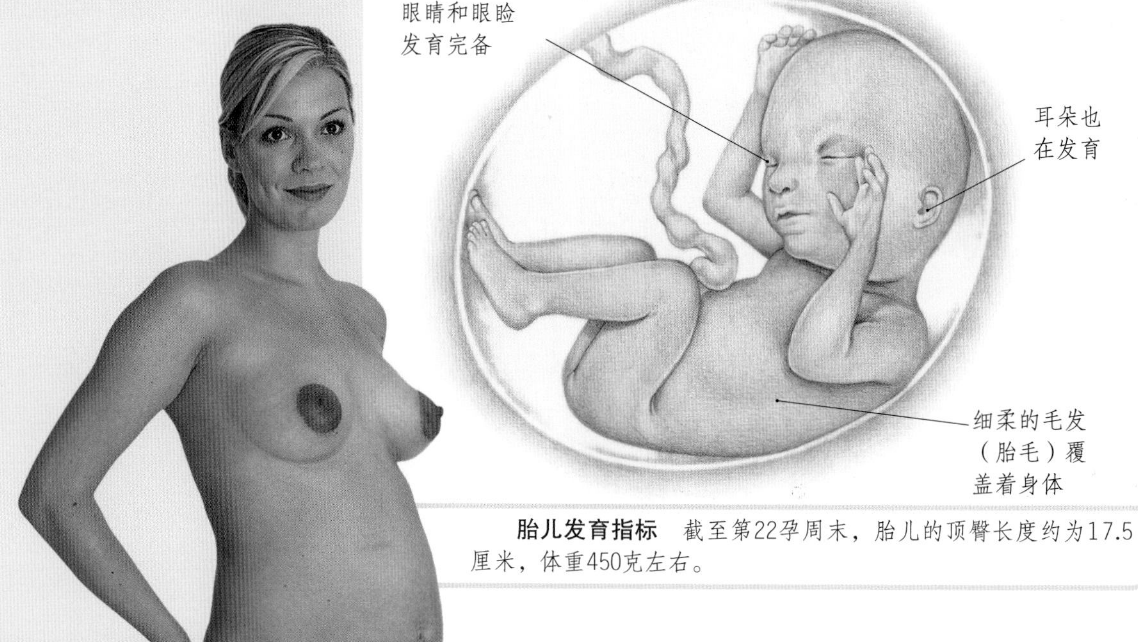

胎儿发育指标 截至第22孕周末，胎儿的顶臀长度约为17.5厘米，体重450克左右。

有脂肪。从现在开始，他会逐渐胖起来。皮脂腺分泌一种油腻的白色物质，称为胎脂，它对胎儿长期浸没在羊水中的皮肤起到保护作用。

胎儿的身体覆盖着细柔的毛发，叫胎毛。谁也说不清腹中的宝宝们为什么长出胎毛，可能是因为胎毛可以调节体温，或者让保护皮肤的皮脂附着其上不脱落。

胎动 胎儿的神经纤维相互连接，肌肉持续发育并愈加结实，胎儿的活动就变得有目的性也更加协调。胎儿开始上演自己的体育项目——伸展、抓握、转动，锻炼肌肉，提高运动能力，强健骨骼。

性器官 在这个发育阶段，男孩的阴囊已经很结实；女孩的阴道变为一个空道，卵巢里有大约 700 万个卵子，出生时，卵子数量将减少到约 200 万个。到青春期时，一个女性有 20 万—50 万个卵子，其中有 400—500 个成熟卵子将被排出，每月排出一个卵子，直到更年期为止。男孩和女孩的乳头和乳腺都在发育中。

腹中的宝贝

尽管你的宝贝发育得很好，但他仍不能在子宫外生存。胎儿的肺部和消化系统还未发育完全，也不能保持自身体温。

胎脂 皮脂腺分泌这种白色油脂，保持皮肤柔润。

味觉 你的宝贝已能分辨甜味和苦味。

触觉 胎儿的皮肤对触碰会产生反应。触压你的腹部时，胎儿会移动。

牙齿 宝贝的乳牙已经形成，藏在牙龈里。

胎心 用普通听诊器就可听到胎儿的心跳。

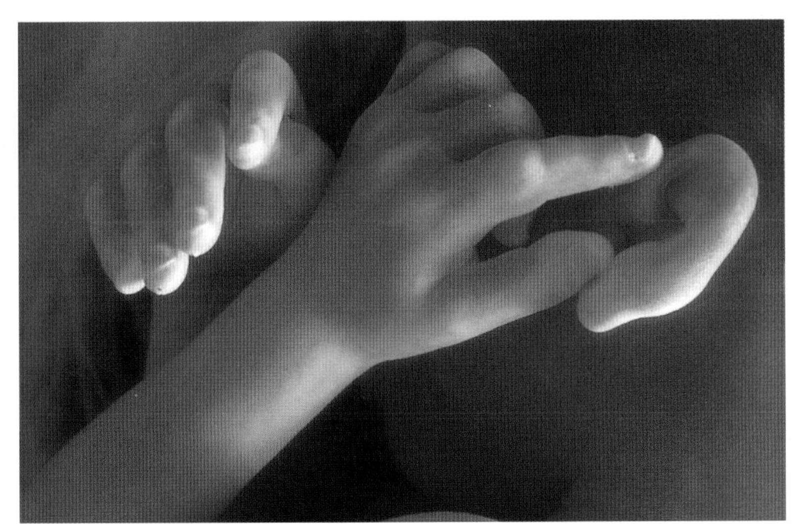

▲ 胎儿的听力 你的宝贝现在能听见你的血液在血管里流动的声音、你的心跳声和胃蠕动的声音，他还能听见来自子宫之外的声音，并对不同的声音、节奏和乐曲做出反应。给你未出世的宝贝唱歌、说话吧，待他出生后再唱这些歌，可以安抚他。他听到父母的声音时，就会感到安全放松。

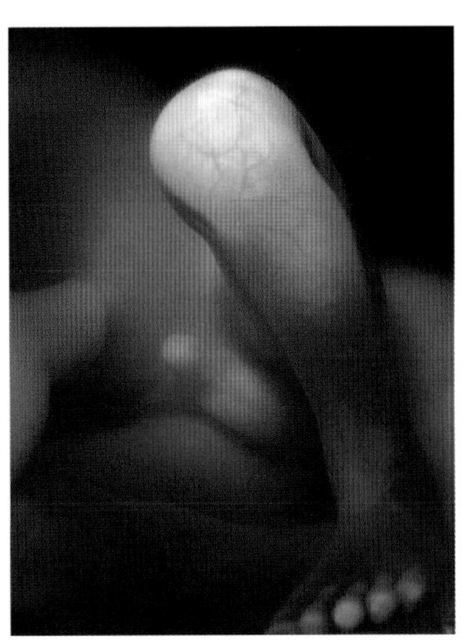

▲ 胎儿的生殖器 宝宝的性别在受孕时就确定了。这张超声波扫描图显示的是一个 17 孕周大的胎儿的外生殖器。这是个男孩。

准妈妈

你腹中的宝贝现在活动自如，你每天都能感觉到胎动。他打嗝时，你的腹部会突然抽动一下。

体重 这个阶段，你的体重会以每周500克的速度增长。如果有人说你看起来肚子不大，不像怀孕这么久的，你不必担心。腹部大小取决于多种因素，比如你的体形、身高、走路姿势以及羊水的多少。宝宝的体重和大小才是需要关注的，这可通过超声波扫描来监测。

疼痛 宝贝生长迅速，子宫也随之增大，会向上推压你的肋骨。子宫升高大约5厘米，迫使你的肋骨向两边扩伸，所以你会感到肋骨疼。同时，胎儿开始压迫到你的胃部，有时你会消化不良，伴有胃灼热。子宫持续扩展，你的腹部两侧会有针刺般的痛感。

1 2 3 4 5 6 7 8 9 10 11 12 13 14 15 16 17 18 19 20 21 22 23 24 25 26 27 28 29 30 31 32 33 34 35 36 37 38 39 40

妊娠第23—26周

你的宝贝长得更大也更结实了。他动作越发复杂，也开始展现出感觉、意识和智力的征象。妊娠第 24 周的胎儿早产，借助新生儿特别监护，也是有存活希望的。

胎儿的发育：现在，你腹中的宝贝还是浑身发红，皮包骨头，不过，他很快就会胖起来。他的皮肤皱巴巴的，这是因为皮下没有脂肪。这一阶段，胎儿的身体发育得比头部快，到第 26 孕周末时，头部与身体的比例就会与新生儿差不多。他的四肢具有了正常的肌肉量，双腿与躯干的比例变得协调起来；他的骨头正在变硬，掌心出现掌纹。

思维意识所需的脑细胞趋于成熟，胎儿开始具有记忆和学习的能力（在某项实验里，研究人员训练胎儿，一感觉到某一特定的震动就踢腿）。男孩和女孩的外生殖器已完全分化出来。在男孩的睾丸中，分泌睾丸素的细胞在增加。

第26孕周大的胎儿

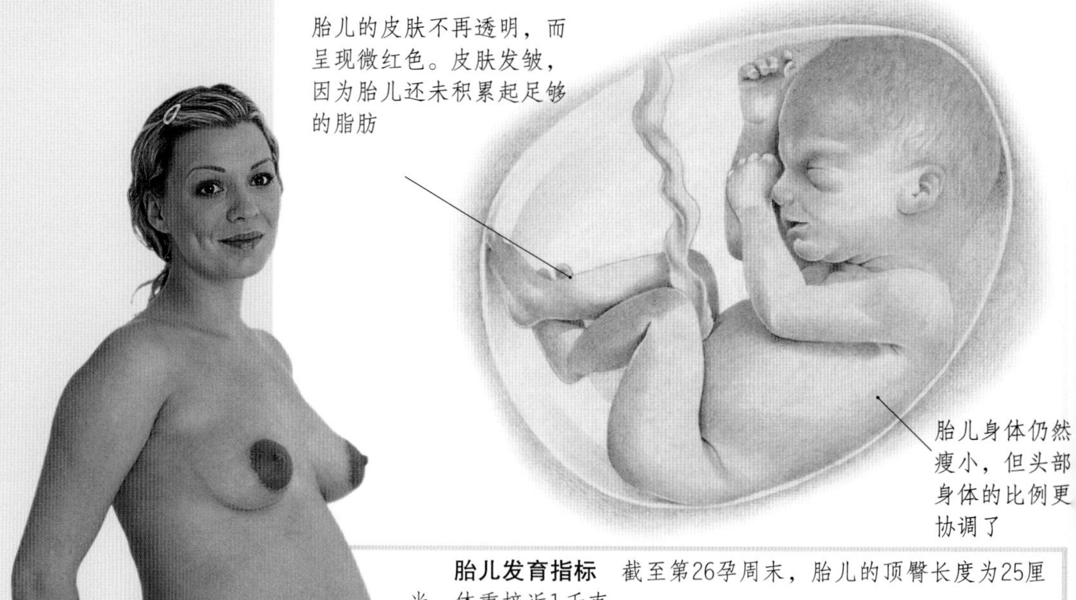

胎儿发育指标 截至第26孕周末，胎儿的顶臀长度为25厘米，体重接近1千克。

胎儿的听力 你腹中的宝贝能听见你听不见的声音频率。他对高频音更为敏感。他会随着你说话的节奏扭动身体。如果经常让胎儿听某段音乐，他出生长大后，会对这段音乐感到耳熟，尽管他完全不记得曾经听过这首曲子。有些音乐家就说过，他们“认识”一些从未见过的乐曲，后来发现，母亲怀他们时，曾弹奏这些曲子给他们听。

从这一阶段开始，胎儿就会辨识爸爸的声音了。如果爸爸跟还在妈妈肚子里的宝贝说话，他出生后，能在一屋子的人里面立即辨认出爸爸的声音，并且有情感上的反应，比如，听到爸爸说话的声音时，原本不开心的他会停止哭闹，安静下来。

胎儿的呼吸 胎儿肺部有越来越多的肺泡在形成。在宝贝 8 岁之前，肺泡数量会持续增加。血管也在增殖，帮助胎儿吸收氧气并排出二氧化碳。胎儿的鼻孔张开了，他开始利用肌肉进行呼吸运动，这样在出生前，胎儿的呼吸系统就能得到充分锻炼。

腹中的宝贝

胎儿继续缓慢、稳定地生长着。如果这时早产，胎儿会有一线生机。

肺部 支气管（由气管分出的分支气道）正在发育，但尚未成熟。

大脑 胎儿的脑波模式类似于足月出生的婴儿。人们认为脑波来自大脑皮质，是大脑中高度进化的部分。现在，胎儿睡和醒，都有了一定规律。

▲ **胎儿的面部** 6 个月大的胎儿的五官与新生儿的十分相像。胎儿身上的绒毛，即胎毛，按一定模式覆盖着皮肤，这是因为胎毛是斜着从皮肤里长出来的。

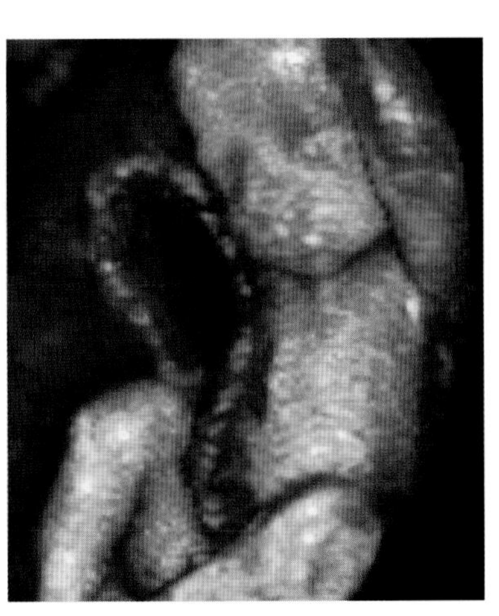

▲ **超声波扫描图** 这是一张彩色三维超声波扫描图，显示的是一个第 26 孕周大的胎儿。这么大的胎儿活动量相当大，会对声音做出反应。比如，听见击鼓声，他就上下跳动。

准妈妈

孕中期结束了。你会感到疲劳。胎儿日益成熟，你会不由自主地考虑分娩的事。

初乳 乳房将分泌有甜味的水样乳汁，比以后分泌的乳汁更易消化。在你的乳腺正式分泌乳汁之前，这将是宝贝出生后最先吃到的营养餐。

尿频 不断长大的宝宝压迫到你的膀胱，所以你会出现尿频症状。

无法安睡 身形笨重，令你躺卧很不舒服。侧卧——一条腿蜷曲，膝盖靠近胸部，另一条腿伸开，这可能是目前最舒服的睡姿。

腰背疼 子宫不断增大，骨盆关节略为松动，你的身体重心相应地改变，这让你常感腰背疼痛。穿低跟鞋，坐在硬椅子或硬地板上，腰背挺直，会缓解疼痛。尽量不要提重物。

妊娠第27—30周

你腹中的宝贝长大了，医生可以用手探知他的位置和姿势。这是他能在你腹中翻筋斗的最后一个月。

胎儿的发育：这一阶段，胎儿的神经系统发生巨大变化。大脑长得更大了（为了塞进颅骨里，大脑不得不折叠起皱，看起来像个核桃），脑细胞和神经回路完全连接且功能活跃。

具有保护作用的脂肪鞘开始在胎儿脑神经纤维的周围形成，类似于早前形成的保护脊髓的鞘膜。脂肪鞘会持续发育直到成年。正因为脂肪鞘，神经冲动得以更快地传导，胎儿才能进行更为复杂的学习和运动。

你的宝贝做好准备出生了。（如果这时早产，他存活的可能性很大。即便出现呼吸障碍、自体无法保温等状况，借助先进的护理设施，他还是能够健康生长）。胎儿有了一些皮下脂肪，因此皮肤变得平滑一些，不再皱巴巴的，看起来十分圆润了。布满全身的胎毛现在只有少许残留在背部或肩上。在眼睛发育过程中，封闭和保护着双眼的膜在这一阶段便完成使命。现在，宝贝的双眼发育好了，眼睑也分开了，

第30孕周大的胎儿

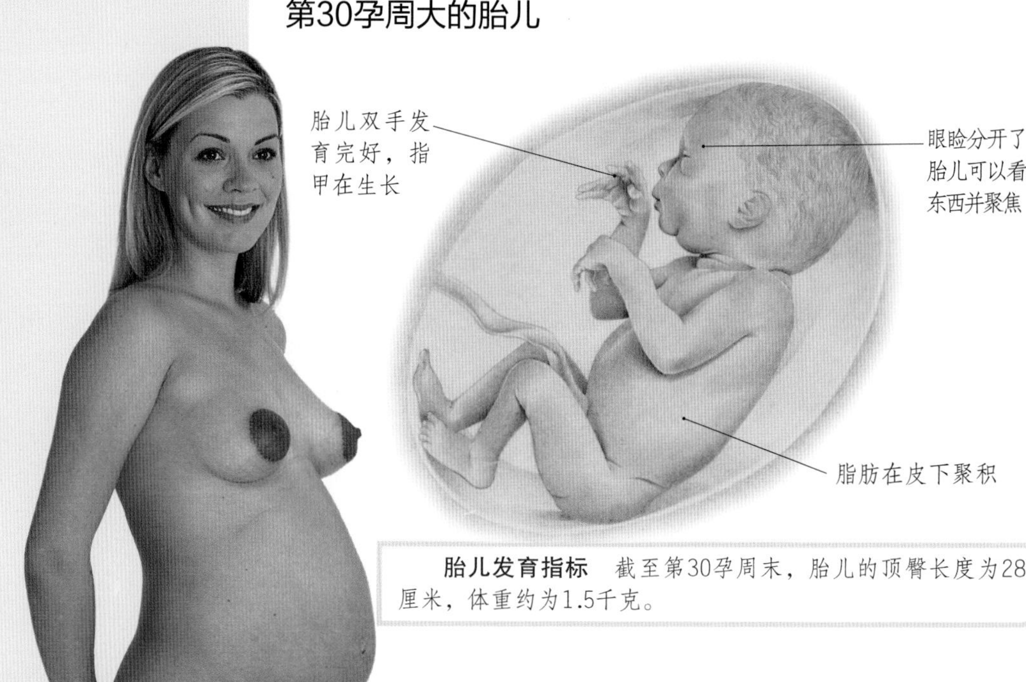

胎儿发育指标 截至第30孕周末，胎儿的顶臀长度为28厘米，体重约为1.5千克。

终于可以睁开眼睛了。他的吞咽和吮吸技能进一步完善，这可是他一出生就要用到的。

胎儿的呼吸 你的宝贝已经拥有自己的呼吸节律，肺泡也为他降临人世后的第一次呼吸做好了准备。肺泡有上皮细胞膜和透明膜等。透明膜含有表面活性物质，使肺泡不易萎缩。

胎动 胎儿现在移动的空间小了，不像之前动得频繁了。如果你的姿势影响了他，他会不舒服，就会扭动。

训练 在这几周的“体操练习”中，胎儿不仅增强他的肌张力，还逐渐具有了空间定位能力。此阶段，他或许仍保持头朝上的坐姿，不过，若成熟得较早，他可能提前把姿势调整为头朝下，并固定下来，这是分娩时的姿势。这种现象常见于头生的宝宝。在第 36 孕周之前，他可能继续翻转，不停地换姿势。

腹中的宝贝

胎儿体重继续增加，发育得日趋成熟。胎动成为母子保持交流的方式。

体温 胎儿开始控制自身体温了。

脂肪 白色脂肪开始在皮下积蓄。

血细胞 胎儿的骨髓已完全承接了造血任务。

排尿 胎儿每天往羊水里排尿约500毫升。

生殖器 男宝宝的睾丸先下降到腹股沟，再进入阴囊。早产男婴的睾丸通常还未落入阴囊。

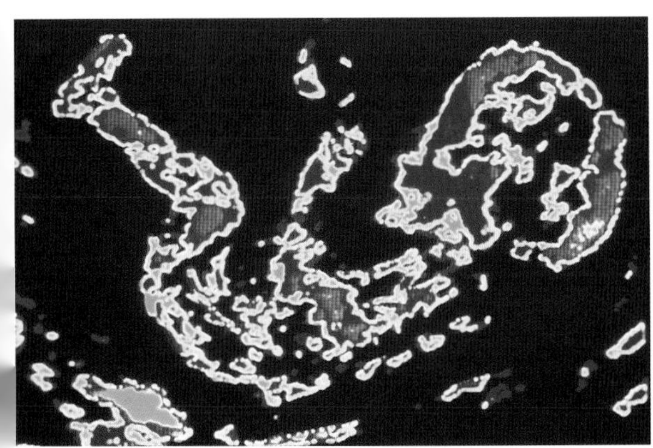

▲ **胎儿生长** 这张三维超声波扫描图显示的是胎儿的侧脸。胎儿在成长。随着皮下脂肪的增加，胎儿身体越来越圆润。胎儿的眉毛和睫毛均已长出，眼睑分开了，胎儿开始练习看和聚焦。据说，婴儿出生时的视野（20—25 厘米）与其在子宫里能看多远有关。从上面这张超声波扫描图可以看出，这个胎儿已具备新生儿的身体比例。

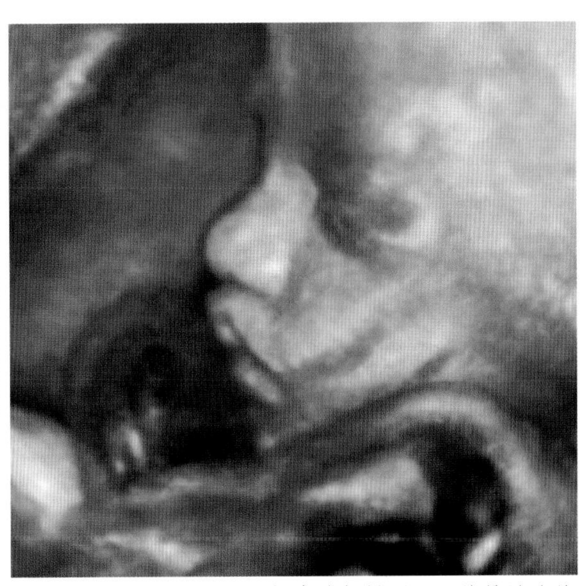

▲ **胎儿的脸** 这张三维超声波扫描图显示的是胎儿的侧脸。

准妈妈

产前检查更频繁。医生会监测你的血压和尿常规，并检查胎位。

宫缩 子宫变硬并收缩，以逐渐适应分娩的需要。这是假性宫缩，每次持续30秒左右，不过也有些孕妇察觉不到。

骨盆痛 骨盆扩张，你会感到疼痛。

血液 在孕期的这一阶段，有些女性的血红蛋白偏低。

腹部 胎儿越来越大，子宫也随之增大，压迫肋骨下缘，导致肋骨疼。同时，你的腹部拉伸得厉害，以至肚脐突出。加重的色素沉着使妊娠线很明显。

妊娠第31—34周

最后一次月经后的第 34 周，你的宝贝发育得几近完美。他已具有新生儿的身体比例，符合你的预期。但是他在某些方面仍需要进一步发育，出生前还会再增加些体重。

胎儿的发育

除肺部以外，胎儿的脏器几乎全部发育成熟。虽然肺部产生出越来越多的表面活性物质，但肺部尚未发育完全。肺泡的透明膜含有表面活性物质，可在新生儿第一次呼吸空气时，保护肺泡不萎缩。胎动变得有力，在母亲的腹部表面就能触摸到。几乎所有在这个阶段出生的婴儿都能存活。

胎儿的眼睛、皮肤、指甲和头发 胎儿的虹膜现在见光能够收缩，

第34孕周大的胎儿

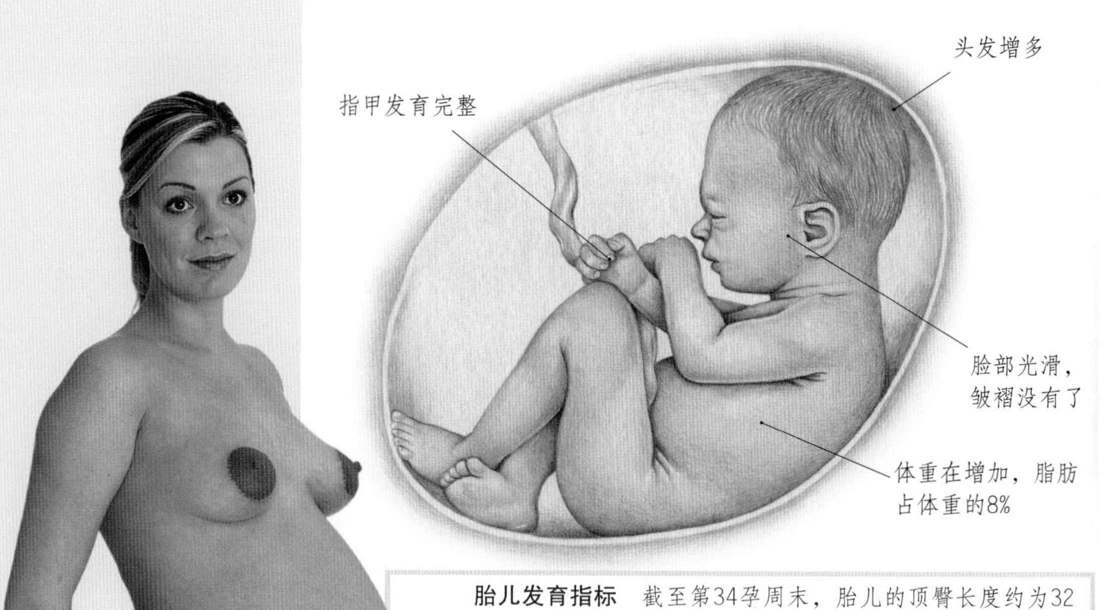

胎儿发育指标 截至第34孕周末，胎儿的顶臀长度约为32厘米，体重2.5千克左右。

也使胎儿的眼睛得以聚焦，当然，他出生后才用得到这个技能。由于皮下白色脂肪的增多，胎儿的皮肤变成粉红色。宝宝出生后，皮下脂肪不仅给他提供能量，也调节他的体温。保护胎儿皮肤的皮脂有所增厚。胎儿的手指甲已长到指端，不过脚指甲还没长好。有些胎儿长出不少头发。

胎位　在这个阶段，有些胎儿已经头朝下了，但离分娩尚有些日子，所以多数情况下，胎位要等到第 36 孕周之后才固定下来。胎儿有可能到分娩时都保持臀位（参见第 305 页），但多数胎儿会自行掉转。

胎儿的生命支持系统

从第 31 孕周起，胎盘各层开始变薄。胎盘将胎儿肾上腺分泌的类似睾丸素的激素转换成雌激素。此时，胎儿的肾上腺与少年的肾上腺一样大，它们每天制造的激素相当于一个成年人肾上腺所产生的激素量的 10 倍。胎儿出生后，分泌的激素量会迅速回落。

羊膜囊里有大量液体，其中大部分为胎儿的尿液。胎儿每天排尿 500 毫升左右。此外，多余的胎儿皮脂、营养物、胎儿肺部发育所需的物质也都在羊膜囊里。脐带粗壮，很有韧性。脐带血管被胶状物质包覆，以避免脐带打结、扭转，影响对胎儿的供血。

腹中的宝贝

目前胎儿最重要的活动就是自己调整到头朝下的姿势，并适应子宫里变得相对狭小的空间。

眼睛　胎儿现在可以将视线聚焦和眨眼。

体重增加　自从上一阶段到现在，胎儿体重增加了至少1千克，增加的重量大多来自新增的肌肉组织和脂肪。

肺部发育　胎儿的肺部在进一步发育中，以确保他能够适应子宫之外的呼吸。若在此阶段早产，婴儿极有可能出现呼吸障碍，但在医学监护下存活概率很高。

▲ **宝贝长大了**　现在胎儿几乎把子宫塞满了，如果胎儿长得大，子宫内就更拥挤，所以现阶段胎儿活动减少，不过，你还能感觉到胎动。如图所示，胎儿紧紧地蜷缩着，因为膝部和肘部周围的空间非常小。从第 31 孕周开始，大多数胎儿是臀位（参见第 257 页侧栏），但到妊娠期满，多数胎儿会头部朝下。

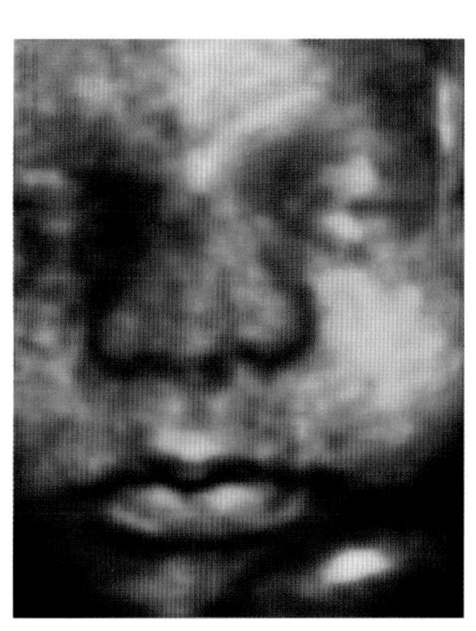

▲ **头面部**　这张彩色三维超声波扫描图显示的是一个第 32 孕周胎儿的面部，发育完好的五官清晰可见。他的虹膜可以收缩和扩张，他能闭合眼睑，还会眨眼睛。

妊娠第35—40周

对于多数女性来说，月经期第一天之后的 14 天内，都属于受孕期，因此医生们根据女性孕前最后一次月经来潮的日期，推算出了一个预产期推算表（参见第 61 页），这只是出于方便人为制定的。事实上，足月的意思是经过 38 周的孕育，胎儿发育成熟了。

胎儿的发育

这一阶段，胎儿将脱掉大部分胎毛，可能会有几片残留在奇怪的部位，比如身体的褶皱处。

胎儿的皮肤光滑柔软，身体上仍有一些皮脂（大多在背部）。胎儿经过产道时，皮脂有助于减少阻力。出生之前，胎儿大多是胖乎乎的，指甲长了，可能划伤自己的脸。出生后要给他剪指甲。他的眼睛可能是蓝色的，不过出生后过几周，颜色可能会变化。不睡觉时，他会睁着眼

第40孕周大的胎儿

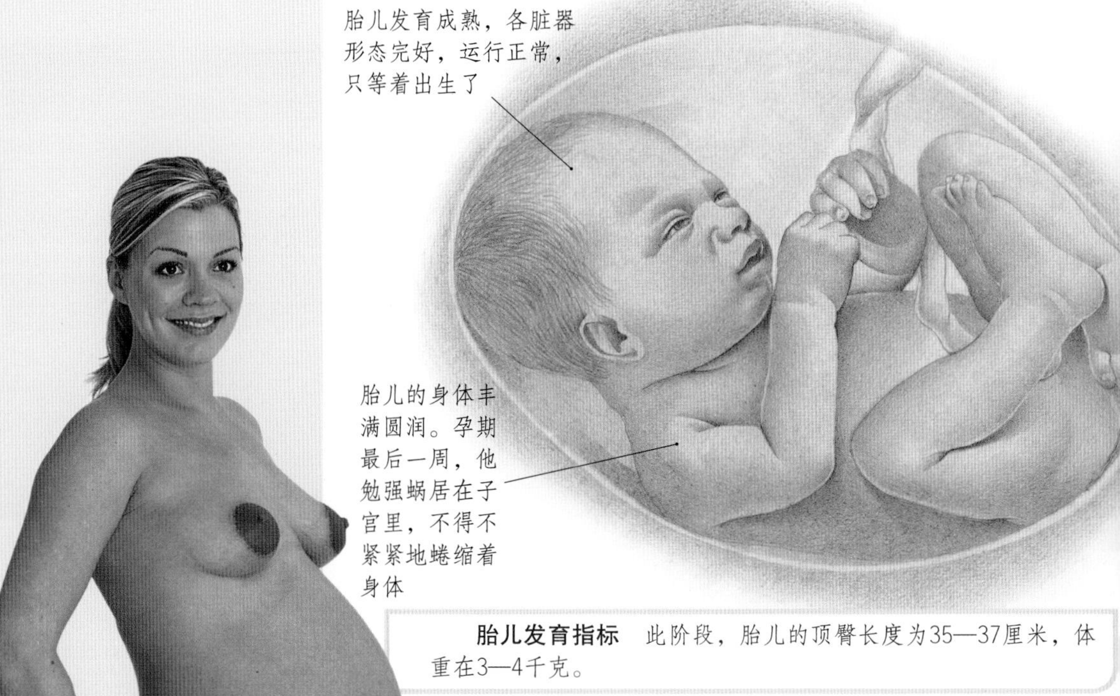

胎儿发育指标 此阶段，胎儿的顶臀长度为35—37厘米，体重在3—4千克。

准妈妈

现阶段产前检查时，医生要做的就是查看是否一切正常。

胎位 大约在第36孕周时，多数头胎宝宝的头部就已进入妈妈的盆腔。非头胎宝宝的头部入盆较晚，有些要等到生产时才进入盆腔。

姿态 身体前部增加了重量，为保持平衡，你会向后倾斜身体。重心改变了，你或许走不稳当，时常撞倒东西或拿不稳东西。

睡眠和休息 腹部巨大，无法舒服地躺卧，夜里越来越难以安睡。把双脚抬高，尽量多休息。

劳动本能 你很想做些刷锅洗碗之类的家务活。要努力克制这种冲动，保存精力，以良好的状态分娩。

1 2 3 4 5 6 7 8 9 10 11 12 13 14 15 16 17 18 19 20 21 22 23 24 25 26 27 28 29 30 31 32 33 34 35 36 37 38 39 40

睛。在妈妈肚子里最后几周的时间里，胎儿的肾上腺制造更多的皮质醇激素，这有助于肺部成熟，为他的第一次呼吸做好准备。

胎便 胎儿的肠道里有墨绿色接近黑色的东西，叫胎便。胎便混合着消化腺分泌物、胎毛和肠壁上皮细胞等。出生后第一次排出的即为胎便，但有些胎儿在分娩过程中就把胎便排出了。

免疫系统 胎儿自身的免疫系统尚未成熟，他得通过胎盘从母体获取抗体，来弥补自体免疫力的不足。来自母亲的抗体可保护他不受流感、腮腺炎和风疹等病毒的侵害。出生后，他将通过母乳继续获得抗体。

胎儿的生命支持系统

现阶段的胎盘重 500 克，直径为 20—25 厘米，厚度为 3 厘米，足以胜任给胎儿供应营养、排出胎儿代谢物等功能。羊膜囊里的液体超过 1 升。

胎盘合成的激素刺激你的乳房膨胀，并充盈着乳汁。这些激素也同时导致胎儿的乳房膨胀，无论是男宝宝还是女宝宝都有此现象，出生后他的乳房便恢复到正常状态。

腹中的宝贝

你腹中的宝贝已经做好了准备，他的肺部发育成熟，褐色脂肪也积聚足了，马上就要出生了。

生殖器官 到目前为止，多数男宝宝的睾丸都已下降到阴囊里。女宝宝的卵巢仍高于骨盆缘，出生后才到达最终位置。

胎动 胎儿现在活动的力度远不如之前，但你仍能感觉到他的踢动。

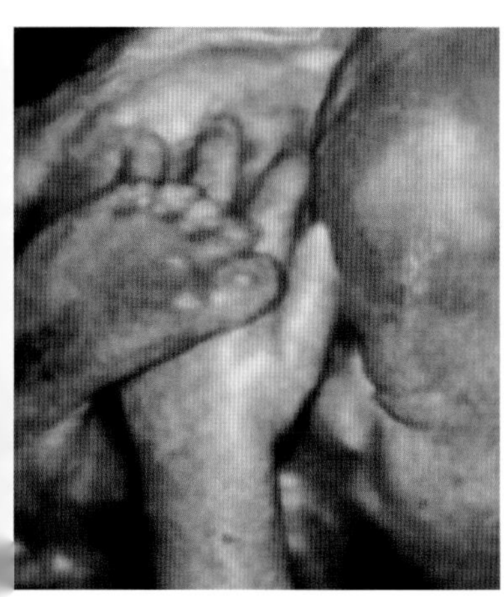

▲ **胎儿的蜗居** 这张三维超声波扫描图显示的是一个足月胎儿，其头部、手脚都清晰可辨。足月宝宝勉强蜗居在子宫里，只能蜷缩着身子。

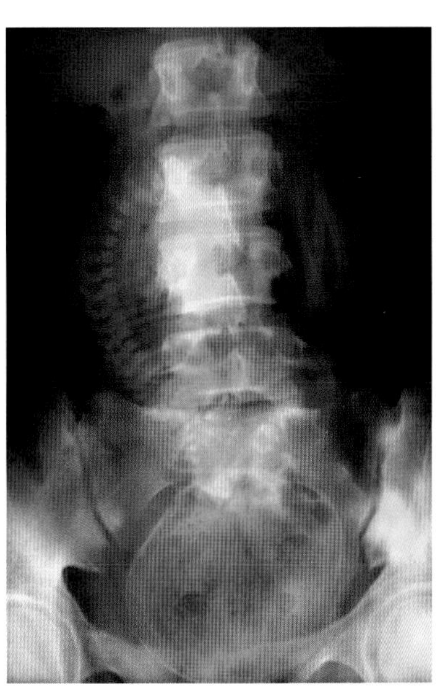

◀ **准备出生** 当胎儿体重进一步增加，并发育成熟，他就会调整为头部朝下的姿势。这是一张色彩增强的 X 光成像，显示一个临产的胎儿，其头部已深入母体盆腔。

第三章

爸爸的育儿准备

男人也有养育子女的本能。只要有机会，他们中的大多数都能成为出色的父亲。对于抚育子女之事，没当过父母的人都不会有十足的信心。即将成为人父，这的确有些令人却步。不过，提前规划和准备可大大提升士气，增进准爸爸们抚育婴儿的信心和满足感。

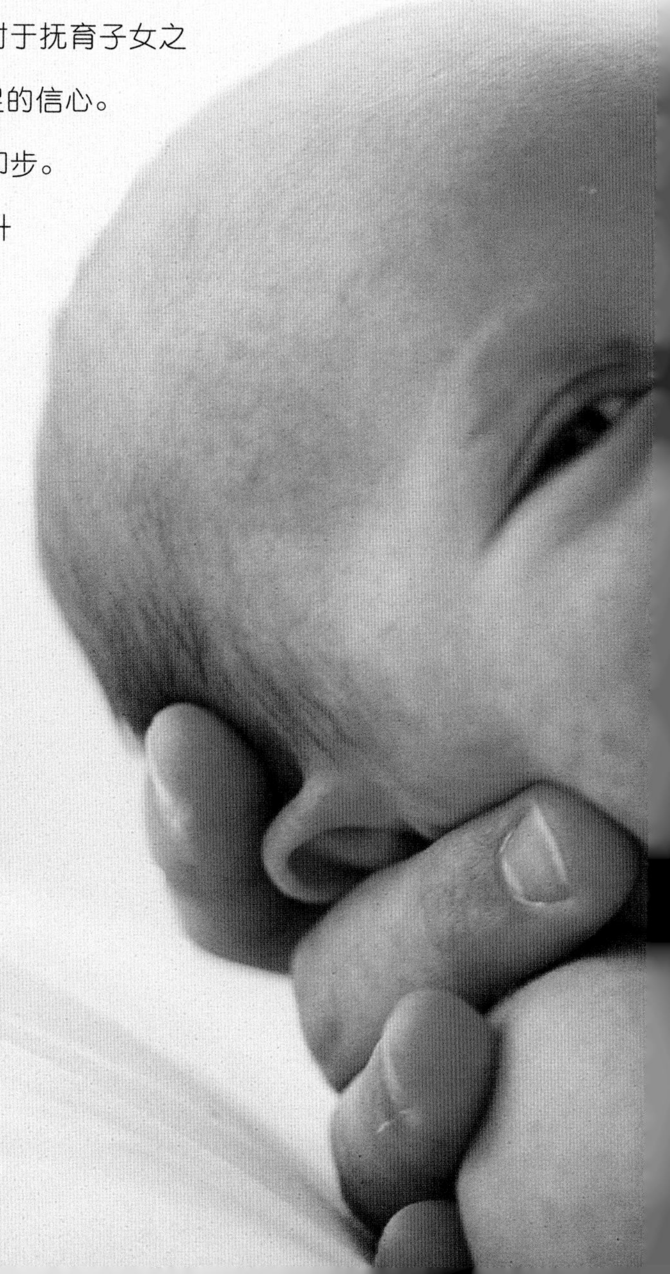

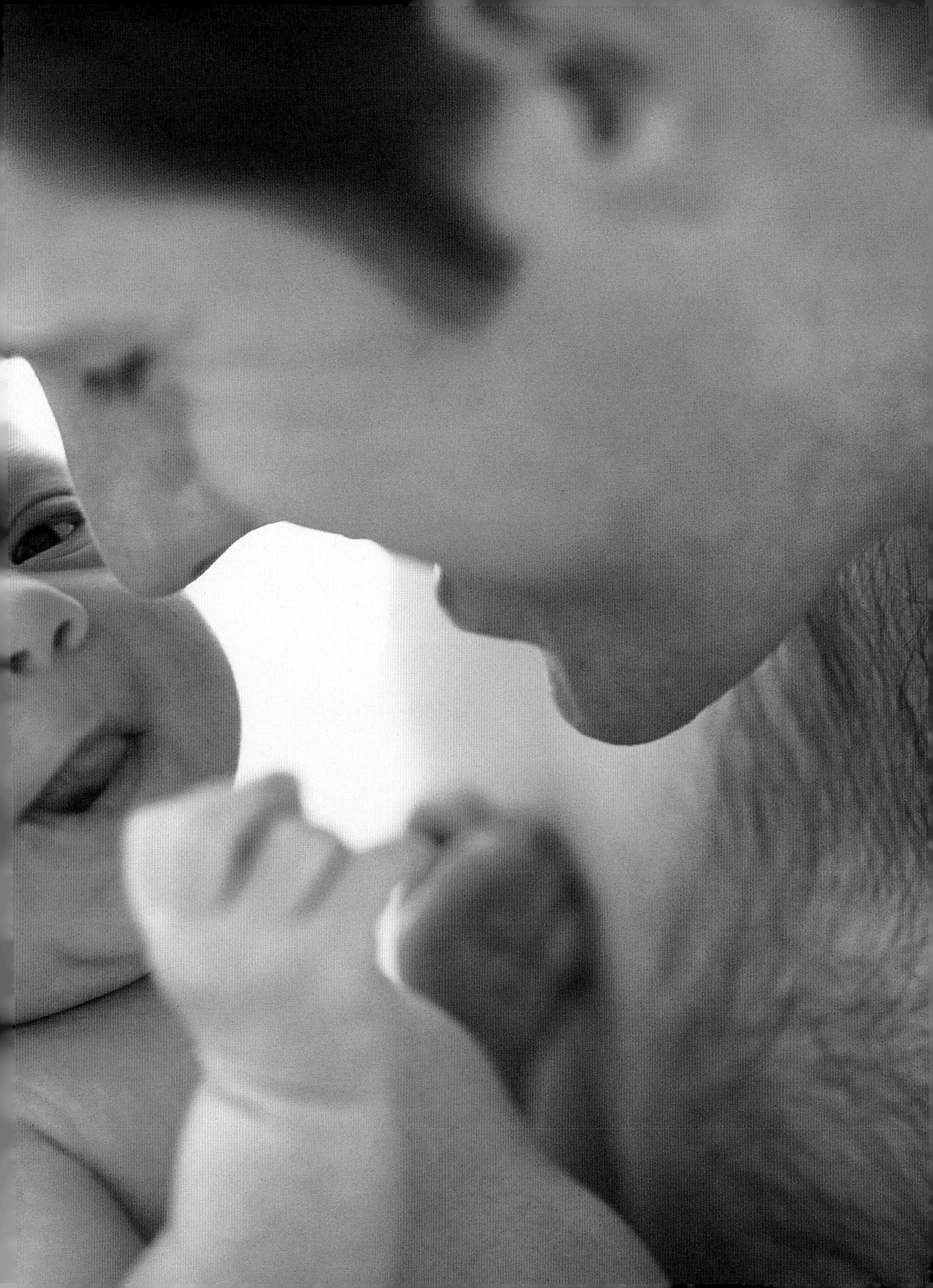

21世纪的父亲们

如今，多数男士都认为分担养儿育女的任务是理所应当的。过去，人们更把这看作是女性专属的责任。给小宝宝洗澡、每周采购、送孩子上学、接孩子放学……在这些事务上，父亲和母亲一样能干。

■ 越来越多的男士成为居家奶爸或照顾孩子的主力，而他们的妻子则外出工作。

■ 许多父亲都在工作日，抽空照顾孩子，比如送孩子上学、接孩子放学、参加家长会、带孩子看医生等。

■ 孩子睡前洗澡、给孩子讲故事，大多数父亲都乐于分担这些任务，特别是一整天在外忙碌，没见着孩子的父亲们，更是乐此不疲。

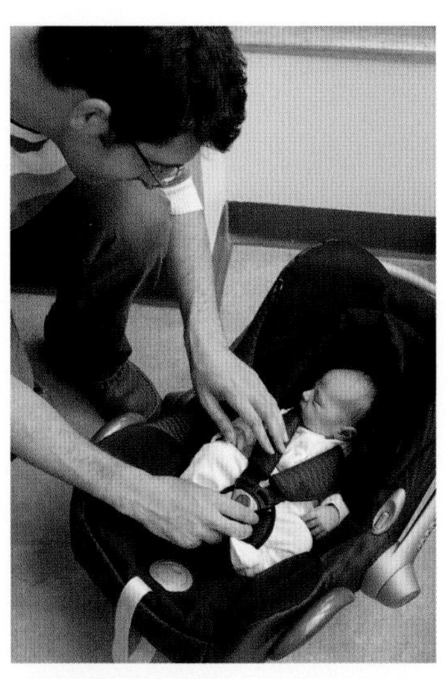

▲ **分担育儿责任** 自孩子出生那一刻起，多数男士都愿意参与到育儿的任务中。在照顾孩子方面，男性和女性一样能干。

成为父亲

我们用这一章的篇幅来讲父亲。在这类书籍里，父亲们往往是默默无闻、鲜被提及的，我愿意纠正这种偏见。在你们的宝宝心中，爸爸妈妈没有什么差异，他需要的是爱和照顾。在养儿育女方面，男性绝对不输给女性。况且，呵护、照顾宝宝，有利于建立长久而良好的父子（父女）关系。

甘苦与共

只要稍加规划，并保持宽容的心态，你们就能很好地分担照顾宝贝的方方面面，而且乐在其中。养育孩子，归根结底，就是爱他、鼓励他、教导他、看着他成长，与他建立亲子联结。亲子关系可能是你所有的人际关系中最强有力的一种联结。为人父母大概是我们一生中最重要的一项工作。心态正常的人，谁不想投入其中呢?

给母亲的角色下定义并不难。母亲照顾孩子的饮食起居、分享他的喜怒哀乐；鼓励他的自信心、教他生活技能、唱摇篮曲哄孩子睡觉。我们对这一切再熟悉不过了，因为我们小时候，妈妈就是这样照顾我们的。但是给父亲的角色下定义就稍有难度。不少男士对于当代父亲角色的定义，接受起来有些勉为其难。称职的父亲们要更多地参与日常的育儿事务，他们应该也像母亲一样照顾孩子——这就是人们对父亲们的期望。

照顾孩子 对于婴儿和幼儿来说，妈妈或爸爸给予的照顾和疼爱都让他们开心。孩子需要的是来自父母的抚慰、温暖和安全感。过不了多久，宝宝就能区分妈妈和爸爸，但是他不会基于妈妈爸爸的责任和义务，对爸爸妈妈进行价值判断。除了哺乳，一个女性为孩子所做的一切，男士样样都能做。

当好父母的必要性 宝宝们不仅需要有个妈有个爸，他们需要做父母的有个为人父母的样子。他们需要生命中最重要的两个大人做出榜样，使他们懂得父母该为孩子付出什么。这样，下一代父亲们，就不会对怎样当父亲茫然无知了。孩子有需求时，只寻求父母中一方而非另一方的帮助，这说明，是爸爸或妈妈的切身经历教会了他这么做。如果已为人父的你，从来不给你的宝宝换尿布，孩子哭闹时，从来不抱起他，从来不和孩子一起玩耍一起开怀大笑，那么，他当然与为他做这一切的妈妈更亲近了。

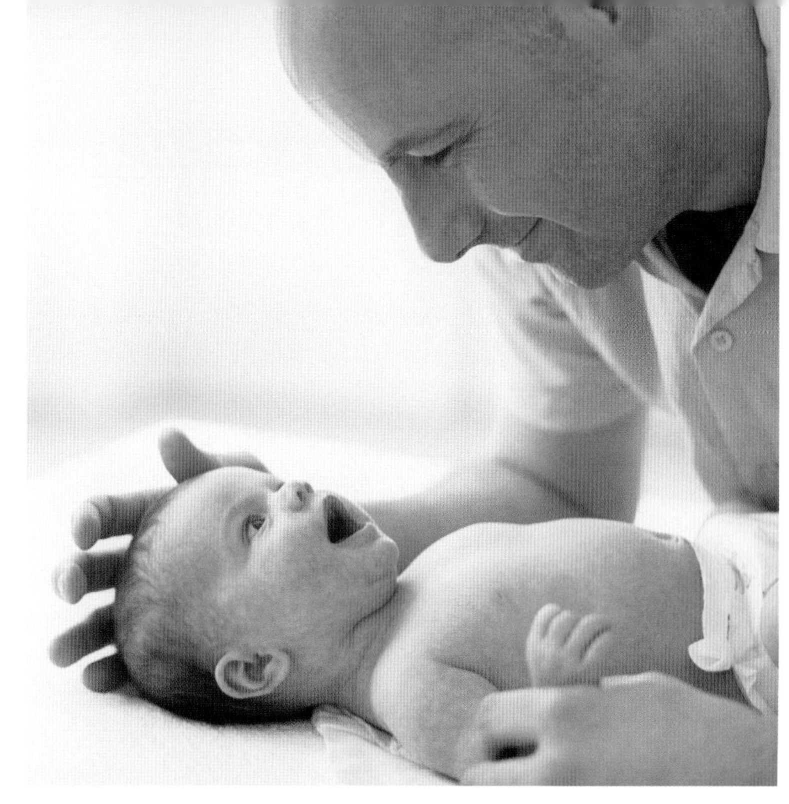

▲ **父亲与婴儿** 照顾孩子时间越多的父亲，亲子之间会更亲密。父亲平等地分担抚养工作也会增进亲子关系。

要孩子是个慎重的事

无论你多么渴望生儿育女，在做决定并付诸实施之前，你需要理性而明智的判断，如同你在生活中买房或买车的其他重要决策一样。和你的伴侣说说自己的感受，心里有什么想法和疑虑，也要说出来。你们两人都很想要孩子，你们非常相爱，要孩子似乎也是顺理成章的事，即便如此，你们最好还是就所有相关事宜进行充分沟通。孩子会不会影响你们的生活方式？要孩子对你们双方来说都是正确的选择吗？你们是否迫于外在压力才决定要孩子，比如你的父母想当外公外婆了？你们双方都一样渴望有个孩子吗？

新父母职责

过去，父亲是家人的保护者，终日在外为生计奔波，很少直接照顾子女。如今，父亲和母亲是平等的伴侣，可能都有工作（无论是否全职），双方共同承担家庭开支，一起养家带孩子。有些伴侣不想借助他人之力照看孩子，于是决定他们中有一人离职在家。越来越多的父亲成为留守的奶爸，妻子则工作挣钱。这样的家庭关系通常既牢固又和谐，原因之一是他们进行了周密的计划，各尽其能，各司其职。但是无论你们做出怎样的实际安排，为孩子提供一个稳定的、充满爱并且包容、开明的生长环境，比什么都重要。

培养父婴感情

与你尚未出生的宝贝建立亲子互动和联结，越早越好。五六个月大的胎儿就能听见子宫之外的声音。如果你跟他说话，他在出生前就能逐渐辨识出你的声音。事实上，比起妈妈的声音，宝宝能更清晰地听见爸爸低沉的嗓音。下列做法有助于亲子关系的建立：

■ 轻柔地按摩宝妈的肚子，感受胎动。

■ 对宝宝轻声细语，把脸贴在宝妈肚子上，亲吻宝宝。

■ 听胎心的律动——用硬纸管，比如卫生纸的卷筒，可以放大宝宝的心跳声。

■ 陪宝妈去做超声波检查，亲眼观察宝宝的发育情况。

■ 多阅读孕产资讯，与宝妈一起探讨。

■ 给宝宝取一个代表宝宝个性的名字，跟他说话时，就可以呼唤他的名字。

■ 查看产前辅导课的上课日期，讨论分娩事宜，并做好计划。宝妈分娩时，你可以陪伴她。

若想了解伴侣的感觉，不妨穿上“妈咪肚”体验一番。这是一种可穿戴的装置，用来模拟孕期的多种生理变化。

万众瞩目的准爸爸

得知你即将成为父亲的那一刻，该是你人生中从未体验过的激动时刻，你的感动可能不亚于你的妻子。和她聊聊怀孕的事，一起为迎接宝宝的诞生做准备。让未出生的宝贝成为你生活中不可或缺的一部分。毕竟，这件人生大事关乎夫妻双方，而不只是妻子一个人的事。

准爸爸的感受

妻子怀孕的最初几个月，她看起来如同往常，这让你觉得即将当爸爸这事有些不真实。最初，你无法感同身受，但你不必为此苦恼，毕竟你们两人的经历差别很大。不能指望夫妻二人因为共同孕育了一个宝宝，就一夜之间变得像一个人，感受相同、想法一致。再过些日子，当妻子的身体发生明显变化，你在超声波扫描仪上看到你们的宝贝，并感知到胎动，你就会真切地体会到：你真的要当爸爸了。

你喜不自胜，同时又有些忐忑。你不知道有了孩子的生活会变成什么样，也不确定你们在经济上是否能应付自如。毋庸置疑，有了孩子意味着额外的经济负担，特别是你们中可能有一人得放弃工作专心照顾孩子，经济压力可想而知。但不要急于改变生活方式。你将会发现，花些时间陪伴孩子，比多挣钱、为家人提供物质享受重要得多。

做个积极主动的准爸爸

成为准爸爸后，你可能感觉事情不受你掌控了。你好像成了局外人。妻子那些善意的闺密和女亲属，先入为主地以为不关你的事，似乎把你划到专属她们的领地之外；产科医生和助产士也直接和你的伴侣对话，忽略了与你的交流，尽管他们这么做情有可原。

当妻子的闺密和女亲属们比你更关心她时，不要止步不前。和你的朋友们、同事们聊聊，他们刚开始可能拿你打趣，但你会发现，有些同病相怜的父亲，热切地要与你分享他们的经历。多了解孕期的知识，这样你就更能理解你的伴侣身体上正在发生的一切。陪她去做超声波检测，你能看见正在发育着的宝宝；和医生交流一下将为人父的事，有疑问尽管提出来。

一起制定分娩方案

了解妻子喜欢哪种分娩方式（参见第 104 页）以及你如何最大限度地参与分娩过程。计划好后，告知你的老板，你得请假陪妻子去做产前检查，上产前培训课，陪伴她分娩，之后还要在家陪她几天。

和妻子一起制定分娩方案（参见第 120 页），但不可把自己的观点强加于她。如果她对某些环节固执己见，比如她坚持分娩时不用镇痛药（参见第 280 页），尽量尊重她的选择，不过，你们务必充分了解其中的利与弊。有些男士担心目睹分娩过程会使他们崩溃，但极少有撑不住的爸爸。亲眼看着自己的孩子出生，或许是最令你动容的经历了。在宝贝出生后几秒钟，就抱他入怀，不仅建立了你和宝贝之间的亲子联结，而且对你来说也是一次非凡的情感经历。

宝贝也是你的

宝宝虽然在妻子的身体里，但也流着你的血液。因此，你完全没必要控制自己的情感和想法。如下是你要做的：

- 表达你的关切。
- 大方地和妻子谈及性事，使其不至于造成你们之间的隔阂。
- 参与所有相关安排和分娩计划的制订。
- 参加产前培训课。
- 陪妻子做产检，听宝宝心脏的搏动，在超声波扫描仪上看他在子宫里活动。
- 去医院与医生和助产士沟通。
- 陪妻子分娩。

助妻子一臂之力

具体做法	意义
与妻子沟通	了解妻子的感受以及她身体正在经历的一切，最好的方法是与她沟通；问她宝贝在肚子里动时，是什么感觉；一同制定分娩方案；了解她是不是哪里特别不舒服；鼓励她与你分享她正在经历的孕育过程。
陪她上产前培训课	如能参加产前培训课（尤其是只对准爸爸开设的课程），你能学到有关分娩的知识，还有机会说出你的疑虑，这有助于你找到帮助妻子的最佳方式，并能深入参与分娩方案的制定。
与其他父亲交流经验	在培训课上认识其他准爸爸，他们可能和你有相似的经历，很乐意向你一吐为快。与有孩子的朋友和同事交流，向他们请教带孩子是怎样的体验，倾听他们的建议。
查阅有关资料	阅读关于孕期、育儿的书籍和手册，你了解得越多，就越熟知妻子的感受，对她就越心怀感恩。在她忧心忡忡时，你就能给予她更有力的支持。
提出疑问	陪妻子做产检，这样你就能接触到医生，并了解检查结果。如果你是第一次做父亲，你会有些不懂的问题需要解答。提些专业问题，可引起医生对你的关注。

应对不测

分娩过程中出现计划外的状况，你们两人都会恐慌。所以，要有心理准备，接受意料之外却必要的干预措施。

■ 在距预产期还有些日子的时候，就要和妻子讨论分娩过程中可能出现的异常情况。你须确知她的想法，知道她会做出怎样的抉择。不过，还需要记住一点：她可能临时改变主意。

■ 若非绝对紧急，你需要充分了解医生建议的干预措施，如有不懂之处，一定问清楚。但是请记住，最终决定得由你的妻子来做。

■ 如果医护人员建议的某个方案是妻子试图避免的，你就要尽量拖延时间。例如，如果产程太慢，你就建议先换个姿势试试看，若仍不奏效，再采取催产手段。

■ 若分娩过程中使用了高科技监护设备，不要因此分散注意力，要专注于你的妻子。

■ 分娩时如果医疗团队采取了干预措施，不要怪罪你的妻子不够努力。这类情况时有发生。

无论发生了什么状况，事后都要与妻子沟通，也可以向朋友们倾吐。必要的话，寻求专业人士的帮助。你们可能有许多情绪需要宣泄。

陪产

预产期临近时，要确保你的伴侣能随时联系上你。分娩过程中，你的支持对于她而言是莫大的安慰，况且，你也可以起到实际的作用。相信你的直觉和判断，及时发现她的需求并给予关照。

开始生产

一旦临产，你的伴侣就需要你陪伴左右。你可能会认为，医护人员掌控全局，你帮不上什么忙，但实际上你能有所帮助。你身在产房，带着爱意，亲密地与伴侣互动，这一切都是很重要的。无论你自身感受如何，你的举动都要缓慢、轻柔、镇定自若。不要过于殷勤，妨碍了医护人员，或者把伴侣惹恼。适时让她独自待会儿。你要以肯定的态度待她，不要责怪她。她需要你的大力赞扬、鼓励和同情，才能坚持下去。

实际的帮助 你可以做很多事，帮助她应对分娩时的不适和疼痛。如果她腰背疼，用温热的水瓶给她焐一焐；喷洒些水，给她提提神；她若感觉热，就用凉毛巾给她降降温；如果她口干，就让她抿几口水。她若拒绝使用镇痛剂，你就适时地给她鼓鼓劲儿；如果她要求使用镇痛剂，你不可推三阻四的——被疼痛折磨的人是她。你们事先一定讨论过分娩疼痛的问题，她当时可能态度坚决地表示不会使用镇痛剂，即便分娩时她改变了主意，你也不要与她争辩。没生过孩子，谁能知道生孩子到底是个啥滋味呢？

解释 如有不理解或担心之处，请助产士或医生做解释。他们就是帮助你们的，他们的信念就是最大限度地保护你的伴侣和孩子。与此同时，不要因医护人员和仪器设备而分散注意力，你的任务是扶持你的伴侣。

伴侣的情绪 保持你的幽默感。你的伴侣可能冲你大吼大叫甚至爆粗口，怒气冲冲或过于激动，你都要泰然处之。这是她应对巨大压力的方式。这种情况时有发生，特别是在第一产程向第二产程过渡的阶段（参见第 271 页）。把这当作分娩过程的一个步骤吧。这种激烈的情绪宣泄，往往预示着第二产程即将开始。

第二产程和宝贝出生

妻子分娩，你在她身旁相助，并亲眼看着你们的宝贝诞生，这对于所有父亲来说，简直是无与伦比的经历。第二产程是场硬仗，但是你可以通过不同方式，切实给你的伴侣助一臂之力。这样，对于宝贝降临世间，你也同样做出了贡献。

实际的帮助 如果你们一起上产前培训课，你们就会了解分娩时，你的伴侣最适合怎样的姿势。帮她摆好她觉得适合的姿势，并支撑着她。她此时的姿势可能与你们之前所选的姿势不同，你们甚至从未练习过。这无关紧要。无论她采取什么姿势，只要她感觉舒服，你就支撑着她。在第二产程中，要不断地鼓励她，并与她保持肢体接触，使她知道你和她在一起，一直都在一起。

宝贝出生那一刻 如果你能看见宝宝的头露出来了，要给你的伴侣描述，或者拿一面镜子，让她也看一看宝贝的脑袋，这对她将是极大的鼓舞。当然，切勿妨碍助产士的工作，助产士必须分分秒秒地监控胎儿被娩出的过程。一旦宝宝完全从产道里出来，立即告诉伴侣宝宝的性别，尽管可能她之前已经知晓。最好对她说“你生了个儿子（或女儿）”，而不是说“是个男孩”或“是个女孩”。“儿子”和“女儿”更能表达出家人的情感。征得助产士的许可，你可以亲手给脐带打结，并把它剪断。这真是个奇妙的时刻，这一刻，你们的宝贝成了一个独立的人。

共享美好时刻 宝贝出生了，和你的伴侣享受这美好的时刻吧。你可能激动得想流泪，不要强忍着。当然要给伴侣和宝宝拍照或录像，但是别忘记照顾他们，他们比什么都重要啊。

与宝贝相聚

你们第一次把宝宝抱在怀里——这一刻，你们等了 9 个月。此刻，你们一定在感慨，之前所付出的一切都是值得的。助产士会把宝贝放在你伴侣的肚子上，或者把宝宝递给你们其中一人抱着，与此同时，宝宝的脐带被钳夹剪断。你把衬衣脱掉，让宝宝闻到你肌肤的气味。把你的脸贴近宝贝，让他看着你的脸。沉浸在这一刻的温馨里吧，这一刻给你们的生活带来了永久的改变。这是你们永难忘怀的一刻，因为从此你们的身份就是父母了。

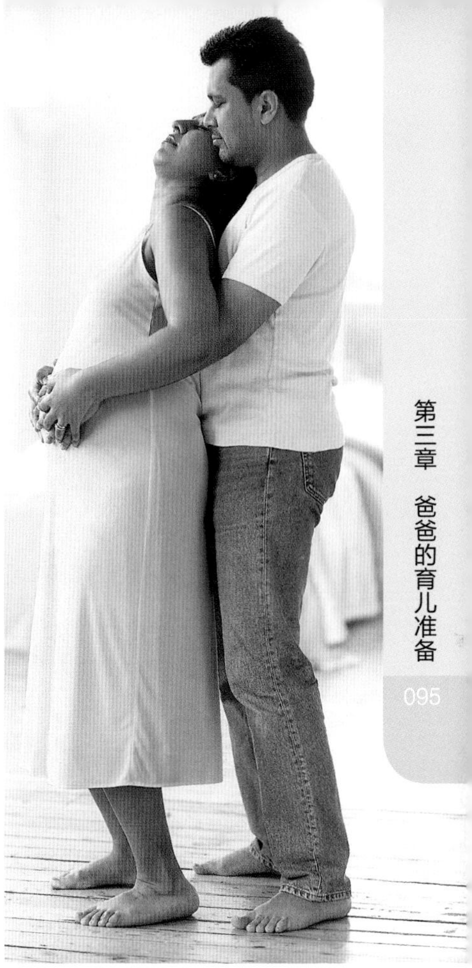

▲ **分娩姿势** 无论你的伴侣以什么姿势分娩，只要她感觉是最舒适的，你就支撑着她。许多产妇喜欢站着或蹲着分娩。你扶着或支撑着她，会让她感到温暖和爱，心里踏实。

▼ 剖宫产后你的作用 剖宫产手术后，你的伴侣需要大量时间来恢复。产后几周内，她都不能提重物、抱孩子，这些都得由你来做。

宝贝出生后

这几日情感激荡，产后你会感觉和你的伴侣一样疲倦。不过，别忘记，生孩子让一个女人耗费了大量的体力。你的伴侣是精神和身体都筋疲力尽了，你们自然会有不同的情感流露。

伴侣的反应 宝宝一出生，你即刻感到一阵幸福的欣喜袭遍全身，但是，你的伴侣筋疲力尽，无法立即享受四周喜气洋洋、七嘴八舌的气氛。紧紧地搂着她，对她说，你为她和宝贝感到骄傲。尽量陪伴他们，帮着医护人员把娘儿俩送往产后病房，并安顿好。

珍视自己的付出 你向伴侣表示祝贺，告诉她你是多么感激她，你的心思全在伴侣的身上。但是也别小看了自己的奉献和给予的支持。你或许觉得没帮上什么忙——目睹过伴侣痛苦分娩过程的男士们普遍这么认为。女士们可不这么认为。她们说，分娩过程中，来自伴侣的情感支持和鼓励非常重要。

亲子相识 胎儿娩出后，医生给你的伴侣缝合伤口或给她做检查，此时，你可以把新生儿抱在怀里，把你的脸贴近他，与他的小脸仅隔20—25 厘米，让他看着你的眼睛。宝宝能看见你，也能闻到你的气味，一来到世间就认识了你（参见第 314 页）。请记住，婴儿不只是借助视觉来认知这个崭新的世界，触觉也很重要。所以，脱掉你的衬衣，把宝贝抱在怀中，让他紧贴你的皮肤，或同时轻柔地抚摸他。这两种方式有助于建立紧密的亲子联结。

剖宫产

即使是你的伴侣事先选择的剖宫产，临产时，她仍然会忐忑不安，因为剖宫产是个大手术（参见第 306 页）；而如果自然分娩开始后却无法顺利进行，需要进行紧急剖宫产，她就会深感沮丧、茫然和无助。这就需要你想方设法抚平她的情绪。她很想问医生为什么要这么做，却难以开口，你就去和医生沟通，弄清楚进行剖宫产的原因。尽管她不得不同意进行剖宫产，但仍是迷惑不解，你就有必要把来龙去脉解释给她听。

局麻剖宫产 除非你的伴侣特别要求全身麻醉，或者情况紧急必须立即手术，否则，你们需要问医生，是否可以只用椎管内麻醉。这样，你们就能共同分享手术经历，一同迎接宝宝的诞生。你不必目睹手术的具体操作，有手术帘把你们隔开。但如果手术室的气氛让你感到压抑，令你晕眩（很多人都这样，甚至护士也不例外），那么，赶紧离开。不要耽搁，医生护士们非常忙碌，顾不上你。

全麻剖宫产 如果剖宫产是在全身麻醉的情况下进行的，术后需要1小时或更久，你的伴侣才能苏醒。其间，护士会把新生儿交给你来抱。珍惜你和宝宝在一起的这个特别的机会：剖宫产后，父子或父女之间的亲子联结往往最佳，宝宝降生后的最初时光，是你陪宝宝度过的，这是多么珍贵的记忆。

突然分娩时准爸爸的作用

偶尔，产妇会突然临产，她控制不住胎儿急迫欲出的力度，忍不住要向下用力，准爸爸根本来不及找到专业人士的帮助，更别说把她送往医院了。虽然通常情况下，第二产程耗时数小时，但也有例外，有些胎儿仅需要几次用力，就能娩出。如果你的伴侣出现急产分娩的症状，你不必担心，多数急产分娩都很顺利。

首先做什么 不要留下你的伴侣独自一人。她需要知道你就在她身边。按照她感觉最舒服的姿势，安顿好她，然后打电话叫医生或助产士；若一时联系不上，立刻拨打急救中心电话，叫救护车。把你的双手清洗干净，备一摞干净毛巾，把其中一块折叠好、搁在一边，用来放婴儿。如果来得及，就找一些旧床单或塑料布，把地板和家具遮盖好。

分娩过程 注意观察，胎儿的头顶是否出现在阴道口。一旦看见胎儿的头部，立即叫伴侣停止向下用力（如果她能控制住的话），大口喘气。这样可使阴道充分扩张而不被撕裂。用手摸一摸胎儿的颈部，看是否被脐带缠绕。若脐带绕颈，就把一根手指伸到脐带下，钩起脐带，绕过孩子的头部，松解下来。胎儿被娩出后，你要紧紧地托住他——因为他浑身滑溜溜的——然后递给他的母亲，并迅速用毛巾把他包裹起来保暖。不要用手摸脐带。若胎盘在医护人员赶到前就娩出了，要把它放在盘子或塑料碗里，医生或助产士稍后要查看。

独自在家

伴侣生产后，住在医院里，你独自回到家中，有种孤孤单单的感觉，也可能无精打采的。不必郁闷，好些事等着你做呢。

■ 给亲戚朋友们打电话，向他们报喜。

■ 趁此机会，补补觉。你陪护伴侣分娩，十分辛苦。只有你休整好了，待她出院回家，你才能更好地做她的左膀右臂。

■ 如果你的车里还未安装婴儿安全摇篮，现在总算有时间做这事了。

■ 把没来得及洗的脏衣物都洗好，储备些食品。新妈妈和新生宝贝回家时，一切都是井然有序，赏心悦目的。

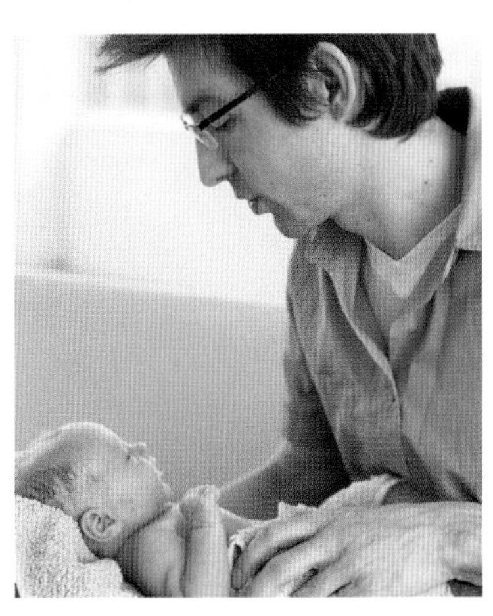

▲ **照顾新生宝贝** 你的宝贝若是在家出生的，你就能毫不费力地融入。给新生儿洗澡、换尿布，是培养亲子联结的好时机。

新爸爸也有需求

初为人父，你感觉你和伴侣之间的关系变得像单向交通，只有你输送着对她的支持。你希望得到伴侣的回报，这完全是合情合理的。你的伴侣应该：

■ 认识到你的难处。目前也是你备感忙乱、情感脆弱的时候。她若能接受这个事实，对你们双方都是有益的。

■ 留些时间给你。她花大量时间照顾宝宝，若能抽空与你亲昵互动，会使你们双方，无论是作为伴侣还是新晋父母，受益良多。

■ 允许你犯错。你的伴侣生宝宝、住院期间，有更多时间适应新生儿的照料。她也要给你时间来熟悉如何照顾宝宝，而不是因你刚开始的笨手笨脚就批评你。

■ 大方讨论恢复性生活的话题。你的伴侣不像你有性趣，你应当理解她。你或许可以通过其他方式得到满足。分娩结束6周后，她去做产后体检时，可向医生咨询如何避孕。

认识新宝宝

与宝贝在一起的最初几周意义非常。你需要逐渐了解他，同时也会越来越适应你的新角色，变得得心应手。你的贡献至关重要，所以，尽可能多地陪伴你的宝贝吧。

最初几天

宝宝出生后，你喜不自禁，渴望与人分享你的快乐，而你的伴侣对你却有些疏离，因为她的身体尚在恢复，并且一心想着能快点开始给宝宝哺乳。不必着急，宝妈和宝宝有好些事等着你忙呢。

积极主动 不要"拨一拨才转一转"。趁着宝妈还在医院里，抓紧学习打理宝宝的一应事务。这不仅使你和宝宝多一些亲密接触，也能让你的伴侣多些休息时间。

认识新生儿 利用产后这些天，建立密切的亲子关系。伴侣住院

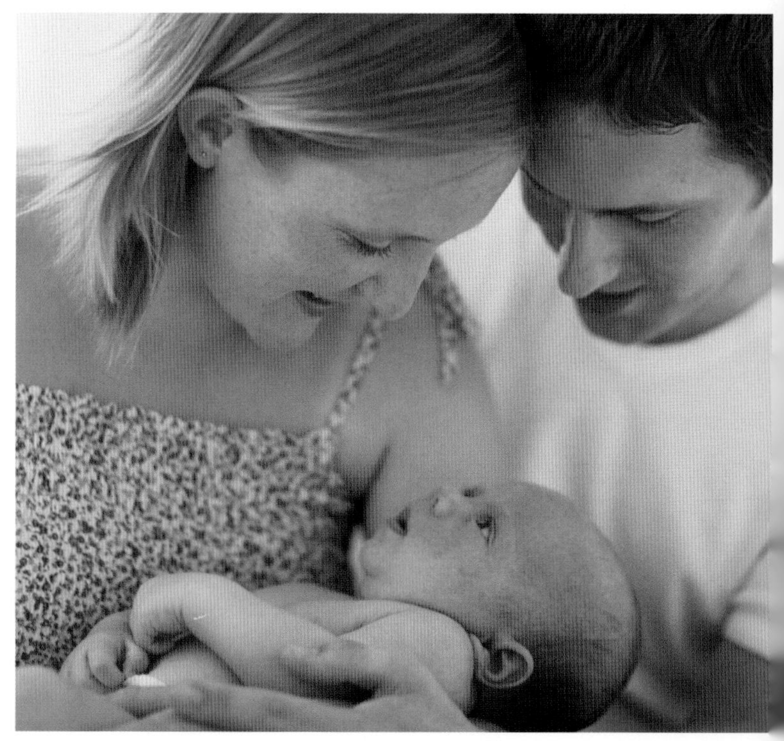

▶ **共享天伦** 与伴侣和新生宝宝在一起的时光无可取代。即使在你的伴侣产后不久你就重返工作岗位，也要尽可能地陪伴他们，产后最初几天尤需如此。

期间，你给宝宝换尿布，慢慢熟悉照料他的方法。和宝宝说话，把他紧紧抱在怀里，使他能看到你的脸，或者在他熟睡时，就一直抱着他。喂奶时，把他抱给妈妈；他第一次洗澡时，尽量在旁边搭把手。

对伴侣的情绪波动做好心理准备 产后第一周，你的伴侣可能出现“产后抑郁情绪”，这一方面是因为孕期的各种激素突然消减引起情绪反应，另一方面是因为一大堆新责任让她无所适从。这些抑郁情绪只是暂时的，大概持续7—10天。她或许极力掩饰郁闷心情，因为不想让你担心，或者认为你根本不把这当回事。不要忽视或轻视她的情绪波动，她有很多事要应对呢。若抑郁情绪的持续时间超过2周，就得请教医生，及时避免产后抑郁症（参见第359页）。

亲子关系

宝贝一出生，就要致力于培养与他的亲密关系，尽可能地陪伴他。切勿置身事外，只把自己当作挣钱养家的角色。多数准爸爸或初为人父的男士都有陪产假，要充分利用这个福利。与伴侣分担育儿事务，不仅你个人将收获极大的回报，整个家庭都会因此受益。

爱你的宝贝 婴儿需要大量的爱和拥抱，对于他们，母爱和父爱别无二致。当然，你的宝贝饿了，得找妈妈哺乳。除此之外，父亲的爱抚和关心与妈妈的一样，他同样享受。你们对宝贝的亲密和疼爱，能使他逐渐感知到，与你们任何一位在一起都是安全和满足的。由爸爸照料，他也可以恬然安适，这样，伴侣的负担就会轻一些。

做伴侣的左膀右臂 经历艰苦辛劳的分娩过程，你的伴侣在产后最初几周里会非常疲倦，与此同时，母乳喂养也让她心力交瘁。给她充分的空间和时间来适应哺乳，夸赞她做得很好。你的鼓励能使情形大有改观。若此时你已返回工作岗位，你的伴侣独自在家照顾新生宝贝，别忘了往家打电话，不时地关心一下。晚上下班后，尽量多分担家务，多照顾宝宝，周末也是如此。你或许能摸索出一套特别的时间表来照顾宝贝的需要。

新晋妈妈的情感需求

初为人父，你可能情不自禁地把注意力都集中在照顾新生儿的事务上。不过，你的伴侣也有强烈的情感需求，这一点请不要忽略。给你的建议如下：

■ 认可她的脆弱。产后不久的新妈妈往往感到身心无助。

■ 赞许她深挚的母爱，适应她对新生宝贝的全情投入。尽管她可能看起来目无他人，但别把这当作是对你的排斥。

■ 隐私。让她不要因接待前来探视的客人而疲惫不堪。为她保留足够的空间和时间来适应哺乳，并恢复体力。

睡眠习惯

了解宝宝的睡眠习惯，有助于你进行作息调整。尤其是在夜间，要顺应宝宝的需求。

宝贝的睡眠 50%—80% 的睡眠时间里，婴儿都处于浅睡状态，很容易醒来。他们的睡眠周期为浅睡—深睡—浅睡，持续时间比成年人的短。在由一种睡眠状态过渡到另一种睡眠状态时，他们会醒来。你的宝贝并非故意醒来为难你。所有关系到其生存的因素，比如尿布湿了，感觉热、冷、不舒服，都会打断他们的睡眠。

养成睡眠习惯 婴儿只有熟睡后，才能沉静下来。轻轻摇动宝宝，轻声唱歌，对他柔声细语，哄他入睡，然后把他放到床上，轻拍他的肩，每分钟 60 下，持续拍几分钟。当宝宝的眼皮不再跳动，四肢绵软时，他就睡熟了。

与宝宝在一起 倘若你下班回家时，宝宝都在睡着，那么请求你的伴侣想办法让宝宝下午多睡会儿，这样，你回家时，他就能醒着。不过，这个想法不容易实现，不要因此责备你的伴侣。你不妨在早晨早些起床，上班前陪一会儿宝宝。

夜间照料宝宝

具体做法	作用
准备“夜难眠”	不少婴儿 1 岁以后仍然在夜间醒一到两次。你们双方对此有心理准备，应对起来就容易些。
分担夜间护理责任	轮流起床照顾醒来的宝宝。无论你们都在工作还是一方留守家庭，都请谨记，育儿也是份全职工作。
调整睡眠节奏	不能睡囫囵觉不等同于夜间无眠。通过调整睡眠规律，你们就能在起床照料完宝宝后，快速再次入睡。
让宝宝靠近你们	使婴儿床靠近你们的床，这样，宝宝醒来吃奶时，你们就不必太麻烦。你们要继续睡觉时，就把他放回小床。
不分离	分床睡是为了一方起床照料宝宝时，不打扰到伴侣。这似乎是个不错的方案，但不利于你们之间亲密关系的维护。如果一方生病或极度疲劳时，才可采取此方案。
轮流照料	长期缺乏睡眠影响健康。最好你们双方都牺牲些睡眠，而不是单靠一方承担所有夜间照料宝宝的责任，以致极度疲劳。

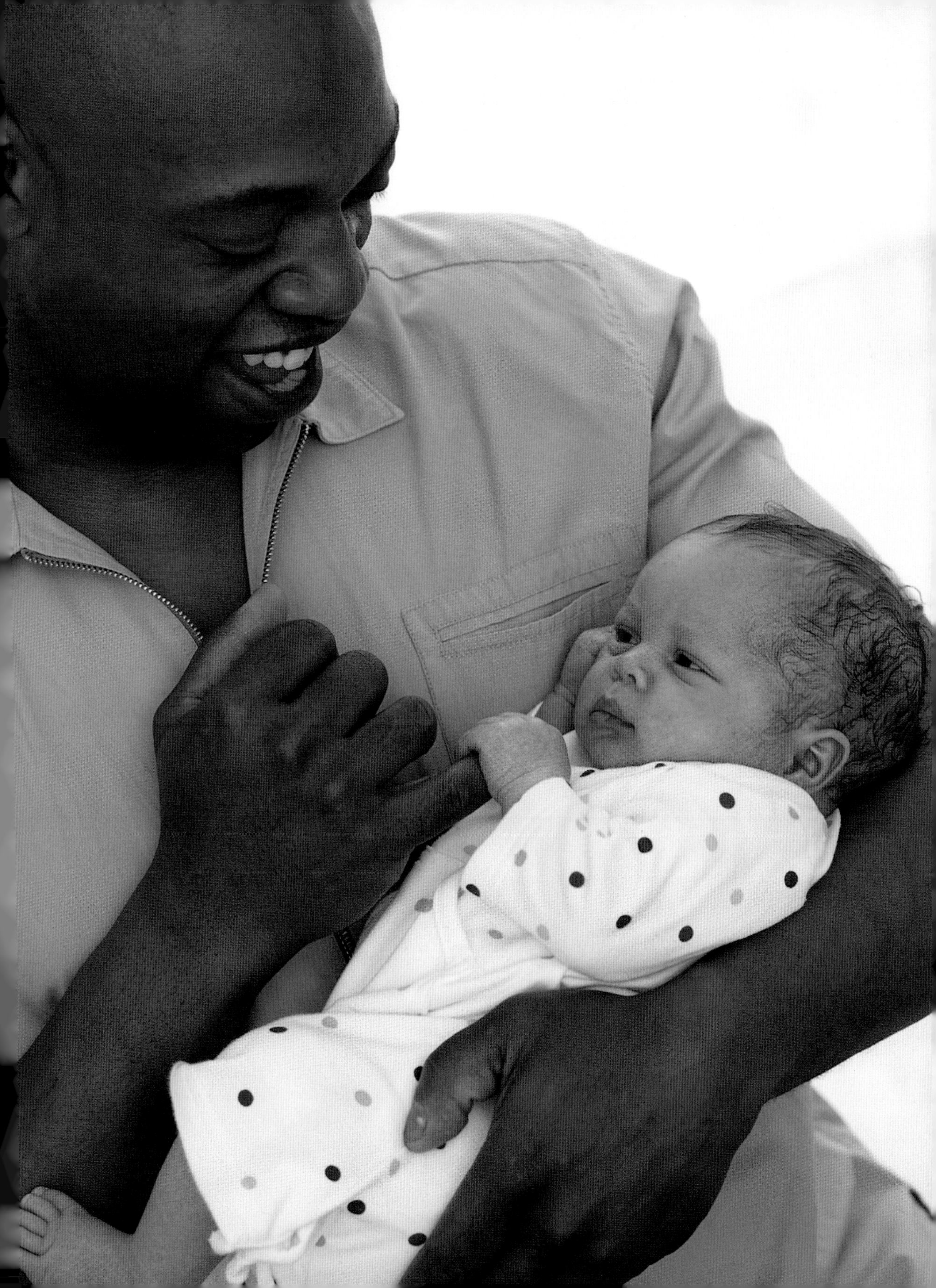

第四章

选择分娩方式

有很多种分娩方式可供选择，重要的是要对所有方式有所了解，权衡利弊。理论上讲，你完全可以按照自己所希望的方式分娩，但是你和伴侣必须对自己的选择十分确定，并且掌握充分的信息。

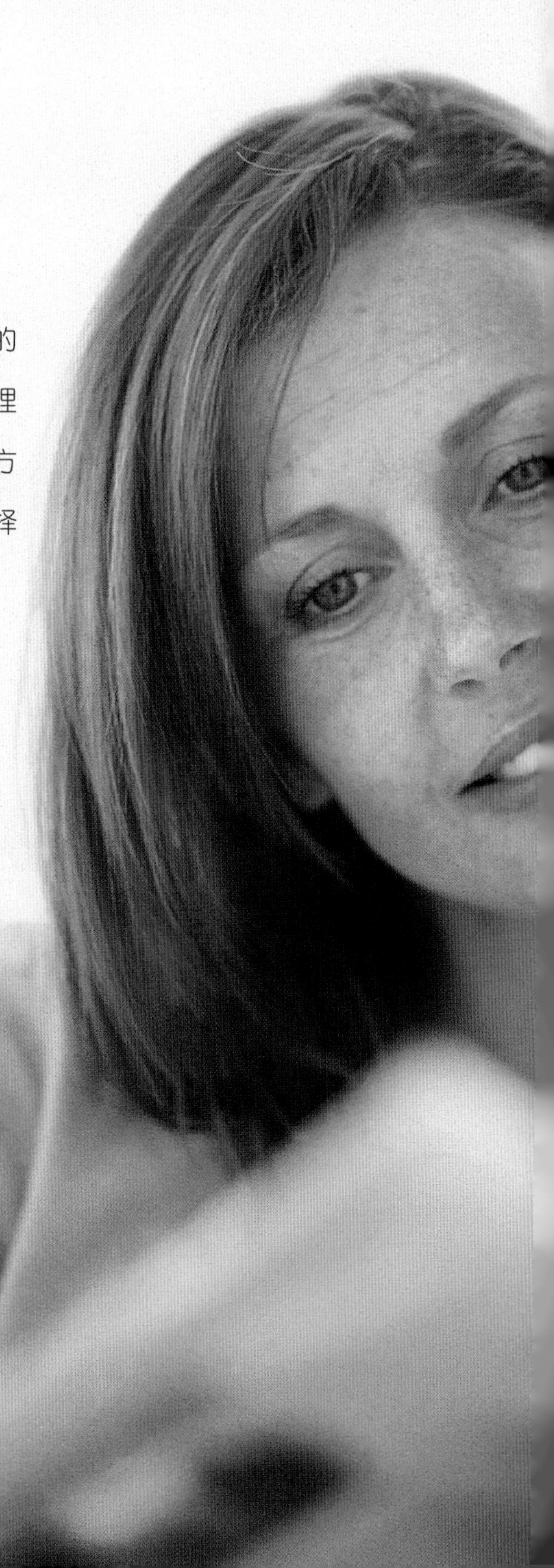

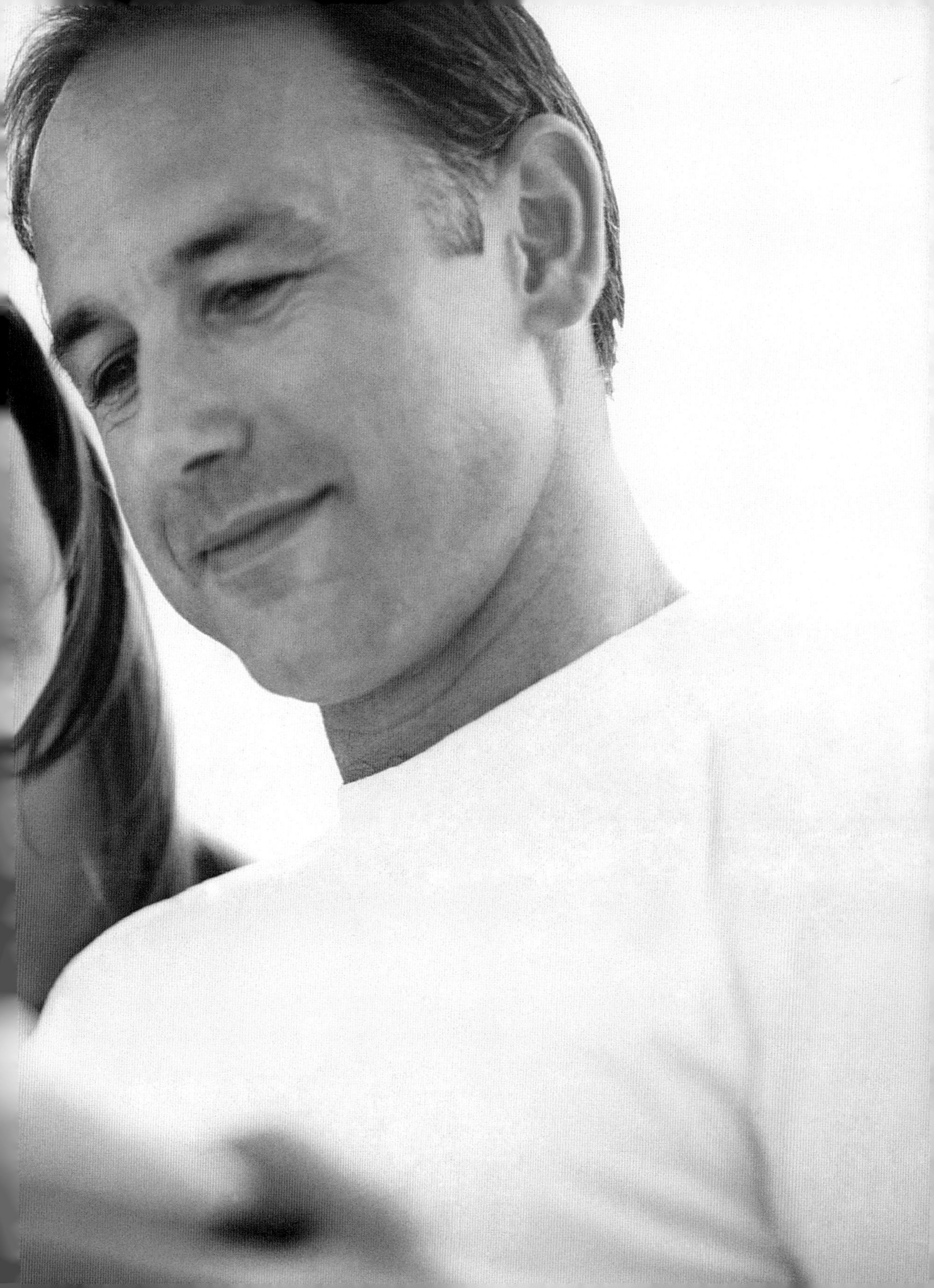

主动分娩

无论是选择在医院还是在家中分娩，我们都鼓励你采取主动分娩方式，你的伴侣或助产士等都能全程参与。

主动分娩的产妇不是被动地躺在床上，而是在伴侣的帮扶下不停地走动，并且自主选择最舒服的姿势分娩。

分娩培训课有主动分娩的辅导内容。产妇不停地走动并采取恰当姿势，以促动宫缩，将胎儿娩出，这无疑提高了分娩效率。蹲姿、跪姿、坐姿或站立都有助于减少分娩疼痛和难度，缩短产程，使产妇疼痛时间缩短，随意走动的产妇较少需要会阴切开术、产钳，较少需要剖宫产。

分娩方式的选择

现代女性希望把握自身健康，其中也包括自主选择分娩方式。医疗界对于女性日益更新的愿望和需求给予热切的响应。分娩方式的选项前所未有地丰富，女性的意愿从未像如今这样受到重视。我们大多希望自然分娩，这在家中和医院都能实现。

自然分娩

多数女性都希望以自然的方式分娩：身处熟悉的环境中分娩，产妇不会紧张或害怕；她们更喜欢在宁静、友好的氛围里，采取最舒服的姿势分娩，不必因过度的压力而使用镇痛剂；不必要的医疗干预措施是她们最想规避的。女性的身体构造非常适合分娩，产道柔软的肌肉组织能够舒张，可以轻柔地把胎儿娩出。呼吸技巧和放松可以降低分娩难度。如今，有多种途径可以学习掌握这些技巧。

自然分娩涉及部分心理训练，以帮助产妇降低疼痛预期和敏感度。掌握特殊的呼吸技巧通常是这类自然分娩的核心。虽然不同类型的呼吸技巧略有差别，但共同点是要使产妇高度专注于呼吸模式，同时放松身体。专科医院或家里是进行自然分娩的最佳场所，目前多数综合医院也允许产妇以她们感觉最舒服的姿势分娩。

助产分娩

正常妊娠和无并发症的分娩几乎全部由助产士团队来监护，但即使在医院分娩，目前也都趋向于减少医疗干预。助产分娩的产程由医护人员主动把控，目的是确保母婴安全。有些产妇患有妊娠并发症，或可能出现分娩并发症，比如双胞胎分娩时的生产过程须由医护人员严格监控。在医院中，各种现代化的产科处置措施一应俱全，即使产妇有并发症，也有针对性的方案。硬膜外麻醉可随时调整到位，胎儿监护也是必要程序。医院会较多实施医疗干预，包括引产、剖宫产、产钳或胎头吸引器的使用。尽管这些干预手段对于某些病例是必要的，并能保证存活率，但是把它们作为常规性的操作规程是不合理的（参见第 107 页“待商榷的问题”）。不过，在多数产妇的心目中，医院的环境更适合生宝宝，在医院里才有安全感。目前，许多医院都提供分娩改良方案，比如设置了用于水中分娩的分娩池。

在家分娩

在不少欧洲国家，妊娠状态良好的孕妇会选择在家分娩。英国的一些医生鼓励孕妇在家生宝宝，即便这是她们第一次怀孕生产，而美国则不然。在家分娩仍然充满变数，所以在家分娩必须有十足的把握。若分娩进展不顺利，应随时转往医院。

有的医生认为在家分娩不如在医院里安全。不过，但凡分娩都有风险。数据显示，在某些特定情形中，医院分娩的安全性低于规划周密的家庭分娩。诚然，不期而至的医院外分娩是极度危险的，例如意外怀孕的少女竭力隐瞒怀孕，不到医院分娩，或者未能及时赶到医院的孕妇，就会把孩子生在路上。

分娩池

越来越多的产妇喜欢水中分娩方式，至少部分产程可在分娩池里进行。

分娩池的主要用途是缓解疼痛，而非单纯服务于分娩。如果胎儿在水下被娩出却未立即将其抱出水面，有可能发生危险。

多数医院都提供分娩池，你也可租用一个便携式分娩池。水中分娩必须在合格的分娩助理的指导下进行。

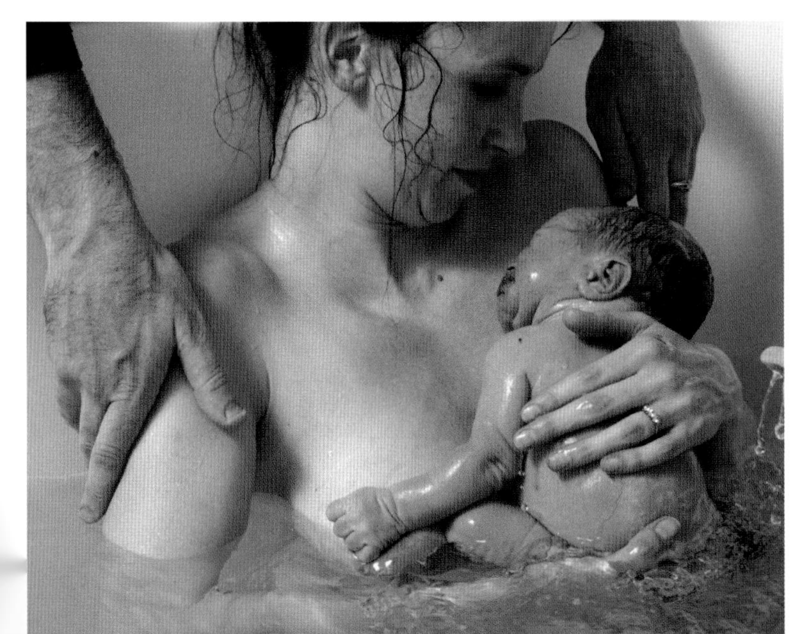

◀ **分娩助理**　每位产妇都应配备一名医护人员之外的分娩助理来协助并鼓励自己。有研究显示，受信赖的助手给予的体力和精神上的支持能够减少产妇对镇痛药的需求。这名助理可以是你的伴侣、亲属或朋友。

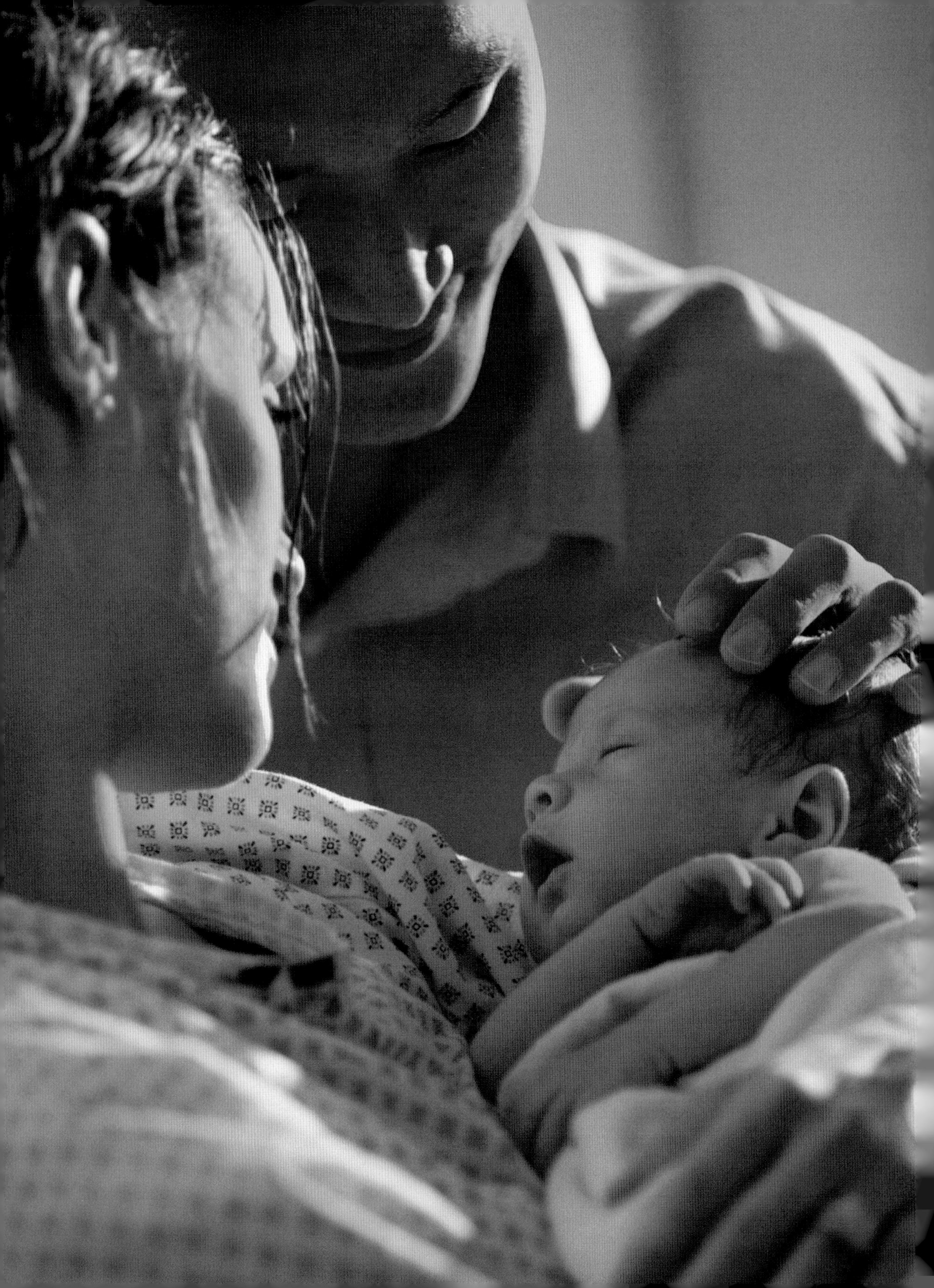

待商榷的问题

本书其他章节将更为详细地讲解我们即将谈到的问题，尽管如此，我们不妨现在就开始思考一下。如果你对某些医疗手段心存疑惑并了解一些论据，那么，你就会更有底气地提出质询。总的来说，医护人员都乐于顺从你的意愿，但偶尔他们会告知你，如若你坚持己见，你和胎儿都会陷入危险。比如，当出现胎儿宫内窘迫征兆时，你却一味地坚持自然分娩，这便会使你和胎儿面临风险。所以，最好有一套备用方案，必要时替代原先的方案。

以上情况并不常见，所以当医生决定实施你不认可的干预手段时，不要轻易妥协，除非医生给出了令你满意的解答。有时医生和助产士想尽快把孩子接生出来，就会采取干预措施，例如，他们会进行会阴切开术，在你的会阴皮肤和肌肉尚未充分拉伸扩张的情况下，促使你娩出胎儿的头部。如给予足够的时间，大多数产妇不需要会阴切开术，这一点已被米歇尔·奥当博士所证明（参见第 111 页）。

禁食 产妇在分娩过程中禁食的做法毫无医学或科学依据。有时，产妇会突然需要补充能量和糖分；有时，她们除了喝水，什么也吃不进去。分娩是一个辛苦的过程，会消耗大量体能。其间，产妇会流汗，因此需要补充更多水分。但是，当产妇亟须接受剖宫产手术时，则宜空腹实施麻醉，这样更为安全。

换房间 在英国多数医院，产妇分娩生产的全过程都在同一个房间进行，无须换病房。不过，若要进行紧急剖宫产手术，就得移到手术室。你会被安置在温馨、祥和的环境里，房间有良好的照明、充足的氧气，还配备清理胎儿气道的吸引器等。

引产 引产并不是新鲜技术，但直到 20 世纪下半叶才演变为易于操作的医疗手段。只有出现先兆子痫、妊娠高血压综合征或妊娠过期等危及母婴性命的状况时，才可实施引产术。

在家分娩

安排周详的在家分娩是最为安全的分娩方式之一。

英国的一份综合报告指出，尽管94%的产妇都在医院分娩，但这并不能证明在医院分娩比在家分娩更安全，有时，医院分娩的安全度还不及家庭分娩。

澳大利亚对3400个在家分娩的案例进行了调研，结果显示，相较于医院分娩，在家分娩的围产期死亡率更低、剖宫产更少，产程中较少使用产钳，较少因会阴切开或撕裂而进行缝合。参与调研的产妇并非“低危”人群。她们中包括15例多胎分娩、臀位分娩、之前做过剖宫产手术者和有过死产经历者。而且，她们的年龄高于全国平均值。这3400个案例中，只有不到10%的产妇不得不转往医院。

会阴切开术

会阴切开术是指在会阴上切一个小口，以便胎儿头部被顺利娩出，但这个手术并非总是必要的。

如果已经做了硬膜外麻醉，施行会阴切开术时，就无须再施麻醉。如果没做硬膜外麻醉，可进行局部麻醉，使神经麻痹，这被称为阴部神经阻滞。

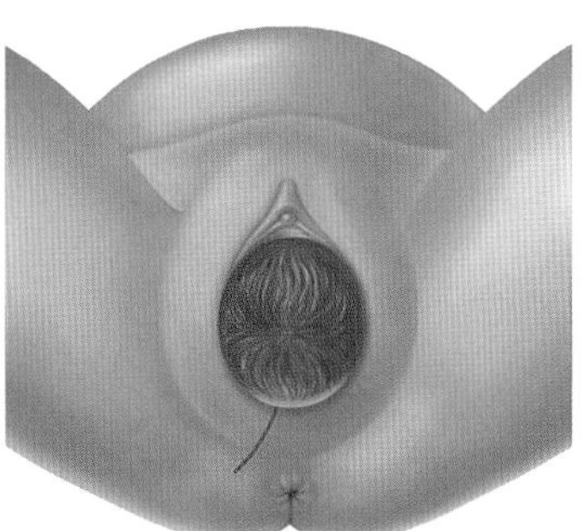

▲ **会阴侧切** 会阴切开术的一种。从阴道和会阴做向下斜开口。

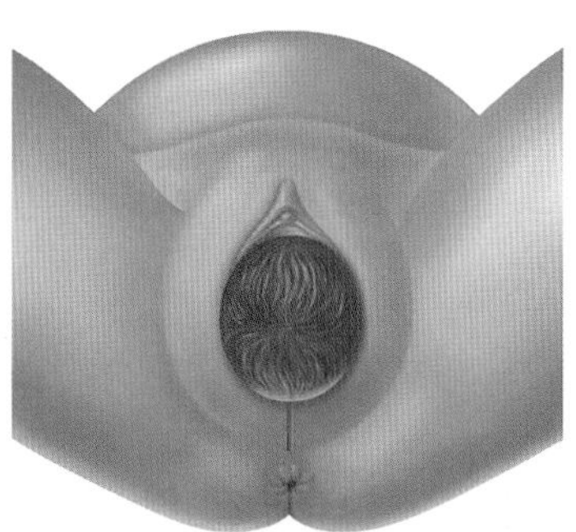

▲ **会阴中切** 在阴道和肛门之间，沿中线直接切开会阴。

人工破膜术 人为刺穿包裹住胎儿的羊膜，该医学手段也叫作人工破膜术（ARM）。人工破膜术并非常规操作。孕早期，胎儿心率出现异常时，才可进行这种检查。人工破膜术主要有三方面的作用：置入胎儿电子监护仪的电极；查看羊水是否粪染（羊水中有胎便表明胎儿宫内窘迫）；羊膜破裂后，羊水流失，胎儿的头部便用力压向宫颈，促其扩张，有助于第一产程的完成。

胎心监测 胎心心率传感器绑在产妇的腹部，对胎儿的状态进行跟踪监测。针对低危产妇，只进行间歇性的胎儿监测，但有的医院在产妇入院后即进行连续 20 分钟的胎心监测，以防范任何隐患。高危产妇通常要进行持续的胎儿监护，这并不意味着产妇要一动不动。尽管活动受限，但她们仍可以坐在床上，也可以站着。分娩过程中，子宫上有这样“一扇窗”的意义显而易见，但是仪器会出故障，而且需要训练有素的人员来操作。就算是仪器运转良好，也存在误解读的可能，这会导致不必要的医疗干预。此外，利用仪器监护胎儿时，医护人员的注意力往往专注于仪器，这可能令正在分娩的产妇比较郁闷。

产钳 这些舌状的工具（样子很像大糖钳）被用来轻轻地把胎儿的头部从产道中牵引出来。产钳曾挽救过众多胎儿和产妇的生命。在胎儿被卡在盆腔里的病例中，产钳的使用减少了剖宫产。有了产钳，有可能避免会阴切开术。胎头吸引术（参见第 304—305 页）被越来越多地应用，逐渐替代了产钳，但仍无法完全避免会阴切开术。胎头吸引术是指，将吸引器的外口置于已露出的胎儿头部，吸住胎头，配合宫缩娩出胎儿的头部。

会阴切开术 这是一种在分娩过程中为扩大阴道开口所施行的外科切开术，在西方是最为常见的助产手术，其目的是避免会阴撕裂。撕裂的会阴边缘参差不齐，难以缝合，愈合缓慢。当胎儿的头部露出后，产妇应停止用力，借助宫缩逐渐地将胎头娩出，而不是猛地用力，突然娩出胎头。如果胎头娩出过猛，会阴就有可能撕裂。为避免撕裂，就要施行会阴切开术。

如果在会阴拉伸和扩张充分之前，过早地施行会阴切开术，会损伤会阴部的肌肉、皮肤和血管，导致大量出血。手术剪切开会阴时会挫伤肌肉组织，造成会阴部瘀伤、肿胀，伤口愈合缓慢，会阴缝合过紧等。如果会阴部缝合过紧，产妇在产后会很不舒服，会阴部可能留疤，致使产后数月都无法行房。你若想避免会阴切开术，最好在分娩计划中申明：不到万不得已，不接受会阴切开术。若在分娩过程中不得不施行会阴切开术，你有权要求进行局部麻醉。

臀位分娩 研究显示，胎儿臀位时，正常的阴道分娩相较于剖宫产有更大的风险。大多数臀位宝宝都是通过剖宫产来到世间的。剖宫产手术时，通常进行硬膜外麻醉。有臀位胎儿接生经验的助产士为数不多，所以臀位分娩通常需要医生来把控。

产程时间 不同医院对于分娩时间的界定各有差异。例如，第二产程的“准确”时间是2小时还是30分钟，或介于两者之间，这全凭产科医生或助产士的经验来判断。实际情况是，产程的长短因人而异，因分娩而异。产妇正常的分娩节律与医院实操规定不契合，才会出现问题。多数情况下，当第一产程被认为时间过长时，医生或助产士就会刺破胎膜（如果胎膜未破），或给产妇静脉滴注催产素，以提高宫缩节奏和强度。如果第二产程持续过久，助产士会建议施行会阴切开术或使用产钳来助产。但是不少助产士表示，分娩的进展是否正常一看便知。分娩过程需要足够的时间，进行得缓慢不一定是出现了异常情况。

陪伴 宝宝一出生便会被放在妈妈身边，除非宝宝需要特别护理，或产妇自己要求与新生儿暂时分开。由于多数医院的设施有限，伴侣不能在医院陪伴，这对于他来说也不是件容易接受的事。刚刚经历了宝宝出生，他满怀喜悦，情绪激动，迫不及待地要与你分享呢。最好预先打听清楚，伴侣在你产后能在医院陪伴你多久。许多女性都说，生完宝宝后，兴奋得难以入眠，很希望有个人在身边说说话。

什么情况下需要施行会阴切开术?

出现下列情况，应施行会阴切开术，以确保胎儿顺利娩出：

- 急产分娩，会阴来不及伸展。
- 胎儿头部过大，无法经阴道口娩出。
- 产妇控制不住用力的力度和节奏，须停止用力时却停不下来，也做不到渐进平稳地用力。
- 出现胎儿宫内窘迫时。
- 使用产钳助产，可能需要施行会阴切开术。
- 胎儿臀位，并伴有分娩并发症。

布雷德利分娩法

这是由罗伯特·布雷德利博士创立的备产技巧，也叫作丈夫指导式分娩。产妇的伴侣参与分娩过程是该方法的主要特色。

布雷德利分娩法训练产妇接受分娩疼痛，并在丈夫、朋友或培训师的指导下，顺应产程的进展。指导者与孕妇一起参加产前培训班，帮助她做相关练习、掌握正确的呼吸法，并在分娩过程中安抚、鼓励她，指导她一步步完成相应的动作，直到分娩结束。

该方法把产妇的注意力从自身的疼痛引向别处，以此帮助她应对分娩的痛苦。不过，一旦注意力回到疼痛本身，产妇会撑不住，这是该方法不安全的一面。

此外，分娩的过程具有不确定性，很可能与之前的练习大相径庭。产妇经常以她们从未预想过的方式生产。有些陪产伴侣过度热衷于指导，而忽视了产妇本人的需求。

各派分娩学说

在现代，某些学说和理念不仅改变了女性对待产前和产后护理的态度，而且引发了有关分娩氛围和产程的改革。这些理论大多致力于帮助女性遵循身体的引领，在充满爱和亲密关系的环境中分娩。

格雷特利·迪克里德医生

迪克里德是首位意识到恐惧感是造成分娩疼痛的主因的产科医生。他不仅将自然分娩的理念引入医学界，也将其介绍给了女性。他倡导恰当的分娩教育和审慎训练的必要性，同时认为给予女性情感上的支持很重要，这些都有助于消解女性对于分娩的恐惧感和由此产生的紧张情绪。他的理论被所有产科所采纳，所有分娩方法无不基于他的学说，包括呼吸节律、呼吸控制以及身体的完全放松等。迪克里德医生送给准妈妈们的格言是“有备无患”——不仅要掌握充分的信息，而且要寻求帮助和鼓励。

弗雷德里克·勒博耶

勒博耶深受精神分析学家赖希、兰克和加诺夫的影响，他们都认为人生的诸多问题和困境源自分娩创伤。勒博耶更多地关注胎儿在分娩过程中的经历及其对日后人生的影响，而非产妇的感受。勒博耶试图使人们理解新生儿所能看见、听见和感知的一切。

在他所著的《非蛮力分娩》一书中，他建议产房应该灯光柔和、尽量减少噪声和人员移动，以避免胎儿出生时的痛苦。勒博耶还认为，出生后立即给予肌肤接触对于安抚新生儿十分重要，婴儿一降生应马上将其放到妈妈的肚子上。他还强调，要把新生儿泡在温水里，因为这是最接近舒适的子宫环境的状态。

勒博耶的理论不完全符合胎儿出生时的生理机制。新生儿需要感知到空气拂面，这能刺激新生儿的肺部进行第一次呼吸。将宝宝置于温水中，不足以刺激他继续呼吸。在不少专业人士看来，没有证据能够证明勒博耶的理论是行之有效的。但是，每个宝宝都应有尊严地降临人世。即使你不完全认同勒博耶的理念，了解一下他倡导的轻柔分娩法仍是有益的体验。

米歇尔·奥当博士

作为普通外科医生的奥当博士第一次目睹产妇对抗引力，使劲地把胎儿向外娩出，她们的双脚被绑在脚蹬板上，这使他大为震惊。他意识到这种分娩方式需要更有力的宫缩，也意味着产妇要遭受更大的痛苦，产程更为缓慢而且令人精疲力竭。这种分娩姿势阻遏了胎儿的娩出，增加了并发症的发生率。

此次令他震惊不已的经历，促使奥当博士在法国的皮蒂维耶，博采传统助产术之长，独创了一套新式分娩法。奥当深信，假以时日，分娩中的产妇能够回归原始的生物状态，身体机能在新的动物意识水平上发挥作用，脱离束缚，遵循本能。人体释放出的天然镇痛物质内啡肽也在分娩中发挥作用。

皮蒂维耶的会阴切开术和产钳术的利用率以及剖宫产概率是全法国最低的，在那里，所有医疗干预手段的利用率都被降至最低。在皮蒂维耶，分娩的产妇不可能都属于低危人群，有不少人面临分娩并发症的风险（比如胎儿臀位），但是她们在皮蒂维耶都以自然分娩的方式，成功诞下了宝宝。

希拉·基青格

作为在西方德高望重、举足轻重的生育专家，基青格认为分娩生子是非常个人化的经历，分娩的母亲应当是主动的生产者，而不是被动的病人。她把医院里的现代化管理式分娩比作在禁锢中生子，认为这在本质上无异于动物园中圈养的动物，无论受到多么善意的对待，其行为都是约束人性。

基青格还认为，妇产服务的目的是允许准父母们拥有切实的选择权——是采取管理式分娩、自然分娩，还是介于两者之间的方式，应由他们自行选择，他们的意愿应得到尊重。其次，分娩并非生病，产妇和她的伴侣不该被当作病患来对待，他们是会思考、有理解力的成年人，对于他们的宝宝将以何种方式降生有着最终的决定权。

拉玛泽分娩法

这是心理干预式的分娩方法，首创于俄罗斯，后来由费迪南德·拉玛泽博士引入法国。

在俄罗斯和法国，接受过拉玛泽分娩法培训的孕产妇占比分别高达90%和70%。该分娩法在美国也十分流行，英国则将其视为国民生育信托的基本理念。

拉玛泽认为，无论产妇多么放松，仍会感受到不同程度的分娩疼痛，所以她们必须要应对这种疼痛。

受伊万·巴甫洛夫对狗进行的条件反射实验的启发，拉玛泽发现了“条件学习”在帮助产妇有效应对分娩疼痛方面的价值。

拉玛泽的分娩法基于以下三个原理：

- 当你对正在发生的情况知道并理解得越多时，分娩恐惧感就越容易得以缓解或消除。
- 学习如何放松身心，逐渐意识到身体的存在，掌握应对疼痛的方法。
- 每次宫缩时，有意识地通过有节奏的呼吸，转移注意力。

在家分娩的经历

当你在家分娩时，你几乎感觉不到前驱阵痛向产程的过渡。

■ 你将在熟悉的环境中分娩，无须迁往他处。

■ 一旦进入产程，助产士会一直在岗。不过，如果下班了，即使你仍在分娩中，他们也照样换班。

■ 助产士会鼓励你慢慢来。

■ 助产士通常会任由你的胎膜自行破裂。

■ 助产士会教你方法镇痛，不用服药（参见第280页）。但是你如果的确想用镇痛药，助产士会给你气雾剂型的镇痛药，或者给你注射医生提前给你开的杜冷丁。

■ 助产士会尽可能地避免会阴切开术。

■ 分娩过程中，家人、伴侣可以陪伴在你身边。

■ 产后，你可以随心所欲地为婴儿庆生。

在家分娩①

在家分娩和在医院分娩的主要区别在于：在家分娩你是主导，其他人都是你的助手。不过，在家分娩的最大弊端是，一旦出现严重变故，医疗救援不能马上到位。所幸，在家中令人放松的环境中分娩，发生这种情况的可能性很小。

家庭分娩的步骤

在分娩的最初阶段，你可能仍然保持活跃状态。利用这段时间，查看分娩房是否安排妥当了，把床单、报纸归置好，备齐你、助产士和宝宝要用到的所有物品。产程开始后，你或伴侣打电话请助产士和其他人员过来。

助产士将全程陪护你。他使用手持听诊器或胎儿监护仪，每 5 分钟监测一次胎儿的状况。他和你的伴侣会帮助你采用最舒服的分娩姿势。如果你需要，他会为你提供镇痛剂。

你可能觉得蹲坐的姿势有助于娩出胎儿。你的伴侣会“接住”宝宝，然后把宝宝放到你的胸口，这样，宝宝一出生就能吮吸母乳。脐带一停止搏动，就把它结扎、剪断。助产士会检查胎儿的全身，然后帮助你娩出胎盘，再对胎儿进行一次更为彻底的检查，并用婴儿体重秤称宝宝的体重。随后，你会被清洗干净，若有伤口，助产士会缝合好。与此同时，你的伴侣怀抱着新生儿，照料宝宝。一切就绪，你们就可以为迎接你们的家庭新成员而庆贺了。

在家分娩的好处

在家分娩的好处显而易见：在家居环境中，你有安全感，隐私也能最大限度地得到保护。你的伴侣会发挥重要作用，你们的其他孩子也都在家。分娩过程中，你说了算，一些常规但不必要的医疗干预手段得以避免。极有可能是同一位助产士全程陪护你，所以，即使产后你暂时和新生儿或伴侣分离，也不会有不安感。在家分娩，亲子联结自然而然地建立，哺乳也不费周折。

① 本节请国内读者酌情参考。——编者注

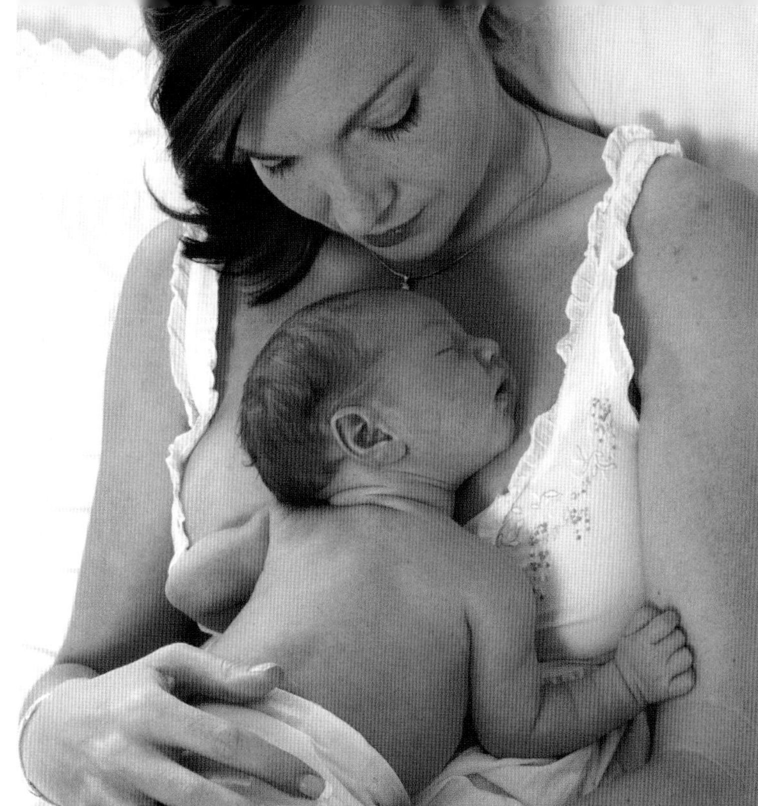

▲ **在家分娩** 宝宝出生是一个私享的过程。这里安静、舒适、温馨，没有医院环境中的嘈杂和忙碌，你可以平静、温柔地迎接宝宝的到来。如果家里还有其他孩子，他们也能一同见证宝宝出生的时刻，这或许正是你们都希望经历的。

在家分娩的弊端

虽然多数在家分娩都能顺利进行，但有时仍会发生异常状况。胎儿可能被“卡”住，或者出生时呼吸困难（新生儿呼吸障碍常与产妇使用镇痛药物有关，但这种情况在家庭分娩中较少出现）。另外，胎盘剥离不全或滞留宫腔，也会造成产妇大出血。

出现异常情况并不意味着一定要立即把产妇和新生儿送往医院。例如，清理新生儿的气道、输氧、按摩等措施，可缓解多数新生儿的呼吸困难。助产士都会备好氧气，以防万一。但是，如果胎盘未娩出，你开始大量出血，就必须把你们母子（母女）迅速送往医院，助产士也一同前去。有些新生儿过于虚弱或身有残疾，他们要被送往医院，在加护病房接受特别护理。必要时，你要陪伴新生儿前往最近的医院就诊。

还有一点需要注意：分娩的过程可能会让家里乱糟糟、闹哄哄，你需要事先进行妥善安排——布置一间产房，所有必需设备和物品要一应俱全（参见第262—263页）。

宝宝的出生体验

家中轻松的氛围对于胎儿的出生颇为有利。宝宝降生在家中，如同在医院出生一样，都会得到助产士的密切呵护。

- 助产士使用胎儿听诊器或手持式胎儿监护仪，定时监测胎心率，无须把仪器连接到你身上。
- 胎儿被娩出时，训练有素的助产士或你的分娩陪护会把他接住，托在手上。
- 新生宝宝一开始呼吸，就会被抱到你的怀中，他会自动地吮吸母乳。
- 脐带停止搏动后，助产士将其结扎并剪断。
- 你怀抱新生儿，迎接他的到来，这种肌肤相亲有助于宝宝顺利地开始呼吸。
- 助产士给新生宝宝称体重，做全身检查，不必急于给宝宝洗澡。

医院分娩经历

由于医院和医护团队的不同，医院分娩的规程也有所差异，但总体都包括以下步骤，如有特殊需求，应向医生说明。

■ 临产时，你要前往医院。
■ 办理住院手续。
■ 羊膜破裂后，需进行胎儿监护。
■ 如果产程缓慢或中断，你将被注射催产素，刺激宫缩。
■ 医院可提供多种类型的镇痛药物。
■ 整个产程中，伴侣或分娩助理可陪伴在你身边。
■ 由于医院的轮班制，会有不同的医生和助产士轮流照看你，特别是在夜间。
■ 医生施行会阴切开术，以便胎儿头部顺利娩出，同时也避免你的会阴部或阴道肌肉组织拉伤或撕裂。
■ 医生可能给你注射麦角新碱（参见第289页），预防胎盘娩出后子宫大出血。
■ 医护人员会把新生儿交给你，并鼓励你开始哺乳。

在医院分娩

尽管选择在家分娩的女性人数在增加，但绝大多数女性仍会去医院生宝宝，这要么是她们的医疗顾问的建议，要么就是她们自己的选择。如今，医院也越来越重视产妇的个人意愿，所以没有理由拒绝在医院中分娩。

医院分娩程序

医生会请你把所有贵重物品留在家中。到医院时，若仍有贵重物品携带在身，比如项链，医护人员会要求你摘下来。如果你对此深感不安，不妨把个人物品装在包里自行保管。如果平常戴隐形眼镜，则要预先了解医院规定，弄清楚是否需要改戴普通眼镜。

住院后 入院后，助产士会向你了解产程进展情况，比如，宫缩频率、羊膜是否破了。还会检查你的腹部，核实你提供的信息，并探知胎位，测胎心（医生不会为你做这些检查，除非助产士有拿不准的地方）。助产士还会给你量血压、测体温，进行内诊，查看宫颈扩张到什么程度。你还要佩戴 20 分钟胎心监护仪，之后就可以自由走动了。

分娩生产 如果你想尽量坚持不用镇痛药，助产士会乐于帮助你尝试其他方法减痛（参见第 280 页）。但是你若需要的话，医院会给你提供镇痛药物，你可以减少使用的剂量。

一旦胎儿开始降入产道，医护人员会帮你采取半卧的姿势。当胎儿的头顶露出时，为防止肌肉撕裂，你可能需要会阴切开术（参见第 108 页）。若用到产钳助产，那么会阴切开术就难以避免。新生儿会被放到你的肚子上，你们互相打量一眼，随即助产士会在你的臀部注射一针麦角新碱，以增强宫缩力度，防止胎盘娩出后子宫大出血。医生会按照阿普伽量表，评估你的新生宝宝并打分。其间，护理人员会为你清理，如有伤口，助产士会为你缝合。

医院分娩的好处

对于某些准妈妈来说，在医院分娩才最能保证生产顺利，结局圆满。有以下情况时，在医院生产是最稳妥的选择：如果你患有心脏病或糖尿病等疾病；怀了双胞胎；胎儿臀位；你是初产妇，孕前病史有可能引发分娩并发症。

一旦分娩过程中出现异常情况，能及时得到紧急救治；医院里有种类繁多的镇痛药物供产妇使用。未发育成熟的新生宝贝还可在婴儿特别护理中心接受治疗（如果有此必要的话），这样你会很放心。

医院分娩的弊端

医院的气氛易使人感到压抑。医护人员必须遵守医院的规章制度，你得适应并服从他们，但这并不意味着你要完全违背自己的意愿，照单全收。预先了解医院的有关程序和规定，入院分娩时就会心中有数了。

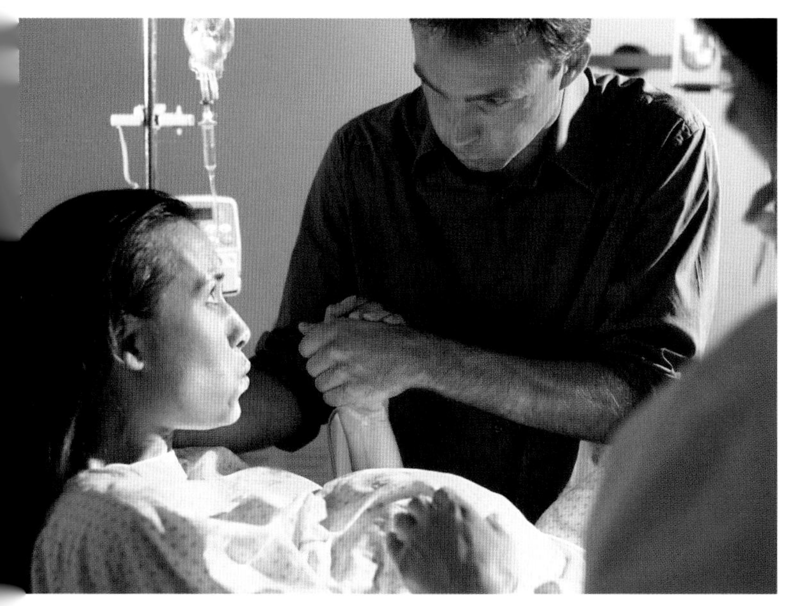

◀**加油鼓劲**　你的伴侣可以陪伴你经历整个分娩过程，为你加油鼓劲，帮你调整呼吸节奏。

宝宝的出生体验

宝宝出生时，四周满是医护人员。无论出现什么问题，他们都能凭借专业技能及时处理。

■ 分娩过程中，监测胎儿胎心率，将一个电极固定在胎儿的头部。

■ 产妇硬膜外麻醉也作用于胎儿，宝宝出生时可能昏昏欲睡，或者对喂食反应迟钝。

■ 出生后，宝宝被立即抱给你，你有几分钟时间与他相识和亲昵。

■ 宝宝一出生，脐带就被结扎并剪断。

■ 医护人员照常规流程，把新生宝宝口鼻中的黏液抽吸干净。

■ 医生或助产士给宝宝称体重，对宝宝进行阿普伽新生儿评分。

■ 医护人员把宝宝再次抱给你，这时他可能已被清洗干净，裹在毯子里。你可以开始建立亲子联结，给他哺乳了。

■ 稍后，医生对宝宝进行一次更为彻底的检查，查看是否有缺陷。

需要考虑的因素

选择去哪家医院分娩时，需要考虑并了解诸多因素。不妨先思考以下问题：

■ 我希望以什么方式分娩？

■ 在我居住的区域，有哪些产科机构和设施？

■ 我准备好并且能够前往医院接受产前检查了吗？我的医生能否提供产前检查？

■ 我所在区域的医院声誉如何？我搜集到的评价是否足够全面？

■ 各家医院的医护人员怎样？他们的分娩理念如何？你可能发觉有些医院的医护人员的临床操作与其医院倡导的分娩理念不相符。

■ 婴儿特护病房是否有必要？能及时获得吗？

■ 我打算在医院住多久？医院具备哪种类型的母婴同室设施？

■ 我打算母乳喂养吗？何时、如何进行？

■ 我希望宝宝夜间和我在一起吗？

■ 探视时间？

■ 我的伴侣（和孩子们）可以在医院陪伴我吗？

■ 产后第一夜，我的伴侣可以在医院陪我吗？

现有的产科机构和服务①

你可以向你的医生、产前诊所、护工和朋友们打听，你所在地区有哪些产科机构，质量如何。不过，想要了解医院或产科中心能够提供怎样的服务，他们的服务是否适合你，唯一可靠的办法是亲自前往，现场查看，并请有关人员为你答疑解惑。当然，你所在地区很可能只有一家医院或诊所。但凡有选择，一定要得到满意的结果，这样你才会对所选的分娩医院心悦诚服，信心满满。

不同类型的产科服务

近年来，医院面临巨大的产科改革压力。如今，以助产术为主导的、针对低危产妇的产科诊所越来越多，而大型的产科中心却为数较少。这类助产术导向的诊所或附属于较大的产科机构，或自成一体。它们不实施硬膜外麻醉或其他形式的干预手段（产程缓慢时滴注催产素或施行胎头吸引术、剖宫产等），如果发生异常情况，产妇将被转往附近的医院就诊。

参观医院

如有可能，和你的伴侣参观几家医院，再做最后的决定。产科中心大多会组织参观，作为产前培训课程的一部分；医院为欢迎已预订产房的产妇，也会组织参观。查一查参观日期，询问医院如果还没预订入院，能否前往参观。

了解你的分娩医院

医院听起来有点令人生畏，但是如果你对它有所了解，就不那么怕它了。要去参观所选的医院，最好多去几次。四处走走看看，熟悉里面的环境，待那个重要日子来临时，你就不会太紧张。和你的伴侣一起熟悉医院的环境和人员，这样，前去生宝宝时，你们两人都会胸有成竹。不过，有一点得提醒你们，医院里的安保十分严密，产后病房和产科区域都处于密切监控之下，所以未经预约不能擅自进入。不请自到很不礼貌。

最好和你的伴侣熟悉一下医院外围的环境，弄清楚夜间进去是通过哪扇大门。如果你夜间临产，你们还得摸黑找入口，这应该是你们

① 本节请国内读者酌情参考。——编者注

最不希望发生的事吧。

转院

即使你的确有难处，并发现医院的实际情况不如你的预期，也不要对整个医疗体系感到气馁。医院就是为你服务的，医疗保健由消费者说了算，你当然有权对某些做法说不。如果对这家医院的服务有任何不满，你完全可以转往别的医院。

你不妨尝试着与医院的负责人或你的产科医生沟通，向他们解释你的感受和你认为的不当之处。如果产科医生能以同理心倾听你的诉求，你可能会因此而改变主意，不过，在你分娩的过程中，这位医生十有八九不会在场。如果你坚持转院，这儿的产科医生会给你推荐一位那家医院的医生。

产房

多数医院都有产房设施。这些产房少了些医院的冷静，多了些家庭的温馨，里面有舒适的座椅、柔和幽暗的灯光、舒缓的音乐、很多靠垫，还有饮料和零食。

产房的宗旨是帮助产妇放松，摆脱恐惧感和紧张情绪。产前有规律的作息有利于分娩的顺利进行。产妇入住后，就无须迁往别处，除非发生紧急情况。产妇不应该经受突然的移动、情绪的波动和环境的改变。分娩时，你不必躺着，也不会被一堆仪器设备包围着，你可以采取任何感觉舒服的姿势分娩。

这样的产房具有家庭分娩和医院分娩的双重优点，既有舒适的环境和各种设施，又有快捷的专业急救手段。

产科服务

一些较先进的医院和大型产科中心提供家庭式的产科服务。这类以家庭为中心的服务把产妇及其整个家庭都纳为服务对象，在分娩过程中和产后为他们提供服务，从而使人际关系、个人和家庭在分娩生产中的重要性得到应有的尊重，同时也避免了一些较有争议的常规程序。

医院产科服务的某些特色可能对你很有吸引力，比如，勒博耶式分娩：母婴不分开，母婴同室，能够早出院等。不过，不同医院的实际操作也有差异，所以要实地考察，向医院人员了解具体情况。有医院声称提供家庭式服务，但实际的服务水准可能会令你失望。在最终决定之前，要深入了解。

问问医生

选择医院的过程中，尽量多了解有关信息，不妨提出以下问题：

■ 我能穿自己的衣服，用个人物品（戴耳环、戒指、隐形眼镜、眼镜）吗？

■ 我的伴侣或朋友能否一直陪伴我？医院会不会随时要求他们离开？

■ 分娩过程中，我能自由走动吗？能以自选姿势分娩吗？

■ 整个产程中，为我接生的医护人员固定吗？

■ 我的私人助产士可以全程陪产吗？

■ 医院提供分娩椅和分娩凳吗？

■ 医院提供分娩池吗？如果没有，我能使用租来的吗？

■ 关于对胎儿的电子监测和引产，医院有何规定？

■ 医院提供哪种镇痛药物？随时都能用吗？

■ 我能随时吃东西、喝水吗？

■ 关于会阴切开术、剖宫产和人工胎盘剥离术，医院有何规定？

■ 如果我的阴部撕裂，或接受了会阴切开术，是否允许助产士为我缝合？还是我必须等待医生来为我处理伤口？

你的医护人员

专业医护人员对于分娩生产有着不同的看法。向你的医生、产科医师或助产士提出以下问题，了解他们的观点：

■ 您对引产有什么看法？

■ 何时有必要刺破胎膜？

■ 您认为胎儿电子监护对于所有的分娩过程都是重要的辅助手段吗？

■ 如果产程过于缓慢，您会担心吗？

■ 分娩中的产妇随意走动，您怎么看？您对借助分娩池和呼吸技巧减痛有何看法？您通常给产妇使用哪些镇痛药？

■ 如果产房灯光幽暗，您会介意吗？

■ 您多久施行一次会阴切开术？

■ 您认为什么情况下有必要进行剖宫产？

■ 宝宝一出生，我们能否享有一段与他独处的时间？

专业医护人员①

你可以自行选择由谁来陪伴你分娩。多数女性都希望丈夫或朋友陪产，医院也乐于满足你。你可能还想请一位分娩指导员，因为他（她）具备这方面的经验。

你的医生

通常，你首先会去见你的家庭医生。对于家庭医生是如何看待分娩的——尤其是对于在家分娩的看法，你已经有了初步了解。一位妊娠状态良好的产妇在家分娩，有些医生乐于提供专业服务，但有些医生却不情愿，还有的医生模棱两可，认为在家分娩的产妇最好之前有过至少一次在医院顺产的经历。

如果你打算在家庭医生为你转诊的医院分娩，家庭医生一般会给你做产前检查。你也可以去医生的诊所做产检，即使你已在另外一家医院预订了分娩服务。不妨对比各种选项，如果不满意现有的服务，可以征求医生的建议。

产科医生

产科医生是专攻孕产问题的专业医疗人士。当你入住医院后，医院会专门为你分派一位产科医生。你也可以要求转诊给自己选择的医生，不过，你所选的医生没有义务一定要接收你。

尽管从事妇产专业的女性人数不断增加，但多数医院的产科都是男医生居多。如果你强烈地希望由女医生照看你，那么你就要事先了解你预选的医院里有没有女产科医生。如果有，你要在分娩计划中明确申明，要求医院为你指派一位女医生。即便如此，当你分娩时，为你指派的这位女医生也未必正好当班。

负责为你分娩的医生一般不会为你做孕期的产前检查，除非你的情况异常。孕期检查一般由资历稍浅的医生负责，他们与助产士一起工作。

① 本节请国内读者酌情参考。——编者注

助产士

现代的职业助产士是分娩方面的专业人士。在你怀孕期间和分娩过程中，他为你提供护理等服务；他知道何时征询建议和寻求援助。不同于产科医生，他关注的是孕产的正常状态，而前者倾向于发现异常情况。他把你当作一个整体的人来对待，而不只是关注你的子宫及其功能是否出现障碍。不在医院供职的助产士有更为灵活的工作方式。

居家助产士 服务于社区。当你临产时，他们会登门服务，把你带往医院分娩，为你接生。家庭医生和医院里的医护人员几乎不参与其中。如果一切顺利，几个小时后你就能回家了。

独立助产士 独立助产士为你连续提供各种情形下的服务。他们在家或在医院里为你接生，并全程陪护你。他们是私人医生，服务费很高。如果想在分娩时请独立助产士到医院里陪护你，须预先征得医院的许可。

医院助产士 在许多医院里，助产士是护理产妇的主力，但做主管的是产科医生。你做产前检查时，会接触到大部分助产士。如果产程顺利，他们会尽量不借助产科干预手段为你接生。护理你的很可能是位男助产士。

独立助产士

助产士是你最主要的护理人员，你肯定希望对他多些了解。以下问题会对你有所帮助：

- 他接受过什么培训？是否有经验？
- 他是独立执业还是与其他助产士合作？你有机会见见他们吗？
- 他对于如何管理分娩过程有何见解？
- 他的后援体系是什么？他能和医生们紧密合作吗？
- 他具备哪些仪器、药物和婴儿急救设备？
- 他提供怎样的产前检查？有上门访视服务吗？
- 出现什么状况时，他会把你转送到医院吗？

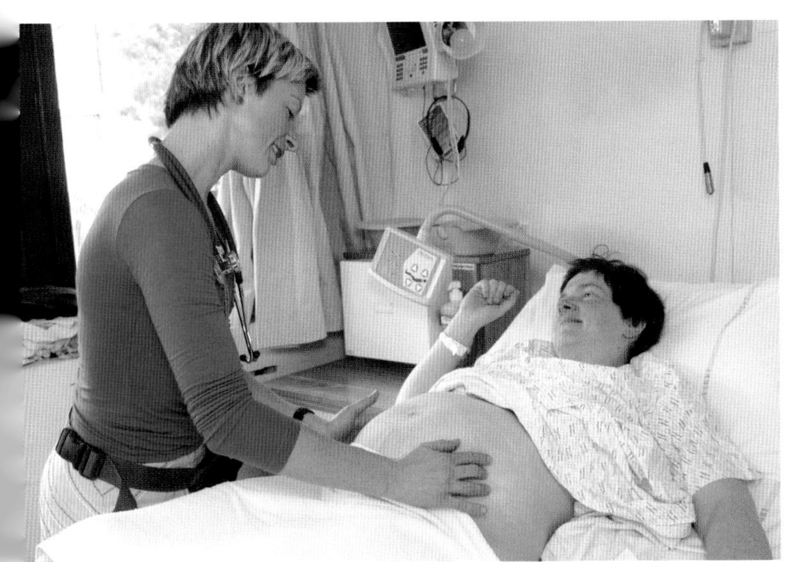

◀**你的分娩陪护** 你的分娩护理人员应该是你认识并信任的专业人士。他给予的帮助和鼓励恰是你和伴侣所需要的。若能营造一种温馨亲切的氛围就再好不过了，这样你会愉快地通过身心的努力，把新生命带到这个世界上来。

备用方案

你的主要分娩计划将详细说明你喜欢的分娩方式，不过，制定一套备用方案也不失为明智之举。

备用方案申明，若发生并发症，你希望如何处理。产程可能出乎意料地缓慢或艰难，婴儿可能需要特殊护理——这些状况虽罕有发生，但有时在所难免。如果预先考虑到这些可能性，你的护理人员就能更加自如地按照你的意愿应对突发状况。

分娩方案

为宝宝的出生制定一套方案，能确保你在分娩方式的选择和产后事宜中成为积极主动的角色。权衡利弊，确知自己喜欢什么，并与你的分娩护理人员和你的伴侣磋商，这样，你不仅能与相关人员建立起互信关系，而且能营造一个愉快而安适的分娩氛围。

讨论细节

思考一下什么对你来说是至关重要的，然后做一番研究，以确知你的理想方案是否切实可行。毕竟，制定一份没有可行性的分娩方案是毫无意义的。

怀孕初期，就要与家庭医生商讨你的分娩计划。如果你打算在医院分娩，请他推荐一家最符合你心意的医院。和你的助产士、产前培训师以及其他相关医护人员沟通，也大有裨益。他们会提供建议，给你介绍其他产妇在当地医院中的分娩经历。尽早制订分娩计划的好处在于，你有时间把一切都考虑周详，还能与人探讨你没把握的问题。待到你的产程开始，宫缩袭来时，你会完全没了讨论的心情。

医院的医护团队会十分赞赏你为分娩所做的准备，并会鼓励你继续参与。以往，医院人员对有些准妈妈做的分娩计划很反感，认为她们干扰了医疗规程。现在不会出现这种情况了。事实上，院方在与你的助产士沟通后，会把你喜欢的分娩方式和服务记录在案。

协调合作

合作是分娩计划中的重要组成部分。与包括你的伴侣在内的所有陪护人员落实好一应事宜，有助于抚平你的焦虑感，使你对即将经历的生产过程更有把握。要确保医护人员都了解你的备用方案，并与他们保持友好互动。在确保母婴平安的前提下，他们会尽可能地执行你的个人意愿。你的分娩方案将与你的医疗报告一并存档。把你的方案打印出来，分发给所有医护和陪护人员，人手一份，这很有必要，因为可能有不了解你愿望的人员参与你的分娩过程。

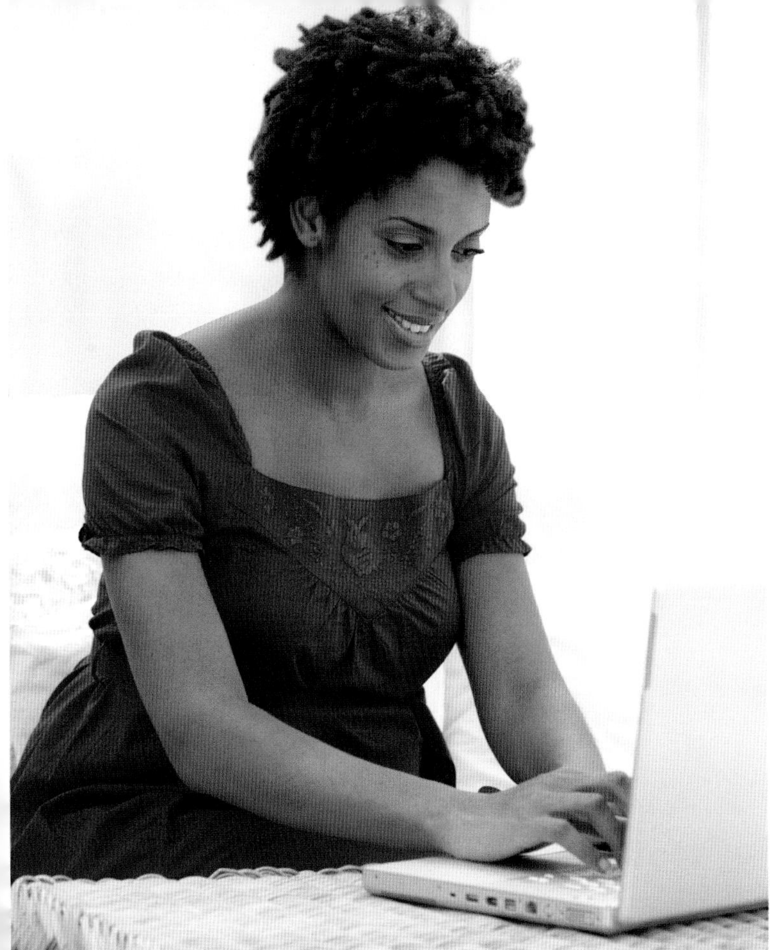

▲**制定分娩方案** 列出所有对你很重要的分娩事项，并与医生或助产士探讨。

需要记录的事项 列出你的陪产人员名单，你需要哪种镇痛剂，适合你的分娩姿势，你对会阴切开术、引产、羊膜穿刺术的看法，你更喜欢哪种产程管理方式，你是否打算母乳喂养。方案确定后，所有可能参与你分娩过程的人员都要拿到一份，他们还需要了解你的备用方案。

特别说明事项 务必在你的分娩计划中说明你的特殊需求，比如你吃素或有其他特别的饮食习惯。

你来选择

以开放的心态对待所有可能性。全管理式分娩和全自然式分娩，不是非此即彼的选择。许多流程是兼容并蓄，相互转换的。

- 医院分娩 / 在家分娩。
- 如有必要，施行引产 / 自然分娩。
- 必要时，施行羊膜穿刺术（人工破膜术）/ 胎膜自行破裂。
- 只进行短时胎儿电子监测 / 持续胎儿电子监测。
- 有极大可能施行剖宫产时，禁食 / 遂心按需吃东西、喝水。
- 镇痛方式：杜冷丁、硬膜外麻醉、气雾镇痛剂、呼吸调节、经皮电刺激神经疗法、注意力转移。
- 硬膜外麻醉时，使用导尿管 / 如有必要，自己排空膀胱。
- 听指令用力 / 自发用力。
- 有意识地屏住呼吸 / 无故意屏息。
- 选择做会阴切开术 / 只有绝对必要时，才施行会阴切开术。
- 产妇不碰触阴部 / 胎儿露出头顶时，产妇将其头部牵引出来。
- 借助麦角新碱，促胎盘娩出 / 胎盘自然娩出。

分娩教师

妊娠早期就选择一位分娩教师是个不错的主意。怀孕7个月或更早时，就可以去上培训课了。

不同分娩培训班的质量和教学方法是有差别的。有的课程密度大，几乎没有提问答疑的时间；有的则留给学员大量时间进行操练。有的培训以讲课为主，有的则强调学员的参与互动。教师是决定培训效果好坏的关键因素。所以，做决定之前，有必要向参加过培训的学员打听打听。

尽量选择一位分娩生产理念与你不谋而合的培训教师。如果你在医院或在家分娩时，根本用不上教师在培训课上教给你的技巧，那可真是令人困惑和沮丧。

了解清楚每个班有几对学员。6对学员是最理想的人数，因为在这个规模的培训班，教师既能充分关注到每个学员，你们又能结交到新朋友。

分娩教师对于孕妇的需求和孕期的各种问题了如指掌，也保持敏感的关注。即使在课下，你的教师有可能也非常乐于和你们交谈。

产前培训

作为一名备产的热心拥护者，我认为人人都能从分娩培训课中获益。这些课程极其有趣。学员之间还可以交朋友，分享各自经历，你不会感到孤单或被冷落。与人分享怀孕的体会，有助于缓解压力和焦虑感。

准父母培训课

这些培训课程旨在帮助准父母们增强信心，对初次做父母的人来说尤为有用。其内容涵盖以下三方面。

首先，课程讲解妊娠的各个阶段、分娩的过程，以及整个孕期中，你经历的生理变化和胎儿的生长发育，这使你更好地理解哪些因素在起作用，为什么发生这些变化。教师还会详细讲解你即将经历的医疗步骤。你有充足的提问时间。

其次，培训身心放松、呼吸和运动的技巧。这些技巧有助于你把控分娩过程，缓解产痛。由于提前充分了解了分娩的过程，分娩时你才能信心十足。生宝宝靠的是身体而不是大脑，所以，你需要完全放松，身心协调一致。你的伴侣要学习按摩减痛的技巧。

另外，教师还会指导你如何应对分娩生产的不同阶段，并且教你怎样顺利地开始哺乳。他们可能还会提供一些非常实用的建议，比如，如何给新生儿洗澡、穿衣、换尿布。这样，你对照顾好新生宝宝就更有信心了。

运动技巧课

增强分娩用到的肌肉的力量，意味着你能更轻松、更舒服地完成分娩过程。许多医院都开办产前运动课，辅导学员掌握运动和放松的技巧。一些独立的培训机构也有孕妇运动课，其中包括特殊分娩方式的预备课程。游泳是助产士们大力推荐的锻炼方式。你的身体重量被水托浮着，便于你在水里进行舒缓的运动。你还可以参加专为孕妇设置的水上健身课程。

瑜伽

瑜伽是备产的绝佳方式。这种运动着重练习对身体肌肉和呼吸的控制，使人身心放松，心灵宁静。不过，瑜伽可不是随便就能驾驭的。要想通过瑜伽强身健体，必须坚持有规律地练习。还未怀孕之时，就要开始练习。有专门针对孕妇的瑜伽，最好在有资质的教练的指导下练习。

分娩技巧课

不少研究显示，参加过产前培训课的产妇分娩用时普遍较短。一项调查发现，经过产前培训的产妇的平均产程为 13.56 小时，而从未参加过产前培训的产妇的平均产程为 18.33 小时。这或许归因于培训过的产妇懂得如何应对产痛，因而较为放松。产前培训班教授的减痛方法包括：

认知控制 幻想一个愉悦的场景，使你的心思意念不再聚焦在痛感上。比如，你可以想象，伴随着每一次阵痛，宝宝都顺着产道又向下移动了一点，就快要娩出了。这样，宫缩反而令你欣喜。转移注意力也有些作用，虽然这个办法在分娩开始不久时最有效。数到 20，给即将到来的宝宝起各种名字，专注于一幅美丽的图画或一段动听的音乐，让它们完全占据你的意识，使你陶醉其中。另一种排遣疼痛的方法是集中注意力，调整呼吸，并潜心体会每一次呼吸。

逐步放松肌肉 你将掌握一些逐步放松全身肌肉的技巧，这有助于减少你对疼痛的恐惧感，提高疼痛耐受度。逐步有序的肌肉放松，使你能够隔离宫缩疼痛，不让它扩散到身体其他部位。

霍桑效应 心理学研究已证实，在任何情形下，受到正面的关注和激励都是非常重要的。这意味着，当产妇得到分娩助理格外关注时，她在分娩过程中就会有更好的表现。

钝化痛觉 你的疼痛耐受度会逐渐增强。有一个许多培训课都提到的例子：分娩教练用力掐你的腿，以此演示宫缩引起的疼痛。你每次上课，教练都用力掐你的腿。待培训结束时，你不仅能忍受更强力的掐腿疼痛，而且耐受时间也延长了。

准爸爸的作用

分娩培训课能让你的伴侣意识到他将起到多么关键的作用。

培训课能将一位懂得配合和支持伴侣的男士打造成得心应手的分娩助理。通过课程，他将熟知分娩的各个环节。

有些培训项目还包括只对准爸爸开放的进修课。这些男学员可以和教师畅所欲言，无拘无束地对其他准爸爸倾诉自己的困惑和忧虑。

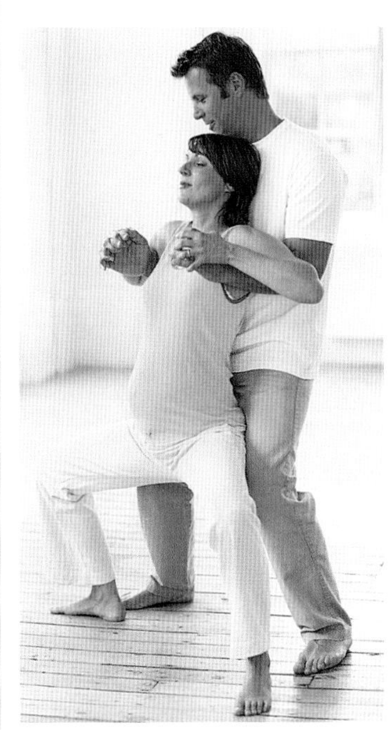

▲ **通力合作** 分娩培训班给伴侣们提供了独一无二的合作机会。他们一起操练，拥有同一个使命——把他们的宝贝带到这个世界上。这种团结合作使他们成为更加亲密的爱侣。

第五章

孕期饮食

怀孕期间的健康饮食，指的是摄入种类繁多、富含维生素和矿物质的食物。多吃新鲜蔬果、全谷物、鱼类、有机肉和低脂乳品，不仅对孕妇好，对腹中的宝宝也是大有裨益的。

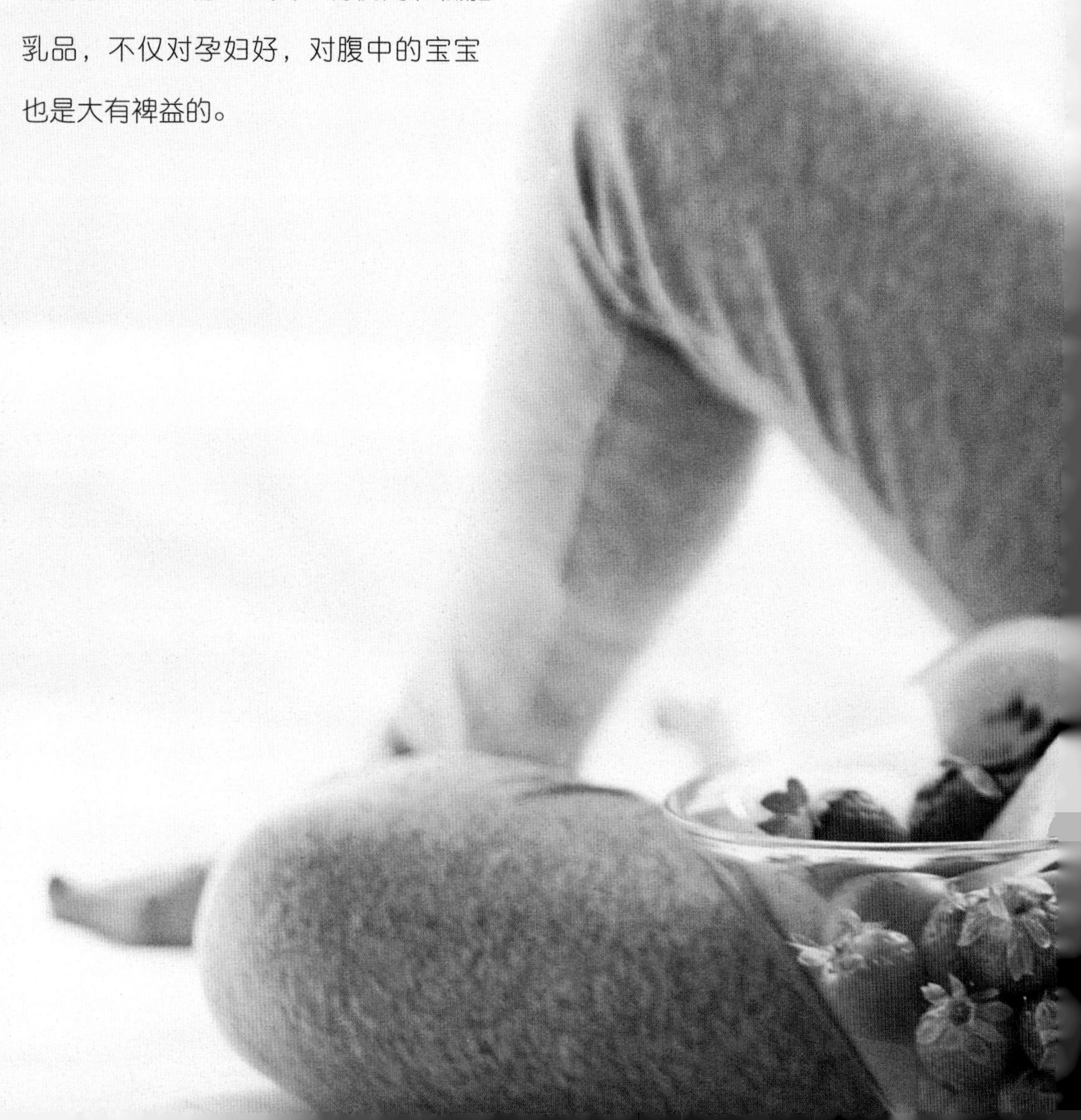

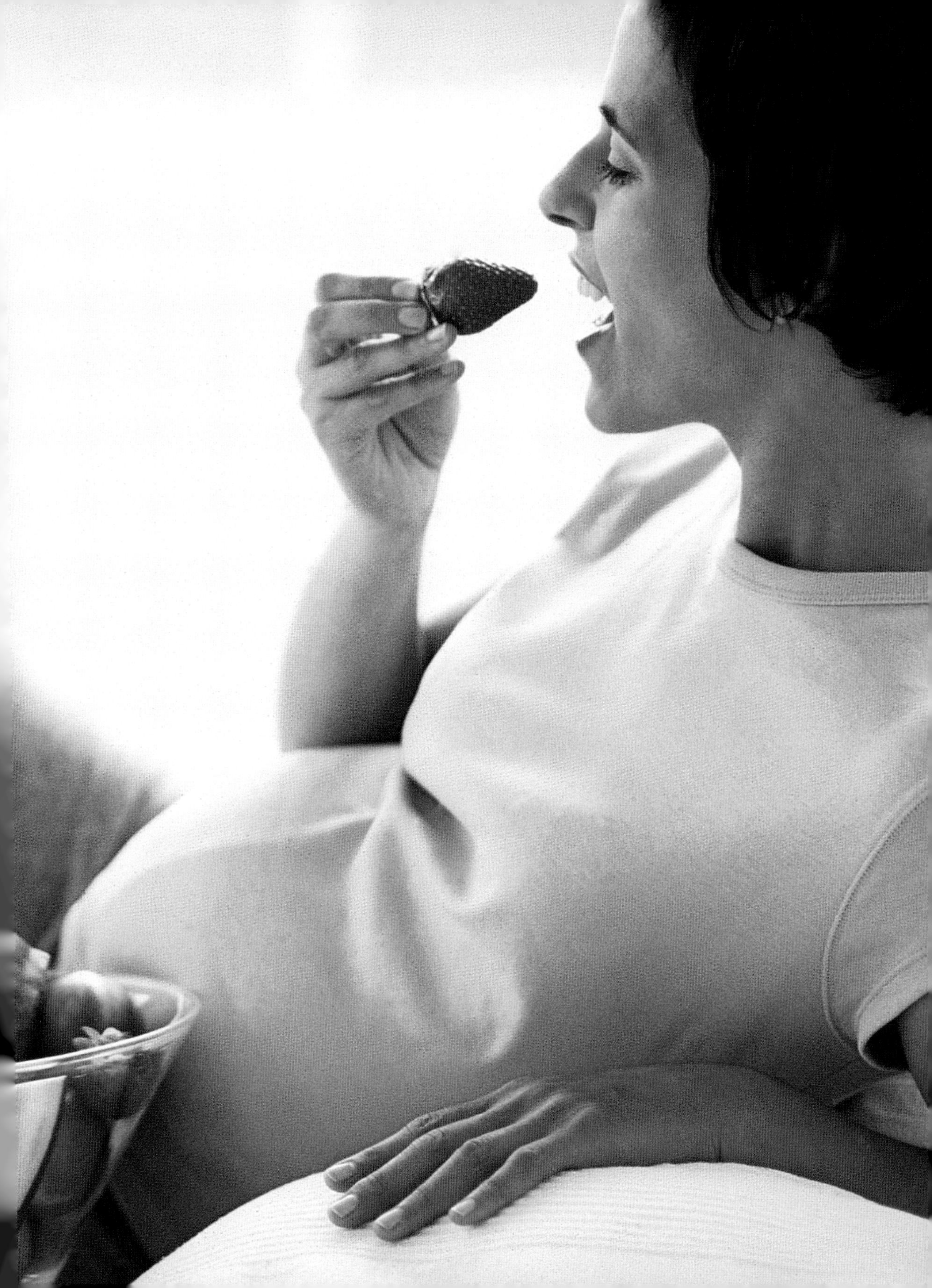

补充自身营养

因怀孕并要分娩，你的身体比以往任何时候都更辛劳。因此，你需要吃得健康，才能承受加重的身体负荷，并保持旺盛的体力。

■ 每天摄入的热量应比孕前多200—300卡路里。

■ 每天吃5—6次小餐，而不是两三顿大餐。

■ 保证摄入足够的蛋白质和碳水化合物（参见第130页）。蛋白质是胎儿发育不可或缺的营养。碳水化合物能补充你的体能。

■ 多吃富含维生素和矿物质的食物，尤其是含铁的食物（参见第131页）。

孕期食物

怀孕后，你肯定不想再劳心费神地测量营养比例、计算卡路里了。只要按照基本的健康饮食原则去做，就没必要刻意测量。有一个黄金法则是：越接近自然状态的食物越好。新鲜的非加工食物是上佳选择。

吃两人份吗？

怀孕后，你比孕前更容易饿——这是大自然以她的方式提醒你，你摄入的营养要足够两个人用。当然这并不意味着你当真要吃两个人的饭量，以往人们都这么认为。事实上，多数女性怀孕后，只需每天增加 200—300 卡路里的热量，这比起两个人的正常饭量可是少多了。比数量更重要的是质量。你吃进去的所有食物必须对你和胎儿都有好处。有些准妈妈由于孕前饮食不足或营养不均衡而出现营养不良症状，所以她们在饮食方面，有着特殊需求（参见第136 页）。

吃得过少比吃得太多后果更严重。怀孕期间是不能节食的。有研

孕期体重增加平均值

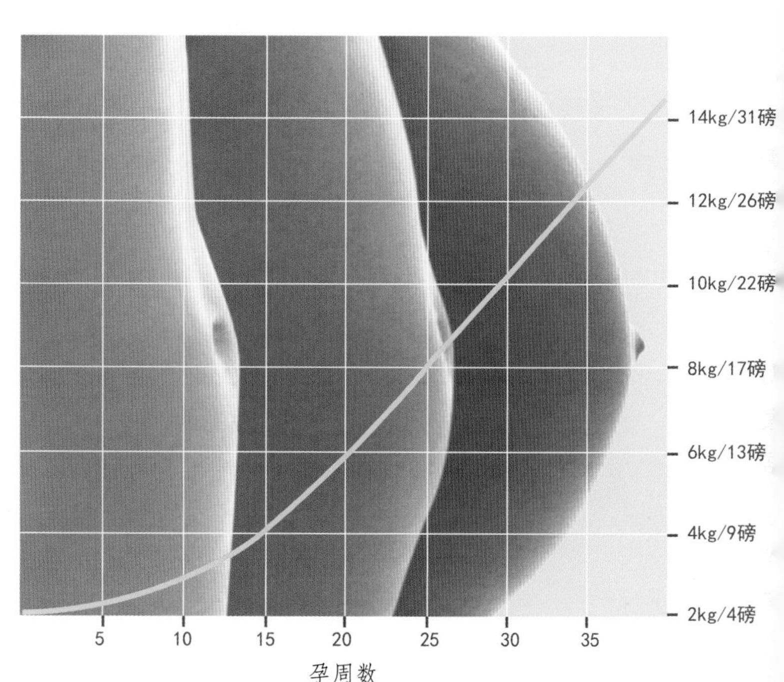

▶ **体重增加** 医生一般会建议，妊娠状态良好、体重正常的孕妇，在40 周的孕期中，体重增加不应超过10—12 千克，如右图所示。其中，3—4 千克是胎儿的体重，其余的重量来自胎儿支持系统（胎盘、羊水、增加的血液量、体液、脂肪和乳房组织）。多数女性在孕期前 3 个月内，几乎不见增重；在孕期 4—8 个月期间，体重以每周 450 克—1 千克的速度增长；在最后一个月，体重几乎或完全不增加。体重缓慢而稳步地增加，使身体更容易适应不断增大的体形，源源不断地输送营养。

究证明，饮食缺乏营养的孕妇，更易流产，她们的新生儿死亡率更高，出生低体重的可能性更大。

你的饮食应当是最健康的，这不仅是对自己负责，也是对发育中的胎儿负责。尽可能地践行第 132—133 页列举的健康饮食标准。不过，你不必每餐都营养均衡，只要在 24 小时或 48 小时之内，保持均衡饮食就足够了。要按点吃饭，你腹中的宝宝每时每刻、每一天都在发育成长，你饮食不当会连累宝宝受苦。

巧克力条、汉堡包和薯条之类的垃圾食品，除了脂肪和糖分，几乎不含任何营养，对你和胎儿都没好处。你的身体会将这些空热量转化成脂肪，务必远离垃圾食品。

怀孕后，你身上的脂肪变多了，当你开始哺乳后，身体会把脂肪转化为乳汁。尽管母乳喂养能帮你减掉怀孕期间增加的体重，但最好还是避免增加太多体重。堆积在上臂和大腿上的脂肪很难甩掉。

胎儿的需求

胎儿在你的子宫里发育生长，你是他唯一的营养来源。他所需的每一点热量、维生素和每一克蛋白质，全都仰赖你的供给。你是唯一掌管腹中宝宝营养的人。你，也只有你，能够把最好的营养输送给他。

如果你吃大量的新鲜蔬果、豆类、全谷物、鱼类、禽肉和低脂乳品，那么你就是最尽职尽责的准妈妈。丹麦的一项研究显示，孕妇吃富含脂肪的鱼，比如三文鱼、鲭鱼和沙丁鱼，会降低胎儿早产率。尽量吃多种食物，保持饮食多样化。

孕妇的需求

你还要为自己负责。整个孕期吃丰富的健康食物，你不仅能承受怀孕给身体带来的重荷、应对辛苦的分娩过程，而且能很好地从中恢复过来。贫血和先兆子痫多见于营养不良的孕妇。饮食不健康，会加剧晨吐、腿抽筋等妊娠症状。

健康的饮食有助于缓解过激的情绪波动、疲劳感等常见的妊娠反应。如果你完全控制或减少无营养卡路里摄入，产后需要减掉的脂肪会少一些。

无营养高热量食物

怀孕期间最好不要吃以下食品，它们含有大量糖分或代糖，由精面粉做成，对你和胎儿毫无益处。

■任何形式的甜味剂，其中包括白糖、红糖、黄糖、金黄色糖浆和人造甜味剂（比如糖精和阿斯巴甜）。

■ 糖果和巧克力棒。

■ 软饮料——可乐、加糖果汁等。

■ 商家生产的饼干、蛋糕、酥皮点心、苹果派和果酱。

■ 水果罐头。

■ 人造奶油。

■ 加糖早餐麦片。

■ 含有添加糖的冰激凌和果汁冰棍，冷冻果汁或浓缩果汁。

■ 含糖的调味品——腌菜、沙拉酱、意大利面酱、蛋黄酱、花生酱等。仔细阅读食品说明，看清成分。

■ 以往，孕妇禁食花生和花生酱，但最新研究已证实，婴儿过敏症与母亲怀孕期间吃不吃花生没有关联。不过，你若对某种食物心存疑虑，就别吃它，改吃其他食物代替。

办公室零食

上班时保持健康饮食并非易事，所以需要提前计划，带些食物到办公室。

办公室冰箱里的食物：

■ 矿泉水
■ 不加糖的果汁
■ 原味益生菌酸奶
■ 硬质奶酪
■ 煮熟的鸡蛋
■ 新鲜水果
■ 蔬菜"零食"—— 胡萝卜和红椒条、西红柿
■ 全麦面包
■ 1罐麦芽

办公桌抽屉里的食物：

■ 粗粮饼干、薄脆黑麦饼干或面包棒（可选添加干果的）
■ 水果干
■ 坚果或植物籽
■ 脱咖啡因速溶咖啡、脱咖啡因茶包
■ 脱脂奶粉，可补充钙的摄入

在手提包里的食物：

■ 粗粮饼干、黑麦薄脆饼干或面包棒（可选添加干果的）
■ 水果干、坚果、植物籽
■ 新鲜水果或蔬菜"零食"
■ 不加糖的果汁或牛奶，放在保温杯里
■ 含葡萄糖的糖果，以备急用

确保所有食物都包装完好、密封严实。

优选食物

最接近原生态的新鲜食物对你和胎儿来说是最好的。吃高品质的食物应是整个孕期以及产后你不断追求的目标。

只买新鲜食品。比起进口的过季食品，时令水果和蔬菜不仅更新鲜而且更便宜。挑选饱满新鲜的果蔬，不买蔫萎将坏的。在你信得过的商店买肉和鱼，避免染上食物引起的疾病（参见第136—137页）。经济条件允许的话，就买放养的或有机食物，这类食物未施杀虫剂，未用激素。选购有机食品时，要看清楚是否为认证过的有机食品。仔细阅读加工食品的成分表，看是否含有转基因成分。鉴于科学研究尚未给转基因食品的安全性下定论，怀孕期间最好不吃这类食品。

家里要备些冷冻蔬菜，不能外出采购时，它们就能派上用场。不吃罐头食品，罐装圣女果和沙丁鱼除外。仔细阅读包装食品的成分表，排在最前面的成分含量最高。糖有多种名称，可能在成分表中出现不止一次。

精加工食品（比如精面粉和白糖）中的天然营养成分已流失殆尽，只会给你和胎儿增加过多的热量。食用全麦面包和全麦面粉，不吃精加工的"强化"食品。强化的营养成分不可能补充在加工过程中流失的所有养分。精面粉的两种"废弃物"分别是麦麸（粗纤维）和麦芽（麦芯），小麦的大部分营养成分都在其中。健康的怀孕女性不必补充麦麸（可缓解便秘），但是麦芽含有丰富的维生素和矿物质，对任何人都有好处。麦芽口感脆爽，类似坚果，可加入沙拉或加入三明治，炒菜和烘焙食物也可添加麦芽。有机食品店和正规超市都销售袋装麦芽。

良好的饮食习惯

坚持健康的饮食习惯需要相当的毅力。首先要做到，即便没有其他食物可吃，也不吃不该吃的食物。随身带着无糖水果、坚果棒以及脱咖啡因茶包。下午困乏时，用它们来抵抗饼干和茶的诱惑。周末准备些便于保存的食物在工作日吃。你下班后，太累不想做饭时，就可以吃这些备好的食物，不会叫外卖比萨了。要尽量杜绝垃圾食品。

做正确的选择，三思而后吃。全麦面包和鸡肉、生菜做的三明治富含膳食纤维和叶酸，好过含有大量脂肪却无纤维的白面包夹培根蛋

黄酱做成的三明治。买一本健康食谱，学做一些低脂肪、含糖量低却味道鲜美的食物。养成只吃营养食物和少食多餐的习惯。孕期即将结束时，你会发觉你无论如何都不能一次吃下太多食物了。

吃素的孕妈

许多人有吃素的习惯。有些则控制食肉量，尤其少吃红肉，这没什么不好。但是怀孕后，你就要摄入足够的蛋白质、维生素和铁元素，来满足自身和胎儿的需要。豆类、坚果、植物籽、谷物、鸡蛋和乳制品都富含蛋白质，是你和胎儿的上佳食物。

植物类食物搭配吃。动物蛋白中含有人体所需的所有氨基酸，而植物蛋白必须合理搭配起来，才能补充必需的氨基酸。例如，豌豆搭配米饭或玉米，或者在米饭和甜玉米沙拉中撒上一把坚果。

你还须确保摄入足量的铁元素。食用植物中的铁元素很少，而且其他成分还会影响铁的吸收（参见 131 页）。

如果你是素食主义者，完全不吃动物制品，那么你得花费更多心思，避免身体缺乏某些基本的营养素，尤其是乳制品中含有的钙、维生素 B_6、维生素 B_{12} 和维生素 D。虽然人体对维生素 B_{12} 的需求量并不大，但缺乏它可能导致恶性贫血。如果你的食谱中不含任何动物制品，你最好额外补充维生素 B_{12}。

便捷省力保营养

若没时间或经济条件有限，保持健康饮食似乎是件麻烦事。以下办法能使你吃得健康又不费劲：

- 若无时间采购，可保存多种冷冻蔬菜，分量能满足数日之需。
- 批量购买肉和鱼，按每餐分量，分成若干份冷冻保存。
- 提前把饭做好，冷冻保存。
- 使用微波炉——食物熟得快，营养成分不流失。
- 餐食简单化——吃生鲜蔬菜；蒸、炒、烧烤，快速搞定；烘焙也很省事。
- 求助——准（外）祖父母非常乐于搭把手。
- 随时都能吃到新鲜水果——完美的便餐。
- 炖一大锅豆子和蔬菜汤，能吃好几顿。

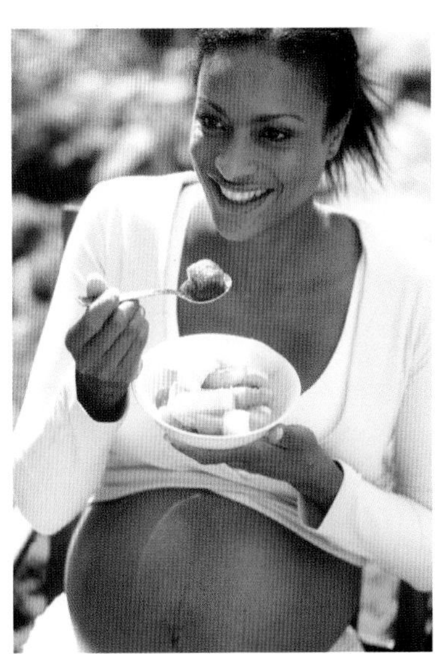

◀**对母子都有益** 吃大量的新鲜蔬果，摄入必需的维生素和矿物质，这对你和发育中的胎儿好处多多。

食用优质蛋白

在你的身体所吸收的热量中，约10%来自富含蛋白质的食物，如肉类、鱼类、乳制品、鸡蛋和豆类。

蛋白质由多种氨基酸构成。人体细胞组织离不开氨基酸。人体所需的氨基酸共有20种，其中12种由自身合成，另外8种必需氨基酸从食物中获得。只有一级蛋白质中才含有这8种氨基酸。富含一级蛋白质的动物制品包括肉类、乳制品、鱼类、家禽和鸡蛋。尽量吃有机食品，特别是有机家禽、鸡蛋和牛肉。如果吃素，一定要补充蛋白质。

选择富含蛋白质的食物时，也需要考虑它们的其他成分。肉类不仅是最为丰富的一级蛋白质来源，同时还含有重要的B族维生素。但是某些肉，特别是牛羊肉中，动物脂肪的含量很高。怀孕期间最好不吃动物肝脏或其他内脏，因为它们富含维生素A，摄取超标对胎儿有害。

鱼肉富含一级蛋白质，是非常好的选择。鱼肉可提供多种维生素和营养价值很高的鱼油，而且饱和脂肪酸含量较低。但是，一周最多只能吃一次吞拿鱼，勿食鲨鱼、马林鱼和剑鱼，因为它们的肉中含有微量的汞。

你需要的食物

孕期膳食的重要性超乎你的想象。有研究证实，孕期摄人的食物不仅影响到婴儿出生时的状态，而且具有长期效应，其影响力很可能贯穿孩子的一生。怀孕期间补充大量液体也很重要。怀孕后，你体内的血液量比以往增加了 50%，所以须确保足够的液体摄人量。水是最好的饮品。不要因为手脚水肿就减少饮水——妊娠水肿与饮水多少没有关系。

蛋白质

蛋白质可以说是胎儿发育最重要的营养成分了，构成蛋白质的多种氨基酸好比构建人体的“积木块”。构成肌肉、骨骼、结缔组织及多种器官壁的人体组织和细胞都是由蛋白质形成的。

每天，你至少要吃 3 次富含蛋白质的食物。食物中的蛋白质种类和质量是有差别的（参见本页左侧栏）。肉类、鱼类和家禽是最佳蛋白质来源。几种植物食品混合搭配着吃也能获取足够的蛋白质——全麦面包、面条加豆子、奶酪、麦片、面条加芝麻、各种坚果、牛奶等。

碳水化合物与热量

你摄入的热量相当一部分来自碳水化合物，但要摄入质量好的复合碳水化合物，避免无营养高热量食物（参见第 127 页）。

各种形式的糖可提供简单碳水化合物，包括葡萄糖（蜂蜜）、果糖（水果）、麦芽糖、乳糖和半乳糖（牛奶）。碳水化合物能被人体快速吸收，是即时能量的提供者。当人体极度缺乏能量时，补充碳水化合物是必不可少的。

淀粉类食物提供复合碳水化合物，包括谷物、土豆和豆类。淀粉首先要被人体分解为单一碳水化合物，才能被人体吸收利用。未被精加工的复合碳水化合物（全麦面粉和糙米）富含维生素、矿物质和膳食纤维。

维生素

蔬菜和水果中含有丰富的维生素和矿物质，包括维生素 C、维生素 A、维生素 E，以及 B 族维生素（内含叶酸），所有这些都是膳食中必不可少的。当暴露于光和空气或者遇热时，维生素极易被破坏，许多维生素不能被人体储存，因此怀孕期间应每天补充维生素。绿叶菜、黄色或红色蔬菜及水果中含有维生素 A、维生素 E 和维生素 B_6，以及铁、锌和镁，这些蔬果有花椰菜、菠菜、豆瓣菜、胡萝卜、西红柿、香蕉、杏和樱桃等。

虽然从蔬菜和水果中可获取一些 B 族维生素，但大部分此类维生素存在于肉类、鱼类、乳品、谷物和坚果中。有些只能通过吃肉类食物摄取。所以，素食主义者应确保饮食中含有足量的 B 族维生素。若不吃乳制品的话，就须补充维生素 B_{12}，请医生为你开方。过量服用维生素对身体有害，须遵医嘱。

食物可提供一些维生素 D，还可通过晒太阳，阳光照射在皮肤上，触发人体合成维生素 D。浅肤色人种每天需晒太阳 40 分钟（无须烈日暴晒），来满足身体对维生素 D 的需要。没有生活在热带地区的深肤色人种每天所需阳光照射的时间随着肤色加深而递增。

矿物质

多样化的健康膳食可提供充足的矿物质和微量元素，维持人体正常机能，但身体本身不能制造这些化学元素。铁和钙对于胎儿的发育尤为重要。

铁 人体需要铁元素来制造血红蛋白（红细胞中的蛋白质，负责把氧气输送到人体的其他细胞）。怀孕后，你需要更多的铁元素，为体内大量增加的血液合成血红蛋白，同时满足胎儿对铁的需求。不过，铁阻止人体对锌元素的吸收。锌是胎儿大脑和神经系统发育所需的重要元素，所以，要吃一些含锌食物，比如鱼类和麦芽，但不可与含铁食物同食。孕妇对铁的需求量因人而异。医生会检测你体内的铁含量。如果你怀孕时就缺铁，或随着孕期的持续而出现缺铁症状，医生会给你开补铁药，预防缺铁性贫血。

钙 在孕期四到六周期间，胎儿的骨骼开始形成，所以，怀孕之前和孕期中，你都需要摄入大量的钙。乳制品、绿叶菜、大豆、花椰菜和有骨鱼（比如沙丁鱼）都富含钙。若不吃乳制品，就需要补钙。维生素 D 有助于钙吸收，孕妇可从鸡蛋或奶酪中获取。

叶酸

叶酸属于B族维生素。是人体合成红细胞的重要元素，对于胎儿的发育，特别是前12周的发育，起着至关重要的作用。

叶酸是胎儿神经系统发育不可或缺的营养素。研究显示，从怀孕前3个月到怀孕后第12周，都补充叶酸，可显著减少脊柱裂等胎儿神经管缺陷的发生率。如果你怀孕之前未曾补充叶酸，那么一怀孕就需要立即补充，可服用叶酸片。另外，绿叶菜、谷类食物和强化面包也都含有叶酸。

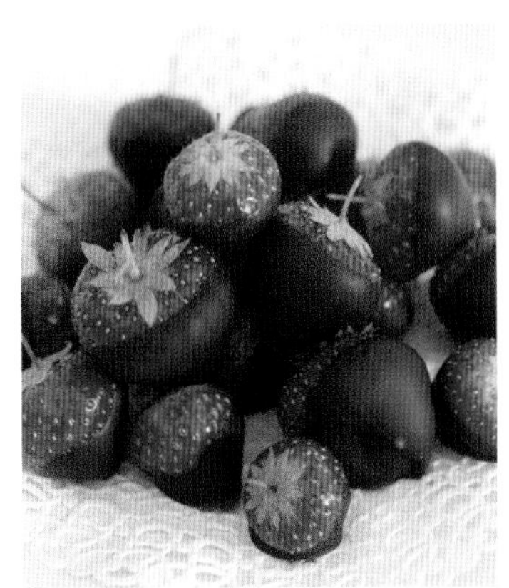

▲ 富含叶酸的水果 草莓是极好的叶酸来源。其他富含叶酸的水果还有橘子和牛油果。

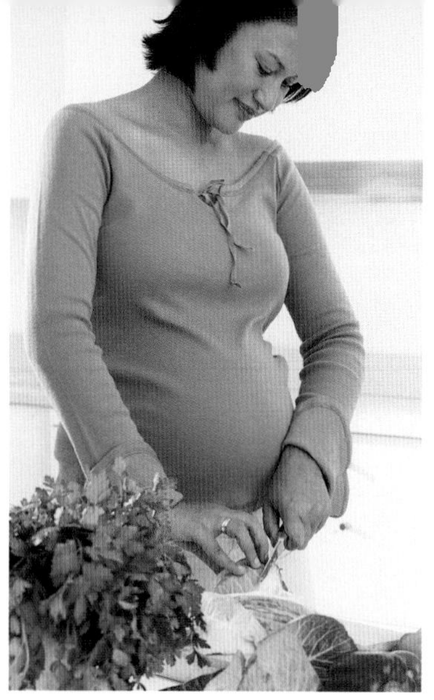

▲ **健康膳食**　保持几天之内饮食多样化，营养均衡，不必每餐都如此。

维生素与矿物质

你无须花大量时间测量饮食的营养配比。饮食指南可助你保持健康。

每日所需

要吃得健康，使你和胎儿都能最大限度地受益，每天须吃如下食物：

- 补钙食物——孕期每天 4 份，哺乳期每天 5 份
- 一级蛋白质食品——3 份
- 绿叶菜、黄色或红色蔬菜和水果——3—4 份
- 其他水果和蔬菜——2—3 份
- 全谷物和复合碳水化合物——4—5 份
- 维生素 C 食物——2 份
- 富含铁的食物——2 份
- 液体——每日 8 杯；不喝咖啡不饮酒，水是最佳饮品。

每日必需营养食物	对应的食物	
含钙食品	50 克硬质奶酪　100 克奶油奶酪 325 克乡村奶酪　250 毫升酸奶	200 毫升牛奶 75 克罐装带骨沙丁鱼
一级蛋白质食品	75 克硬质奶酪　100 克软奶酪 500 毫升牛奶　340 毫升酸奶 3 个大鸡蛋	100 克鲜鱼或罐装鱼　100 克虾 75 克牛肉 / 羔羊肉 / 猪肉 / 禽肉
绿叶菜、黄色或红色蔬菜和水果	100 克菠菜 / 西蓝花　100 克胡萝卜 100 克豌豆和其他豆类　100 克甜椒 150 克西红柿	50 克甜瓜　6 颗梅子 1 个杧果 / 橘子 / 西柚　2 个杏 4 个桃 / 苹果 / 梨
全谷物和复合碳水化合物	750 克熟大麦 / 糙米 / 小米 / 碾碎的硬质小麦　25 克全麦面粉或黄豆粉　1 片全麦面包或大豆面包　6 根全麦面包棒	75 克四季豆 / 大豆 / 鹰嘴豆 100 克扁豆 / 豌豆 一个全麦皮塔饼或多提亚脆片
维生素 C 食物	100 克西蓝花　225 克西红柿 200 克黑莓或树莓　100 毫升橘汁	6 片全麦饼干　25 克黑加仑 100 克草莓　1 个大柠檬或橘子 半个中等大小的西柚

维生素和矿物质

食物能提供人体必需的所有维生素和矿物质，但维生素D是个例外。虽然某些食物中含有维生素D，但其需要日光照射合成。以下列表介绍了主要维生素和矿物质的最佳来源。维生素易被破坏，所以新鲜食物才能提供最好的养分。有些食物富含多种维生素和矿物质。

维生素和矿物质	营养来源
维生素A（视黄醇、胡萝卜素）	全脂牛奶、黄油、奶酪、蛋黄、多脂鱼、绿色和黄色果蔬
维生素B_1（硫胺素）	全谷物、坚果、豆类、猪肉、啤酒酵母、麦芽
维生素B_2（核黄素）	啤酒酵母、麦芽、全谷物、绿色蔬菜、牛奶、奶酪、鸡蛋
维生素B_3（烟酸、尼克酸）	啤酒酵母、全谷物、麦芽、绿色蔬菜、多脂鱼、鸡蛋、牛奶
维生素B_5（泛酸）	鸡蛋、全谷物、奶酪
维生素B_6（吡哆素）	啤酒酵母、全谷物、大豆粉、麦芽、蘑菇、土豆、牛油果
维生素B_{12}（钴胺素）	肉类、鱼、牛奶、鸡蛋
叶酸（B族维生素的一种）	生鲜叶菜、豌豆、大豆粉、橘子、香蕉、核桃
维生素C（抗坏血酸）	玫瑰果糖浆、甜椒、柑橘类水果、黑加仑、西红柿
维生素D（抗佝偻病维生素）	强化奶、多脂鱼、鸡蛋（特别是蛋黄）、黄油
维生素E	麦芽、蛋黄、植物籽、植物油、花椰菜
钙	牛奶、奶酪、带骨小鱼、核桃、葵花子、大豆、酸奶、花椰菜
铁	鱼、蛋黄、红肉、谷物、糖蜜、扁豆
锌	麦麸、鸡蛋、坚果、洋葱、贝类、葵花子、麦芽、全麦

准备食物

养成良好的烹调习惯，有助于饮食健康。

■ 撇掉炖菜和汤里的油脂。

■ 烘焙、蒸、使用微波炉，勿煎炸。

■ 用一茶匙橄榄油炒菜，加少许水或用一杯水把浓缩固体汤料化开。

■ 用不粘锅煎蛋卷或炒鸡蛋，尽量少用油。

■ 用调味醋，比如树莓味、紫苏味、百里香味或蒜香味的醋（自家配制的比商店售卖的好）或酸奶调拌沙拉，勿使用蛋黄酱、沙拉酱或酸奶油。

■ 在含乳饮料中或烤蛋糕时加入脱脂奶粉，增加钙的补充量。

■ 尽量吃生鲜水果蔬菜。

■ 富含脂肪的鱼至多一周吃一次。某些鱼含有大量汞，会损害胎儿的神经系统，所以不能吃。

案例分析：

素食妈妈

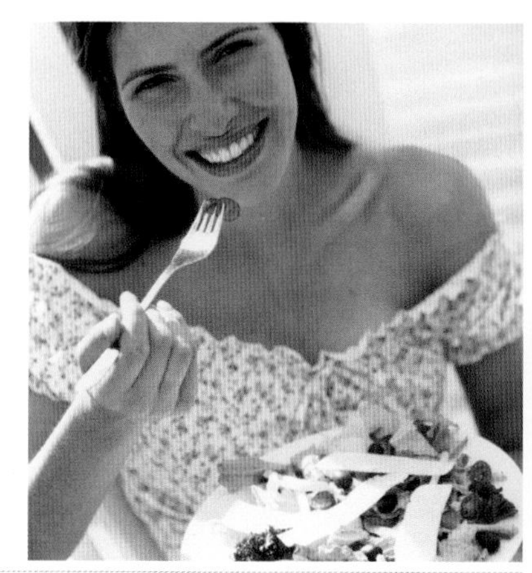

两年前，也是安妮生完第二个宝宝凯蒂之后的一年，她开始吃素。如今凯蒂3岁了。安妮的食谱里是有乳制品和鸡蛋的，她非常健康。不过，再次怀孕的她担心不能满足身体额外的营养需求。我们了解她的担忧，一旦发现她出现蛋白质和钙质缺乏的迹象，就建议她加强营养。

素食主义者

已生过两个孩子的安妮深知她需要调整孕期饮食。现在作为素食主义者，她希望理清一些令她困惑的问题。

例如，她听说，吃素会导致维生素 B_{12} 摄入不足。果真如此的话，会不会对胎儿不利？她也阅读过一些资料，得知叶酸缺乏会造成胎儿脊柱裂。那么，她的食物能否提供足够的叶酸？她需要补充叶酸吗？她还了解到，一些孕妇补充铁元素，她也需要这么做吗？

她十分清楚，她需做的最大调整是增加蛋白质的摄入量。不过，哪些蛋白质是最好的？存在于哪些食物里？这是她想搞明白的问题。怀孕后，身体需要更多的钙质。吃钙片，还是吃含钙食物或钙强化食品，哪种办法效果最佳？

观点不一

对于素食主义者的孕期膳食问题，各方看法颇有分歧。素食主义者们相信，孕妇无须吃任何动物蛋白，甚至无须补充维生素 B_{12}，也能足月孕育出健康的宝宝。医生和健康保健专业人士则坚称，肉和鱼是孕期必不可少的营养。事实上，两方观点都有失偏颇，我来解释为什么。

吃素的孕妈，若戒除了所有动物性食物，也不吃乳制品，就必须补充维生素 B_{12}，因为这种维生素对胎儿的健康发育至关重要，也是哺乳期婴儿必需的营养元素。维生素 B_{12} 只天然地存在于动物性食物中，因此素食主义者的食谱中往往缺乏它。吃素的孕妈要补充维生素 B_{12}，以确保胎儿的健康成长。

孕期以及哺乳期，吃素的妈妈可通过喝牛奶、吃鸡蛋补充维生素 B_{12}，或直接服用合成维生素 B_{12}。

素食主义者只要吃乳制品，增加蛋白质和钙的摄入量，就能毫无问题地维持整个孕期的健康，也能满足哺乳期的营养需要。所有怀孕女性都应把每日牛奶饮用量增加到500毫升（脱脂奶和半脱脂奶的钙含量与全脂奶相同）。安妮还可饮用维生素强化豆奶、多吃其他大豆和乳制品，来补充蛋白质和维生素。

米里亚姆医生的重要提示

稍加用心，素食主义者就能享有健康而富有营养的膳食，保持孕期健康。如果你是怀孕的素食主义者，请留意补充必需的营养素，确保胎儿健康发育。你腹中的宝宝完全依赖你为他提供养分。

■每天补充400微克叶酸：吃含叶酸食物或服用叶酸补充片剂。

■ 若不吃任何动物性食物或乳制品，须补充维生素B_{12}。可在当地药店购买维生素B_{12}补充剂。

素食主义者只要增加蛋白质和钙的摄入量，并吃乳制品，完全能够满足孕期和哺乳期的营养需求。

如何满足不断增加的需求

对于安妮来说，最简单易行的增加蛋白质和维生素摄入量的办法是每周至少吃 4 个鸡蛋。鸡蛋也含有铁元素，虽然含量比红肉中的少。有素食主义者强调，她们通过吃绿叶菜也能获得铁元素，与吃红肉摄入的同样多。这意味着，她们一天要吃至少 2 千克绿叶菜!

我建议安妮在是否需要补充维生素、铁和钙的问题上，听从医生的决定。同时也提醒她，如果医生强迫她吃肉，她可直接打电话给素食主义者协会求助。下面的食谱可能对安妮有帮助。

素食主义者的每日食谱

早餐 两片全麦吐司面包抹酵母膏，一杯脱咖啡因茶加一杯脱脂牛奶，一根香蕉。

上午加餐 鹰嘴豆泥拌生鲜蔬菜，全麦皮塔饼。

午餐 烤土豆，将乡村奶酪涂在上面。红椒、西红柿、豆瓣菜，一杯西红柿汁，坚果碎和水果干。

下午加餐 西蓝花奶酪汤（用料新鲜），加入核桃碎和低脂白干酪，两片黑麦面包。

晚餐 蘑菇豆腐千层面，菠菜，蒸雪豆，全麦蒜香面包，低脂酸奶拌新鲜水果，西柚汁。

睡前加餐 煮鸡蛋和全麦吐司，加入酵母膏，一杯脱脂奶。

孕期营养

大自然确保母体首先满足胎儿的营养需求，所以，安妮腹中的宝宝比她营养充足。脐带将安妮的宝宝和胎盘相连，所有必需的营养都经脐带输送给他。胎儿需要大量的铁元素，用以造血和支持器官发育。富含铁的食物是铁元素的重要来源，这些食物包括蛋黄、谷物、糖蜜等。钙对于骨骼和牙齿的健康非常重要。安妮需要吃富含钙质的食物，以满足她和胎儿的共同需求。她的饮食中还应有大量的具有丰富蛋白质的食物，为胎儿迅速生长的肌肉、骨骼、皮肤以及重要器官提供足够的养分。

在妊娠必需的维生素中，维生素 B_{12} 与叶酸最为重要，可保障胎儿的大脑和神经系统的发育。胎儿的血糖比母亲的低，因其消耗很快，需要持续不断地从母体获取热量。

你营养不良吗?

你的状况若符合以下任何一点，就有可能营养不良，这将危及你的胎儿。无论在产前还是孕期当中，你都需要去医院或产前诊所治疗。

■ 近期有过死产或流产，或刚生完孩子又怀孕（两次妊娠应间隔至少18个月）。

■ 烟瘾和酒瘾都很大。

■ 对某些食物过敏，比如牛奶和小麦。

■ 患有慢性病，须长期服药。

■ 不满18岁，正值身体发育旺盛阶段，怀孕后身体对营养的需求高于平均水平。

■ 怀有双胞胎或多胞胎。

■ 精神压力巨大，或身体受伤。

■ 工作方式是体力劳动，或工作环境有害健康（参见第162页）。

■ 总是感到疲倦，怀孕前体重过轻，饮食匮乏或不均衡。

■ 食欲过于旺盛或厌食，或身体质量指数低于19。

与饮食相关的疾病

孕期吃足够的营养丰富的食物，满足你和胎儿的营养需求，这是非常重要的。若做不到这一点，你们两人的健康都会受到影响。新鲜食物优于加工食品。要当心，别因吃了被细菌污染的食物而染病。例如，被沙门氏菌污染的鸡肉和鸡蛋。

营养不良的后果

为了胎儿健康，务必保持膳食营养。否则，流产、早产和低体重儿的发生率会增加。低体重儿不仅出生时比正常婴儿羸弱，而且在以后的人生中都难以健康成长（顺便提醒一下，分娩不会因为胎儿体重低就变得更容易）。另外，你自身营养不良，会妨碍胎盘发育，若胎盘过轻，胎儿死亡的可能性就很大。孕晚期（以及宝宝出生后第一个月），胎儿的脑部发育最为迅速，此时你若营养不良，胎儿的脑部功能就发育不好。

孕期中的母亲营养不良会影响孩子的一生。待孩子人到中年时，更易罹患高血压、冠心病和肥胖症。当母体向子宫供应的营养不足时，尚未出生的宝宝会先把有限的养分传递给亟须营养支持的紧要细胞，而暂时不那么紧要的细胞则得不到应有的滋养。就是说，你腹中的宝宝在牺牲他日后长久的健康来换取当下的生存。

相反，母亲在孕期饮食富含营养，孕育的宝宝就不会营养不足，而且比较大。这样的婴儿精力充沛、十分活跃，大脑反应快，而且较少出现腹痛、腹泻和贫血，也较少患感染性疾病，护理起来更轻松。

加工食品 加工食品大多含有改善口味和延长保质期的化学物质。一般来说，应避免食用此类食品。怀孕后就更不能吃加工食品，尤其是加工过的奶酪、肉类、涂抹奶酪和香肠。要仔细查看成分表上都有哪些添加剂——食用色素和防腐剂等。包装食品必须在保质期内食用。勿吃高盐食品，尤其要避免食用含有味精的高盐食品，食用者可能脱水和头疼。

熏鱼、熏肉、烟熏奶酪、泡菜和香肠等食品中所含的硝酸盐与血液中的血红蛋白发生反应，破坏血红蛋白的输氧功能，所以，最好不吃这类食品。

饮料 咖啡因（茶、咖啡和巧克力中含有咖啡因）是一种兴奋剂，所以怀孕后应减少摄入。茶中的鞣酸影响铁的吸收，最好改喝花草茶。软饮料中含有糖或甜味剂，要少喝。矿泉水是最好的饮品。

食品危害

有些食品携带大量细菌，足以致病。体质较弱的人群——孕妇和婴儿等，极易成为受害者。

李斯特菌病 易被李斯特菌污染的食物包括：软奶酪、未经高温消毒的牛奶、成品卷心菜沙拉、冷藏熟食、肉酱以及未煮熟的肉类。高温可杀灭李斯特菌。不过，含有病菌的食物若被冷藏，细菌便可继续繁殖。切勿食用过期的冷藏食品。与染病动物（比如羊）直接接触可被传染李斯特菌病。该病的症状类似流感：高热、咽喉和眼睛痛、腹泻、胃痛等。母体血液把病菌传给胎儿，可致死胎。该病还是习惯性流产的诱因。

沙门氏菌 鸡蛋和鸡肉往往是导致沙门氏菌感染的罪魁祸首，所以，勿食含有生鸡蛋的食物。鸡蛋和鸡肉都要做熟后再吃。选择放养的家禽和狮标鸡蛋。带有狮子标志的产品是严格按照英国最高食品安全标准生产的。[①]

感染沙门氏菌的症状包括头疼、恶心、腹痛、腹泻、寒战和发烧，12—48 小时之内突然发病，持续两到三天。如果血液感染了沙门氏菌，需用抗生素治疗。

弓形虫病 该病因食用生猪肉或牛肉，或未煮熟的猪肉或牛肉而感染。与受染猫或狗的粪便接触也有可能染上此病。

痢疾 病患的大便中可发现致病菌。痢疾症状为脱水、严重腹泻、腹痛，孕妇患此病，危害极大。非热带地区极少出现阿米巴痢疾，但常见细菌性痢疾。便后不洗手或清洁不彻底是造成痢疾传播的主要原因。

食品安全

处理和储存食物过程中，绝不可引起不必要的隐患，细菌的繁殖速度非常快。

- 确保炊具和餐具卫生。
- 如厕后须洗手，洗手后才能接触食物。任何感染或伤口都须包扎好。
- 食物要彻底解冻、做熟，家禽肉更要仔细处理。
- 生肉或鸡蛋与其他食物分开放。
- 罐头盒凹陷或生锈，勿吃其中食物。看起来不新鲜或有异味的食物，也不可食用。
- 确保乳制品都是经过高温消毒的。
- 已解冻食品不可放回冰箱再次冷冻。
- 食物只可加热一次，且要彻底加热。把吃剩的食物倒掉。

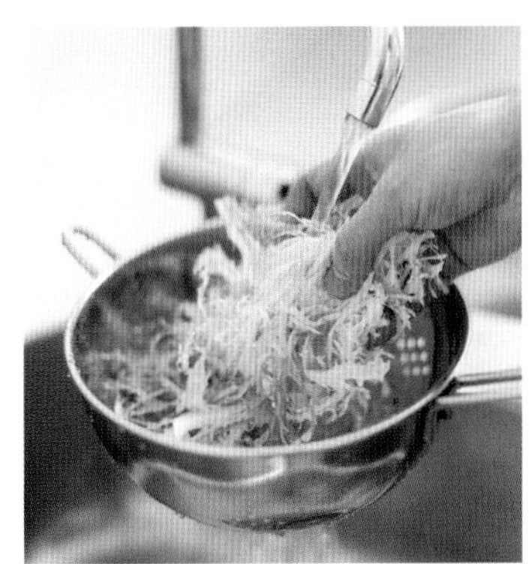

▲ **洗净做沙拉的菜叶** 用流动的清水洗净每一片做沙拉用的菜叶。即便贴有“净菜可直接食用”标签的沙拉菜叶也要再次冲洗。

① 英国蛋类质量标准局负责监督国内蛋类生产，安全的产品打上统一的“狮子”标志。——译者注

案例分析：

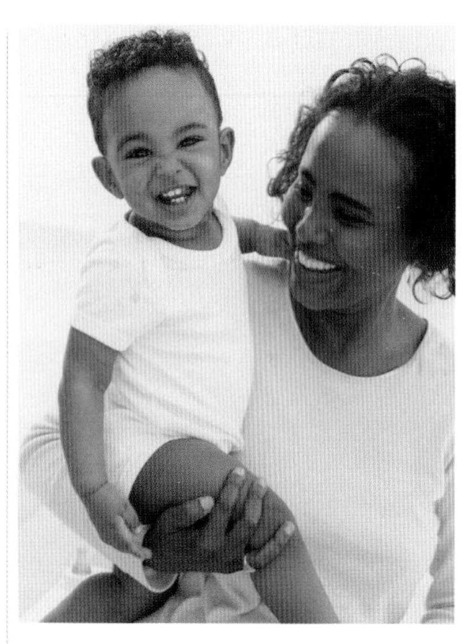

糖尿病妈妈

吉尔25岁时患上了胰岛素依赖型糖尿病，当时她怀着第二个孩子。至今，她患病已有几年。她有两个健康的儿子，第三次怀孕应该不会出什么问题。她知道，要经常做产前检查，因为糖尿病控制不当不仅会引起自身并发症，而且会殃及腹中胎儿，对胎儿的危害更大。

妊娠糖尿病

罹患妊娠糖尿病的孕妇不必担心孕期会因此而困难重重，或无法生下正常而健康的宝宝。如果产妇与产科医生和糖尿病医生密切合作，审慎有效地控制病情，最终的结果应该是圆满的。

女性比男性罹患糖尿病的概率高出50%。不仅如此，女性在怀孕期间，也易患糖尿病。有些女性属于潜在糖尿病患者。她们至少生过一个巨大儿，或有家族病史，父母或兄弟姐妹中有患此病者。其他女性则是在怀孕后才罹患糖尿病的。妊娠糖尿病患者中，有的在产后病情依旧，有的则能自动痊愈。

妊娠会使固有的糖尿病加重——肾功能进一步减退，出现眼部病变，进而影响视力。多数糖尿病患者须注射胰岛素来控制病情，有些单靠饮食调节即可，有些则需要调节饮食和服用降血糖药同时进行。由于孕期身体需要更多的胰岛素，有些糖尿病人若计划怀孕生宝宝，在受孕前就要开始改用胰岛素疗法。患胰岛素依赖型糖尿病已有两年，吉尔为生第三个宝宝做了慎重而细致的准备。怀孕之前很久，就让医生对她的病情进行了全面评估。她最关心的是控制血糖，以确保肾功能正常、眼睛健康。孕前几个月，她就开始控制病情，还不忘补充叶酸。

控制糖尿病

吉尔十分明白，她的病增加了胎儿出现心脏和骨骼缺陷的风险，但是病情若在孕早期得到有效控制，风险就会大大降低（参见第16页）。怀孕不久，她就来征询我的建议。

我对吉尔说：在妊娠期的前3个月，她所需的胰岛素会减少。这之后，身体开始分泌多种激素，这些激素具有抗胰岛素的作用，所以她将比之前需要更多胰岛素，应检测血糖值，然后相应调整胰岛素的注射剂量。

米里亚姆医生的重要提示

只要在产科医生和糖尿病专科医生的共同指导下，糖尿病病情得到严密的管控，母亲和胎儿就会安全健康地度过孕期直至分娩。

- 孕前对糖尿病病情进行全面评估，并开始每天补充400微克叶酸。
- 妊娠前咨询医生，将你的糖尿病治疗方案改为胰岛素疗法，因为孕期身体对胰岛素的需求增加，注射胰岛素需有医生处方。
- 要特别注意合理调节孕期饮食。

可能出现的并发症

患有糖尿病的孕妇一般都去既有产科医生，也有糖尿病专科医生的诊所做产前检查。在孕期第 28 周、32 周和 36 周时，她们要进行额外的超声波扫描，查看胎儿是否发育正常。孕前就患有糖尿病的吉尔，怀孕后血糖水平出现波动，可能引发并发症，比如尿道感染、念珠菌阴道炎、高血压、先兆子痫（参见第 222 页）和羊水过多。她还有可能早产。

糖尿病对胎儿的影响

如果母亲的血糖水平很高，她的高血糖经胎盘进入胎儿体内，被转化为脂肪和肌肉，胎儿的器官也会变大，胎儿逐渐发育为巨大儿。由于来自母体的血糖水平很高，胎儿自身必须制造大量胰岛素来抑制高血糖，以至于宝宝出生时，因高浓度的血糖供应突然终止，而其自身的胰岛素分泌仍居高不下，宝宝的血糖水平就会陡然下降，出现低血糖症，严重时可致其昏迷甚至死亡。不过，若认真做产前检查，这种后果完全能够避免。

因母亲糖尿病而早产的新生儿易发生呼吸窘迫综合征。妊娠期糖尿病导致胎儿的肺部无法形成表面活性物质。肺表面缺乏这种活性物质，新生儿就难以呼吸。令人欣慰的是，吉尔谨慎地控制着病情，这将使事态大有改观。如果不出现高血压或头盆不称等并发症，只要吉尔的病情一直处于控制之中，那么，吉尔就有望进行正常的阴道分娩。在孕期第 38 周时，医生可能建议她引产，不然，胎儿会长得过大。我建议她进行葡萄糖和胰岛素静脉滴注，确保她的血糖在分娩过程中保持稳定；我还建议她接受连续的胎儿电子监护，并采集胎儿血样，检查胎儿是否出现窘迫症状。产后，她的宝宝将被送到新生儿特护病房，以防出现异常需紧急救治。住院期间，医护人员会不时地把宝宝抱给吉尔，让她喂奶。

吉尔的宝宝

吉尔的医生一定能预计到她的胎儿会长得很大，所以可能需要产钳助产或实施剖宫产。临产时，胎儿还可能出现轻度组织性缺氧（对组织供氧不足），这会导致新生儿黄疸（出生后可治愈）。

吉尔的宝宝出生后，医生会给他做全面检查。在某些医院，所有糖尿病母亲生的婴儿都被送到新生儿特护病房，在那里，他们的血糖水平得到密切监控。医生将建议吉尔给宝宝哺乳，控制他可能出现的低血糖症状。

有些患糖尿病的女性生的宝宝一个比一个胖大，新生儿的体重可在 4—5 千克不等。虽然这个重量的胎儿完全可以顺产，但是产科医生往往建议提前引产（36 孕周左右）或在胎儿足月之前进行剖宫产，若任由胎儿继续发育，母体供应的养分将无法满足他的需要。

第六章

孕期健康

怀孕期间，保持身心健康很重要，而锻炼是行之有效的办法。人人都会有疲惫不堪和忧心忡忡的时候，如果能想办法应对和规避相关问题，你就能在整个妊娠期做到真正的精神愉快、身体健康。

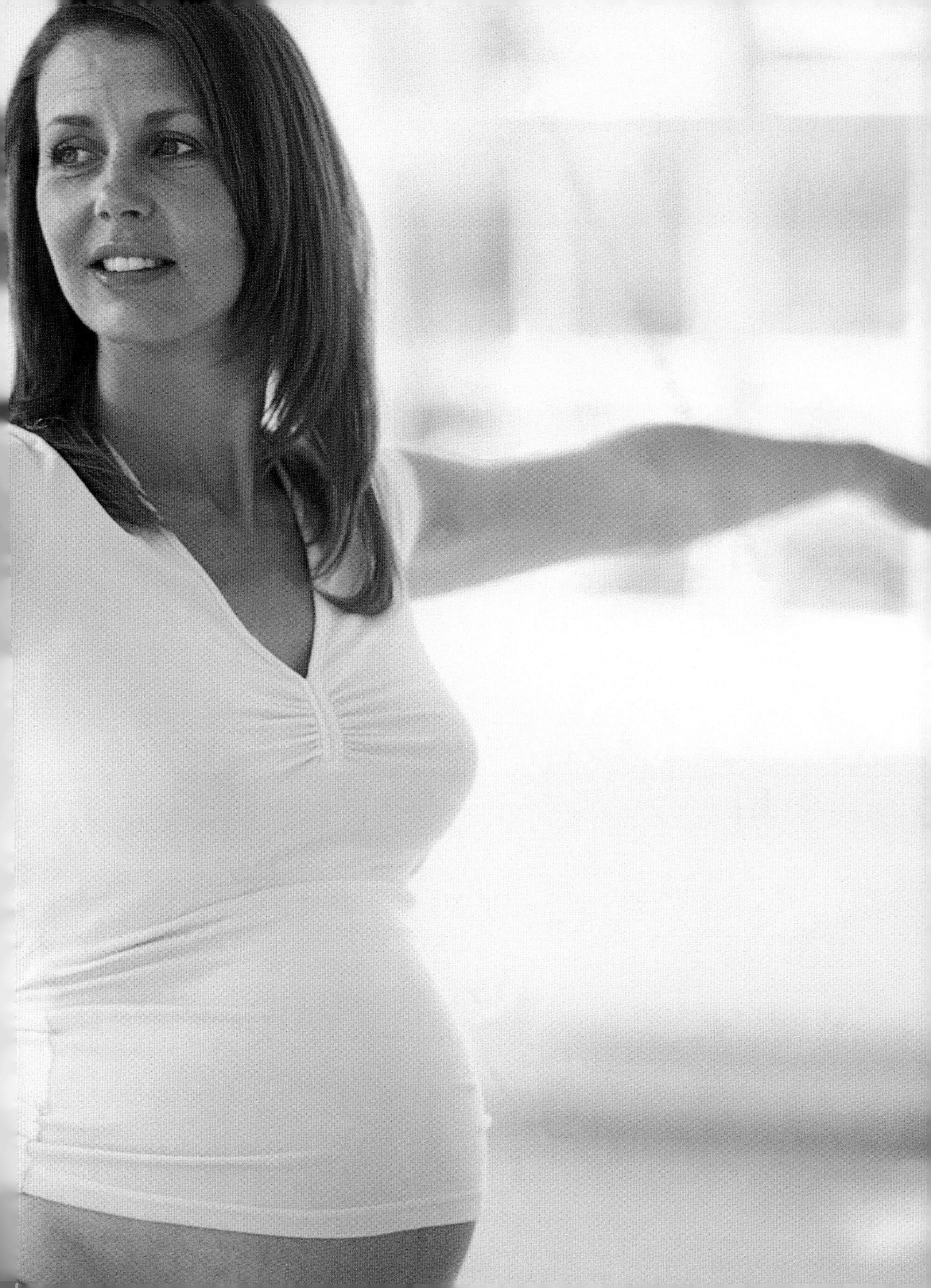

锻炼有益健康

若要保持心情愉快、身体健康，就定期、按时锻炼吧。你将面对妊娠带给你的诸多变化，通过锻炼让身心做好准备吧，你会乐在其中的。

■ 运动时，身体会释放一种叫作内啡肽的激素，使人精神振奋。

■ 运动后，你会满足而放松，因为身体释放的内啡肽具有安神作用。

■ 学习新的运动方式，这将使你的自我意识有所改善。

■ 按时锻炼有助于缓解腰背痛、腿抽筋、便秘和气短。

■ 你会感觉元气大增。

■ 锻炼将使你以更好的状态投入分娩过程。

■ 产后你能更快地恢复体形。

■ 在产前培训班，你能遇见其他准妈妈，交到新朋友。

■ 和伴侣或家里其他人一起锻炼，让他们也变得更健康。

运动保持健康

定期锻炼能增强体力，改善身体柔韧性和耐力。怀孕后，你的
体要适应孕期状态，同时为分娩做准备，随之而来的是身体的各种
求增加，锻炼使你能更好地应对这一切。通过锻炼，你还能进一步
解身体的潜能，掌握自我放松的方法。

运动锻炼可使你心态积极，不会觉得自己身材臃肿、肥硕、
重——尤其是在孕期最后 3 个月。血液循环也会改善，这有助于缓
紧张情绪。如果你的肌张力好，分娩过程中，你会较为轻松，不会
痛苦。在产前培训班学习的许多动作，配合放松和呼吸技巧，将在
娩过程中助你释然地信赖自己的身体。如果通过锻炼，你的身材保
良好，产后你就能更快地恢复。

日常锻炼

你可能认为，每天忙忙碌碌，挤不出时间来锻炼。但是你可以
做其他事边运动，许多有益孕妇身心健康的动作（后面几页详述）
能以这种方式来完成。例如，刷牙时，锻炼骨盆底肌肉；坐在桌旁
公交车上，活动脚部和踝关节；盘腿坐着（参见第 148 页）看书或
电视。

无论进行哪种锻炼，开始时都要舒缓，逐渐增量，找到适合自
的模式。锻炼之前，做几次深呼吸，这样可加强血液循环，为全身
肉输送充足的氧气。若出现疼痛、抽筋或气短，应停止运动。再次
始时，要放慢动作。如果你喘不过气来，胎儿也会供氧不足。

坚持每天做几次轻微的锻炼好过一次性大运动后再也不锻炼。
常情况下，女性躺半小时就能恢复精力，但是怀孕后，要躺卧半天
能从疲劳状态中缓过来。善待自己，选择一种自己喜欢又轻松的锻
方式。

锻炼方式

多数运动都是有益的。怀孕后你可以继续进行孕前常做的运动
这样可保持体形。

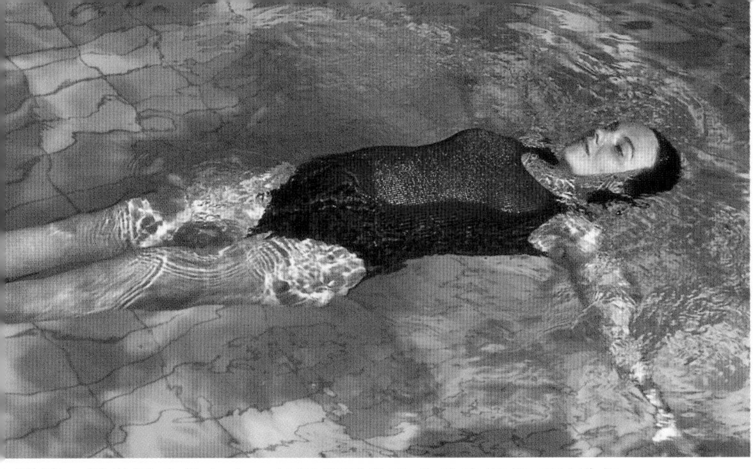

▲**游泳** 游泳运动很安全，妊娠期间甚至是孕晚期都可以进行。

游泳对于怀孕的女性来说是一项绝好的运动。游泳能锻炼肌张力，增强体力。水托浮着你的身体，所以你在水里运动时，不会拉伤肌肉或扭伤关节。不少运动中心都开办针对孕妇的游泳课和水上运动课。

瑜伽也是很好的运动方式，能增加身体的柔韧性，平息紧张情绪。你可以通过做瑜伽学会控制呼吸和注意力，这是你将在分娩过程中用到的技巧。尝试孕妇普拉提，可改善身姿、身体稳定性和呼吸节律。

走路助消化，改善血液循环，有助于保持体形。即使不喜欢活动，定期走走路总是可以的，每次走两公里左右。走路时挺直身体、收紧臀部、双肩平直、抬头挺胸，不要耷拉着脑袋。孕期接近尾声时，由于骨盆关节韧带松弛，走一小段路，你就会腰酸背痛，所以外出走路锻炼时，要穿缓冲性能好的平底鞋。

只要活动不过量，整个孕期，你都可以跳舞。多久跳一次，就看你的喜好。

应避免的运动

进入孕晚期后，安全起见，不要继续骑车、滑雪、骑马等，因为身体前部的重量增加，你很难保持身体平衡。其他应避免的运动还有慢跑、背包徒步和仰卧起坐。仰卧起坐会使你的身体受到不必要的压力，不仅会伤到自己，而且会殃及胎儿。

运动有益胎儿

每一次适度运动时，你都把大量的氧气输送到胎儿的血液中，促进他代谢。这时，他所有的组织，特别是大脑，都处于最活跃的状态。

■ 运动时，你的身体释放出的激素会经由胎盘进入胎儿体内，你的肾上腺素也会提振他的情绪。

■ 当你运动时，胎儿也同样感受到内啡肽的积极作用。内啡肽是运动时身体释放出的类吗啡物质，带给我们满足感和快感。

■ 运动时，你的动作舒缓，对胎儿有好处。你身体的摆动令他感到很舒服。

■ 运动时，母体血液循环加快，滋养胎儿并促进胎儿生长发育。

为什么要热身?

舒缓的热身动作让身体进入预备状态，以展开力度更大的运动。忙碌的日程中做套热身操并非不可行。

热身操能疏解压力。一套热身动作轻缓地活动肌肉和关节，以免它们在稍后力度更大的运动中拉伸过度而受伤。若不做热身就直接运动，你就会身体僵硬、腿部抽筋。

伸展动作

在每次运动之前，都要做这些伸展动作热身，注意动作要轻缓。这套热身动作能加快血液循环，增加你和胎儿的供氧。每个动作重复5—10次，要确保做的过程中，你是舒适的，姿势准确不变形。

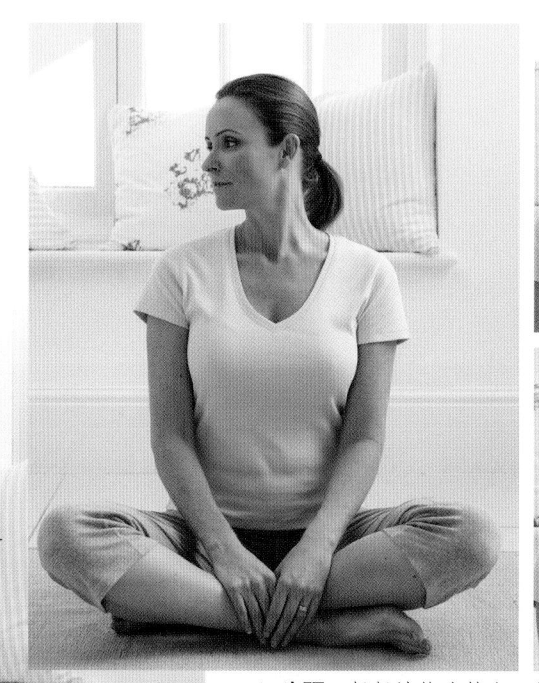

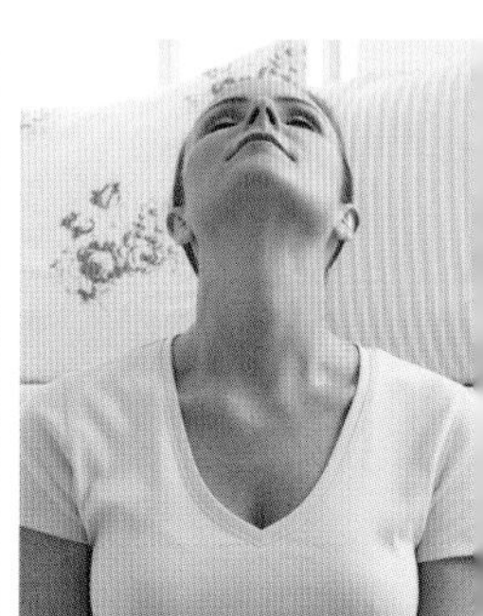

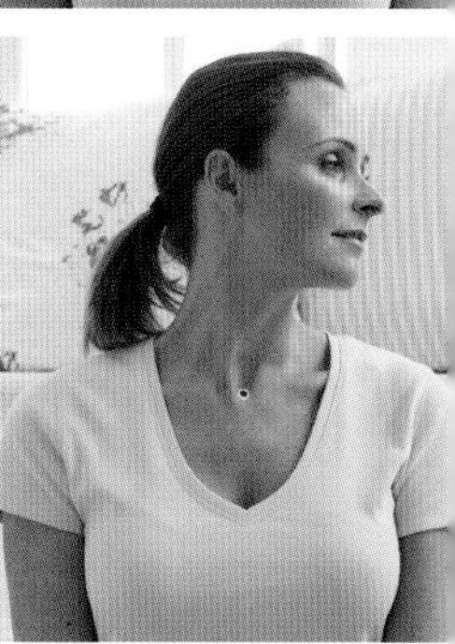

▲头颈 轻轻地将头转向一侧，然后抬起下巴，把头转回原位；再将头轻缓地转向另一侧，收起下巴。重复动作，从另一侧开始。头要挺直，缓慢地转向右侧，然后转回原位，脸朝前；再转向左侧，返回，面向前方。

伸直脖子和后背

把手放在膝盖上，控制腰部肌肉的拉伸

◀腰部动作 舒服地坐好，双腿交叉，背部挺直。呼气，上身向右转，右手放到身后，左手放在右膝上。以左手为轴，使身体进一步向后扭转，轻缓地伸展腰部肌肉。换方向，重复这个动作。

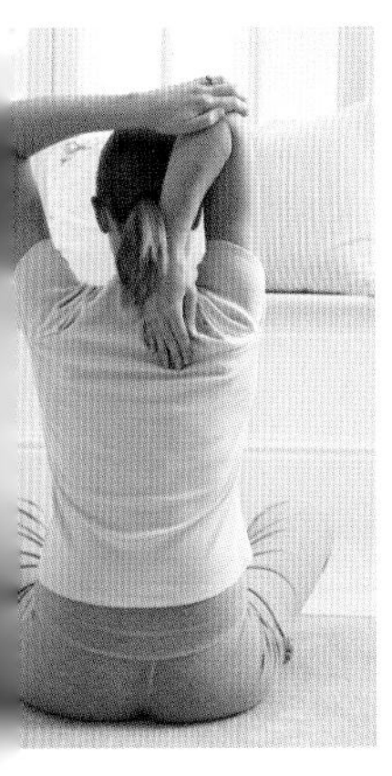

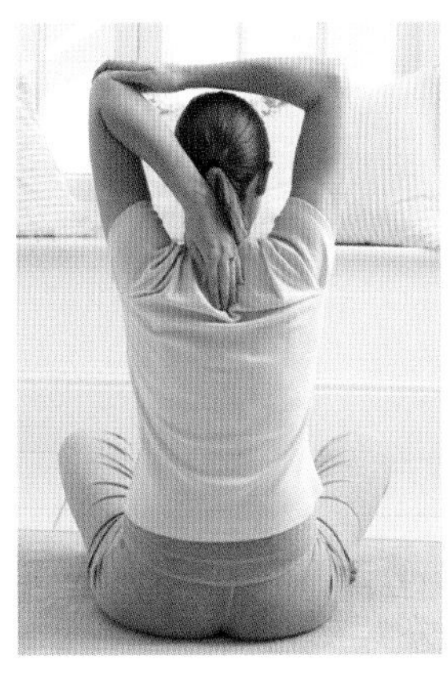

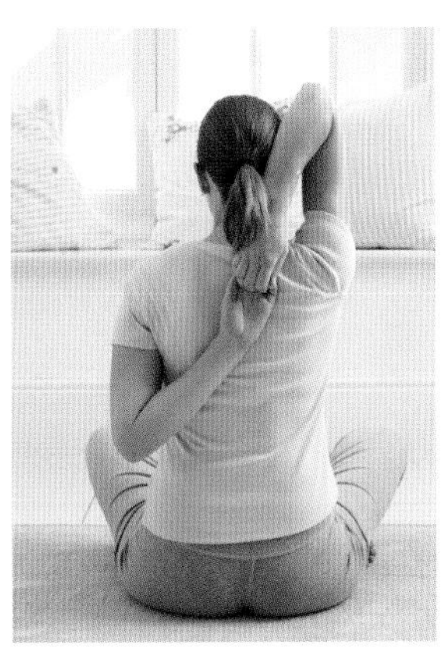

▲ **胳膊和肩膀** 坐在地板上，举起右臂，慢慢地伸向天花板。肘部弯曲，手搁在后背上。把另一只手放在弯曲的右臂肘部，沿着背部方向推按这只胳膊（左图），持续 20 秒，然后放松；换左臂，重复刚才的动作（中图）。再次将右臂弯曲，把手搁在后背。将左臂绕到后背，上伸，够到右手，保持这个姿势 20 秒，然后换另一只胳膊，重复动作（右图）。

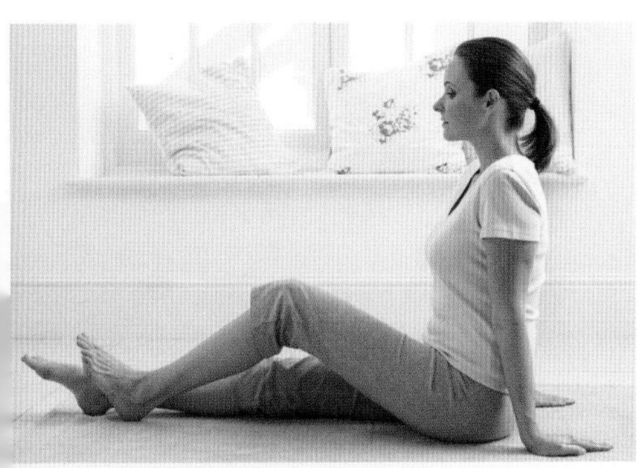

◀**腿和脚** 坐好，背部挺直，双腿前伸。双手置于地板上，靠近臀部，支撑住腰肌。将一条腿的膝部慢慢地弯曲，然后伸直。换另一条腿做相同动作。这个动作锻炼腿部肌肉张力，减少抽筋症状。

▶ **改善血液循环** 把一只脚抬离地板，向外弯曲。然后用脚在空中画大圈，只转动踝关节。背部挺直，并保持重心稳定。换另一只脚，重复这个动作。

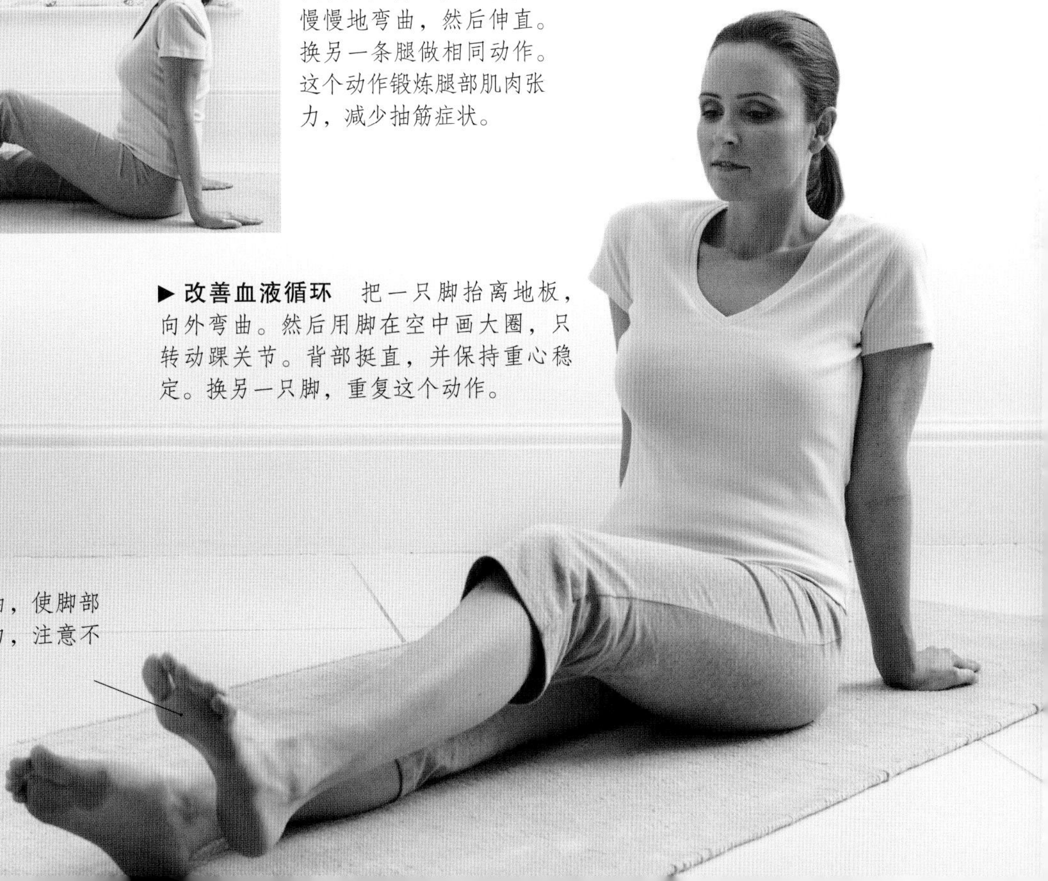

把脚向外弯曲，使脚部肌肉更加用力，注意不要扭伤

做好防护

- 在牢固的平面上做热身。
- 保持背部挺直，背部靠墙或用靠垫支撑背部。
- 轻缓地开始，避免拉伤。
- 若感到疼痛、不舒服或疲劳，立即停止。
- 务必保持呼吸正常，否则，你供给胎儿的血流会减少。
- 勿绷脚尖。活动脚部，防止抽筋。

盆底肌呈漏斗状，承托着子宫、肠和膀胱，封闭阴道口、直肠开口和尿道口。

盆底肌肌群分为两部分，分布于尿道、阴道和肛门周围；盆底肌肉纤维起于骨盆后部和前部，止于腰部和耻骨。肌层交叠，会阴部肌肉最厚。

女性怀孕后，体内孕激素使肌肉变得柔软、松弛，与此同时，膨胀的子宫对骨盆的压力增大，盆底肌因而伸拉、弹性减弱。半数生过孩子的女性出现盆底肌松弛症状，这令她们不舒服，而且因压力造成的不便，很是苦恼——大笑、咳嗽或打喷嚏时，会有少量尿液漏出。

针对此症，理疗师们研究出了盆底肌运动，用以锻炼骨盆底肌肉，使其紧实有弹力。

收缩、收紧阴道和肛门周围的肌肉，坚持时间越长越好，但不要伤到肌肉，然后放松。每天做至少25次。

孕期要做这种盆底肌运动，产后若身体状况允许，应尽早恢复盆底肌的锻炼，这也有助于阴道恢复弹力，为重新开始性生活做准备。把盆底肌的锻炼纳入你的日程表。

盆底肌运动

做全身锻炼，可缓解日益增加的体重带来的不适，加强重要肌肉的力量。另外，如果怀孕期间你能自如地活动骨盆，生宝宝时就更易找到舒服的分娩姿势。这些产前操是根据瑜伽动作设计的，能增加身体柔韧性、缓解肌肉紧张。

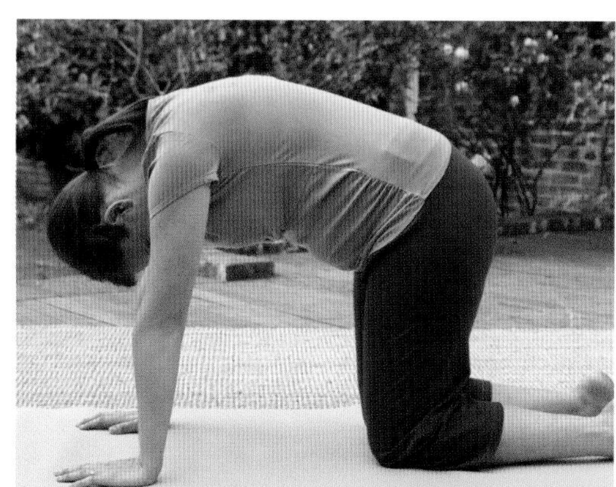

◀ **骨盆收拢** 采取跪姿，四肢着地，两膝间隔约30厘米。缩紧臀部肌肉，收拢骨盆，背部隆起呈小山丘状。保持这一姿势几秒钟，然后放松。背部不要松垮下塌。

身体前屈

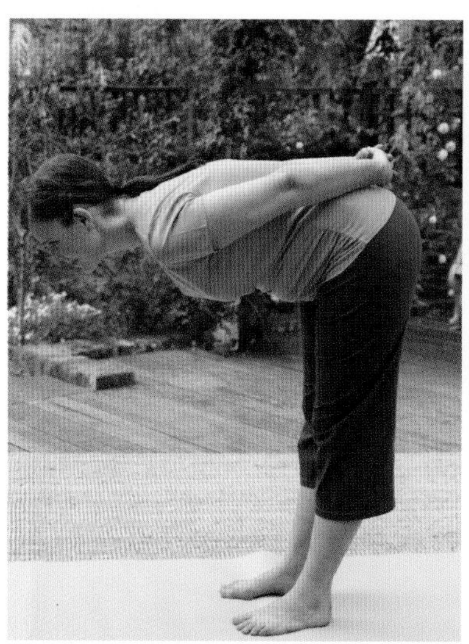

1. 上身慢慢地前屈 两脚平行，分开约30厘米。双手在背后十指交叉。上身慢慢前屈，与髋部同高，背部保持平直。做几次深呼吸，然后缓缓直起上身。

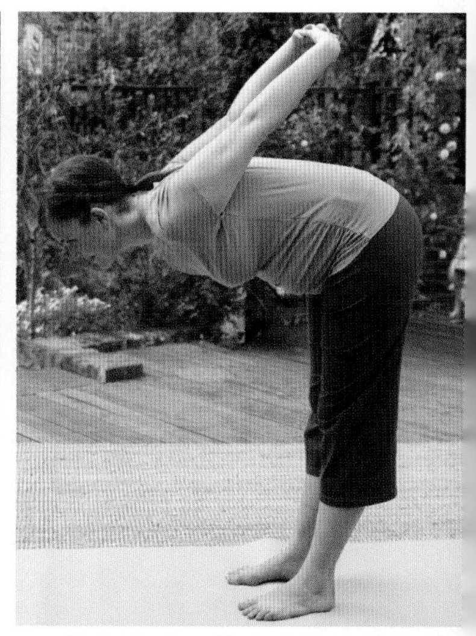

2. 抬起双手 做此动作的前提是，做第一步时没有不适感。上身前屈至髋部高度后，慢慢地抬起背后相扣的双手，高过头部，尽量抬高。

腰背运动

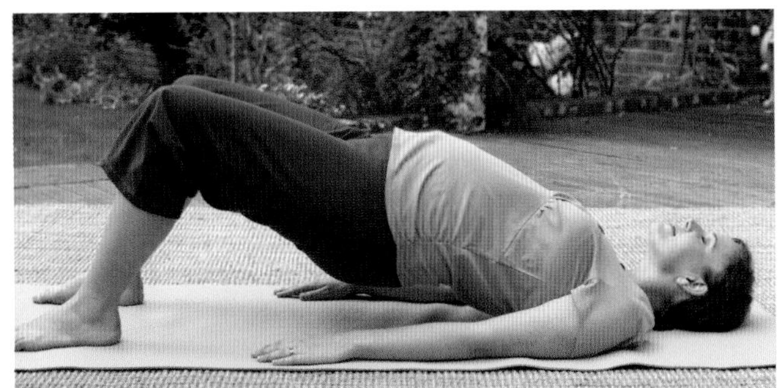

1. 抬高骨盆 平躺，双臂放在身体两侧，掌心向下。双脚用力蹬地，抬起骨盆，令脊柱离地，越高越好。放平身体时，每节脊椎依次放松。

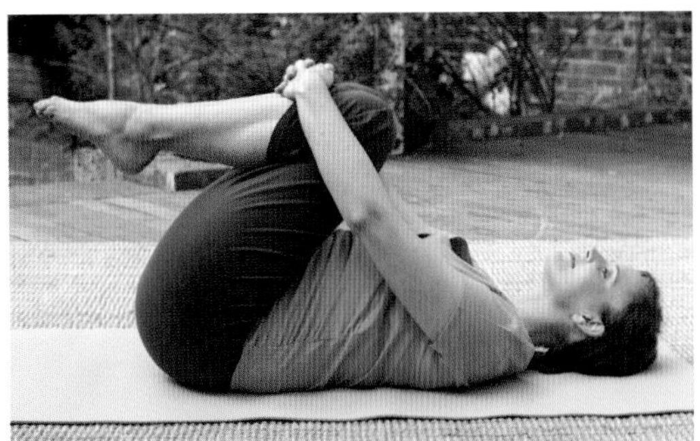

2. 抱膝 腰部贴地，双手轻轻地抱住膝盖，保持这个姿势几分钟，深呼吸。

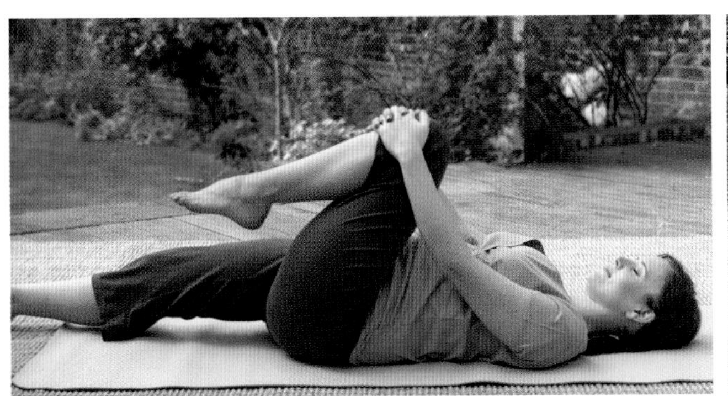

3. 双腿交替活动 右腿伸直平放在地上，轻轻地抱住左膝。换腿，重复这个动作。

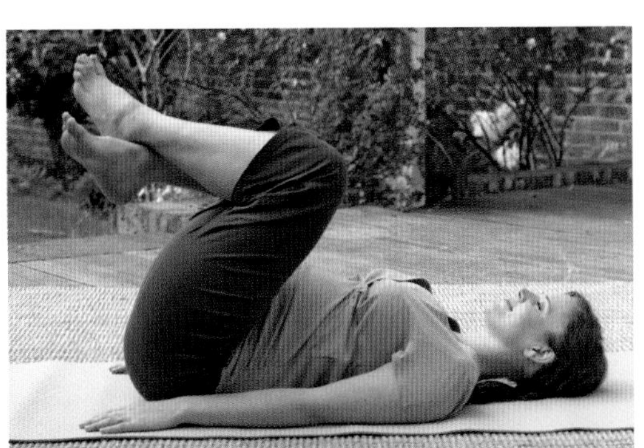

4. 活动胯部 双膝弯曲，双脚在踝部交叉。顺时针转动胯部，带动腰部在地上画小圆圈。逆时针方向，重复这个动作。

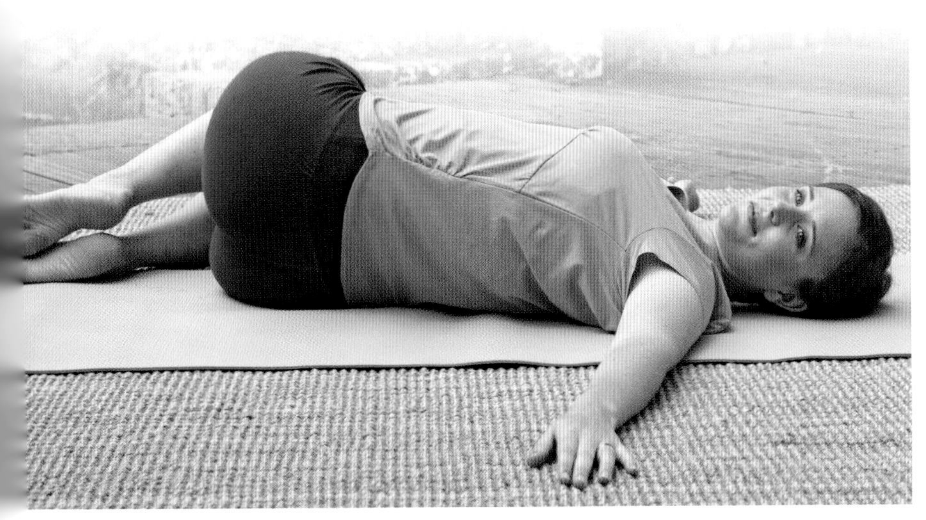

◀**脊柱扭转** 双肩和双臂平放在地，呼气的同时慢慢将双膝转向右边，头则向左转，轻柔地扭转脊柱。保持该姿势数秒后，身体还原，膝盖仍保持弯曲，放松。然后，慢慢地将双膝转向左边，头向右转。重复这个动作。

分娩姿势训练

若能提前做好身心准备，你将经历一个相对舒服的分娩过程。你会发现以下训练届时将大有用处。你可能想蹲着分娩，而盘腿坐能增强大腿的力量，增加骨盆的血流量，使关节更具柔韧性。该训练有助于伸展骨盆，放松会阴部的肌肉组织。

练习结束后，花 20—30 分钟放松休整，最好在白天安排固定时间，小憩一会儿。你可以闭上眼睛，把双脚抬高，休息 5—10 分钟，你就又能神清气爽起来。掌握呼吸和放松的技巧将是分娩过程中的一大助力。紧张情绪会加剧疼痛感，但是当你专注于呼吸的节奏时，你的焦虑感便会缓解，体能消耗也有所减少。

▼ **盘腿坐** 坐在地板上，双腿前伸，背部挺直。然后双膝屈起，两脚脚底并拢，将双脚拉向腹股沟，尽量靠近。大腿分开，膝盖向地板靠拢。双肩和脖子后部要放松。深呼吸。专注于呼吸，想象你的呼吸向着骨盆运行，最后落在地板上。呼气时，要放松。与此同时，伸直脊柱，骨盆不要离开地面。

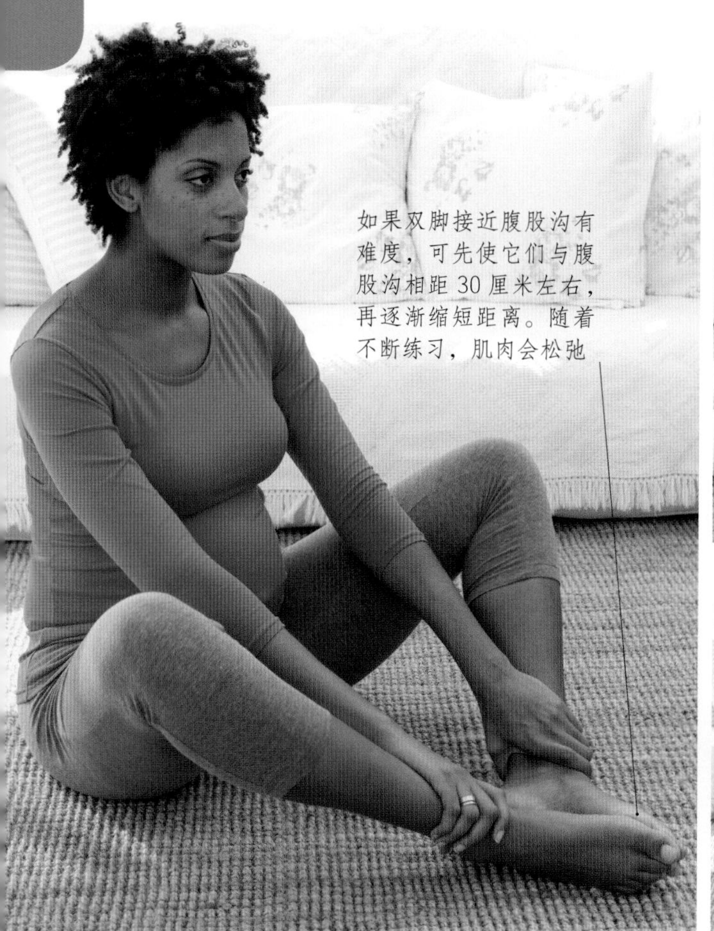

如果双脚接近腹股沟有难度，可先使它们与腹股沟相距 30 厘米左右，再逐渐缩短距离。随着不断练习，肌肉会松弛

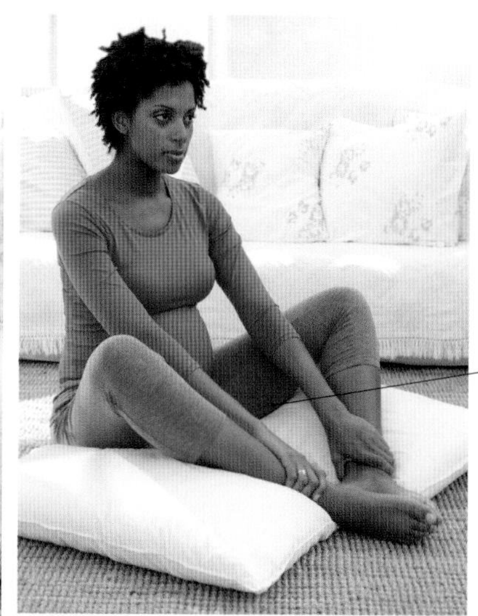

用靠垫或毯子支撑住大腿，或倚墙而坐

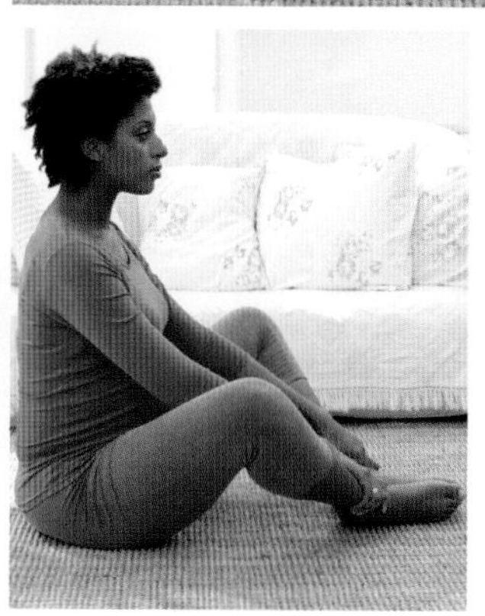

◀ **背部挺直** 坐直，勿驼背或松垮。向前看，不要低头看腿。

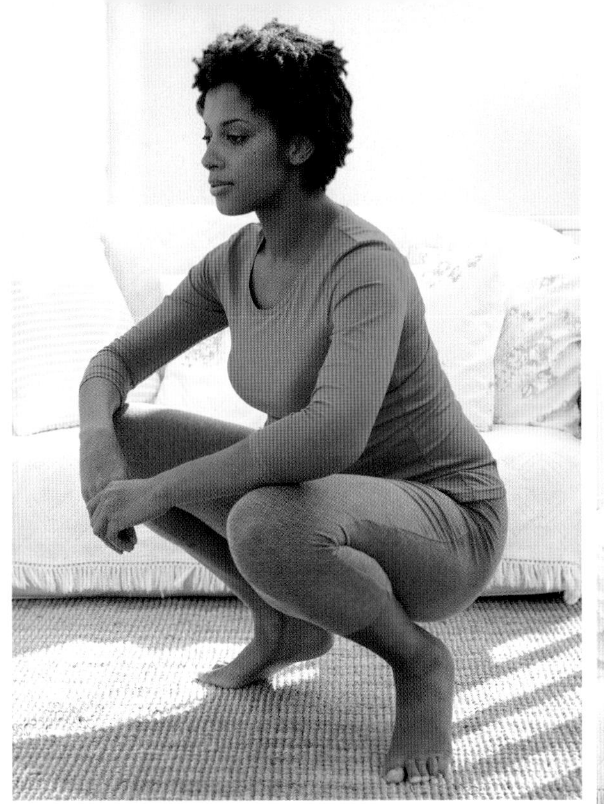

▲ **下蹲**　伸长、挺直后背，双脚分开 45 厘米。下蹲，尽量深蹲，膝盖分开。脚跟着地，身体重量均匀地分布于脚跟和脚趾。若脚跟难以着地，也不必担心。保持下蹲姿势几分钟或更长，只要你没有不适感。最后，身体前倾，跪下或起身。

▼ **扶稳**　如有需要，下蹲时可扶着稳固的东西，比如椅子、矮凳或窗台等，以支撑后背。把毛巾垫在脚跟下，也可倚墙练习下蹲姿势。

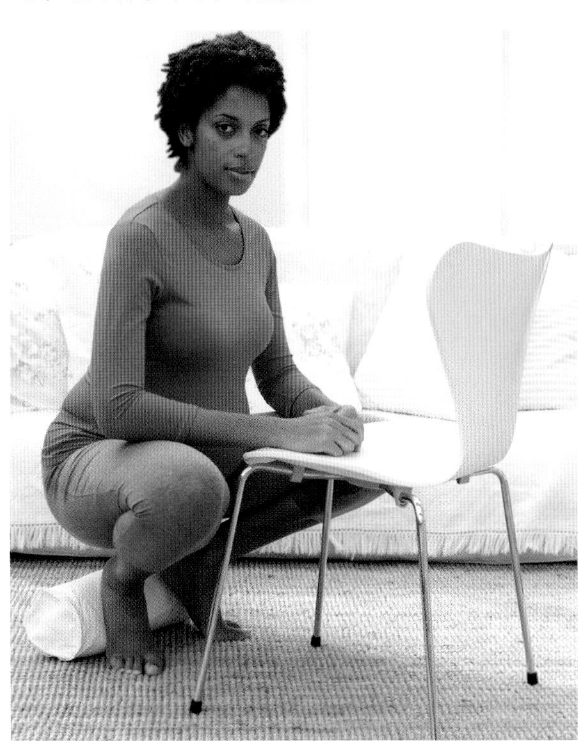

▼ **放松**　腹部越来越大，平躺时间不可过久。头和肩都枕在枕头上，避免头晕。到孕晚期，侧卧可能更舒服。

▼ **侧卧**　头枕在枕头上。上面的腿弯曲，膝盖下垫个枕头，另一条腿伸直。闭上眼睛，专注于呼吸。

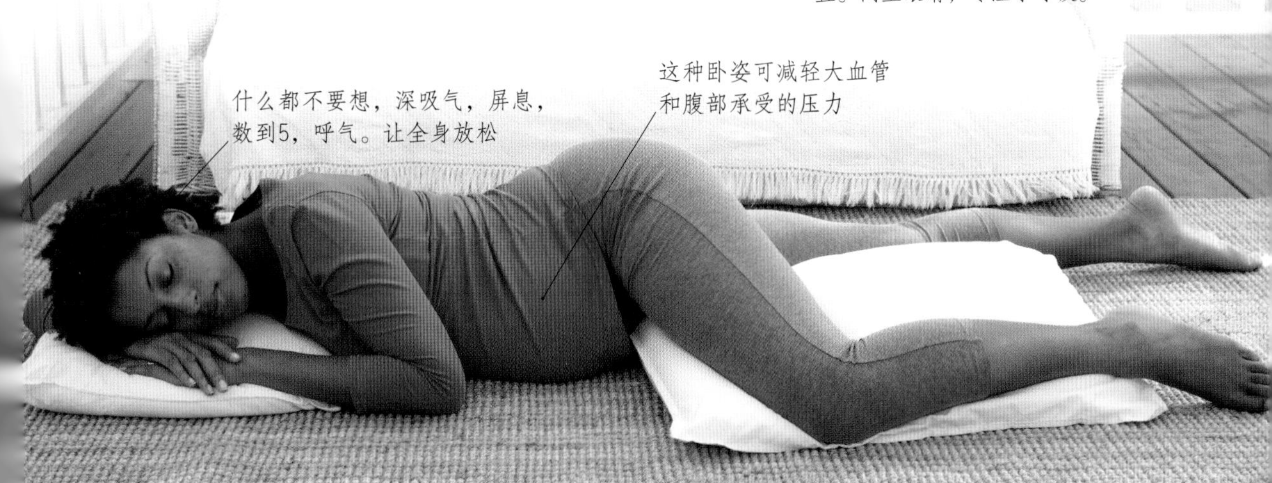

什么都不要想，深吸气，屏息，数到5，呼气。让全身放松

这种卧姿可减轻大血管和腹部承受的压力

按摩用品

有几种按摩用品可以增加按摩的效果。开始按摩前，把所有物品都备齐，以免中断了情绪和气氛。

■ 芳香油能使双手在皮肤上轻顺地滑过，使皮肤柔软而滋润。油的香气氤氲，每次按摩都是一次特别的享受。

■ 用羽毛、织物或其他质地柔软的材料摩擦皮肤，使皮肤有轻微刺痛感。

■ 用松软浴巾盖住裸露的肌肤，以免着凉。

■ 使用脊柱按摩轮用力上下推拿背部，减缓腰背不适。

■ 用软齿发梳轻轻地梳头发，柔软的梳齿按摩着头皮，令人放松。

通过按摩来放松

在漫长的一天结束时，让伴侣给你按摩或自我按摩，都能令你放松、心情愉悦。按摩刺激皮肤上的神经末梢，改善血液循环，舒缓疲劳，带给你安宁和幸福感。你腹中的宝宝也同样享受你的身体被爱抚的感觉，按摩的动作也会令他很舒服。

用质量好的按摩油润滑皮肤，这样按摩起来才更加惬意。把灯光调暗，播放舒缓的音乐，把枕头或靠垫垫在身下或放在身体四周，以此来营造一种令人放松和舒适的氛围。随着孕期的推移，你会觉得侧卧并用枕头做支撑或者分开腿坐在椅子上更舒服些。

除了背部，你能自己按摩到身体的大部分位置，且有不错的效果。用一只手的掌心和手指顺时针按摩每个乳房，从根部向乳头抚摸、轻按；用拇指和其他手指揉捏乳头。按摩腹部、臀部和大腿时，用手掌滑动打圈。

如果你的伴侣或其他人给你按摩，开始前，双手务必是温暖的，摘掉戒指、手镯或手表。当你们两人都进入舒服的状态时，做几次深呼吸来放松。按摩刚开始时，动作宜轻柔，然后逐渐增加力度，但自始至终动作都要保持舒缓。

若要请专业按摩师为你按摩，一定要告知按摩师你怀孕了。

自我按摩

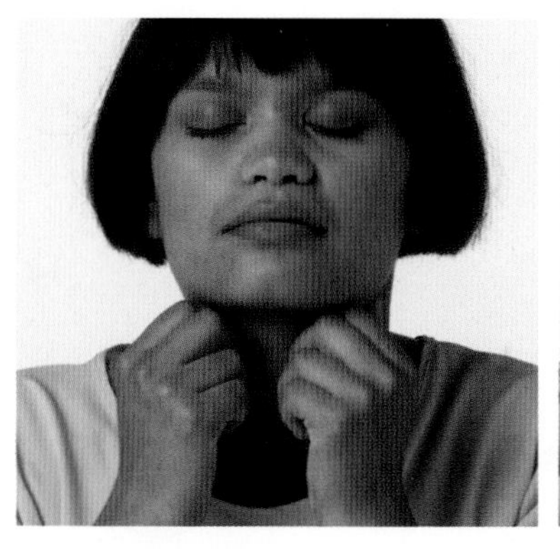

▲ **颈部紧实按摩**　沿下颌骨做挤捏动作。用拇指和食指关节轻轻挤捏皮肤。勿拉拽皮肤。

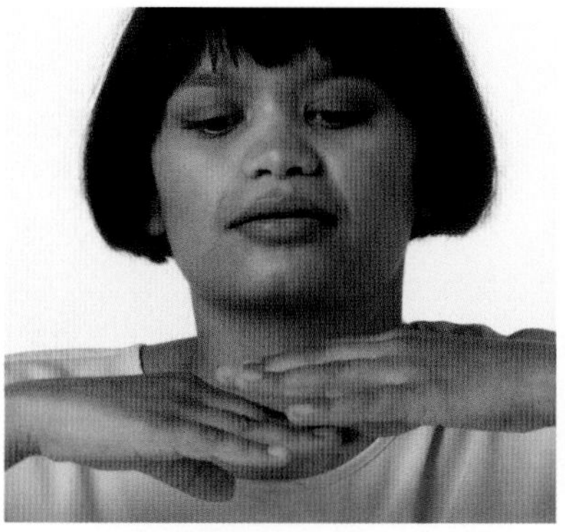

▲ **下巴紧实按摩**　以轻快的动作促进下巴部位的血液循环。双手手背轮流自下而上轻打下巴。

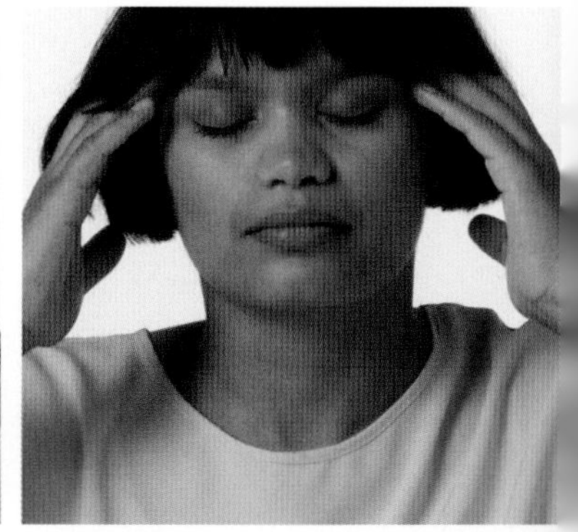

▲ **按摩额头**　指尖放在额头上，掌根放在下巴上。指尖不离开额头，掌根抬离脸部。

画圈 双手掌心同时顺着相同方向，沿脊柱向外打圈。用此手法按摩腹部和乳房时，要减轻力度。

轻抚法 用指尖轻柔地边画圈边移动，好像在轻挠皮肤。怀孕期间，这种按摩法适用于整个腹部。

上推下滑 按摩者将双手掌心放在脊背下部的一边，指尖抬起，指向自己的头部，朝肩部方向上推，注意勿将自身体重加在手上。然后，双手从上轻滑而下至起始的位置。

请伴侣为你按摩

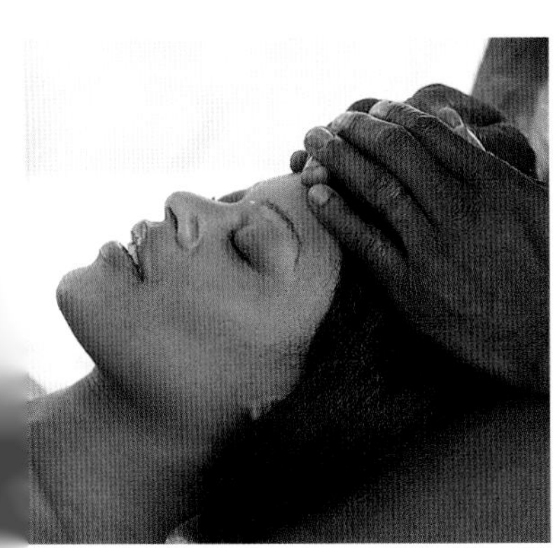

▲ **解压按摩** 将你的双手放在她的额头上，使两手的指尖在额头中间相叠，静止。然后轻轻按压，松开，再静止，最后将手拿开。

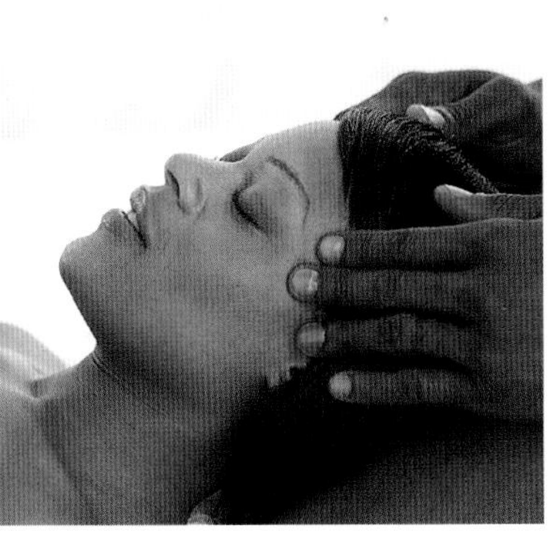

▲ **额头按摩** 这也有助于缓解压力。用指尖在她的整个额头上画小圈，从一边按摩至另一边，然后返回。重复这个动作。

精油

按摩时使用精油，使人备感放松和舒爽。精油的气息还能带给你奇妙的幻象。

这些精油是从花、树和药草中提炼出来的，据说有疗愈功能。例如，熏衣草精油可缓解头痛和失眠。但是，孕期不可使用某些精油，比如樟脑精油、八角精油和茴香精油，因此，事先要与有经验的香熏理疗师核对所用精油。只用少许精油——基底油用量少则两滴，多则10毫升。

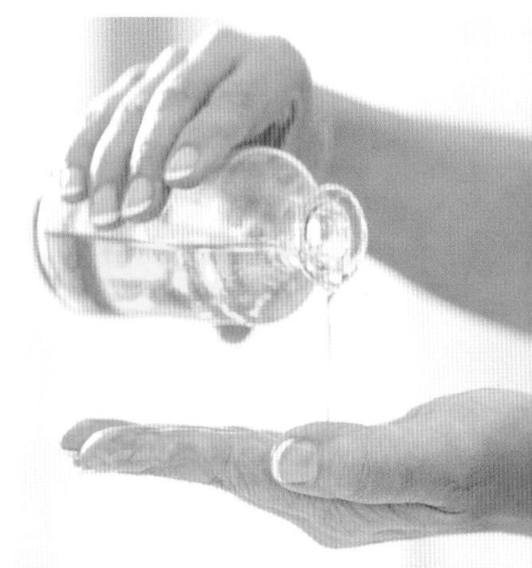

▲ **宁神的香气** 用杏仁油或橄榄油等基底油调配稀释精油。精油未经稀释不可用于皮肤。

情绪传染

你可能担心怀孕后你变化无常的情绪会影响胎儿的发育。

你腹中的宝贝的确对你的情绪有反应，当你生气或忧郁时，他会又踢又蹬，不过，你的情绪波动并不会对胎儿造成不良影响。

梦境有时非常生动，你会突然从噩梦中惊醒，感觉浑身发热，汗流浃背，心脏狂跳。不必担心，这对胎儿无害。

不过，当你兴奋又快乐时，你的宝贝很享受你的好情绪。你身心愉悦，宝宝同样感觉良好。你自在放松，他也会感到宁静安详。

有些事会令你满足和开心，比如听音乐、轻歌曼舞、画画，尽量多做这些事，与你的宝贝分享愉悦的好情绪。

情绪波动

怀孕改变的不只是你的身体，你的情绪也会变化无常，有些感受是你之前从未体验过的。你会时不时地心情沮丧——所有怀孕女性都是如此，所以，最好的做法是接受这种变化，总会有办法应对你波动的情绪的。

体内激素水平的变化引起情绪的变幻莫测。你会忽而眼泪汪汪、忧伤不已，忽而又快乐得无以言表。此外，我们偶尔会对即将做父母这个前景深感不安，走样的身材也困扰着自我形象意识。从情感上来说，孕期是个很不易的过程。

激素水平的改变

怀孕后，你的身体发生巨大变化，你的情绪会因此而变化无常。你可能变得吹毛求疵、容易生气，对鸡毛蒜皮的小事反应过激；你可能变得不自信，心存惶恐；忧郁情绪不时袭来，让你哭泣不止。

这些情绪异动都属正常，因为你不像以往那样能把控自己的情绪。波动的激素水平取而代之，像乐队指挥一般，管控着你的情绪。如果你表现得易怒、爱生气或挫败感十足，也不必有罪恶感，不必羞愧难当。稍做解释，多数人都能理解。工作中，你不得不竭力地佯作镇定，保持惯有形象，特别是如果你产后还要返回工作岗位的话。

孕期焦虑

无论你对怀孕这事多么积极乐观，偶尔出现忐忑焦虑也不足为怪。你可能时而因憧憬着宝宝的到来而激动不已，时而又为随之而来的新责任心有惶恐。成为母亲意味着重新定位和变化，难免忐忑、恐慌。

首先，你必须接受怀孕这个现实。虽然这毋庸赘言，但有些女性心无忧虑地度过孕期的前几个月，对怀孕这事能不想就不想，显怀之前这么做并非难事。但是你和孩子的父亲总归要面对怀孕的事实，并开始有所打算。至此，你们对于腹中胎儿、对于即将为人父母的未来所给予的关注仿佛是朦胧的柔焦镜头，是一幅温馨粉彩画，画中是充满爱意的三口之家。

但是当你们开始面对接踵而至的现实后，与你们想象相悖的感受便会呈现。没有必要为此忧心忡忡，冲突的感受不是坏事，是再正常不过的了，所以不要难以释怀。其实，这意味着你们真正地面对现实了。有些人直到把新生宝贝带回家后，才开始面对一切，你们不会遭遇他们所经受的震惊。

身材走样

身材的变化或许也会给你带来困扰，你担心自己不再魅力四射了。你可能有种怪怪的感觉，甚至觉得这个装着自己的身体与自己无关。不要为走样的身材而不安了，怀孕的女性看起来迷人而美丽。不要满腹沮丧地看着日渐增大的腹部，把这看作是新生命的彰显吧。身材的圆润代表着成熟和孕育生命的荣耀。要为你的身形感到自信和骄傲。

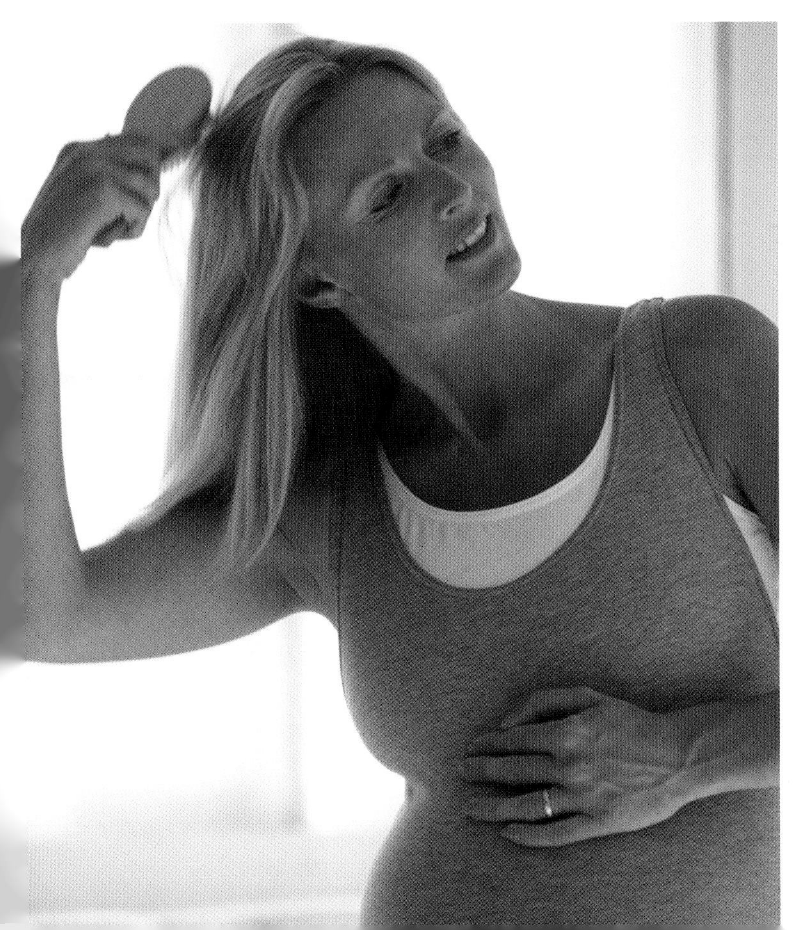

现实问题

一些你以往泰然处之的日常问题，在你怀孕后，变成了让家里鸡犬不宁的大事。应保持头脑冷静，尽量不要反应过激。

财务问题　财务问题向来是引起伴侣关系紧张的主因，这一问题在女方怀孕后更加凸显。即使已做好产后回去工作的打算，但你们可能仍然难以应对收入减少后的窘困。不过，请记住，这种现状是由你们两人共同承担的。提前规划好，你们如何在孩子出生后，靠减少了的收入过日子。

住房问题　怀孕后，就得考虑搬家或者扩大住房面积的问题了——你们可能需要额外的居住空间，或者在居住的区域添加婴儿或儿童设施。这一切都让人备感压力，你怀孕后，问题往往会变得更复杂。如果搬家是必需的事——从身体角度考虑，孕期搬家不是个好主意，最好不要等到孕晚期才搬家。

◀**身材变样**　对待怀孕后的身材和外貌的态度越积极，你的自我感觉就会越好。

梦境与现实

进入孕期最后阶段，你不仅做梦更加频繁，而且梦境偶尔会很吓人。

根据许多怀孕女性对梦的描述，她们梦到的主题都差不多，而且她们都说这些梦引起她们深切的感触和担心，这都是非常自然的反应。每个怀孕的人都会时不时地担心出了什么差错或者胎儿有什么问题。你可能梦到失去了腹中的宝贝。这种梦通常表达的是你对流产或死胎的惧怕，表明大脑在用自己的方式为接受不希望看到的结局做准备，同时也让担忧和恐惧的情绪浮出水面。梦的作用是把你的焦虑释放出来。

梦境、噩梦还可能是在表达对未出生的胎儿的一种不适应，因为他将要占据你的生活、打破你的隐私、终结你舒适的生活节奏。梦所表达的是那些令你不知所措的，甚至你从未意识到的情感。再提醒一句，别把这些梦当真，不必害怕或愧疚。

忐忑

你或许为分娩而忐忑不安——你是否能承受得住疼痛？你会尖叫吗？你会大小便失禁吗？需要做会阴切开术或进行紧急剖宫产吗？我们大多数人都会为这些问题焦虑不已，但这些担心是没必要的。分娩通常都是顺利的，你有怎样的表现和行为的确不重要。你可能惊诧于自己的镇定自若或者惊慌失措，其实都没关系。记住一点，医护人员见过你所担心的所有情形，你没什么难为情的。

你可能不确定自己能成为一个怎样的母亲，担心会伤到你的宝贝，或者照顾不好他。这些都是正常的情感，是合情合理的忧虑。许多人对婴儿护理知之甚少，害怕做不好。解决这一问题的办法就是亲自实践——尽量自己照顾新生儿。不妨给你的朋友当临时保姆，或者和她共度些时间。你为别人的宝宝换尿布，并且抱过别人的宝宝，这些经历都会培养你的自信心。试着换个角度看待自己的这些忧虑和恐慌——开始工作时，你同样也是惴惴不安的呢。

迷信

怀孕的你比以往更迷信了。荒诞不经的故事和迷信传说在过去是用来解释一些当时令人费解的现象的。如今，我们拥有先进的医疗服务，胎儿不健全的可能性非常低。看见了你认为是不祥之兆的东西，并不预示你的胎儿会发生不测。

应对情绪波动

怀孕后，要自我调节，努力适应怀孕的状态，并酝酿做母亲需要的一切，其间你的情绪会跌宕起伏，尽可能地把情绪的波动看作一种正能量吧。不要认为犹豫不决或心有恐慌就是你的错。你只不过是在头脑中反复思量，正如人们在做人生重大决定时都会纠结、犹豫不决一样。怀孕可不是什么轻松好玩的事。对自己和胎儿最好的做法就是接受现实。

做做白日梦　在脑中幻想一下宝宝的样貌，有助于你和他建立亲子关系，这在宝宝尚未出生时就可以开始了。不要认为一连几个小时无所事事，只顾做白日梦是件愚蠢的事。与这个在你腹中生长着的小人儿建立联结是接纳他的第一步。许多准妈妈发现，她们在做白日梦寸，会毫不掩饰地表现出对女孩或男孩的偏爱。即使新生宝宝的性别与你所希望的相反，这也不是大问题。不过，你得重新自我调整一番，不要陷入自己的预先设想难以自拔。

体谅父母　你的父母即将成为外公外婆了，很可能这是他们的头一回。他们或喜不自胜，或沮丧惶惑，又或者两种反应兼有。换言之，也们也会对即将承担的新角色感到困惑。有些人把成为外公外婆看作是变老的标志，这让自我感觉仍在中年的父母们十分不安。用理解和爱来对待父母的反应吧。让他们和你一起关注你的孕程，和他们分享尔的感受。

与其他母亲交流　怀孕的女性会有孤单的感觉。你可能是朋友圈子里第一个怀孕的，你认识的人当中，没有一个怀孕的或当了妈的。这真是挺孤单的。你有许多事想了解，想与人探讨。可能有些琐事烦扰着你，而你觉得这些事无关紧要或傻兮兮的，不便在产前诊所对医生说。你希望能认识一个与你有同样经历的人或者已经生过孩子的人，可以向她一吐为快。如果有这种需求，那就找个能够谈得来的人——参加父母小组、在分娩培训班与其他准妈妈交朋友，或者请朋友或家人为你引荐也在孕期的女性或已做了父母的人。你生了宝宝后，这些刚刚建立的友情仍会持续。不要忽略了你的伴侣，当你感觉孤单时，他极有可能也有同感，让他和你一道扩大你们的社交圈吧。

分享感受　想与人倾谈，分享孕期中的所感所思，这是很正常的需求。你的伴侣显然是你的第一听众，而他也迫切地想与你谈心呢。他肯定有些事想和你探讨：令他担心的问题，他本不想和你讨论的话题——因为他怕惹你厌烦、让你觉得他很愚蠢，也可能因为你太忙或太疲倦。你们两人要保持沟通。你们比以往任何时候都更需要彼此。你们的担心和各种情绪不会因为否认或无视而自行消解。压抑的情绪往往以令人不快的方式加剧，并在你最无力应对的时候浮出水面，最终演变成严重的问题。如果问题一出现就能开诚布公地对待，你们就能化解问题，生活会照常继续。

(外)祖父母

新生儿的到来不仅意味着你们将承担新角色，你们的父母也一样。

宝宝一出生，你们的父母就得进入新角色，成为宠溺宝宝的外公外婆（爷爷奶奶）。不过，当你告诉他们你怀孕的好消息时，他们可能觉得自己还年轻着呢。

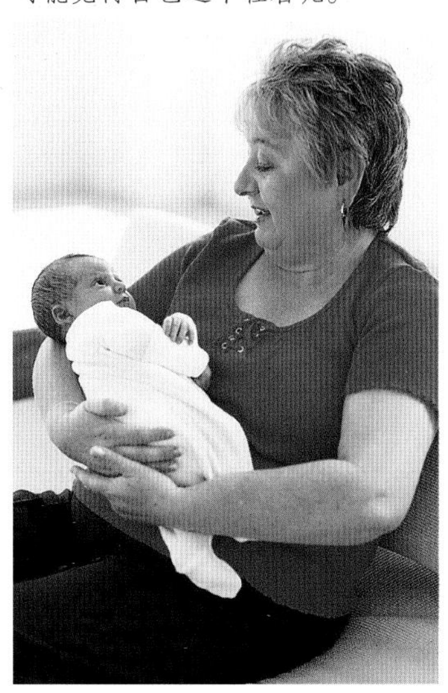

▲ **好帮手**　家有新生儿要照料时，你们的父母能提供实际的帮助，他们具有宝贵的育儿经验。有他们在，你们心不慌。

化妆提示

怀孕后，你的肤色会起变化，所以你可能想更换化妆方法。你可以做个面部护理，给自己买些新的化妆品。

细纹或皱纹 皮肤若变得比以前干燥，原有的皱纹就会更明显。不要用珠光的、闪闪发亮的眼影，也不要用厚重的粉底和带颜色的散粉，这些彩妆会把人的视线吸引到你的皱纹上。

超油性皮肤 对抗超油性皮肤，需要用收敛水和无油粉底，妆化好后，打一层透明散粉。

超干性皮肤 你的皮肤如果干得掉皮，就不要再涂化妆品了，但要保持皮肤湿润。也可在脸上涂一层油基粉底和些许散粉，减少水分流失。浓稠的保湿霜也有锁水作用。

高原红和红血丝 在双颊薄施一层亚光粉底——用淡棕色、不带粉红色调的粉底。如果皮肤干燥，再敷上你常用的粉底和些许透明散粉。

黑眼圈 略施一层粉底，然后涂些眼部遮瑕膏，晾干。再涂一层薄薄的粉底，与之前的相融。最后打上透明散粉。

美容护肤

孕激素影响你身体的很多部位，包括乳房、皮肤、牙齿和牙龈等。若想保持身体状态良好，你需要调整日常起居。不断隆起的腹部也影响你的姿态，坐卧行止，哪种是适合你的姿势？

皮肤

怀孕期间，你的皮肤光彩焕发。体内增加的各种激素使皮肤水润丰盈，变得富有弹性、油性减少，也不易长斑。由于血循环量增加，你的皮肤很有光泽。但是，孕期皮肤也会出现问题。发红的斑块变大了，粉刺严重了，部分皮肤干燥粗糙，脸颊的色素沉着加重了。

皮肤护理 介绍几种常见的孕期护肤方法。肥皂会破坏皮肤的天然油脂，所以尽量少用。试试婴儿润肤露、甘油皂和甘油沐浴液。洗澡时往浴缸里滴些护肤油，抵消硬质水的脱水作用。勿在浴缸里太久，以免皮肤脱水。护肤品会使你舒爽，也可保持皮肤滋润，有锁水效果。

色素沉着加深 每一个怀孕女性都会有色素沉着加重的症状，特别是在色素已经加深的部分，症状更明显，比如雀斑、痣和乳晕。另外，生殖器官、大腿内侧皮肤、下眼睑以及腋窝的肤色也会变深。腹部中央会出现一条深色竖线，叫妊娠线。这条线把腹部肌肉分为两部分，之间略有分开，给增大的子宫腾出空间。产后，妊娠线和乳晕的色素沉着仍会存留一段时间，但会逐渐消退。阳光照射使色素沉着的皮肤颜色更深。许多人发现，怀孕后更易晒黑。鉴于紫外线易导致皮肤癌，对胎儿的影响尚未可知，所以，尽量避免晒伤。若在户外，应使用防晒霜。在灼热的太阳下，要把皮

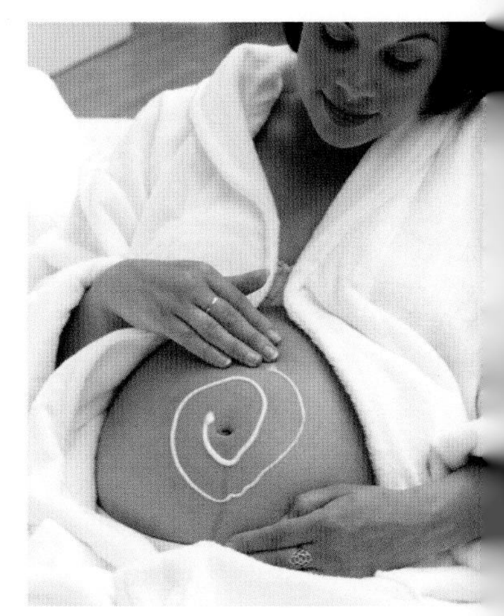

▲ **妊娠纹** 没有一种乳液能够改变妊娠纹，但是乳液有保湿效果，而且往皮肤上涂抹乳液的感觉很不错，你会喜欢的。

肤遮盖严实。切勿使用太阳灯浴床。孕期勿使用美黑油，这类产品会引起皮肤过敏。

黄褐斑 有些孕妇鼻子上、两颊和脖子上出现褐色斑块，叫黄褐斑或妊娠斑，是一种特殊的色素沉着。可用遮瑕膏或胎记遮盖霜，使黄褐斑看着不那么明显。不必想方设法地淡化这些斑块，它们产后自会褪去的。

蛛网状毛细血管扩张 孕期你的血管非常敏感，脸上可见破裂的毛细血管，叫蛛网状毛细血管扩张。不必担心，生完宝宝后，这种症状很快会好转，3 个月后就会消失。

粉刺 如果你临近经期时总是长粉刺，那么怀孕后也会长痘，孕期最初几个月长得最多。保持皮肤清洁，每天用洗面奶洗 2—3 次脸。不要挤痘，这样做会引起皮肤深层感染。

妊娠纹 多数女性在怀孕后都会有妊娠纹，多见于腹部，但有时大腿、臀部、胸部和上臂也会出现妊娠纹。在大量孕激素作用下，皮肤胶原蛋白断裂导致妊娠纹。对于妊娠纹几乎无计可施。无论你往皮肤上抹什么，无论你吃什么，都于事无补。不过，增加体重倒是有些效果。不必担心，妊娠纹在产后会好转，3 个月后可能就消失了。

牙齿

怀孕后，你的牙龈会变得松软、浮肿，更易出血和感染，这是由体内增加的血液量和很高的激素水平所致。刷牙和用牙线时要格外当心。确保饮食有营养，多吃富含钙质的食物，以保持牙齿健康。勿食糖果和其他糖类。

头发

孕期中的许多女性都发现头发的质地、数量和柔顺感发生了改变。

体内增加的激素影响了头发的生长和掉落周期。一般来说，我们每天都有头发长出和掉落。但怀孕后，头发生长期延长了。

产后，头发由生长期进入休眠期，所以你会有大量落发。掉头发可能持续两年，这引起你的警觉，但不必担心，这种症状会消失的。怀孕从来不会让人头发全都掉光的。生完宝宝后你所掉落的头发实际上是孕期9个月中你本该掉落的头发。

如果头发变得不好打理，考虑换个轻便的发型。使用最温和的洗发水。洗发时，只用一次洗发水，轻轻地搓洗至洗发液起泡沫，30秒后，把头发冲洗干净。

怀孕后，体毛和脸上的汗毛也会增多，甚至颜色变深。

正确姿势

做事时保持正确的姿势能使你少受一些腰背疼痛的困扰，也能缓解疲劳感。孕晚期，你会感到腰背疼痛，也更易疲劳。

孕期，胎儿的体重不断增加，导致孕妇的姿势变形，这是很普遍的现象。不断隆起的腹部使身体重心前倾，为保持平衡，你的后背不得不向后弯，造成后背肌肉紧张，就会出现腰背疼痛的症状。站立、坐着或行走时，要注意保持正确的姿势，脖子和背部应当成一条直线。

避免腰背不适

孕激素使韧带尤其是后背下部的韧带变得松弛，所以更容易因过度拉伸而疼痛。不过，如果小心谨慎，困扰着孕妇的那些背部不适和肌肉劳损是可以避免的。

▶勿弯腰 在家里做家务或整理花园时，如果需要接触地面，要先坐下或双膝跪下，再够东西。尽量避免身体前屈或弯腰。

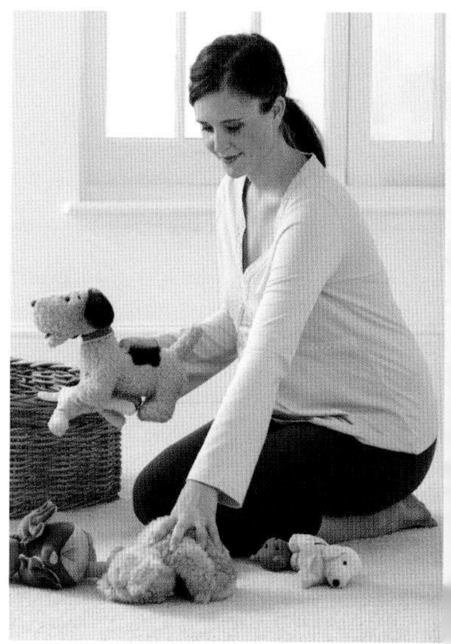

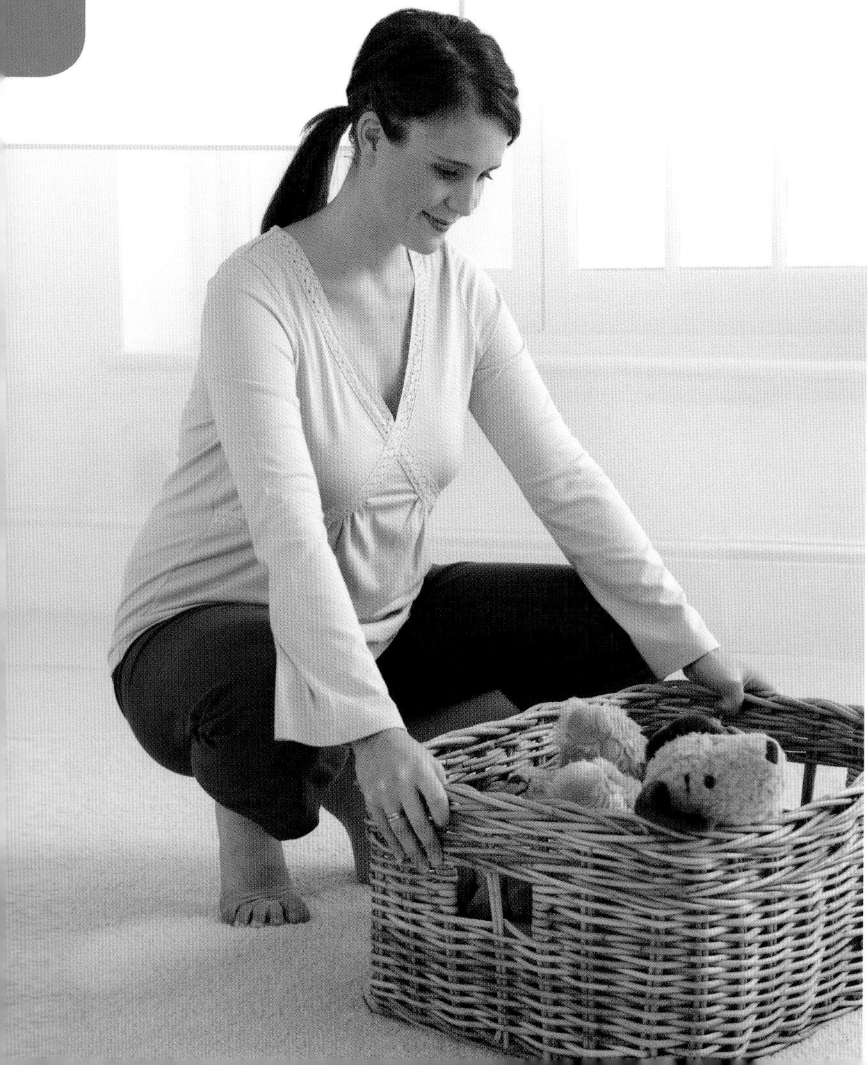

◀提拎物品 若要从地上把东西提起，要先弯腿，再够地面上的东西，尽量保持背部挺直。把东西拿离地面后，使其靠近身体，然后伸直双腿，借助腿部肌肉的力量，将东西提起来。切勿提重物；切勿向高架子上举放物品，也不可从高处往下拿重物；切勿向上托举重物。这些最好请他人代劳。若要拎沉重的袋子，最好将重量均分，由两手分担。

起身时不拉伤肌肉

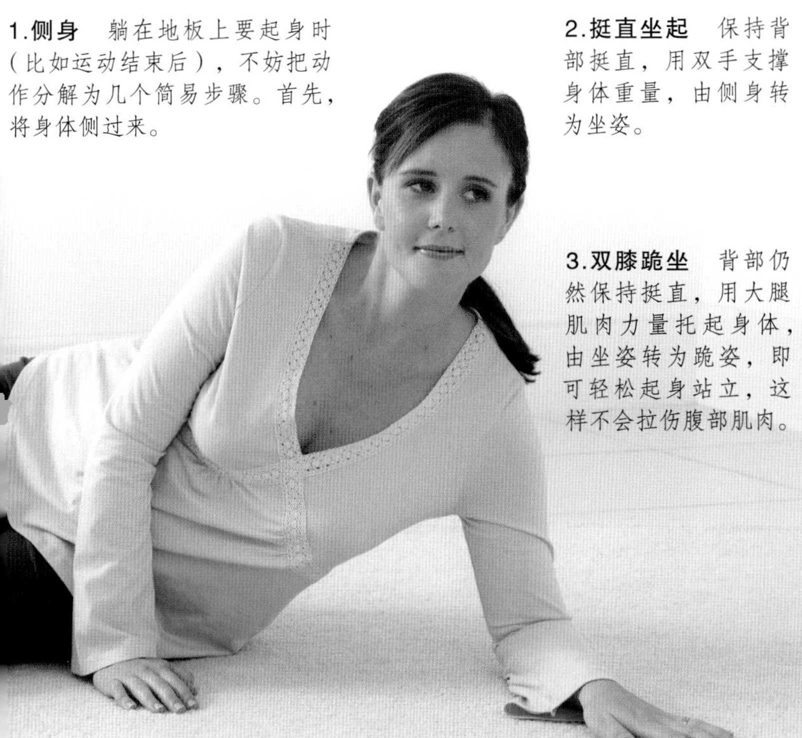

1.侧身 躺在地板上要起身时（比如运动结束后），不妨把动作分解为几个简易步骤。首先，将身体侧过来。

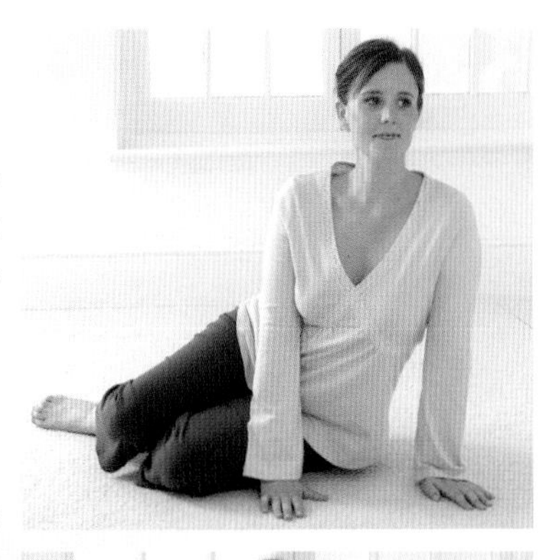

2.挺直坐起 保持背部挺直，用双手支撑身体重量，由侧身转为坐姿。

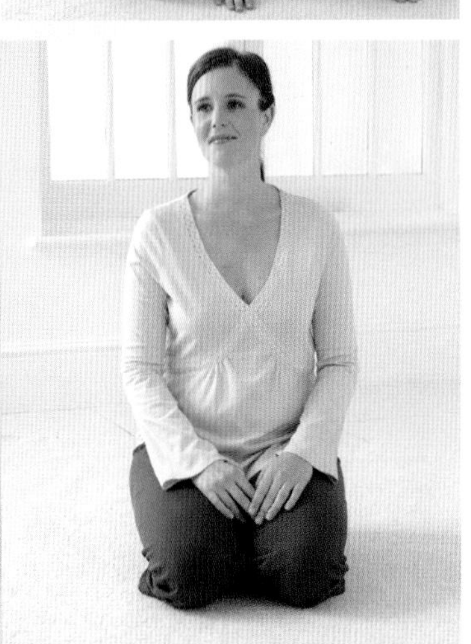

3.双膝跪坐 背部仍然保持挺直，用大腿肌肉力量托起身体，由坐姿转为跪姿，即可轻松起身站立，这样不会拉伤腹部肌肉。

指甲和皮肤问题

问题	对策
皮肤瘙痒或红肿 在孕期不断伸拉的腹部皮肤会瘙痒，大腿之间的皮肤可能摩擦得红肿。	用婴儿润肤露按摩皮肤，摩擦可刺激血液循环，缓解皮肤瘙痒。保持大腿皮肤干爽，可敷爽身粉，穿棉质内衣。
皮疹 腹股沟和乳房下面长皮疹，由体重增加过多或皮肤褶皱积汗引起。不常洗澡也会长皮疹。	保持腹股沟处和乳房下皮肤清洁，可涂抹炉甘石洗剂和干性润肤乳。穿质量好的、能有效支撑乳房的胸罩。
色素沉着 许多孕妇发现皮肤的色素沉着加深，色素沉着在肤色较深之处尤为明显，比如痣和乳晕等。	使用防晒霜，保护皮肤不受紫外线的伤害。额外的色素沉着会在产后消失。
指甲 怀孕后，手指甲的生长速度快于以往，而且更脆、易裂或折断。	把指甲剪短，修整齐。洗碗或在花园干活时戴上手套。

孕期着装

孕期穿衣考虑的主要问题是舒适感。你的体形越来越大，所以要穿大一号的衣服——对你来说，穿过紧的衣服不舒服，也不利于健康。怀孕后，你会感觉比以往暖和，这是因为血液循环加快了。四肢会肿胀，选购鞋和贴身衣服时要考虑到这一点。

孕妇装

孕妇装 无须买很多高价孕妇装。不少店铺出售的孕妇装花色繁多、物美价廉。如果已有几件孕妇必备衣服，比如前部可扩大的孕妇牛仔裤、几个合身的孕妇胸罩、棉质或羊毛的孕妇打底衫和裆部可扩大的打底裤，一两件正式场合穿的孕妇裙，那么你就可以再买几件稍便宜的衣服，例如吊带裤、舒适的上衣和针织套衫，你生完宝宝后，有些衣服还可以继续穿。很多孕妇不再喜欢穿膨大宽松的孕妇装，而更愿意彰显怀孕后的性感身材。

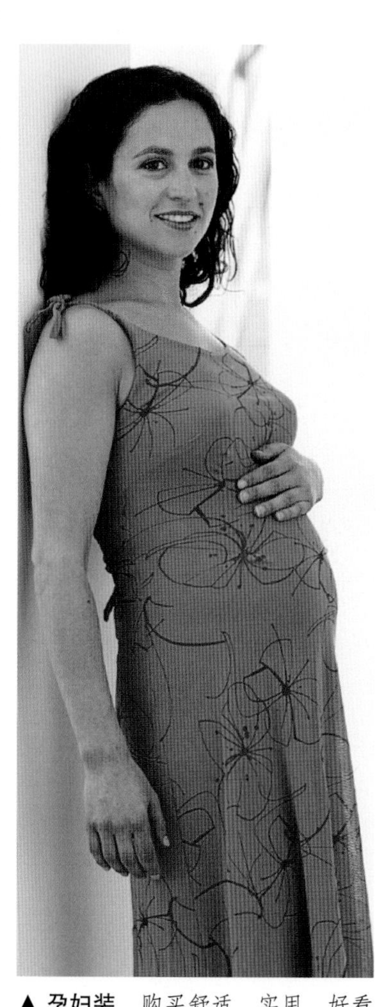

▲ **孕妇装** 购买舒适、实用、好看的孕妇装。别忘了，你的体形在变大，季节也在更替。

在花大把钱购买全套衣服和用品之前，问问朋友或邻居有没有孕妇装可拿来给你。某些区域的商店专售九成新的孕妇装，你可以讨价还价。最好不穿合成纤维面料的衣服，天然面料的衣服穿起来要舒服得多。

工作服 如果上班穿制服，就需要尽早告知老板你怀孕了，以便他们为你准备一套新制服或给你置装补贴，由你自己购置新制服。平时穿高跟鞋上班的话，现在就要换成平底鞋了。

内衣

胸罩 一件好胸罩是孕期必备品。怀孕后，特别是孕期前 3 个月，你的乳房会增大，如果不托护好，以后很容易下垂。这是因为支撑乳房的乳房悬韧带的纤维结缔组织一旦过度伸拉，就很难恢复。穿戴合体的胸罩可防止这种情况的发生。买胸罩时，要选非常合身的。大型百货商场、孕妇装专卖店或女性内衣店的导购员都训练有素，能帮你选购最合适的胸罩。

合适的胸罩应该是：承托性能好，罩杯下边带宽，肩带也不能窄，

▶ **孕妇内衣** 合适的胸罩非常重要，既能让你在怀孕期间穿着舒服，也有助于产后身材恢复。

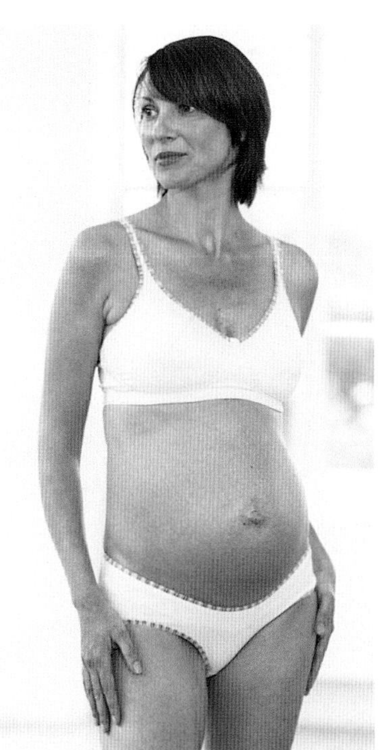

以免勒皮肤。后扣的胸罩比前扣的更适合。先买一两件，因为乳房会继续增大，随着孕期的推移，你需要更大尺码的胸罩。如果乳房太大，夜间睡觉时需要戴轻薄些的胸罩，承托住乳房。

临近预产期时，买两三件前开扣的哺乳胸罩，便于你给宝宝喂奶。哺乳胸罩在妇产用品专卖店或百货商场均有售。

孕妇内裤 种类繁多的孕妇内裤可轻轻地托住腹部。另外，也可购买使用托腹带，可减缓背部肌肉紧张，防止腰背疼痛。

袜子 选购松软不紧绷的棉袜。尼龙袜或其他合成材质的袜子太紧，紧勒浮肿的脚，而且不吸汗，脚上的皮肤会变白起泡，引发脚气。此外，勿穿及膝长袜，袜口会在小腿顶部勒出一道印子，可能导致静脉曲张。

打底裤和长筒袜 仅孕妇打底裤就具有相当的承托作用。妇产用品专卖店和百货商场均出售不同类型、色彩各异的打底裤。如有患阴道炎的隐患，最好穿长筒袜来代替打底裤。你会发现弹力长筒袜或者莱卡成分很高的长筒袜，穿着最舒服，尽管其承托作用不及打底裤。固定在臀部和胯部、经过腹部下面的吊袜带很舒服，可以买一条足够大的吊袜带，带子太长还可以缩短。

鞋子

腹部越大，重心越不稳。要穿舒适、宽松的平底鞋或低跟鞋。

鞋要能稳定地支撑你的脚，要宽松，鞋底最好是防滑的。配尼龙搭扣的软底运动鞋最为理想，因为孕晚期你难以弯身系鞋带。商店里销售许多漂亮的平底鞋，功能多又耐磨。怀孕后，双脚会浮肿，要买比孕前大一号的鞋子。不穿鞋是最好的，可以尽可能地光脚。

忙里偷闲小贴士

对你的日常生活方式稍加调整，你就能舒适地度过每一天。

把脚抬高 尽量多坐，如有条件，就把脚抬高。倒扣的废纸篓或拉开的抽屉，都可以当你的垫脚凳。

放松运动 上班途中或上班期间，做做简易体操，活动活动脖子、肩膀、骨盆和双脚，可减压、促进血液循环。

练习下蹲 需要弯腰时，就下蹲；站累了，身边没有椅子可坐，也下蹲。这样做有助于增强腿部力量，为蹲式分娩做准备。

营养加餐 手边放些健康零食。吃一片全麦饼干或薄脆饼干，喝一杯脱脂牛奶就能饱，也能让你的胃舒服一些。

放轻松 尽量放缓做事的节奏。累的时候就歇息一会儿。

孕期工作

你可以在怀孕期间继续工作，除非工作环境对胎儿有害。如果你确实想在孕期工作，并计划产后返回工作岗位，那就要掌握所有必要信息，助你既保全健康，又保住工作。

怀孕后，身体的确经历诸多变化，有时你会相当不舒服。即便如此，继续工作使你感觉与正常人无异。伴随怀孕而至的是生理变化和情绪波动，这会令你在许多方面都感到手足无措，而工作是你生活中重要且稳定的因素，所以你需要继续工作。

孕妇权益

你打算在孕期继续工作，休完产假重返工作岗位，对此，多数同事都会热情相助的。但是你得跟老板说明你的计划：产前何时开始休假，产后多久恢复工作。

工作期间的权益 要了解有关产假和你所能享受的工资待遇的规定（参见第 62 页）。与老板、人力资源部同事或工会代表沟通交流。你有权请假去做产前检查和参加培训课程，老板要照发工资。

保护健康 工作中若有任何方面可能伤害到胎儿，例如，暴露于 X 射线下、提重物、接触有害化学物，老板就得为你换个工作。若无法换工作，应允许你暂时停职，但仍付给你全薪。这是你的权益，与你一天工作几小时、在公司供职多久没有关系。

调整作息

长时间工作使你非常疲倦，晨吐反应让你难上加难。过度劳累会加剧恶心反胃的症状，使你无法集中注意力，并且昏昏欲睡。从家赶往上班地点，尤其是乘公共交通工具，会非常辛苦。到孕晚期，这样奔波更令你精疲力竭。

工作调整 工作上若有任何令你不安的因素，应了解一下是否可以做些调整。为了避开交通高峰时段，你的上下班时间最好与别人错开。工作中如果需长时间站立或走动，需要想想变通方法，有更多时间坐着。

放轻松 不必太要强。轻松对待家务活——你和胎儿的健康远比家务更重要。身心放松至关重要。安排时间进行自我保健，做操锻炼，按摩护理。下班回家后要先休息一会儿，让你的伴侣或雇请保姆分担家务劳动。

何时开始休息

有些女性很幸运，孕期一切顺利，愉快地工作到临产。正常情况下，孕晚期时你的心脏、肺部以及其他重要脏器都超负荷运转，脊柱、关节和肌肉承载着巨大压力。何时停工要看个人健康状况和具体情形而定，但最好在预产期之前几周在家待产。

何时恢复工作

慎重考虑何时重回工作岗位，与老板谈谈你的打算。此后若想改变回去工作的日期，你必须提前告知老板你原来的计划有变。若希望调整工作条件，需把想法告诉老板。比如，你可能不想再做全职工作，希望与人分担工作，享受弹性工作制，或者把工作带回家做。在英国，在宝宝出生后的 5 年内，你和伴侣都能享受一年的育儿假（不带薪），前提是为老板工作了至少一年。[①]

分担责任

如果你和伴侣已达成共识，决定一方继续工作，另一方留在家里照顾婴儿，那么，留在家的一方需要得到大力协助，尤其在最初几天。尽量分担育儿责任，不要想当然地以为你的伴侣能搞定一切，哪怕出了问题，比如说，宝宝生病了，得由你们共同来应对。如果你们双方都工作，就要分担家务活和日常事务，包括把宝宝从保育员那儿接回家，或者先行到家，替换保姆照看宝宝。这可不是什么枯燥的家务劳动，独自陪伴宝宝的这些宝贵时光，将成为你无比珍贵的记忆。

① 此处不适用于中国国情，请国内读者酌情参考。——编者注

胎儿的安康

留意工作场所有没有不利于胎儿健康的化学物质。如果心存疑虑，就请教医生，跟老板谈谈，并采取措施规避风险。

许多在办公室工作的怀孕女性担心来自复印机和电脑的辐射有害。研究发现，这些微小的辐射不会对胎儿造成不良影响。

在英国，几乎所有的工作场所和封闭的公共区域都已禁烟。不要允许任何人在你家或你附近吸烟，因为被动吸烟（吸入别人吐到空气中的烟雾）对胎儿的伤害相当于你自己主动吸烟的危害。

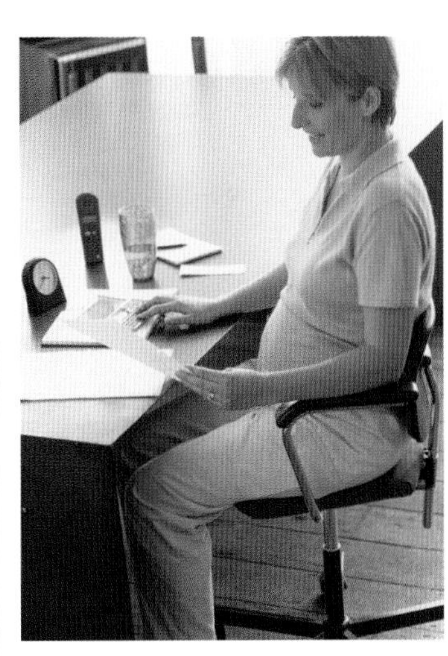

▲ **职场安全** 雇主有法定义务保护怀孕员工的健康与安全，确保工作环境不会危害胎儿的发育。

案例分析：

做单亲妈妈①

38 岁的罗斯是一位婚姻家庭律师，现已怀孕 14 周。10 年前，她由于不想中断事业，也不想有任何形式的长期承诺，从而失去个人的独立自由，在怀孕 11 周时，她做了人工流产。如今年岁渐长的她，渴望拥有自己的孩子，但是她尚未觅到可以托付终身的另一半。

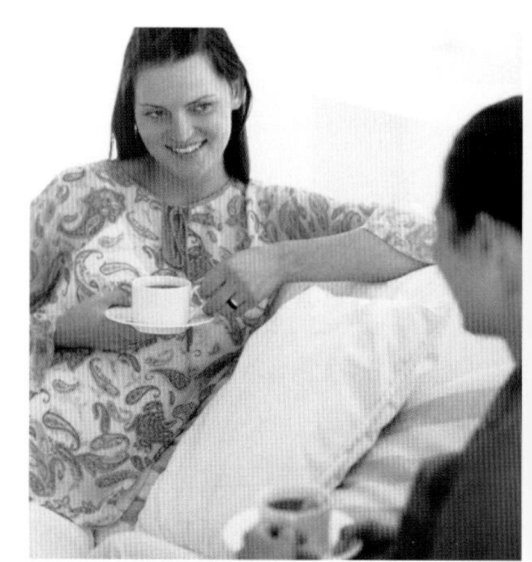

孩子的父亲

不久前，罗斯和一个年轻小伙儿谈了一场电光石火、激情四射的恋爱。罗斯感到，如果她能和这位情人蒂莫西生个孩子，就太好了。尽管罗斯钟爱蒂莫西，但她明白他们两人的关系不会长久，而且她自己也不太情愿和他继续走下去。

罗斯把想法告诉了蒂莫西，他也不想和罗斯有什么长久承诺，不过倒是乐意和罗斯孕育一个宝宝。这场恋爱结束，两人却成了铁哥们儿。罗斯刚刚进入孕中期。

确保胎儿健康

这将是罗斯的独生子（独生女），为了确保胎儿的健康，她竭尽全力。怀孕前，她去咨询了遗传学专家，因为她的一个堂姐是血友病患者（参见第 23 页）。鉴于罗斯的父亲未患此病，专家确认罗斯未携带致病基因。

在和蒂莫西谈了和他生个孩子的想法后，罗斯又向蒂莫西了解了他的家族健康状况，一切正常。罗斯第一次去做产前检查时，医生告诉她，妊娠顺利与否，生活方式比年龄更重要。

她非常注重饮食健康和锻炼。她不抽烟、不喝酒，也不服用任何药品。

罗斯的各项检查结果都正常。她知道体重不能增加太多，要保持血压正常，而且要留意有无水肿症状（戒指变紧了，脚踝浮肿），因为这可能是先兆子痫的预警信号（参见第 222 页）。最后一次产检，罗斯还做了超声波扫描，查看胎儿是否有明显异常。结果显示一切正常。尽管如此，罗斯还是通过羊膜穿刺术进行了基因或染色体缺陷的筛查（参见第 183 页）。

孕期坚持工作

罗斯希望通过减少工作量和采取弹性工作时间，

---

① 本节请国内读者酌情参考。——编者注

能持续工作到临产。虽然她可享受法定的产假，但她打算生完宝宝两周后即恢复工作，但不做全职。罗斯的工作很繁忙，但她深知休息的重要。午休时间，她把脚垫高，休息 20 分钟；在法庭上或在车里，她也设法打个盹儿。她非常注重充足的睡眠，除周末外，其他时间一律停止社交活动，晚上 9 点半准时上床睡觉。我建议她学会深度的肌肉和精神放松技巧，并继续做瑜伽。

罗斯想要在分娩期间接受最好的医疗护理，所以选了一家医术领先的大型教学医院，决定在那里生宝宝。她决定自然分娩。有一支助产团队为她保驾护航，罗斯对此很满意——她没有伴侣陪护在身边，所以要依赖医护人员给予她情感上的安慰和支持。罗斯制定了一套分娩方案（参见第 120 页），已被归入她的医疗档案。

米里亚姆医生的重要提示

为人父母大概是人类能做的最有回报的事了。单亲母亲（父亲）也同样能享受到生儿养女的益处。但是，孩子只有一位家长可以依靠，无论情感上还是生活上，单亲家长都要付出很多。

我的建议如下：

■ 参加产前培训班，开始建立本地母婴朋友圈。

■ 不要闭门不出——与其他母亲和孩子交友互动，能使你们母子 / 母女都受益。

■ 留些时间给自己——全职工作加单亲妈妈有时让人身心疲惫。时不时地休息下，给自己留点时间，充充电。

产后

罗斯计划雇一名全职保姆，她一出院，就让保姆住到家里来。保姆从罗斯产后第二周的周末开始值夜班，好让罗斯夜里睡个囫囵觉，养足精神回去上班。

罗斯打算尽可能地用母乳喂养，已准备好把乳汁挤出，冷冻保存，以便宝宝在她上班时也能吃到妈妈的奶。

我提醒罗斯，做单亲妈妈最不好受的一点是，没有人和她分享重要的时刻，比如，宝宝第一次微笑，第一次咿呀学语。我还强调，尽管她的宝宝不会因为只有妈妈而受任何委屈，但是作为单亲妈妈，罗斯要在情感上和实际生活中付出很多。

罗斯的工作将一如既往地给她带来满足感。不过，我鼓励她积极主动地参与社交。辛苦的工作和独自养育幼小的孩子极易让人疏离人群和孤单。我还建议她找一找当地都有哪些活动可以参加，便于她结交其他职业母亲，也可以去具备育儿设施的健身中心或健康俱乐部，参加兴趣班或运动课程。

罗斯的宝贝

罗斯的宝宝一出生就只有妈妈，所以他的人生经历将不同于由父母共同抚养呵护的孩子。罗斯给他的关爱一点不会比双亲的少，她有这个能力。她的宝宝会和保姆很亲近，这没有什么不好。罗斯的宝宝不能每时每刻见到妈妈，但是有罗斯陪伴的时刻，每次都是特别的。即使重返工作岗位，罗斯也将坚持母乳喂养，只不过宝宝得适应两种喂养方式——保姆用奶瓶喂他吃解冻的母乳和妈妈直接哺乳。

罗斯和孩子很有可能成为彼此的一切，母子二人的关系将非常深挚。然而，除了父母以外，孩子还要接触许多人才能茁壮成长。所以，罗斯的宝宝要与各种各样的孩子和成人接触互动，这是非常重要的。来自众多朋友的支持和关爱，将使罗斯和孩子受益良多。

药物与胎儿

服用药物之前，无论是处方药还是非处方药，都要听取医生的指导。切莫忘记告诉医生你怀孕了。

怀孕期间最好什么药都不吃，除非医生十分肯定服药的好处大过存在的风险。某些药物对胎儿的长期影响尚不可知；有些药物已被证实对胎儿有危害，应彻底禁用；而有些药物只可小剂量服用。（见下表）

规避日常隐患

许多无害的活动，在你怀孕后都会变成危险动作。清理猫砂盆、工作中接触有害化学物、社交活动中被动吸烟，或者为旅行而注射疫苗等，都有可能影响到胎儿的发育。需要采取预防措施，防患于未然。

在家中

怀孕期间，你也不可能生活在一个完美无害的环境里，然而你可以尽最大可能规避风险。例如，勿接触生肉，勿触摸别人的宠物，勿清理猫砂，整理花园时勿使用杀虫剂，不喝酒，不喝咖啡，尽量不饮含咖啡因的茶。花草茶一般来说都是安全的（但勿喝覆盆子叶茶，据说会引起宫缩）。

孕期禁用药物

药物	功效	对胎儿的副作用
安非他命	兴奋剂	可能导致心脏缺损或血液病
蛋白合成类固醇	健身	使女性胎儿男性化
四环素	治疗痤疮及其他感染	使乳牙和恒牙变黄
链霉素	治疗肺结核	导致耳聋
抗组胺	治疗过敏症和晕车（船、飞机）	某些此类药物有致畸作用；咨询医生
抗恶心呕吐药	抑制恶心呕吐	可能致畸，但有些是安全的，用于治疗晨吐
利尿剂	排除体内多余液体	导致胎儿血液异常
麻醉药（吗啡等）	止痛	胎儿可能对吗啡成瘾，有戒断反应
扑热息痛	退烧	少量服用是安全的
迷幻药，大麻	消遣娱乐	导致染色体损伤和流产
磺胺类药物	治疗多种感染	导致新生儿黄疸
抗炎药（布洛芬等）	缓解疼痛、消炎	导致胎儿循环系统中的一个关键开口过早闭合

有害化学物　在家中尽量不使用空气清新剂，尽量使用替代品。尽管现在的空气清新剂中含有卤代烃（而不是氯氟烃），此种化学物质已被证实对胎儿和孕妇都无害，但我还是认为应尽可能地防患于未然，这才是明智的做法，因为我们都暴露于看不见的化学物危害源中。

规避胶水、汽油等挥发性物质，这类物质具有毒性，不管是否怀孕，都应避免吸入。使用任何材料前，都要仔细阅读产品说明，若有危害，切勿接触。有隐患的制品包括：洗洁剂、万能胶、防腐剂、挥发性油漆、漆器、油漆稀释剂、炉灶清洗剂等。虽然染发没什么危险，但还是要以防万一。

热水澡　桑拿和漩涡浴似乎与胎儿发育异常，特别是胎儿神经系统缺陷有关联，其影响等同于发烧对胎儿的侵害。当你的身体长时间处于高热中，你就会浑身过热，从而对胎儿产生影响。不要洗桑拿和漩涡浴，孕早期更是要避免。洗澡应用温水，勿用太热的水。

疫苗　怀孕后你的整个免疫系统也发生变化，不似以往那么强健，疫苗接种后，你可能出现意想不到的反应。如果你接触过某种传染病或将前往某地而需要注射疫苗，应听取医生的指导。一般来说，医生都不建议注射活疫苗——风疹、麻疹、腮腺炎和黄热病等的疫苗。孕期最好不接种流感疫苗，除非此流感可能引发心脏病或肺病。

工作场所

当确知自己怀孕后，你可能对工作心生疑虑。我的工作环境安全吗？我的职业要求是否会给孕期带来风险？我还能继续工作多久？倘若你的工作非常辛苦，需要长时间站立、大量走动、提重物或攀爬，那么怀孕期间你很难保证充足的休息，你会筋疲力尽。医生会建议你缩短工作时间，调换到一个轻松些的岗位，或者提前几周在家待产。无论如何，怀孕女性都不可做任何危及身体健康的事，其中包括警察工作、摩托车赛等。你若有恙在身，比如患有心脏病，或者曾不止一次早产或流产，或怀有不止一个胎儿，医生会建议你停止工作，这是最稳妥的做法。有先兆子痫或前置胎盘的孕妇也应停止工作。

弓形虫病与胎儿发育

成人感染弓形虫病，仅有轻微的类似流感的症状，但弓形虫病对于胎儿则有严重的危害性。

弓形虫病可致胎儿大脑损伤和失明，其危害甚至是致命的。孕晚期感染此病是最危险的。

此病是通过被感染动物的粪便，特别是猫的粪便传播的，但人类多数是吃了未煮熟的肉而被感染。约80%的人得过弓形虫病，但都产生了抗体。年龄越小，对此病的免疫力越弱。你不妨请医生给你做个血液化验。

日常生活禁忌：

■ 勿吃生肉或未熟透的肉，尤其是猪肉、生牛排或鞑靼牛肉。

■ 勿给你的猫或狗喂生肉。将宠物的食碗隔离分放。

■ 勿清理猫砂盆或使用狗粪铲。如无法避免，须戴手套，清理完后，立即用消毒液洗手。

■ 勿摆弄花园中被猫接触过的土，园圃劳作时须戴手套。

■ 做完园艺工作或抚摸宠物后，一定要洗手。

■ 烹制肉食，内部温度要达到54℃，才能杀死细菌。建议使用肉类温度计。

感染疾病的风险

前12个孕周之内，尽量避免接触任何发高烧的人，尤其是发高烧的孩子，即使高烧不是由风疹病毒（参见第17页）引起的，也不要接触他们。

如果孕期中染上腮腺炎，病程与未怀孕时完全一样。孕期前12周内患上此病，流产的风险略有增加。

怀孕期间不能接种腮腺炎疫苗，因为该疫苗是活性的，可能影响胎儿的发育。

成年人罕有发水痘的，孕期感染也很少见。有证据表明，孕期发水痘可能会导致胎儿畸形。

▲ **感染** 如果你年幼的孩子生病了，你不太可能和他们保持距离。学校教师则需要严格管理，把发烧的学生送回家。

在工作中，不要接触任何可能带来危害的物质，并确保老板把你调往无毒无害的工作场所或岗位。须避免：

■ 制造行业或其他行业使用的化学品，比如铅、汞、氯乙烯、油漆烟雾（油漆味）、溶解剂。

■ 接触可能传染弓形虫病的动物。

■ 接触传染性疾病，特别是小儿皮疹。

■ 接触任何种类的有毒废物（垃圾）。

■ 过度电离辐射。现普遍认为，日常暴露于打印机、复印机和电视机屏幕释放出的紫外或红外辐射下，对孕妇和胎儿均无害。不过，为保万无一失，如果每天都需要复印资料，不妨在复印机运转时，把顶部盖住。

如果你身体健康，妊娠状态良好，工作环境无害，那么你可以工作到临近预产期。

社交

我们会在人际交往中感染疾病。怀孕后，你不愿当隐士，不愿戴口罩，但还是应该小心谨慎些——尤其在接近孩子（参见本页左侧栏）或与正在发烧的成年人交往时。

感冒和流感不会伤害胎儿，但要尽量避免发烧。如果发高烧，咨询医生哪些药物可安全服用——孕期中少量服用扑热息痛不会产生副作用。你还可尝试用风扇降低体温。勿服用含抗组胺成分的感冒药或抗流感药。有证据表明，特别严重的流感病毒可导致流产。

旅行

没有证据显示旅行会引发急产、导致流产或其他妊娠综合征。但是，如果你曾经流产或早产过，那么对待孕期旅行就要格外当心。请你的医生推荐一位你将前往的地区的医生。在孕晚期，最好只去离家不远的地方旅行。

乘火车 如有可能，提前订好座位；座位勿挨近餐车，食物的味道会引起你的恶心反应。勿吃太多，以免晕车。勿倚靠或靠近车厢门，曾有过车厢门突然打开的先例。当然，即使你没怀孕也得当心。

自驾旅行 自驾旅行很辛苦，所以旅途不要太远。每隔一段时间就下车走一走，保持血液循环畅通。系紧安全带，扣低一点，让安全带绕过骨盆。只要你没有不适感，就可以一直开车。一旦开始感觉受束缚憋闷了，必须停车。临产时，不要自己开车往医院赶。

乘飞机 怀孕 7 个月后乘飞机旅行不是个好主意，因为机舱里的气压不稳定。如果在这个时候非乘飞机不可，要先与航空公司联系，他们在允许你登机之前，可能需要先看医生的证明信。若坐在机翼位置或机舱前部，你会感觉飞机不太颠。不要搭乘私人小飞机，这种飞机的机舱是不增压的。

飞行途中少吃东西，因为怀孕的人更易晕机。系安全带时，要扣低一些，让安全带绕过髋部。

国外旅行 务必遵守我推荐的安全原则，防范李斯特菌感染和其他食物引起的疾病（参见第 137 页）。若不确定水源是否干净，就喝瓶装水。

若去某个地区需要免疫接种，应向你的医生咨询详细情况（例如伤寒疫苗是否会对胎儿造成伤害）。即便你已经接触过传染源或身处于伤寒流行地，在决定注射伤寒活疫苗前，仍要慎重考虑疫苗的副作用及其对胎儿的危害。拒绝接种黄热病疫苗，除非你直接接触过感染源。若存在被感染的风险，你需要注射狂犬疫苗和破伤风疫苗。若前往疟疾流行地区，则须服用氯喹。如果你未曾接种过脊髓灰质炎疫苗，怀孕期间就要接种。

愉快的旅行

怀孕期间去旅行，只要稍加小心，你就能度过一段舒适的旅行时光。

- 预留充裕的旅行时间。
- 预留出更多时间用于转机中转，这样你就不必太赶。
- 把旅程分为若干小段，不要把“战线”拉得太长。
- 确保行程安全。
- 用瓶子装些饮料随身带着，比如牛奶或果汁。
- 带些便于携带的食物，如全麦饼干、煮熟的鸡蛋、新鲜水果或蔬菜，以及水果干、坚果、葵花子之类的小零食。
- 备点葡萄糖类甜食，以防低血糖引起的恶心。
- 乘火车或飞机时，戴上眼罩和耳塞休息。

第七章

产前检查

完备的产前检查为母婴健康保驾护航。常规检查能及时发现异常情况，还有针对有特殊需求的孕妇和胎儿的特别检查。在产前诊所，你有机会询问各种问题，并能结识其他经历相似的准妈妈。

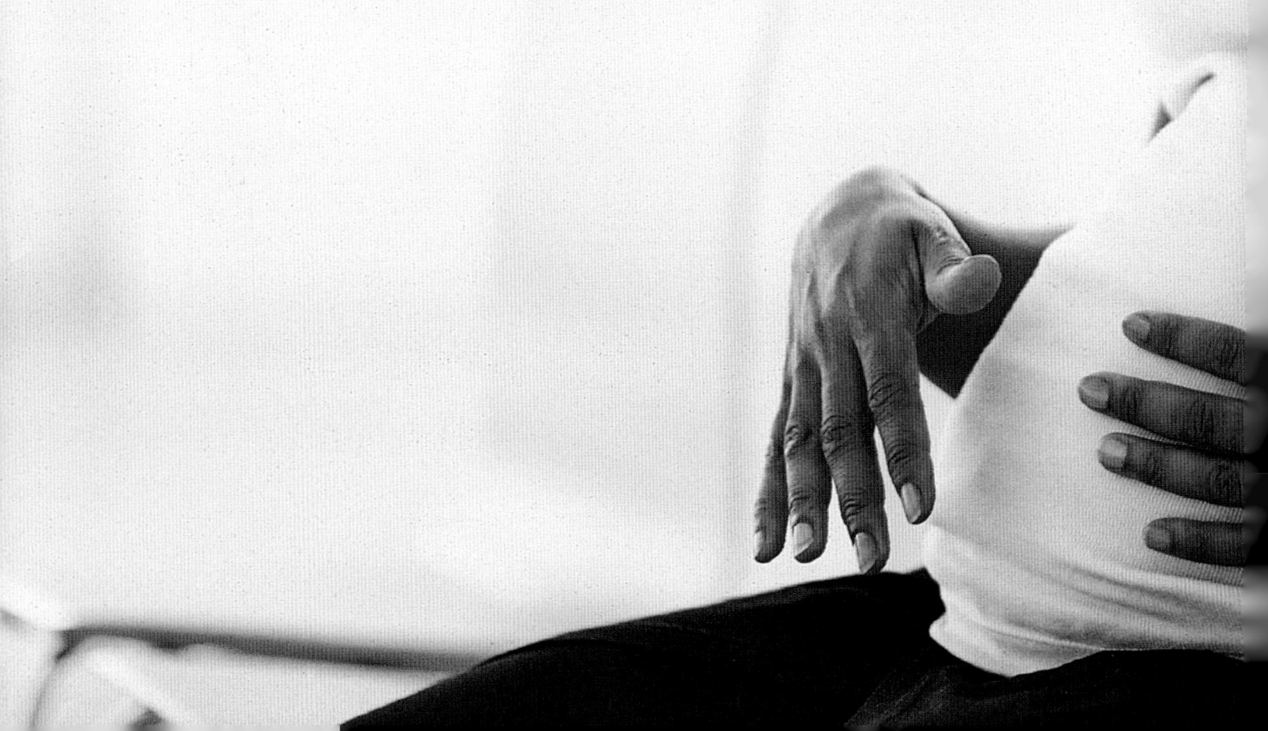

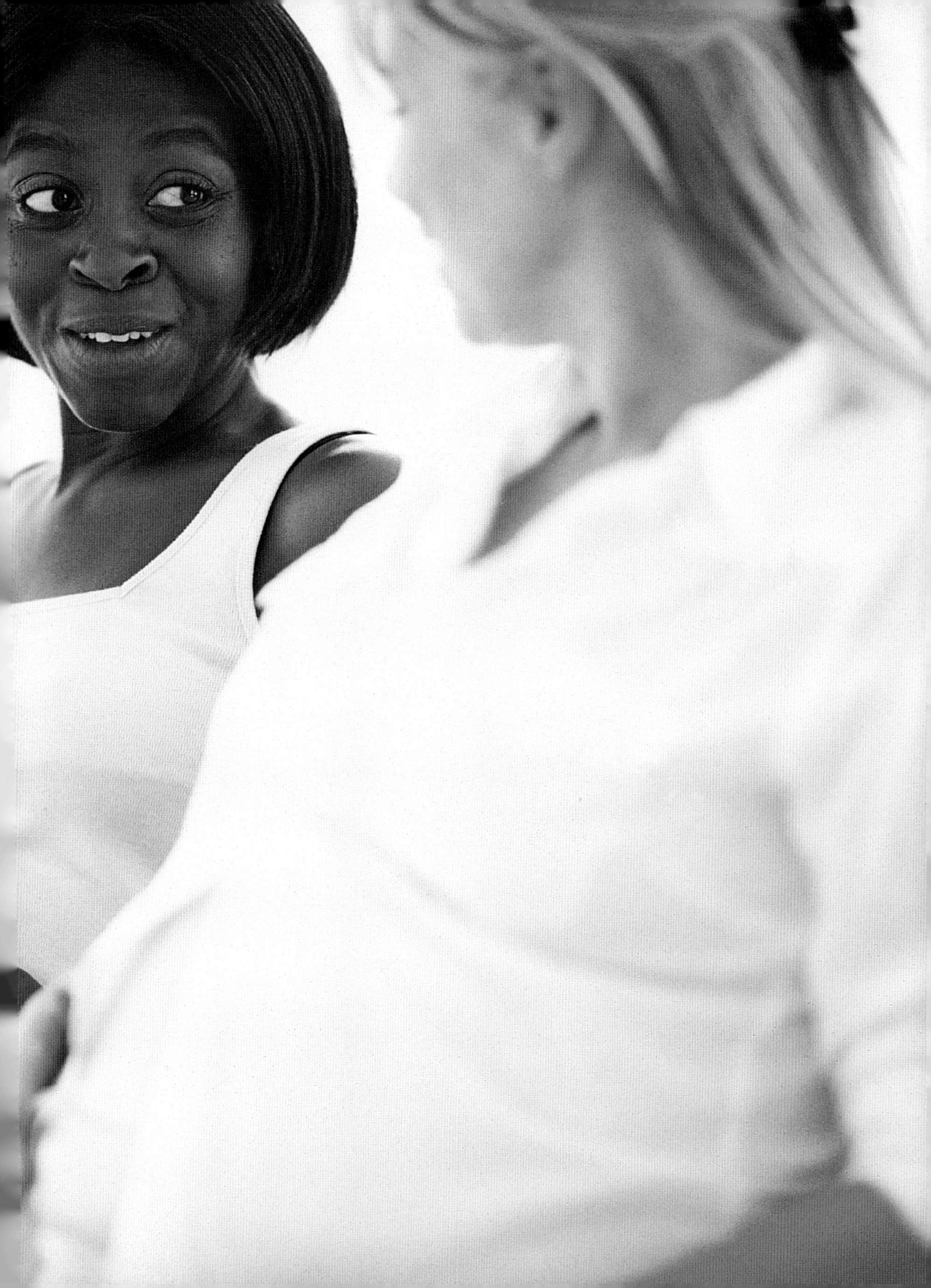

第一次产前检查

第一次去做产前检查时，医生会问你如下问题：

- 个人详细资料和状况。
- 你或你的伴侣的家族是否有遗传性疾病。
- 家族中是否有双胞胎。
- 你的月经情况——来潮时间、月经周期平均多少天、每次月经持续几天、最后一次月经日期。
- 有什么妊娠反应，你的健康状况如何。
- 此前生育、妊娠或不育问题的详细情况。
- 是否服用过处方药或有过敏症。

你的产前检查

整个孕期你需要做各项检查和化验，以确保你和胎儿一切正常。尽管多数孕妇孕期都比较顺利，但仍要进行必要的检查，这样一旦有异常，便可尽早发现，避免伤害。

产前诊所

可在家庭医生诊所、当地健康中心或医院进行产前检查。在孕期第8—12周进行产检预约。初产妇将进行10次左右的进一步检查，经产妇将进行约7次产检。不过，产前检查的次数和时间因地区而异。若有并发症的隐患，比如多胎妊娠、孕前患有疾病，或者其他因素导致的风险，则需要更频繁地进行检查。

如今，产前检查大多在社区诊所进行，从而疏解医院门诊部的压力。社区诊所的氛围更为轻松。如果必须去医院检查，你会发现那里不似以往那样人满为患了。但有时仍要排队，特别是做超声波扫描或血液化验时，更需要等候。建议带本书，或带些食物和饮料，以防等久了会饿，出去吃东西而错过检查。如果有可能，请伴侣陪你前往；若有其他孩子，最好请人帮忙照顾，不要带他们去医院。

产检门诊部是与其他准妈妈相识的好场所，跟她们聊聊吧。

与医护人员沟通

医院门诊部的助产士几乎没时间与你长谈。社区诊所则轻松些，可为你提供多种服务，你可以提出自己的诉求，医生还会为你答疑解惑，消除你的疑虑和忧惧。若感觉看诊有些仓促，可要求助产士为你多安排些时间。怀孕后许多女性都变得情绪脆弱，容易掉眼泪，所以遇到紧张情形时很可能会哭。如果你有强烈的个人诉求，却担心无法据理力争，那就叫上你的伴侣给你助威。事先把要点列出来，一起预演一遍。

看懂产检报告

第一次去做产检时，医生会给你一个产检报告本，也可能等所有检查结果出来后给你。为你做产检的助产士或医生会在上面记录你的常规检查情况、孕程进展，以及你所做的特别检测。由于许多医学术语都是缩写形式，你可能看不太懂产检报告。不妨对照下表来阅读，如果还是看不明白，就请医生给你解释。

去医院时，要带上产检报告。最好把这本报告随时带在身上，万一需要急诊，方便医生了解你的情况。去医院分娩时，也须携带产前检查报告。

产检记录上的术语

NAD or nil or a tick——未见异常（无、打钩）

BP——血压

FH——胎心

FMF——有感胎动

Ceph——头先露

Br——胎儿臀位

LMP——末次月经

EDD/EDC——预产期 / 预计分娩期

Hb——血红蛋白水平（据此检查是否贫血）

Eng/E——衔接 / 入盆（胎儿头部进入骨盆，处于临产状态）

NE——未衔接 / 未入盆

Para 0——孕妇无其他孩子

Para 1 (etc.)——孕妇已有一个或更多孩子

Fe——已开补铁剂

TCA——复发

TOS——疤痕测试（曾行剖宫产手术，本次预计顺产）

Height of fundus——宫底高度，即耻骨联合上缘与子宫底之间的长度，可据此推测孕周。常用卷尺来测量宫底高，单位是厘米

IUGR——宫内生长受限

SFD——低出生体重儿

IOL——引产

ARM——人工破膜术

SRM——自发性胎膜破裂

PET——先兆子痫毒血症

Long L——纵产式（胎儿在宫内与母体脊柱平行/儿体长轴与母体长轴平行）

AFP——甲胎蛋白

CS——剖宫产

LSCS——子宫下段剖宫产术

VBAC——剖宫产术后阴道分娩

H/T——高血压

MSU——中段尿样本

Primigravida——初产妇

Multigravida——经产妇

VE——阴道检查

1/5-5/5——用以显示胎头衔接/入盆的程度

胎位

在产前检查报告中，你会看到某些描述胎位的缩写术语。胎位指的是胎儿的脊柱和枕骨（头颅的后部）与母体的关系。例如，右枕前（ROA），指的是胎儿的脊柱和枕骨在子宫的右侧靠前部。

缩写代表的含义：L，子宫左侧；R，子宫右侧；O，枕骨或头颅后部；A，子宫前部，或靠近子宫前部；P，子宫后部，或靠近子宫后部；L，横位，母体纵轴成直角。

ROA 右枕前
LOA 左枕前
ROL（又称ROT） 右枕横
LOL（又称LOT） 左枕横
ROP 右枕后
LOP 左枕后

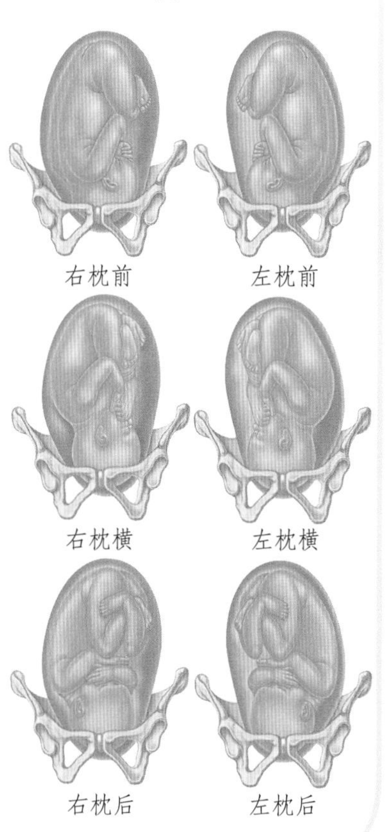
右枕前 左枕前
右枕横 左枕横
右枕后 左枕后

常规检查

妊娠期间，你将进行一些常规检查，以确保你和胎儿都安然无恙。有些检查是每次产检都要做的（也可在孕期的不同时间做），有些则只需做一次。若检查结果显示有异常或可能出现异常，你将受到密切监护，必要时医生会采取紧急处理措施。

身高 首次产检时，助产士会测量你的身高。如果你身材娇小，助产士会推断你骨盆的入口和出口也比较小。胎儿往往与母亲的体形相匹配。

体重 过去，孕妇每次产检都要称体重，现在许多产科仅在孕妇预约登记时为其测一次体重。如果你在孕早期内体重不升反降，这通常是晨吐反应使然，无须挂虑。以往，孕妇的体重增加被当作胎儿生长发育的可靠指标，但是有研究结果显示，诸如验血、验尿，特别是超声波扫描等检查，能更精准地测知胎儿的生长状况。孕妇短时间内增重明显可能是水肿所致，有先兆子痫的风险（参见第 222 页）。

双腿和双手 在孕晚期，助产士会查看你的双腿是否出现静脉曲张，查看你的手是不是出现水肿。孕期最后几周，出现轻微水肿是正常现象，尤其在晚间更为明显。然而，过度水肿则预示着先兆子痫的可能（参见第 222 页）。

乳房 首次产检，助产士会查看你的乳房有无肿块，并检查乳头的形态。后续产检不再查看乳房。你若对自己的乳房有疑虑，应请助产士检查。

尿检 第一次产检时，你需提供中段尿样进行化验，用以检查是否有膀胱或肾脏感染。医院会给你擦拭外阴用的无菌棉片和一个无菌容器。采样时，应先排少许尿液入便池，然后将少许中段尿液排入容器。最后，把剩余尿液排出。

以后产检时，你还需提供晨尿尿样进行化验，用以检查是否有泌尿道感染、检测尿糖含量，看你是否患有糖尿病；检测尿液中是否有酮体，确诊糖尿病轻重缓急（参见第 138 页）。非常严重的妊娠呕吐，

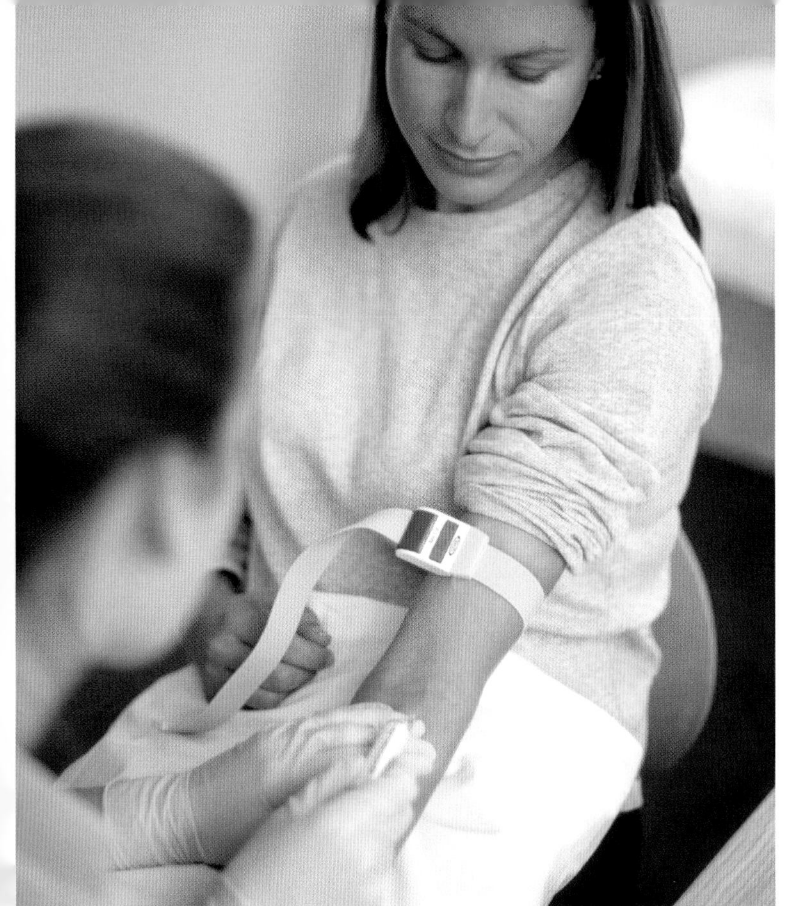

▲**抽集血样** 孕前验血十分重要，用以确诊妊娠会出现和可能出现的问题。

乙型肝炎和艾滋病病毒

乙型肝炎 所有孕妇都应通过血液检查进行乙型肝炎筛查，以便患有乙肝的孕妇能得到医治，阻止病毒由母体传染给胎儿。

艾滋病病毒 所有孕妇都须接受艾滋病病毒筛查。艾滋病病毒阳性的孕妇须接受治疗，以降低母婴传播风险。尽早诊断非常重要，可提高病毒阳性者孕育健康胎儿的概率。

称为妊娠剧吐，也可导致酮尿症，但这种情况很少见。若出现妊娠剧吐，须立即就医。如果患有妊娠糖尿病，产后病症可能自行痊愈，但再怀孕时仍会复发。孕晚期如果出现尿蛋白，可能是先兆子痫的预兆，须立即诊治。先兆子痫可致胎儿宫内生长受限、早产或惊厥。

血液检查 首次产检时，还需要采集你的血液样本，通常从胳膊上的静脉血管中抽取，用于测知你的血型（A，B，AB，O 或 Rh 血型），若需输血时，可作为依据。如果你的血型为 Rh 阴性，之后还要检查 Rh 抗体。

血红蛋白值是另一个检测项目，用来衡量血红细胞的运氧能力。正常的血红蛋白值在 12—14 克。如果你的血红蛋白指数低于 10 克，就是贫血，需治疗。铁和叶酸能提高血液的运氧功能，所以，务必保持饮食健康，多吃富含维生素和矿物质的食物（参见第 132—133 页）。

通过血液化验，还可得知你是否得过风疹（参见第 17 页）——得过的话，你对此病毒就有免疫力了。血液检查还可发现梅毒等性传播疾病及某些基因缺陷，如镰状细胞贫血和地中海贫血等（参见第 23 页）。你可能还需通

胎心

从第14孕周开始，每次产检都会监测胎心。胎儿的心率约为母亲的两倍，每分钟140次左右，听起来好似一匹小马在奔驰。

皮纳得听诊器 医生或助产士可能仍用传统的听诊器（皮纳得听诊器）测听胎心，这类医疗设备正在被迅速淘汰。

胎心监护仪 医生或助产士更多使用胎心监护仪来监测胎心率。这是一款便携式小型仪器（与电话机大小相当）。可将其放置在腹部，借助多普勒扫描（参见第185页），监听胎心率。该仪器可把胎心的搏动声音放大，所以你也能听到。

胎心电子监测仪 常见的有两种。一种为外置式，固定在孕妇腹部，感应器记录胎儿的心率。另一种为内置式，带有一个微小电极，固定在胎儿头部，更为精准地记录胎心率。内置式监测仪只能在胎膜破裂后使用。最新式的胎心监测仪利用的是无线电波技术，监测过程中，孕妇可走动。

过血检，进行胎儿发育异常的筛查。

弓形虫病也能经血液化验检测出来。弓形虫是一种寄生虫，由猫的粪便和未煮熟的肉类传播。弓形虫病对成人不构成危害，但是经胎盘传染给胎儿，可致胎儿失明、癫痫和发育迟缓。弓形虫病非必须检查项目。不过，你若有所担心，尤其是家有宠物在外觅食，可请医生为你增加这项检查。在英国，只有20%的女性对弓形虫病有免疫力。

触诊 每次产检，助产士都会轻轻地触摸你的腹部，探知宫高（宫底高度），据此推断胎儿的大小是否与孕期相符。在超声波用于常规产检之前，孕妇每隔一段时间就接受触诊，跟踪胎儿发育情况。如今，在孕期第12周、18周到20周期间进行的超声波扫描能精确地显示胎儿的发育情况。如有任何疑虑，可增加超声波扫描（参见第178页）。在第26—28孕周后，医生或助产士还将用手触及胎儿的头部和臀部，推断胎位（参见第174页）。

血压 每次产检都会量血压。血压是心脏向全身输出血液时所需的压力。血压读数有两个。心脏收缩“搏动”，从心室流出的血液进入动脉，此时血液对动脉的压力最高，称为收缩压，即高压。血压计绑带紧箍在手臂上时，测得的是高压。心室舒张，动脉血管弹性回缩，血液仍继续流动，但血压下降，此时的压力称为舒张压，即低压。低压是心脏搏动之间的血压。

尽管血压因年龄而有所差异，血压正常值也较宽泛，但统计显示，孕期女性的平均血压值为高压120，低压70。血压高于正常值，则可能是先兆子痫的预兆（参见第222页），需住院疗养。应持续监测，随时掌握血压的波动情况。

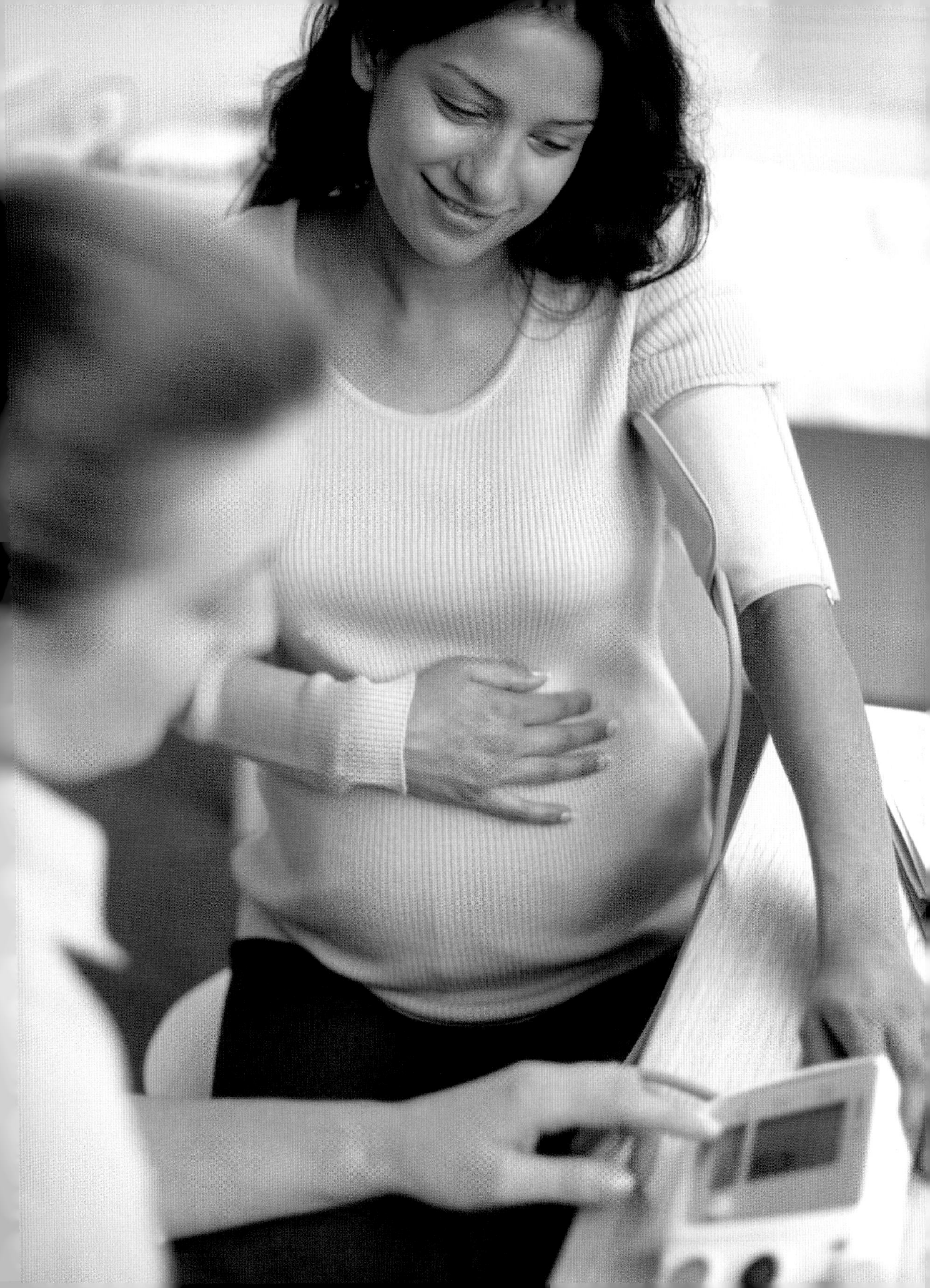

为什么要做超声波扫描?

孕期你需要做两次常规的超声波扫描，查看胎儿是否发育正常。需要增加超声波检查的主要原因如下：

- 为诊断腹部异常，比如异位妊娠。
- 当医生怀疑有即将流产的风险时。
- 为确诊是否多胎妊娠。
- 为确知胎盘位置。
- 检查胎儿发育情况以及羊水量。

超声波扫描

妊娠期间，你需要做超声波扫描，以检查胎儿的总体状态和胎位。超声波扫描也用来辅助医生实施特别检测和手术。你将接受两次扫描——第10—13孕周时，进行第一次扫描，以确认妊娠的准确时间以及是否多胎妊娠；第18—22孕周时，进行第二次扫描，检查胎儿的发育情况，诊断是否有异常。

工作原理

超声波扫描仪的工作原理以可探知水中物体的声呐技术为基础。扫描仪换能器中的晶片将电流转换成人耳听不见的声波。随着换能器的前后移动，声波形成的声束穿透腹部。声束在传播过程中，遇到不同物质会发生反射，换能器捕捉到这些“回声”，并将其转换为电子信号，电子信号成像可显示在扫描仪屏幕上。超声波只能穿透液体和软组织，比如羊膜囊、肾脏和肝脏，无法穿透骨头，也不能在气体媒介中传播。超声波扫描技术被越来越多地用于诊断流产、异位妊娠，以及不育症的治疗（比如体外受精）和胎儿外科手术。

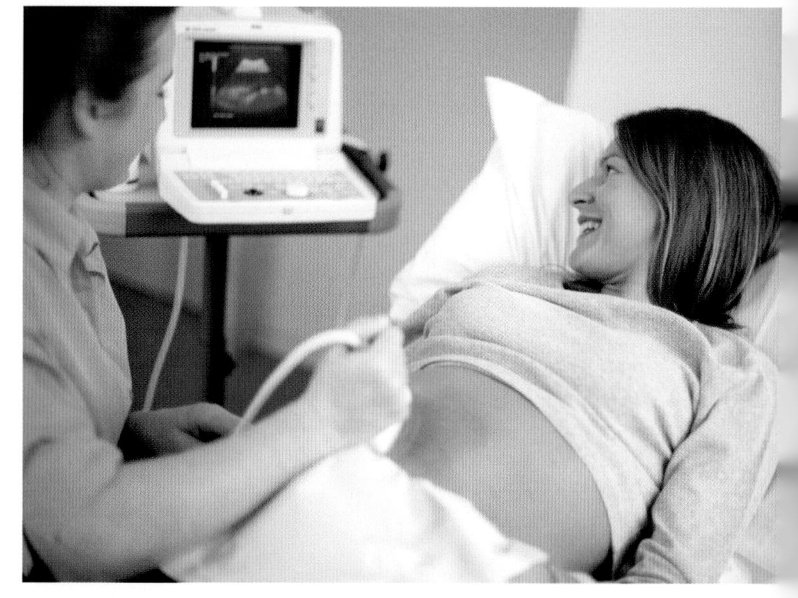

▶ **扫描检查** 医师要求你躺在检查床上，撸起上衣，露出腹部，然后往你的腹部涂抹适量导声胶（油），探头在涂胶（油）的区域内以不同方向滑动。当宝宝的图像出现在显示屏上时，你就只管平躺着，享受第一次见到宝宝的喜悦吧。

第一次超声波扫描

第一次做超声波扫描令你和伴侣激动不已，这是你们第一次亲眼见到腹中的宝贝。扫描设备近年来不断改良和完善，检查手段是非侵入式的。一次超声波扫描约持续 15 分钟，不会弄疼受检者。检查前，你需要喝足 600 毫升水，并要憋尿。膀胱越充盈，你从显示屏上看到的胎儿成像就越清晰。憋尿虽然不舒服，但你的忍受是值得的。

你能听见胎儿的心跳声，看见他悬浮在羊水中，小手小脚在动——挥手、踢腿。请医师为你介绍屏幕上的图像，因为有些细节难以辨清。有些诊所会打印一张宝宝的超声波图像，给你做纪念，这可能要收费。

安全性

尚未有超声波扫描不利于胎儿的报告。曾有人担心超声波扫描的长期影响，例如声波是否会伤及胎儿的听力功能。不过，临床尚未发现这样的危害。声波非常微弱，重复做扫描检查也是安全的。

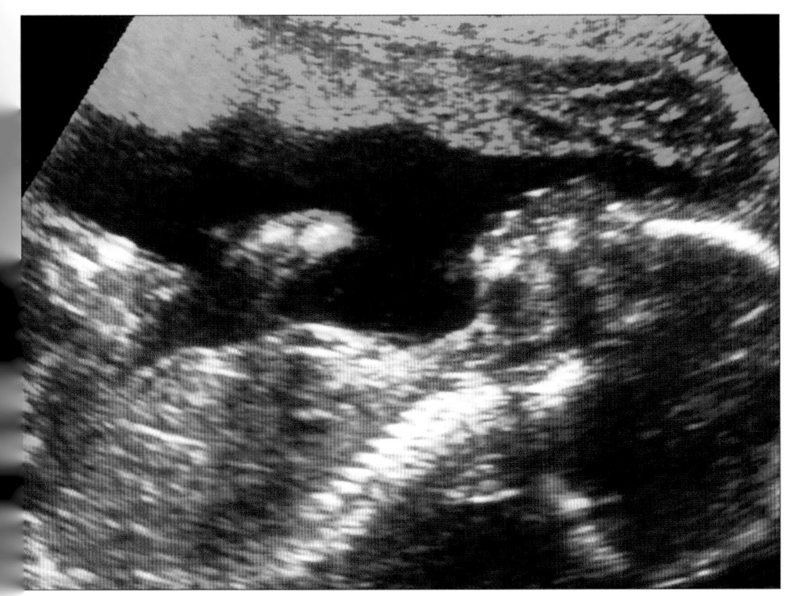

◀ **第 20 孕周时的超声波扫描** 超声波扫描可显示胎儿是否健康，在宫内的姿势，以及是否多胎妊娠。这张扫描图显示了胎儿在母亲子宫里的状态。宝宝悬浮在羊水里，不停地动。你能通过扫描仪，看见你的宝宝吮拇指、打呵欠、眨眼睛和撒尿。

为什么要对胎儿进行扫描检查?

常规超声波扫描可显示胎儿是否健康。扫描的具体作用如下：

- 检查胎儿的生长速度。当你不确定受孕日期时，尤其需要进行扫描检查。
- 探知胎位以及胎盘的发育程度。
- 若逾期妊娠，可确知胎儿是否已处于即将出生的状态。
- 孕期第38周后，确认胎儿已经头朝下，而不是臀位。
- 探知胎儿的发育缺陷，比如脊柱裂。
- 在羊膜穿刺术或胎儿镜检查过程中，对胎儿进行监护。
- 作为胎儿宫内手术的辅助手段。

案例分析：

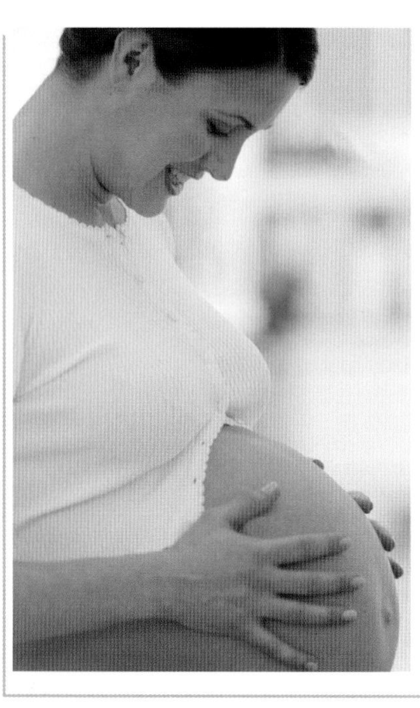

双胞胎

卡伦在怀孕第 14 周时，做了超声波扫描，得知怀了双胞胎。已经生过两个孩子的她一开始就知道这次怀孕非同往常。其一，最初两个月，她不停地恶心，之前两次怀孕时她没有这么大的反应。其二，肚子很大，怀孕才 3 个月，看起来像 5 个月的样子。前两次怀孕时，除了最后一个月有些水肿（脚和脚踝浮肿）之外，她的状态良好。

怀疑多胎妊娠

得知怀了双胞胎，卡伦和她的伴侣又惊又喜，也有些惶恐。他们最担心的是卡伦和胎儿在孕期中的健康，同时也对如何担起养育双胞胎的重任惴惴不安。

许多怀双胞胎的女性很早就能感觉到异样。肚子大是一个征兆，其次就是腹部的形状比较特别——不仅前凸而且侧凸。孕期第 6 周时，通过超声波扫描即可确诊双胎妊娠。

度过双胎孕期

有些双胞胎孕妇顺利度过整个孕期，几乎感觉不到特别的不适反应。有些则不然。在身体自我调适过程中，双胞胎造成的额外体力消耗，使孕妇备感疲劳和不适。双胎妊娠还要格外当心，以防出现高血压、贫血、水肿（脚和脚踝浮肿）和先兆子痫等并发症。如同其他所有怀双胞胎的准妈妈一样，卡伦需要更频繁地做产前检查。她的医生会留意她是否再次出现水肿，若有先兆子痫的迹象，就会要求她住院治疗。卡伦需要优质的、富含蛋白质的膳食。

随着孕期的推移，仅腹部巨大这一点就让人很不舒服。我建议卡伦尝试在水里待着，因为水的浮力可以承托身体的重量。如果医生同意，她可以轻缓地游泳锻炼；还可租一个分娩池当作特大号浴缸，在里面放松。孕期性生活是可以的，不过卡伦应遵医嘱，一旦出现流血或宫缩等症状，要立即就医。

双胎分娩

我提醒卡伦尽量多休息。相较于从第 5 个月开始就保证充分休息的双胞胎准妈妈，休息不够的双胞胎孕妇更有可能早产。怀孕期间无论做什么（包括照料年幼的孩子们），都不可过于劳累。我建议卡伦请人帮忙照顾她的另外两个孩子。她每天需要卧床休息至少 3 小时。

双胎分娩具有潜在风险，所以产妇都是去医院生产。医生和助产士对双胎分娩可能出现的意外状况始终保持高度警觉，两个胎儿出生的间隔时间被限制在半小时之内。他们密切观察第二个胎儿的状态，防备任何胎儿宫内窘迫的迹象。若其中一个胎儿有生命危险，则施行紧急剖宫产术。

同卵双胞胎还是异卵双胞胎？

1/3 的双胞胎为同卵双生。他们性别相同，共用一个胎盘。半数的异卵双胞胎为一男一女，半数为同一性别。异卵双胞胎各有一个胎盘，但两个胎盘有可能融合在一起。怀上同卵双胞胎的随机性较大，而异卵双胎妊娠往往是遗传性的，继承自母亲一方。女性在 35 岁左右时，非遗传性的异卵双胎妊娠的概率最高，随后这种可能性渐趋减少。高个健壮、易受孕的女性怀双胞胎的机会较多。此外，每多生一个孩子，异卵双胎妊娠的概率就有所增加。

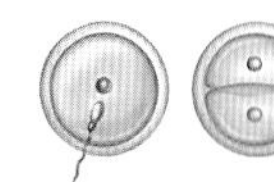

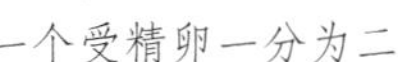

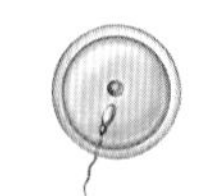

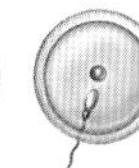

两个受精卵分别受精

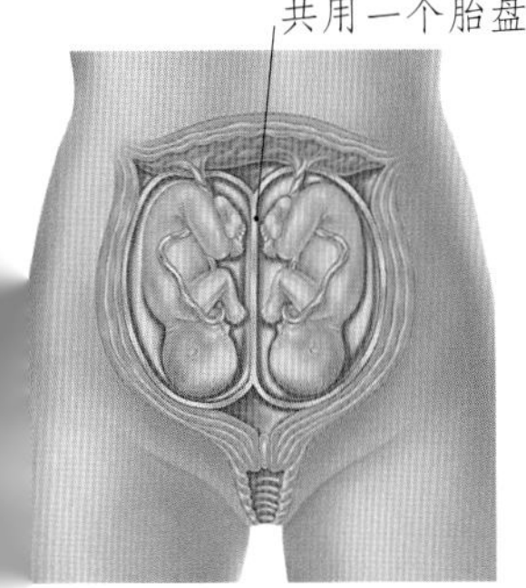

同卵双胞胎

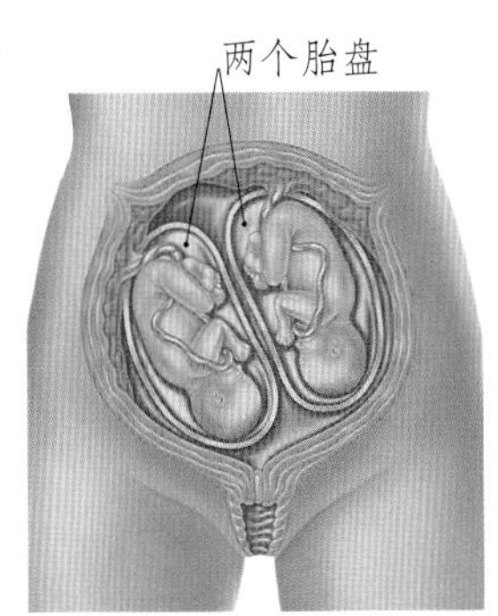

异卵双胞胎

▲ **双胞胎**　同卵双胞胎发育自一分为二的单个受精卵；两个卵子分别受精，孕育出异卵双胞胎，在两个胎盘中发育。

双胞胎的出生

双胎妊娠和分娩在许多方面都不同于单胎。双胞胎比单胎的孕期短——他们通常在第 37 周而非第 40 周时就降生了。这主要是因为母亲的子宫容纳不下日益长大的双胞胎。当然也会有外在因素导致双胞胎较早出生。因为孕期较短，双胞胎的体重也普遍比单胎婴儿轻。

第二个出生的胎儿面临更多风险：他不得不经历两次宫缩娩出的过程；第一个胎儿娩出后，子宫开始收缩，造成第二个胎儿缺氧。

米里亚姆医生的重要提示

虽然双胎妊娠各有差异，但有一点无疑是共同的：孕妇的身体要承受额外的负荷。因此，我建议：

■ 如果孕早期，你就怀疑自己是双胎妊娠，可要求医生尽早安排你做超声波扫描。

■ 确保饮食有营养，吃富含铁和蛋白质的食物（参见第130—131页）。

■ 孕期尽量多休息，特别是妊娠5个月以后。休息越充足，早产的概率越低。

特殊检查

产前检查包括一些特别筛查和诊断性检测，用以确知孕妇是否患有并发症以及胎儿有无发育缺陷。当检查排除了你一直担心的问题时，你会如释重负；而检查结果显示有异常状况时，你就可能要考虑要不要继续妊娠，这对于准父母来说真是巨大的压力。因此，事先与医生沟通非常重要，以便了解这些检查有哪些风险，检查结果意味着什么，会带来怎样的影响。

筛查

多数产科中心都提供针对各种胎儿发育缺陷的筛查性检测。这些检测不可能百分之百地确认哪里出了问题，但能给出一个概率。初步发现的异常，还需要通过诊断性检查予以确诊或排除。

颈后透明层扫描 妊娠第 11—14 周时，可通过对胎儿颈后部的超声波扫描来筛查唐氏综合征。这种特殊的扫描可探知胎儿颈后部皮下组织的积液量。过多的积液意味着染色体异常的可能性较大，其中包括唐氏综合征，这种缺陷多见于年龄较大的孕妇（参见第 183 页右侧栏）。如果扫描显示存在唐氏儿的风险，可通过羊膜穿刺术做最后的确诊。许多产科中心规定，先进行颈后部扫描，再决定是否行羊膜穿刺术。绒毛取样（CVS）是另一种筛查方式（参见第 184 页）。

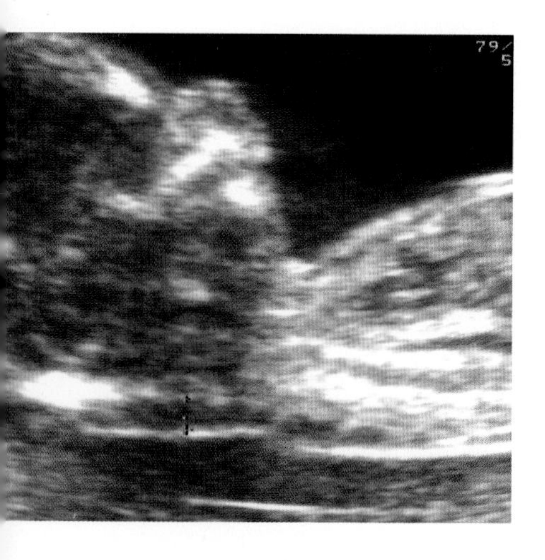

▲ **颈后透明层扫描** 扫描可测知胎儿颈后部的积液量。该图显示的是一个 12 周大的胎儿，其颈后积液量较多，意味着有唐氏综合征的可能，需要通过进一步检测确诊。

血清学产前筛查 这一筛查也被称作产前三联筛查。妊娠第 14—20 周时，采集孕妇血样，检测雌激素三醇、人绒毛膜促性腺激素和甲胎蛋白的水平值，并结合受检者的年纪等因素对检测结果进行分析评估，据此推断胎儿患唐氏综合征的概率有多大。若缺陷的概率较高（高于 1/250），医生会建议她进行羊膜穿刺术检查。如果医生未提及做这项检查，你自己可提出要求。

组合产检 现在，不少产科中心向所有孕妇或者只针对 35 岁以上孕妇，提供组合产前检查。35 岁以上孕妇生唐氏儿的统计学概率更高。组合检查包括胎儿颈后部透明带扫描和孕妇抽血进行三联筛查，两者在同一天完成。组合检查报告大约 1 周后发给你。报告还对异常状况的可能性进行总体评估。

诊断性检测

这类检测的目的是对可能存在的胎儿发育异常进行确诊。只有在筛查或颈后扫描发现问题后，才进行诊断性检测——主要包括羊膜穿刺术和绒毛取样。羊膜穿刺是最常用的诊断性检测。绒毛取样在妊娠早期就可以进行，但不是所有产科中心都提供这种诊断性检查，该诊断方法导致流产的概率较高。

你和伴侣要慎重考虑这些检测所带来的后果，与医生密切沟通，也可找专家顾问咨询。

羊膜穿刺术

羊水中含有胎儿皮肤和其他器官的游离细胞，可用来诊断胎儿染色体是否异常。羊膜穿刺术指的是穿刺针穿过腹壁、子宫和羊膜，进入羊膜腔，抽取羊水的诊断方法。

为什么做羊膜穿刺 如果你怀孕时的年纪超过 37 岁，你很可能希望进行羊膜穿刺检查，因为染色体异常（如唐氏综合征）的风险与孕妇年龄成正比（参见本页右侧栏）。医生可能建议先进行三联筛查，或者颈后扫描，发现有唐氏综合征风险时，再进行羊膜穿刺。羊膜穿刺还能提供其他重要信息，可作为孕期保健和有关孕程进展决策的依据。

羊膜穿刺术曾被用来诊断代谢障碍。现在这类缺陷大多通过绒毛取样来确诊。羊膜穿刺术一度还被用于检测羊水中的胆红素浓度，据此诊断 Rh 阳性胎儿是否患有胎儿贫血症，是否需要对其进行宫内输血。不过，这一诊断方法已被多普勒扫描替代（参见第 185 页）。

羊膜穿刺能诊断什么

■ 胎儿性别：羊水中含有胎儿脱落的细胞。透过显微镜可辨别是男性胎儿细胞还是女性胎儿细胞。某些与性别相关的基因缺陷，比如血友病，在男性胎儿中的发生率高达 50%。

■ 羊水的化学成分：通过对羊水化学成分的分析，可得知是否存在由酶缺失导致的代谢障碍。

■ 染色体计数：通过分析胎儿脱落的细胞，诊断染色体数目是否

高龄准妈妈

多种因素决定你能否孕育健康宝宝，年龄就是其中之一。

如果你的身体健康，便可无异于年轻的准妈妈们。不过，年龄的确与胎儿先天缺陷的发生率相关。另外，年纪越大，出现妊娠糖尿病和胎盘机能不全的风险就越大。你需要进行更多的筛查。

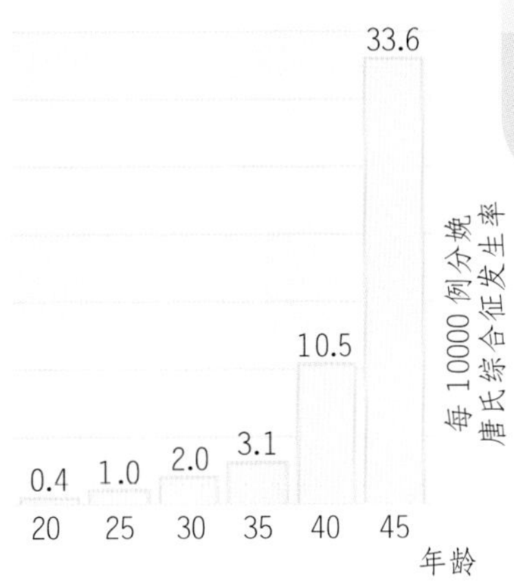

▲唐氏综合征与孕妇年龄 孕妇的年龄似乎与唐氏综合征的发生概率相关。如图所示，孕妇年纪越大，生唐氏儿的可能性就越大，但 35 岁以后年龄才成为关键因素。

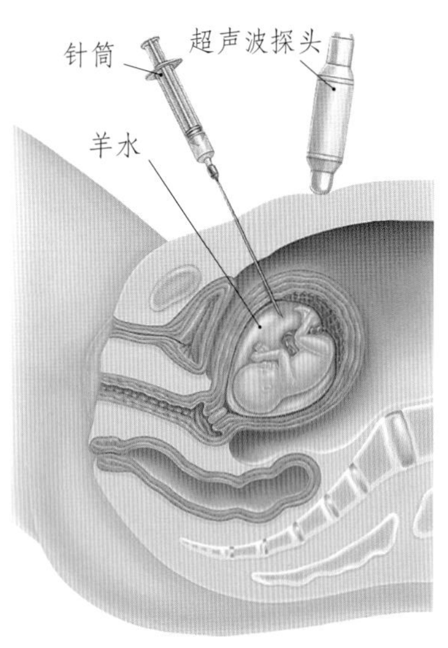

▲ **羊膜穿刺术** 在用超声波扫描仪确定胎儿和胎盘的位置后，才可抽取羊水。借助超声波探头的导引，医生将穿刺针穿入腹壁、进入子宫，抽取少量羊水样本。

正确。任何染色体结构异常都意味着胎儿有先天缺陷。

如何操作 羊膜穿刺术通常在妊娠第16—18周时进行。医生在超声波探头的导引下，将一根中空针穿过腹壁，再进入羊膜囊，从中抽取10毫升左右的羊水，然后用离心机将胎儿脱落的细胞从羊水中分离出来，再进行培养。约需3周才能出检查结果，这对于准父母来说的确是段难熬的时间。

羊膜穿刺的操作过程离不开超声波监控。依靠超声波探头的导引，医生将针刺入羊膜囊，才不会伤到胎盘和胎儿。该诊断方法风险性较小。导致流产的概率为2%。羊膜穿刺后，胎儿出现呼吸障碍的概率低于1%。

羊水聚合酶链式反应（PCR） 许多产科中心都提供羊水聚合酶链式反应检测，这是一种快速出结果的诊断方式。虽不及细胞培养的方式精确，但24—36小时就可出结果。在99.8%的病例中，羊水聚合酶链式反应法得出的结论与细胞培养法的结论相同。

绒膜绒毛取样

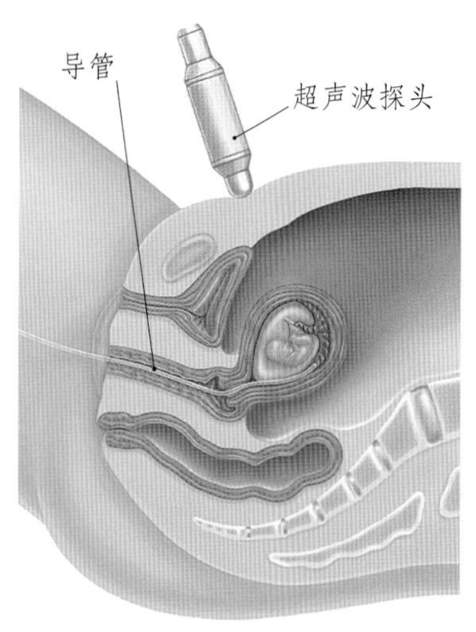

▲ **绒毛取样** 导管穿过子宫颈管，在子宫内提取少量绒毛（胎盘组织）。像羊膜穿刺术一样，绒毛取样也须借助超声波扫描仪的导引。整个取样过程约需20分钟。

绒膜绒毛——绒毛膜边缘的指状突起，其基因与胎儿的基因完全相同。在羊水形成前，绒毛就已长出，所以在孕早期尚不能进行羊膜穿刺术时，绒毛取样可提供有关胎儿基因和染色体的关键信息。

绒毛取样能发现什么 唐氏综合征高危孕妇最需进行绒毛取样检测。血红蛋白异常，如镰状细胞贫血和地中海贫血，也可通过绒毛取样检测来确诊。先天代谢障碍十分罕见，但该病若为家族遗传性的，后代患病的概率则高达1/4。酶缺失是导致先天性代谢异常的主要原因。对绒毛酶进行分析，可在两天内确诊或排除此病。另外，绒毛取样检测还可诊断单基因遗传疾病，如囊性纤维化症、血友病、亨廷顿氏舞蹈症和肌肉萎缩症。

如何操作 绒膜绒毛取样的操作过程同样依靠超声波成像的导引。在怀孕第10—12周时就可进行这种检测，此时，羊膜囊还未将宫腔占满。

绒毛取样有两种途径：经宫颈和经腹部。经宫颈取样操作步骤为：医生首先用窥镜对宫颈进行仔细检查，然后将一条塑料或金属导管伸进宫颈，穿过宫颈管，进入子宫腔，到达胎盘外缘，从上面取下少量绒毛组织进行分析检测。

经腹部绒毛取样的操作方法与羊膜穿刺术类似，区别在于样本不同，一个是胎盘组织，另一个是羊水。绒毛取样后的流产率（参见第216页）比自然流产率高出1%。绒毛取样检查的优点是：24—48小时内就可得出初步结果，约1周后给出全面详细的结论。如果胎儿异常的风险较大，你迫不及待想知道结果，就可通过绒毛取样来确诊，而羊膜穿刺术还需再等若干周才能进行。

脐静脉穿刺取血（经皮脐静脉穿刺取血）

在胎儿贫血病例中，可通过脐静脉穿刺抽取血样，检测胎儿的血液成分，为宫内输血做准备。该检查方法还用于诊断传染性疾病及评估胎儿血液中的血红蛋白含量。疑似胎儿发育迟缓不再据此来诊断，多普勒扫描取而代之。多数产科都提供多普勒扫描检查。

传染性疾病的诊断　通过对胎儿血液中蛋白质成分的放射分析，诊断风疹、弓形虫病及疱疹病毒。

Rh同种免疫的确诊　如若出现Rh母儿血型不合（参见第200页），测定胎儿溶血严重程度的最佳方式是检测胎儿的血红蛋白，并据此决定是否对胎儿施行子宫内输血（通过脐静脉输血）。

如何操作　借助超声波仪器的监测和导引，医生将中空的穿刺针扎入孕妇腹部前壁，进入子宫后，在距脐带胎盘约1厘米处，抽取少量血样用于检测。脐静脉穿刺取血对胎儿的危害概率约为1%—2%。理论上说，脐静脉穿刺术适用于任何通过血液化验进行的检测。

多普勒扫描

多数产科目前都提供多普勒扫描检查，利用黑白或彩色显像，检测胎盘和胎儿之间通过脐带的血流情况。

多普勒扫描所使用的超声波与普通的超声波扫描有所不同。多普勒超声波对流动的红细胞接收散射，显示它们在胎儿血管内的流动速度。当胎儿低于相应的孕期发育标准或发育迟缓时，可进行多普勒扫描检查。多普勒超声波扫描还可诊断胎儿是否贫血，因为贫血症患儿的血流方式有别于正常胎儿。多普勒还可诊断Rh阳性胎儿是否需要宫内输血，替代了胆红素（红细胞损坏引起胆红素偏高）浓度测定的方法。血流显像异常，可能意味着胎儿需要输血。

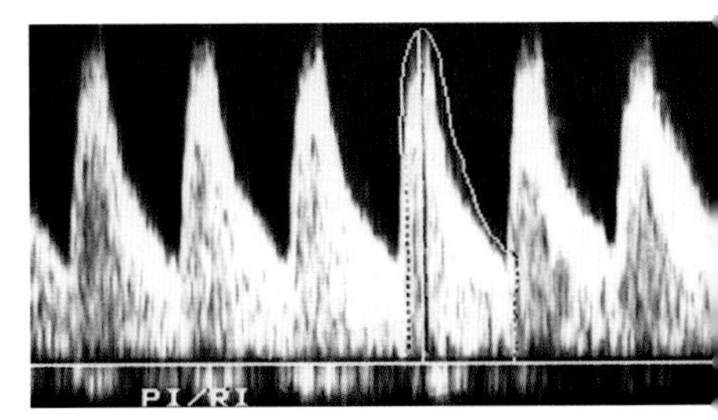

▲ **多普勒扫描**　这是脐带多普勒扫描显像，显示胎儿的血流正常。多普勒扫描过程无痛，无副作用。

案例分析：

筛查

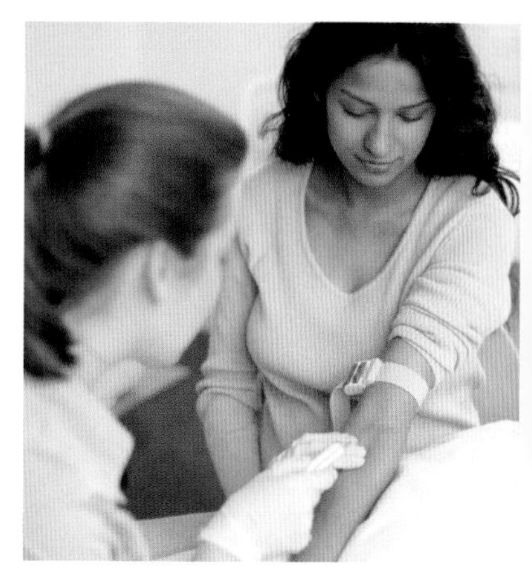

26 岁的丹尼艾尔非常希望趁着年轻、身体健康多生几个宝宝。两次月经未来潮，在家验孕结果为阳性后，她和伴侣威尔才去看医生。医生把他们转诊到当地医院的产前诊所。两人意识到他们该早些去医院的，因为有多项筛查和诊断性检测需要做。

为什么筛查

现代医疗技术使医生有能力尽早测知胎儿的健康状况。像丹尼艾尔一样，多数孕妇都需要进行常规筛查。筛查过后还可能接受侵入性的检测，以确诊胎儿是否出现异常。然而，对于这些检测可能造成的后果以及会发现腹中胎儿有哪些健康问题，却鲜少探讨。

产前诊所发给丹尼艾尔一张孕期常规筛查清单。丹尼艾尔年轻、健康，第一次怀孕，未曾料到还需要做这些检查。她和威尔都有些害怕，不知这些筛查会有怎样的后果。通过自然分娩生下他们的宝宝是两人的共同愿望，所以他们对医院里施行的技术手段颇为抵触。

常规筛查

丹尼艾尔和威尔被告知，在胎儿第 11—12 孕周时，丹尼艾尔将进行第一次超声波扫描，查看胎儿有无异常。第 14 孕周后，要抽血进行唐氏综合征、脊柱裂和脑积水筛查（血清学产前筛查，参见第 182 页）。如果筛查发现胎儿可能存在缺陷，还需做羊膜穿刺（诊断性检测，通常在第 16—18 孕周时进行），之后在第 18—22 孕周时，她将进行第二次超声波扫描。

我给丹尼艾尔做了番解释：筛查好比钝器械，不能提供精确信息，只能发现事态的趋向性，而趋向性在医生的口中就变成了概率、可能性。

因此，如果血液检查报告称，唐氏综合征的概率为 1/500，这意味着丹尼艾尔生 500 个孩子，其中一个是唐氏儿。按照任何标准，这个风险都是微乎其微的。但是丹尼艾尔强调说，无论风险多小，对她来说都是巨大的。如同所有准妈妈，她盼望每一项筛查结果都是阴性。我告诉她，在概率等级上，1/500 代表极低的可能性，无须担心。达到 1/250 的概率时，才要做羊膜穿刺进一步确诊，1/250 是施行羊膜穿刺术的阈值。如果，也只有当某个筛查结果为阳性时，才需进行精确度很高的诊断性检测，以确认胎儿的某种缺陷。

诊断性检测的操作过程

这类检测精确到足以给出如下答案：是或不是，出现或未见，正常或异常。不幸的是，这些检测具有侵入性，其中被广泛应用的羊膜穿刺术（参见第183页）从子宫内取样，样本是含有胎儿脱落细胞的羊水。这是很精细的手术，须由有经验的医师操作超声波仪器进行导引。样本中的细胞在专业实验室内进行分析检测，以测定是否存在染色体或基因缺陷。我还告诉丹尼艾尔，羊膜穿刺术导致流产的概率为2%。

在多数产科中心，这类诊断性检测需3周才出结果，因为胎儿脱落细胞要繁殖到足够数量才便于分析，而这个过程是耗时的。聚合酶链式反应是种较新的检测技术，出结果快且可靠性高。丹尼艾尔询问，万一羊膜穿刺确诊胎儿是唐氏儿，该怎么办。我告知她，医生会征求她和威尔的意见，由他们两人决定是否终止妊娠。这当然令丹尼艾尔很沮丧，因为她从未想过终止妊娠。

米里亚姆医生的重要提示

努力把筛查和诊断性检测看作是增进亲子联结的好机会，你能借此更好地了解腹中宝贝的状态。

■ 充分了解孕期的各项检测。与伴侣和医生讨论检测可能带来的后果。

■ 让伴侣陪你去做扫描和各项检测。这些时刻，有人伴你左右给予支持，可令你心安。

每做一项检查，都征求建议。若感觉有疑惑须进一步澄清，多咨询，听取他人的意见。

其他检测

我进一步介绍其他检测方法。怀孕11周时就能进行胎儿颈后部扫描，若出现染色体缺陷的可能，这一检测可及早引起丹尼艾尔和威尔的警觉。紧随其后的便是诊断性检测，比如绒毛取样（参见第184页）。孕早期就能做绒毛取样检测，比羊膜穿刺术的可行时间提早不少，而且24—48小时内就可得出结论。绒毛取样也有导致流产的隐患。

筛查并非强制性的，而是可选项。我建议丹尼艾尔和威尔找产科医生进一步咨询后，再决定做哪些筛查。在此案例中，丹尼艾尔在当地医院助产团队的悉心关照下，生下一个健康的女儿。丹尼艾尔和威尔一家生活美满幸福。

特殊检测项目表

筛查项目

■ 胎儿颈后透明层扫描。超声波扫描，可行时间：第11—14孕周；筛查：染色体缺陷高风险。

■ 血清学产前检查。抽取孕妇血样，通过检测激素水平，推断胎儿患唐氏综合征的概率（参见第182页）。

诊断性检测

■ 绒毛取样。从发育中的胎盘提取细胞样本进行分析；可行时间：第10—12孕周；筛查：胎儿染色体异常（参见第184页）。

■ 羊膜穿刺术。从羊水中提取胎儿脱落的细胞进行分析检测；可行时间：第16—18孕周；筛查：唐氏综合征等染色体异常（参见第183页）。

■ 脐静脉穿刺取血。从脐带抽取血样，用以诊断染色体异常和传染性疾病（参见第185页）。

■ 多普勒扫描。检测胎盘和胎儿之间通过脐带的血流（参见第185页）。

第八章

呵护腹中的宝贝

如果你善于观察又情感细腻，整个孕期，你和伴侣就能与腹中的宝贝保持互动交流。宝宝能听见你们的声音，感觉到你们隔着腹壁传递给他的爱抚。不是所有胎儿都能安然无虞地发育生长，但是现代先进医疗技术使有发育障碍的胎儿也有可能成为健全的宝宝。

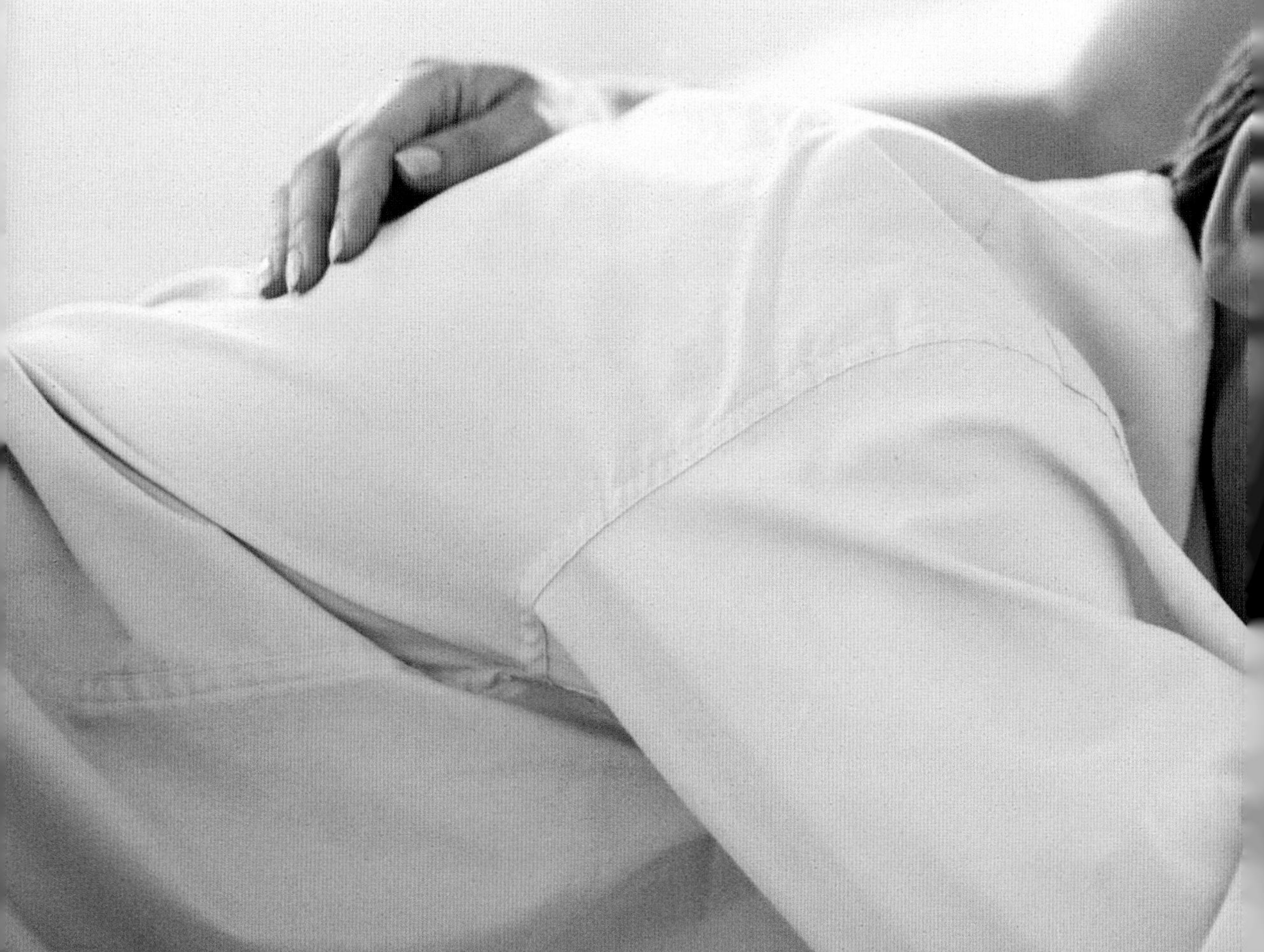

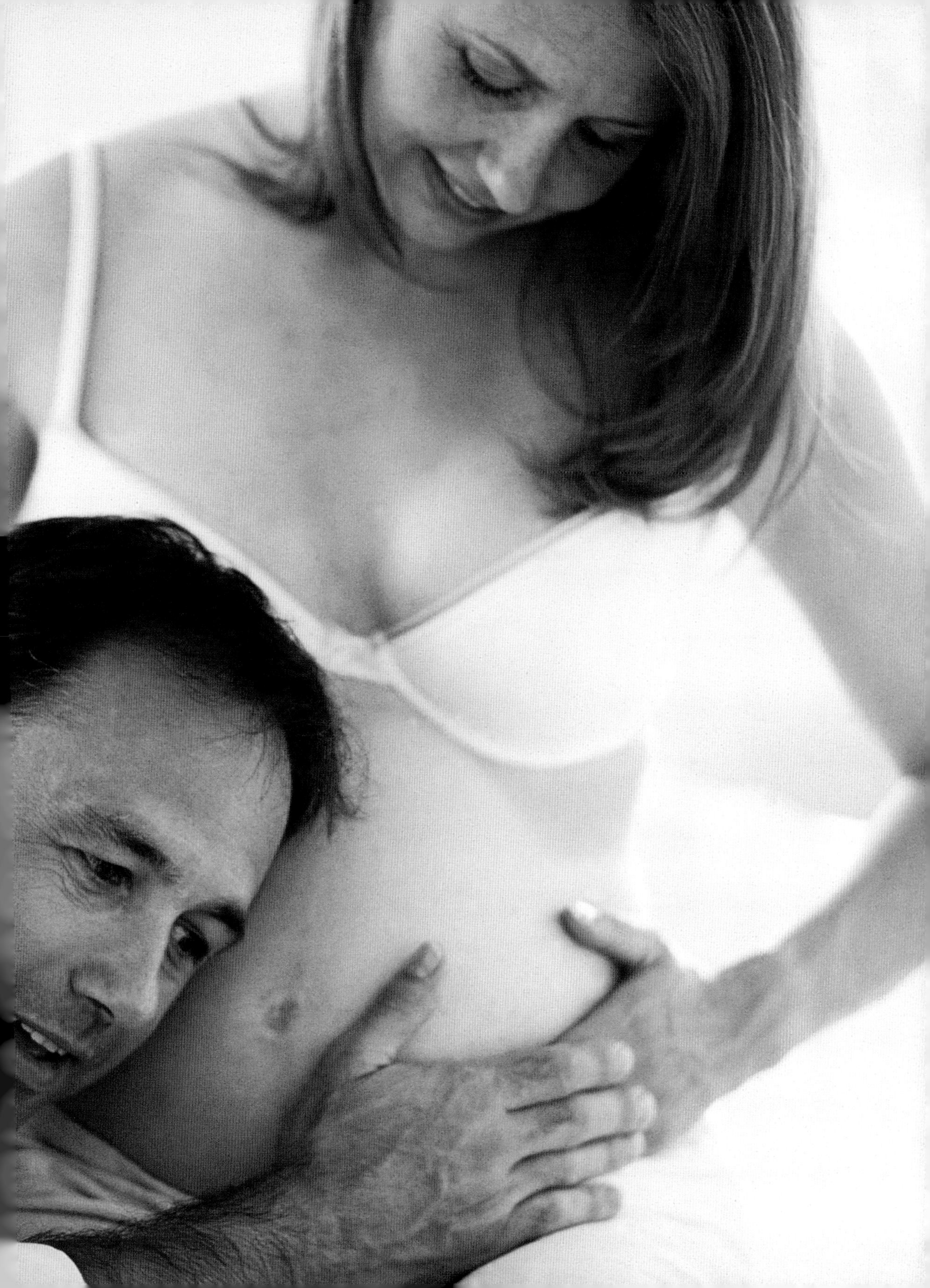

妈妈能做什么

与宝宝交流，开始得越早越好。你的话语、行为、所思所想、情绪，甚至你的走动方式，都能传达给腹中的胎儿。

说话和唱歌 大声给宝宝说话和唱歌。有些胎儿能听懂妈妈为他弹奏（播放）的摇篮曲。让宝宝听音乐吧。

抚触 隔着肚皮爱抚你的宝宝是另一种与他联结的方式。你的爱抚能使他安静。这一安抚效果在宝宝出生后仍会持续。在孕期最后数月，你能隔着肚皮摸到宝宝的小手小脚。

所思所想 心中装着宝宝。想到他时，你的思维应是积极、快乐的。你不开心时，宝宝会一同感受你的低落情绪。

走动 尽量让自己的动作放松。你走路时带动子宫轻缓地晃动，有抚慰胎儿的效果。宝宝出生后，依然喜欢被轻轻摇动的感觉。

情绪 你兴高采烈，宝宝也同样兴致很高。你沮丧难过，宝宝也情绪低落，这时别忘记告诉宝宝，你依然爱他。要有意识地与宝宝分享你的情绪和感受。

与腹中的宝贝互动交流

时刻关注腹中的宝贝，这是建立亲子联结的第一步，也是为将来拥有良好的亲子关系打基础。与宝宝互动，你需要懂得什么对他身心健康最有好处。

胎儿的感知

即便在子宫里，胎儿也具备触觉、听觉、视觉、味觉和条件反射本能，甚至有学习和记忆的能力。过去，医生们以为胎儿尚未发育成熟，毫无性格可言。事实却并非如此。胎儿表现出鲜明的好恶，偏爱温柔的声音、简单的单旋律乐曲（摇篮曲、长笛音乐）、节奏明快的律动，以及妈妈隔着肚皮对他的爱抚。而大嗓门、闪烁的强光和快速剧烈的运动都是他不喜欢的。

视觉 虽然胎儿被子宫壁和妈妈的腹壁保护着，但强烈的光线仍能影响到他。例如，当你晒日光浴时，你腹中的宝宝也能感受到阳光的照射，不过，他看见的只是微红的光。从第 4 个月起，他就对光有反应。遇强光，会把身体背对光源。胎儿出生时视力很有限（只能看见距自己的脸 20—25 厘米的面孔），这大概是他出生前住的“家”空间局促造成的。

听觉 约在妊娠第 4 个月时，胎儿的听觉开始发育，截至孕中期，胎儿对外部声音就有了听觉反应。虽然羊水的传音效果很好，但胎儿悬浮其中，听到的声音是沉闷的，就像人在水下时听到的声音一样。他还能辨识出声音里的情感，并能和着妈妈说话的节奏扭动身体。如果你对他柔声细语，语调里充满抚慰，他会很受用的。

妈妈对胎儿的影响

你腹中的胎儿对世界最早的认知是通过你而获得的。胎儿不仅能感知子宫外发生的事，而且能感受到你的情绪。之所以如此，是因为人处于不同情绪时，身体会释放相应的化学物质，这些化学物质在数秒之内便通过胎盘传递给胎儿。与各种情绪相对应的化学物质是：愤怒时释放肾上腺素，恐惧时释放2-羟基乙胺，紧张时释放皮质醇，欢快兴奋时释放内啡肽。

胎儿不喜欢妈妈长期处于负面情绪（如愤怒、焦虑或恐惧）中。但是突发而短暂的焦虑或愤怒（令人恐惧的时刻或与伴侣争吵时）非但不会对胎儿产生长期的影响，甚至对胎儿有好处，有助于他将来学会处置紧张局势和应对压力。

然而研究显示，长期的愤懑情绪或焦躁不安对胎儿是有害的——陷于坏情绪不能自拔，可能是因为你和伴侣相处不融洽，或者伴侣非常不体谅你。其具体后果包括：难产、低出生体重儿、新生儿肠绞痛、孩子未来出现学习障碍等。所幸研究同时发现，如果孕妇总体上是快乐的，对待孕育胎儿的心态是积极的，不对胎儿置之不理，那么在孕期中时不时出现的负面情绪就不会对胎儿的正常发育构成显著的影响。

父亲对胎儿的影响

作为准爸爸，你对宝宝生命的影响力仅次于准妈妈。你对待伴侣、怀孕和胎儿的态度在胎儿的发育过程中起着至关重要的作用。你若欣喜地期待着宝宝的到来，你的伴侣就会深感满足，十分享受孕育新生命的过程。这样，你们的宝贝便会健康快乐地发育生长。多跟未出世的宝宝说话吧，研究已证实，新生儿不仅能听出妈妈的声音，也能辨别出爸爸的嗓音。

胎儿在干什么

虽然置身在子宫里，胎儿已然是有个性的小生命了，以不同方式与他的小世界互动着。

活动 醒着时，胎儿会不停地动。他会踢腿，扭动身体，你的坐姿令他不舒服时他会做出反应。

听力 从第18孕周起，胎儿即能对声音有所反应。他会随着你说话的节奏扭动身体，你若抬高嗓音，他就踢腿。

视力 胎儿不喜强光，闪烁的强光更令他不悦。遇强光时，他会转过身体，用小手挡住脸，躁动不安。

情绪 你的各种情绪释放的化学物质透过胎盘进入胎儿体内，也会引起胎儿的情绪波动。

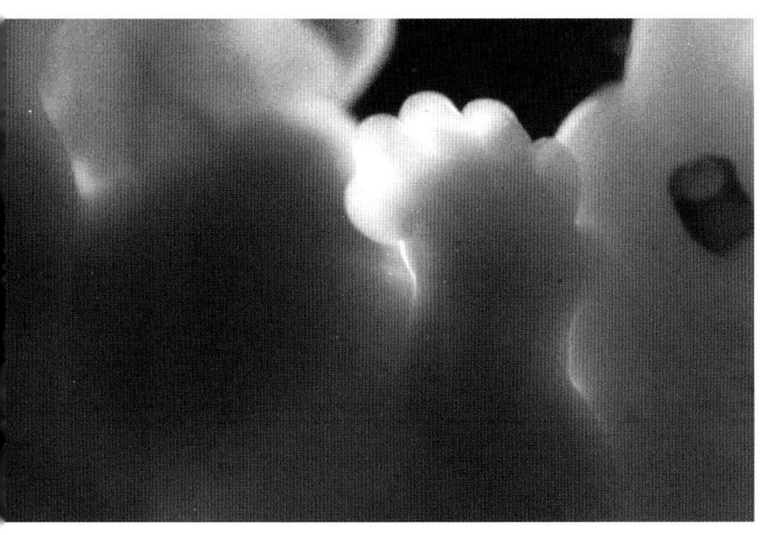

◀**妈妈的心跳声** 胎儿在母亲腹中时，妈妈的心跳声不绝于耳。这种声音对他有持久的影响。研究人员播放录有母亲心跳声的磁带给一组新生儿，结果发现，听妈妈心跳声的这组婴儿体重增加更快，睡眠也更好。

感受胎动

胎儿的活动通过子宫壁传输到你腹部的神经末梢，所以你能感受到胎动。

胎动出现数周后，你才能感受到，这是因为胎动最初很微弱，而且子宫也不传输胎儿的活动。只有当子宫增大到触及你的腹壁时，你才能感受到胎儿在腹中的活动。

若胎儿踢动或扭动得厉害，你就找个舒服、安静的地方坐下来，安抚他。播放轻柔舒缓的音乐、唱摇篮曲或轻声哼唱歌曲给他听，也能使他安静下来。对宝宝来说，音乐和歌声是悦耳的，你自己随着音乐哼唱，身心放松下来，肚子里的宝宝也随之感到轻松安详。给宝宝朗读或说话，其安抚效果与抚摸腹部一样好。

胎儿的运动

第一次感受到胎动的那一刻，一定令你激动不已，这证明你的宝宝真实存在。虽然之前你在超声波扫描成像中看见过他在你的子宫里动来动去，可亲身感受时，你的宝贝变得更真实了。若为初产妇，你会在第18—20孕周时，第一次感觉到胎动；若为经产妇，首次感觉到胎动的时间是第16—18孕周，甚至更早些。最早的有感胎动，称为“胎动初觉”，是一种微妙的感觉，有人把这比喻为翅翼的扇动。初产妇常把这误认为消化不良或饥肠辘辘的反应。经产妇知道胎动即将出现，所以能更快地联想到是胎儿在动。

为什么有胎动

在孕期第8周左右，胎儿开始伸展并弯曲正在发育的四肢，这有助于肌肉的生长。几乎同时，胎儿的脊柱也开始轻微地活动。怀孕最初几周，你察觉不到胎动。到第16周末，胎儿的四肢已完全成形，能更有力地屈伸，带给你动感，不过，你可能仍意识不到这就是胎动。

胎儿会在你的肚子里踢、推、扭动、翻筋斗，你不仅能感觉到而且能看见他在动。随着不断发育生长，他越来越活跃，第30—32孕周期间是胎动最频繁的阶段。第20周时，正常胎儿平均每天活动200次，到第32周时，胎动增至每天375次。不过，这个数字是几天的平均值，其中每天最少100次，最多可达700次。

第32孕周后，子宫快要被胎儿占满，他动起来愈加不自如。尽管受制于狭小空间，胎儿还是会有些剧烈的动作。胎儿头部入盆后，时常碰到盆底肌，你会感觉被猛地撞了一下。

换姿势 胎儿需要锻炼肌肉，改善肌肉协调性，所以会不停地动来动去。此外，胎动还另有原因。

他可能自己想换个姿势，或者你的躺卧姿势令他不舒服了。又或者，他试图把大拇指放进嘴里吮吸。

情绪反应 你的情绪变化也会引起胎动。当你的身体和情绪都处于亢奋状态时，肾上腺素等激素便被释放进血液里。同样，快乐、兴奋采烈、愤怒、紧张、焦虑或恐惧等情绪也刺激不同化学物质的产生。这些化学物质通过胎盘，进入胎儿的血液，对其产生影响。因此，当你愤怒或极度焦虑时，你腹中的宝宝便会躁动不安，又踢腿又扭动。若有可能，你要在一个安静之处坐下来，放松一下，让自己和宝宝的情绪都得以平复。

和腹中的宝贝做游戏

胎儿在子宫环境中，能对所感知的一切做出回应。你甚至可以开始与他联结互动——隔着肚皮与他玩耍，做游戏。你可以这么做：每次宝宝踢动时，你就触摸腹部胎儿踢动的地方说："踢腿，宝贝，踢腿！"一旦他做出回应，你就轻触腹部另一处，说："踢腿，宝贝，踢腿！"用不了多久，他就能参与到游戏中，配合你的口令踢腿。这叫"间隔重复"，是你与腹中宝贝互动的绝佳方法。从某种程度上说，这是你来我往轮流交替、对话互动的最初形式——你的宝贝学说话时将会有同样的体验。

胎动次数

同我们一样，胎儿也是有些日子活跃，有些日子不那么活跃。不过，第 28 孕周后，每天的胎动趋于规律。有兴趣的话，不妨留意一下宝宝的胎动次数。一般来说，多数准妈妈都能感觉到大多数胎动。当然，也有的仅觉察到 10 次胎动中的 6 次。

是否能感觉到胎动取决于胎动的方向和力度，以及胎儿在子宫里的位置。若胎儿向外朝你的肚子踢动，或向上踢到你的肋骨，你会感觉被猛戳了一下，而当胎儿面对并朝你的脊柱方向踢动时，你的感觉就不会这么强烈。

监测胎动

接近预产期时，如果你发现胎动规律发生明显变化，应告知医生。如果一连两天，每天你能感觉到的胎动次数不足 10 次，应联系医生或医院。倘若一整天你都感觉不到一点胎动，立即通知医生或医院。不过，即使你的胎儿似乎停止活动了，也不要恐慌。医生或助产士会借助超声波扫描仪和胎儿电子监护仪检测胎儿的状况，并决定是否需采取措施。

胎儿先天缺陷

我深知这是个令所有准妈妈不安的话题，但是我要强调，胎儿先天缺陷是非常罕见的，所以请不要过于焦虑。许多先天性疾病的诱因尚未可知。有些可能与基因缺陷有关（参见第22页），有些则是由药物、辐射、宫内感染或代谢障碍所导致。

先天缺陷有许多种类型，其中多数是罕见的。破坏性因素往往导致正处于发育旺盛期的身体部位出现缺陷。有些缺陷危及生命，无法治疗。有些先天缺陷必须在婴儿一出生就确认。这类缺陷危及新生儿生命，但立即采取医疗手段，可成功将其治愈。值得庆幸的是，越来越多的先天缺陷可在胎儿期就通过超声波扫描诊断出来，其中有不少病症可在新生儿阶段或稍后的婴儿期进行治疗。

肛门闭锁

肛门口封闭，有两个原因：肛门开口处被薄薄的一层皮肤覆盖，或者连接大肠与肛门的肛管未发育。可能伴有直肠阴道瘘、直肠尿道瘘或直肠膀胱瘘。有此先天缺陷的新生儿应立即接受手术矫治。肛门闭锁不常见。医护人员会对每个新生儿进行仔细检查，若发现问题会采取必要的治疗措施。

脐疝

脐带进入胎儿腹腔，在胎儿腹膜留有一处缺口，正常情况下，该缺口都可适时自行闭合。但有时腹腔内容物由婴儿腹部的这一薄弱区突出，呈一柔软肿包，叫脐疝。脐疝通常可自愈，但少数患儿需要在童年阶段进行手术治疗。

先天性心脏病

室间隔缺损为最常见的先天性心脏病，即室间隔上有一孔洞（缺损）。室间隔缺损即左右心室（输送血液的泵室）之间的分隔壁上出现缺损，意味着左右心室相互连通，不再是正常状态下的彼此分隔、各

诊断先天心脏缺陷

先天性心脏病是自打出生就有的病。先天性心脏病可通过胸部X光片和超声波检查确诊。

有一种先天性心脏病，简言之就是心脏上有个洞，即室间隔缺损（参见本页正文）。此病需等到婴儿约4周大时才能查出。可通过胸部X光片和超声波检查确诊，并根据病情严重程度采取相应的治疗。

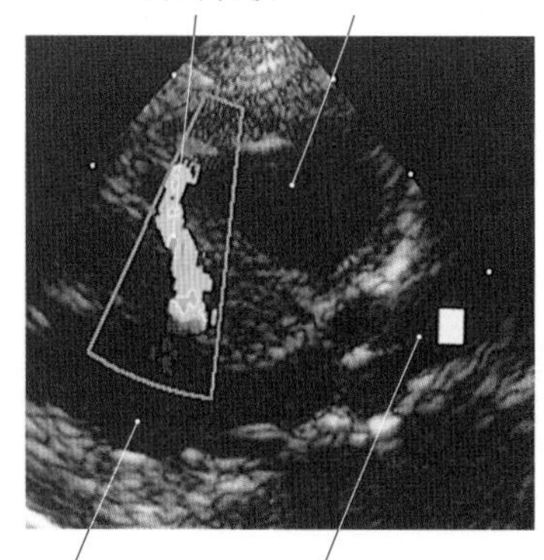

▲ **超声心动图** 这张扫描图显示的是一名婴儿患有室间隔缺损。心动图是利用超声波的特性而显像于仪器的显示屏上，看起来像一连串的线条。该图的彩色区域显示的是血流通过室间隔缺损处。健康的心脏中，右心室将血液输送到肺部，血液变为含氧较多的动脉血；左心室将含氧血输往全身。如果室间隔有缺损，部分含氧血就会回流到肺部，而不是经主动脉流向全身。

司其职。有室间隔缺损的新生儿往往没有任何症状，这是因为肺部血管需长达 4 周时间充分舒张，以使左右心室之间的压差形成，所以新生儿出生后一个月左右的时间里，尚无明显的因室间隔缺损而出现的室水平左向右分流。该病的主要症状为紫绀，特别是口唇青紫明显、乏力、气促等。患儿最初的症状是吃奶时憋气。并非所有患儿都需做手术，有些缺损可自行闭合。

某些类型的先天性心脏病可在胎儿期通过超声波扫描诊断出来。如若你的宝宝被确诊患有严重的心脏病，医生会建议你在医院分娩，因为医院有针对此症的救护设备。

髋关节发育不良

球状股骨头不能贴合地嵌入髋关节的臼窝里，轻则松动，重则股骨头完全脱位。新生儿髋关节发育不良往往不是一出生就有症状。女孩患此病的概率是男孩的两倍，另外，臀位出生的婴儿易出现髋关节发育不良。

助产士在检查新生儿身体时（参见第 290—291 页），会查看髋关节是否过度外展，或者在分开和屈伸新生儿双腿时，髋关节是否发出典型的咔嗒声。若有所怀疑，助产士会请教专科医师。尽早诊查和矫治可避免病情加重，例如通过推拿、夹板等进行复位治疗。脱位严重的患儿需做手术。

脊柱裂

此先天缺陷为椎管闭合不全，髓膜（脑和脊髓的被膜）在未闭合处膨出。患处覆盖着皮肤或一层发青的薄膜，内有神经根，或有脊髓外露。症状较轻者，椎骨缺损处的皮肤上长有一颗小而黑的毛痣。令人欣慰的是，脊柱裂的病例日趋减少，这是因为产前检查对易发人群的监测到位，人们对孕前和孕早期补充叶酸的重要性也越来越了解。

保护脊髓的被膜缺失极易引发脑膜感染，紧急外科手术可修补缺损，防止感染的发生。超声波扫描可发现脊柱裂，预后良好的婴儿将被送往专科医疗中心，立即接受手术治疗。重症脊柱裂的婴儿前景堪忧，会出现瘫痪、大小便失禁、智力低下和脑积水（参见第 196 页）等严重病状。

唇裂和腭裂

此为上唇或上腭发育不全，或两者均有缺陷。

唇裂，俗称“兔唇”，是胎儿发育期间上唇两侧（球状突与上颌突）未按时融合所致。腭裂则是两侧腭突未按时融合所致。

唇裂、腭裂宝宝可以母乳喂养，奶瓶喂饲难度较大。也可使用杯子和勺子喂食。给腭裂婴儿喂奶时，要格外小心，因为乳汁可能从裂隙流入鼻腔，有可能引起窒息。

应尽早联系整形医生，安排修复治疗。有些医院在婴儿出生时就进行修复手术。但是，腭裂如果修复过早，成年后还要进行一次大手术，因为初次修复时，上腭还未发育好。

三体综合征

三体综合征为染色体异常，即比正常情况下的一对染色体多出了一条染色体。

最常见的三体综合征为唐氏综合征（参见第22页），或称21—三体综合征，即有3条21号染色体。

唐氏儿五官较小，舌头外伸，外眼角上斜，内眼角有褶皱（内眦赘皮），头枕部扁平，耳朵异常。唐氏儿往往精神委顿，手掌有贯掌纹，脚掌有横向纹，还可能伴有先天性心脏病。

唐氏儿一般都有学习障碍，但程度有别。许多唐氏儿近乎常人。

唐氏儿非常需要鼓励。他们情感丰富，外向，很有幽默感。若给予悉心关照和早期教育，许多唐氏综合征患者都能取得进步，有些甚至能够独立生活。

其他三体综合征包括13-三体综合征（派脱综合征）和18-三体综合征（爱德华斯综合征），两者均伴有严重的身体和智力缺陷，但比唐氏综合征的发生率低很多。

脑积水

脑积水是指颅脑内有过多脑脊液，常伴有其他神经缺损，比如脊柱裂，致病原因主要为脑脊液循环梗阻。胎儿颅内出血后最常出现脑积水。患儿头部肿大，由于头骨尚未闭合，骨间软组织（囟门）变宽而凸出。若畸形病变发生在胎儿期，则会阻碍分娩，或导致患儿出生后头部肿大严重。脊柱裂和脑积水这类神经管缺陷在胎儿期可通过超声波扫描（参见第 178 页）诊断出来。

脑性瘫痪（脑瘫）

致病原因为胎儿期、分娩过程中或出生后的脑部损伤，比如孕晚期胎儿大脑缺氧或难产。其他病因包括宫内感染、脑膜炎，或出生后严重颅脑损伤。早产儿尤其易患脑瘫。

脑瘫导致肌肉麻痹、僵硬，肢体协调障碍等。此病在胎儿期无法诊断，新生儿无明显症状，数月后才显现发育迟缓等问题。患儿会走、会坐的时间或者其他方面的进度常迟于同龄孩子；双臂或双腿僵硬，或持续有姿势异常。患者的残疾程度有很大差异。

脑瘫无法治愈，但不会随着患者的年龄增长而恶化。不少脑瘫患儿有着正常的智力和社会能力。物理疗法有助于防止僵硬和痉挛导致的身体畸变，增强患者的肌肉平衡能力和控制力；言语治疗可缓解患儿的沟通障碍。如同对待其他残疾儿童一样，我们应关注他们的长处，而不应只盯着他们的弱点。

呼吸窘迫综合征（RDS）

患儿的肺部缺乏表面活性物质，这种活性物质保持肺泡张开，使氧气通过它们弥散到血液里。呼吸窘迫综合征的发病原因可能是患儿肺部未发育成熟，或缺氧引起的主要肺细胞暂时性的功能障碍等。此症最常见于低体重早产儿和母亲的糖尿病情未得到有效控制的新生儿，在足月出生的婴儿中极为少见。

如今，医生不仅能在胎儿出生前发现其肺部发育不全，而且对早产分娩的把控能力和心肺复苏技术也都有所改善，呼吸窘迫综合征已罕有发生。另外，还可让孕妇在产前使用糖皮质激素来预防或缓解新生儿呼吸窘迫综合征。患此症的新生儿应由重症监护室护理，并通过表面活性物质替代治疗，促其肺部发育成熟。

幽门狭窄

连接胃和十二指肠的环肌（幽门）增厚，幽门变狭窄。患此病的多为男婴，起因不详。

婴儿在 2—4 周大时，开始出现症状。喝进去的乳汁积存在胃里，胃部用力收缩，试图将积液从狭窄的幽门中排出去，但往往不奏效，反倒使婴儿猛烈地放射性呕吐，呕吐物被喷出很远（可达 2 米之远）。患儿还出现便秘和脱水症状。此病可通过简单的手术治愈。

尿道上裂和尿道下裂

两种皆为尿道开口位置异常，约 1000 个男婴中就有一人患此先天缺陷。尿道上裂为尿道口开在阴茎上表面，致使阴茎向上弯曲；尿道下裂为尿道口开在阴茎头下面，致使阴茎向下弯曲。可通过手术修复矫正。无论是尿道上裂还是下裂均不会导致不育。

畸形足

先天性畸形足为一只脚掌或两只脚掌向下内翻或向上外翻。

导致各种形态畸形足的确切原因尚不可知，但这类缺陷常具有家族遗传性。在极为罕见的个案中，患者不治自愈。

大多数患儿需接受矫正治疗。常见疗法有：将患足固定、定型数月。在定型矫治的疗程之间，可利用夹板或石膏模补充治疗。有些患儿需要动手术，手术成功率很高。

每10000个新生儿中的胎儿缺陷率

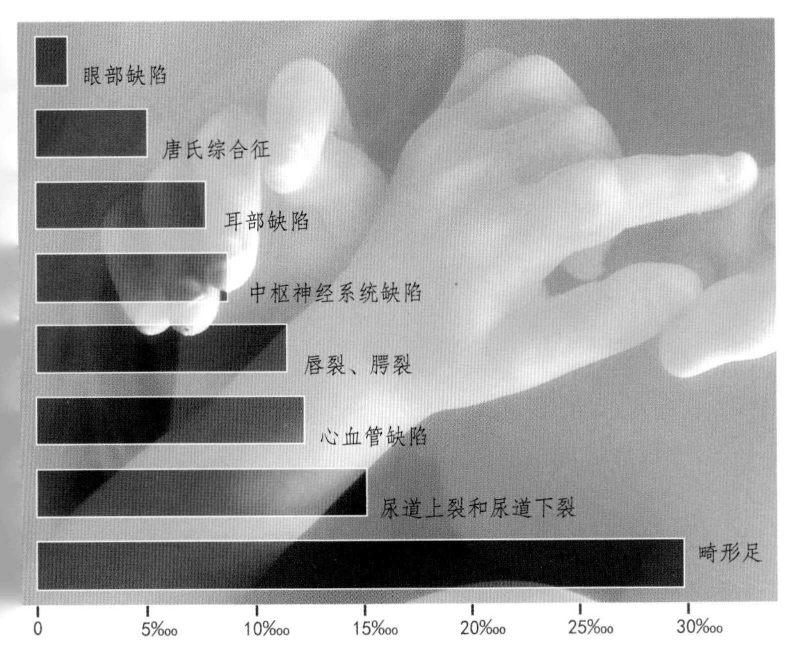

◀ **胎儿缺陷的发生** 该图显示的是在英格兰和威尔士出生的婴儿中所出现的具有代表性的缺陷。这可能令人担忧，但本图恰恰表明多数缺陷都是极少见的。出现最多的是畸形足，患儿既有男婴也有女婴，其次是尿道上裂和尿道下裂，均为尿道畸形，多见于男婴。心血管缺陷发生于心脏和循环系统，先天性心脏病是其中的一种。中枢神经系统缺陷包括脊柱裂和脑积水。

你们未出世的宝贝不得不动手术，这将是令人煎熬的过程。不过，面对这种艰难的情形，多数父母都能应对自如。

当胎儿被确诊患有严重疾病或缺陷时，医生可能建议手术治疗。这对于胎儿的父母来说的确是痛苦的抉择，有专家提供咨询服务，帮助他们做出决定。胎儿外科技术发展迅速，但大多仍处于试验阶段。在一些水平较高的医疗中心，给胎儿换血等医疗手段已经成为常规性的治疗，但多数复杂的技术只在无路可选的情况下才应用。

手术一旦成功，回报将是巨大的。孕妇的生育力也不会受什么影响，许多人后来再次怀孕，状态良好。若手术不太成功，则有可能导致流产、死产或不得不进行剖宫产。手术并发症也令孕妇本人和其他当事各方痛苦和无奈。

胎儿手术

专业外科技术的长足发展使宫内矫治某些胎儿缺陷成为可能。虽然一些治疗手段仍处于试验阶段，但却是胎儿唯一的机会。许多父母都认为值得冒险一搏。

超声仪器导引下的手术

在较为简单的胎儿手术中，细针穿入孕妇腹部和子宫，进入羊膜囊。通过超声仪器，医生能看见胎儿，并控制针管抽取血样或组织样本、给胎儿注射药物或输血。

有了超声仪器的导引，医生们能治疗越来越多危及胎儿生命的疾患。Rh 母儿血型不合以及其他母儿免疫系统不合都能通过宫内输血进行矫正。治疗胎儿心律不齐的药物和抗肿瘤药都可注射进胎儿体内。用很细的引流管进入宫内将胎儿体内过多的积液吸出来，比如脑积水患儿颅脑内过多的脑脊液，还可清除胎儿的尿道梗阻。超声仪器也被用来引导医生准确地操作手术钳和手术刀。

宫内输血　如果母亲的血型为 Rh 阴性，胎儿为 Rh 阳性，则出现母儿 Rh 血型不合（参见第 200 页），可致胎儿严重贫血，有生命危险。出现这种情况，就需要给胎儿进行一次或多次宫内输血治疗，所输血液经脐带血管进入胎儿体内，以支持胎儿发育成熟直至安全降生。新鲜的 Rh 阴性血被缓慢地输入胎儿体内，输血量根据胎儿预估体重和贫血程度来确定。

宫内输血疗效甚佳，但还是有母儿 Rh 血型不合的病例在经多次输血后，仍以流产或死产而告终。如果宫内输血不起作用，就别无他法了。不过，相关研究仍在继续。研究人员在探索是否可以将供者的 Rh 阴性骨髓输给胎儿，以此刺激胎儿的自体血型转变为 Rh 阴性，从而根治母儿血型不合。

另一种母儿血型不合导致母体产生抗体，抗体进而破坏胎儿的血小板。血小板具有凝血作用，没有了血小板，胎儿便会大出血，生命岌岌可危。此症可通过给胎儿输入血小板来预防。重症可借助供者抗体抵消来自母体的抗体。

泌尿道引流 有些胎儿罹患肾积水。一侧肾因尿液潴留而肿胀，病因为输尿管狭窄或梗阻。若放任不管，肾积水可引起严重的肾损伤；如果双肾均患病，很可能出现肾衰。可经胎儿外科手术置入导尿管引流。

开腹胎儿手术

开腹胎儿手术是更为尖端的外科技术，用以矫治无法通过超声仪器导引手术医治的胎儿缺陷。医生将孕妇的子宫剖开，部分取出胎儿，在胎儿身上动手术。开腹胎儿手术曾被用来修补先天膈疝和移除某些类型的肿瘤。膈疝是指胎儿膈肌有缺损，肠体通过缺损进入胸腔，损伤肺部。

手术 超声仪器导引的手术常需局部麻醉，然而开腹胎儿手术则需母儿双双全麻。当麻醉药起作用后，医生在孕妇腹部切开一道口，露出子宫，然后在超声波扫描的导引下，确定胎盘的准确位置。接下来，抽出羊水，保温存放。再在子宫和羊膜上切开一道约 12 厘米长的口，要特别当心，不能碰伤胎盘。这时可以轻轻地把胎儿从切口中往外牵引，使胎儿脱离胎盘的程度足够医生做手术修复缺陷即可。

术后 手术结束后，医生把胎儿连同羊水都放回子宫。在羊水中添加少许抗生素，防止感染。用可吸收缝合线和医用胶将羊膜和子宫上的刀口缝合，最后缝合腹部刀口。术后，孕妇须卧床休息至少 3 天。母亲和胎儿都会被密切监护。经历开腹手术的胎儿中，多数通过剖宫产提前出生。

胎儿的希望

有些胎儿缺陷在宫内矫治比胎儿出生后矫治更容易，有些缺陷若不治疗就会胎死腹中。这两种情况都需要施行胎儿手术。

总体来说，孕期中越早进行手术，胎儿的存活率越高，其原因有两个：首先，发育中的胎儿伤口愈合快；其次，因缺损无法正常发育的器官术后尚有时间发育完全。例如，因膈疝无法正常发育的胎儿的肺部需要足够时间发育成熟，以便胎儿出生后，马上就能用肺部正常呼吸。

决定何时做手术时，需要考虑若干因素。主要得看缺损什么时候才能诊断出来。血液异常和抗体问题在怀孕最初几周内就能确诊，不少母儿Rh血型不合是可预见的。有一个胎儿接受过25次抗体输注，第一次输注时，才第11孕周，体长不过5厘米。然而，多数身体畸形须等到病变器官发育到一定程度时才能诊断出来。相应的矫治手术也要在第18孕周以后才能进行。

案例分析：

Rh阴性血型的准妈妈

艾琳娜的血型为 Rh 阴性，她的伴侣克里斯的血型是 Rh 阳性，他们的女儿也是 Rh 阳性。也就是说，艾琳娜很可能已有 Rh 阳性抗体。他们第二个孩子血型为 Rh 阳性的可能性为 50%。若果真如此，艾琳娜的抗体就会摧毁这个胎儿的红细胞。要想规避这一风险，艾琳娜需要特别的产前监护。

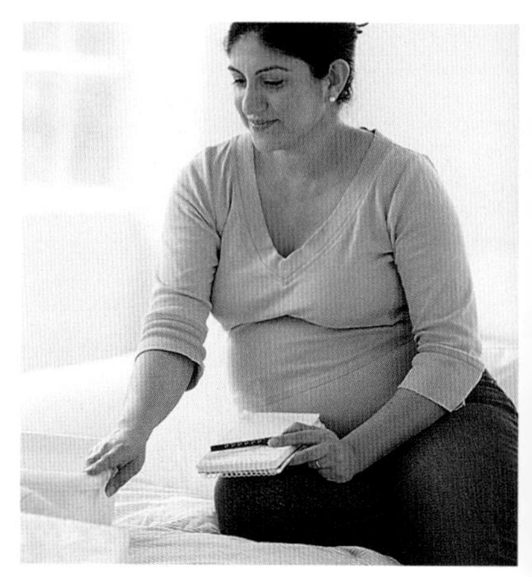

母儿血型不合——新生儿溶血

我对艾琳娜解释说，85% 的人的红细胞含有 Rh 因子，为 Rh 阳性血型。其余的 15% 没有 Rh 因子，为 Rh 阴性血型。Rh 阴性母亲若怀有 Rh 阳性宝宝，就会产生对胎儿的 Rh 阳性血细胞具有破坏性的抗体（参见 201 页）。

艾琳娜怀第一个孩子时，一切顺利。这是很正常的，即便她的血型为 Rh 阴性，胎儿的为 Rh 阳性（母儿血型不合妊娠）。然而，当胎儿的血细胞与母亲的血细胞混合时（比如在分娩过程中），母体血液就具有了敏感性。胎儿血液中的 Rh 因子进入母体血循环后，抗原刺激母体产生抗体。这些抗体将攻击并摧毁第二个 Rh 阳性胎儿（与母亲血型不合）的血细胞。与母亲 Rh 血型不合的新生儿（参见第 201 页）可能罹患多种血液病，从轻度黄疸到严重黄疸，甚至致命的贫血（参见第 340 页“新生儿溶血病”）。宫内输血治疗手段常可挽救溶血病患儿的生命（参见第 198 页）。

抗 Rh 阳性抗体

并非所有怀了 Rh 阳性胎儿的 Rh 阴性孕妇都会产生抗体，但尚无法预测哪些会哪些不会。在第 28 和第 34 孕周时，以及在生完 Rh 阳性宝宝后，所有 Rh 阴性血型的孕妇都需注射抗 D 抗体。有些产科中心只在第 28 孕周时加倍剂量注射这种抗体。尚不知哪种方式疗效更好。

在遭遇晚期流产，或者进行绒毛取样、羊膜穿刺或脐血穿刺检查后，尤其是从子宫中拔出的穿刺针上沾有血迹时，Rh 阴性血型的孕妇应注射抗 D 抗体。在第一个孩子出生后的 48 小时内，艾琳娜注射了抗 D 抗体（抗 D 免疫球蛋白），以阻止具有破坏性的抗体在她体内形成。假设第一次怀孕时不幸流产，她也要注射抗 D 免疫球蛋白，因为她的血很可能与胎儿的血混在了一起。

分娩预案

我告诉艾琳娜，如果她的抗体数量少，孕期就无须进行特别监护。若抗体有所增加，可考虑提前引产，以规避后果。就她的情况来看，在家生宝宝是不可行的，她应在医院分娩，很可能要进行剖宫产。在极其罕见的情况下，宝宝出生后需要通过输血来替换孕期中受损的血细胞。

艾琳娜的宝贝

艾琳娜注射了抗 D 免疫球蛋白，所以她腹中的宝贝很可能是健康的。医生将抽取脐血，确认宝宝的血型。如果胎儿血型也是 Rh 阴性，艾琳娜就不必再注射抗体了。但若为 Rh 阳性，艾琳娜在分娩后 72 小时内还需注射抗 D 抗体，剂量要根据她的血循环中有多少胎儿的血细胞来定。

如果母儿 Rh 血型不合影响到了胎儿，他出生后的胆红素水平将迅速升高，因为肝脏不能代谢排出胆红素。胆红素值偏高将使新生儿脸色发黄，需进行紫外线灯照射，使胆红素转化为无害物质。他甚至可能需要换血治疗。医生将通过脐静脉抽出新生儿的血，将供者的血输入，供血的血型应与艾琳娜的血型相合。如果医生预计胎儿患有严重的溶血病，很可能采取宫内输血的治疗方案。

米里亚姆医生的重要提示

孕期中，血型为Rh阴性的准妈妈将全程接受密切监护。请记住：

■ 在第28孕周和第34孕周时，以及生下Rh阳性宝宝后，所有Rh阴性血型的孕妇都须注射抗D免疫球蛋白。

■ 定期产检时所做的血液检测能发现抗体增加的迹象。

■ 自第16孕周起，可检测胆红素值，以便医生决定是否对胎儿进行宫内输血。

母儿Rh血型不合

只有当血型为 Rh 阴性（图中“减号”代表阴性）的女性怀了 Rh 阳性血型（图中“加号”代表阳性）的胎儿时，才会产生 Rh 血型相关的疾病。多数 Rh 阴性血型的女性怀第一胎时顺利无阻、安然无恙——艾琳娜就是一个例证。但是如果她们体内产生了抵抗 Rh 阳性血的抗体（图中“三角”代表抗体），那么此后孕育的孩子将面临风险。

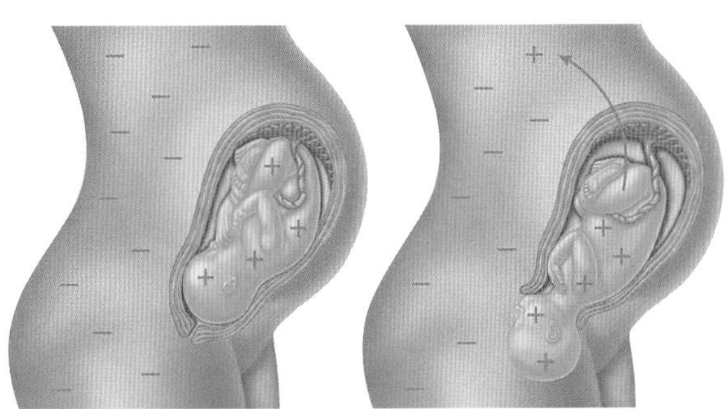

▲ 首次怀孕 孕期，母体和胎儿的血液循环通常不会混合，但在分娩过程中，母体血液则有可能与胎儿的 Rh 阳性血细胞混合。

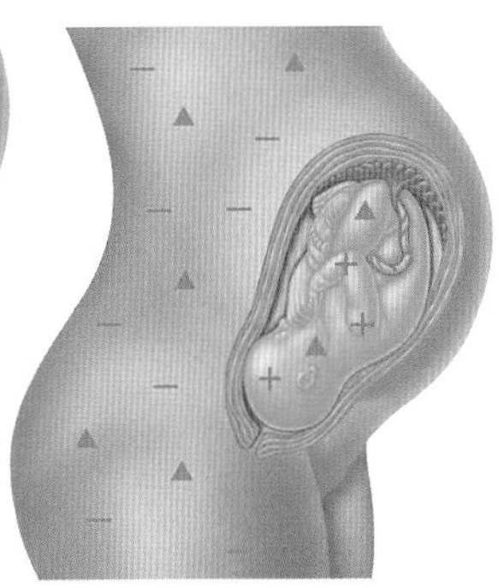

符号：
— 母体血液
＋ 胎儿血液
▲ 抗体

◀再次怀孕 如果母体产生了 Rh 阳性抗体，再次怀孕时，抗体就可能危害胎儿。

第九章

妊娠反应

整个孕期毫无不适感的女性几乎没有。多数孕妇会感到不舒服，但也不是多么严重。掌握了相关知识就成功了一半，并且有助于你分辨哪些感觉不过是小小的妊娠反应，哪些则是严重问题。

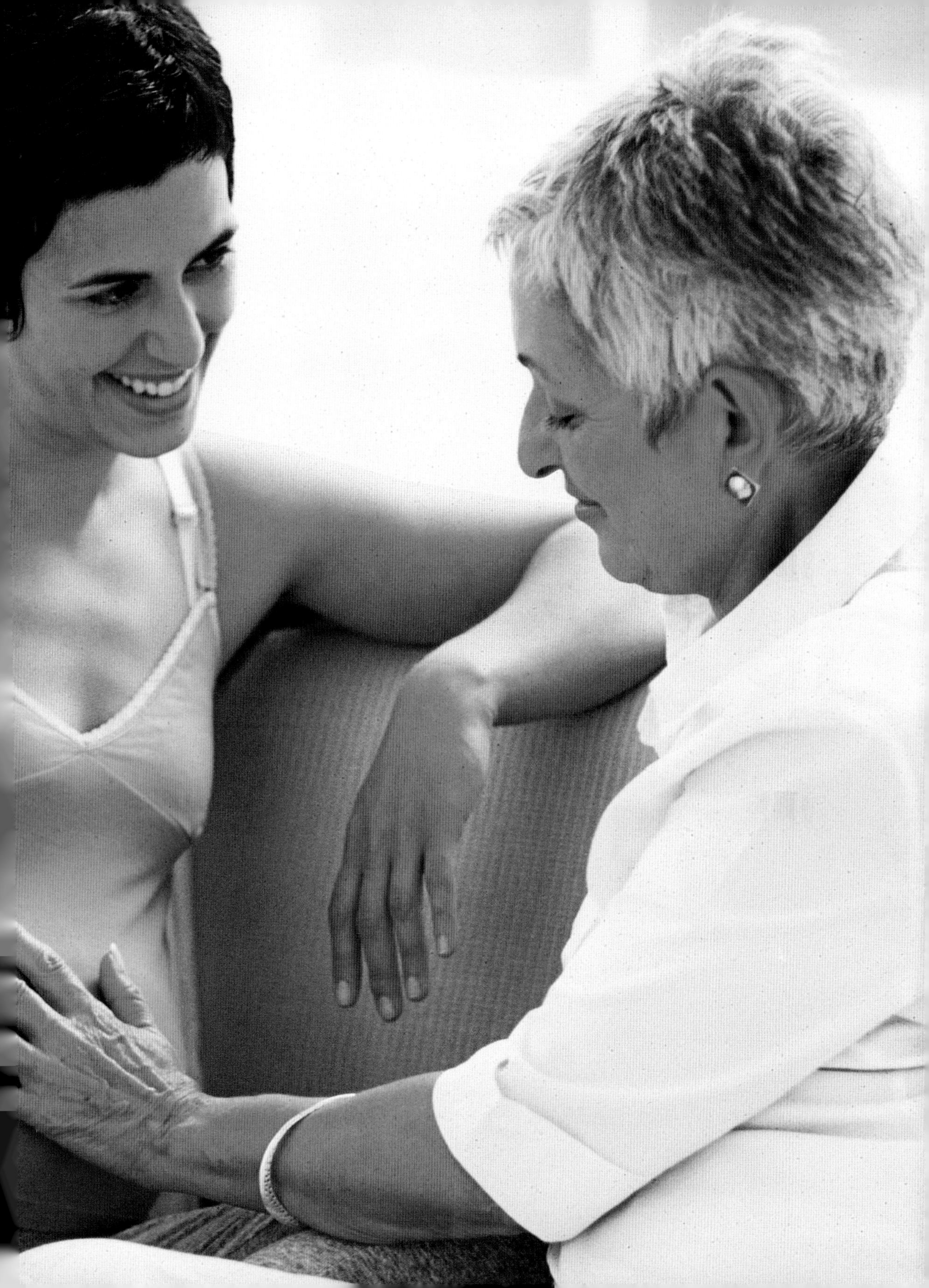

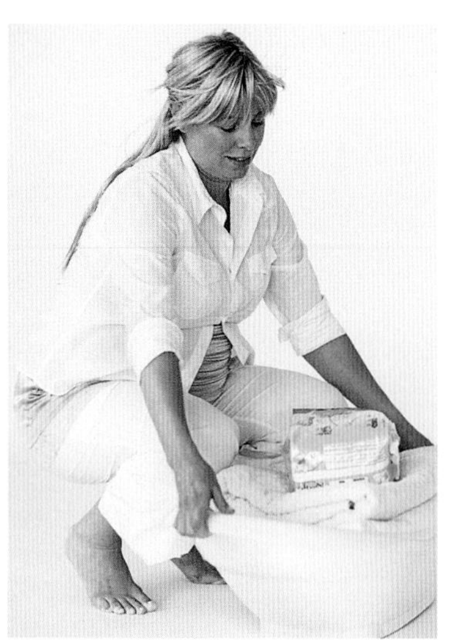

▲ **防止背部拉伤** 提起重物时，无论是移走一大堆洗好的衣物，还是抱起学步的幼儿，都要用大腿使劲儿，不可把背部当作起重机。

常见并发症

怀孕后，你总感到这里疼那里痒，小毛病不断，诸如腰酸背痛、腿抽筋、便秘等。这些是挺惹人烦的，但不是什么大问题，多由体内

常见并发症	病因
背痛 以下背痛最为典型，伴随有臀部和双腿疼痛。站立姿势不正确、站太久或拎过重物品，都会导致背痛，特别是孕晚期女性。	妊娠激素水平持续升高，盆骨韧带松弛，为胎儿出生做好准备。但是，此激素也作用于全身肌肉与韧带。脊柱韧带受此影响而松弛，造成背部和臀部压力过大、牵拉。
扭腰时，背痛强烈（比如侧躺翻身时）。	胎儿“就座”在你的骶骼关节上，此处距离臀部仅 7.5 厘米。脊柱旋转，骶骼关节随之开合，从而造成疼痛。
腕管综合征 患者手脚发麻，通常集中于大拇指和食指上，偶尔整只手或前臂麻木。可伴随妊娠整个过程。	压力堆积在手腕内侧神经上，造成腕管积液肿胀。
便秘 由于粪便内缺水而结成硬块，难以排出。这伴随妊娠整个过程。	妊娠激素令肠壁肌肉放松（粪便水分被结肠吸收更多，粪便干硬），收缩能力减弱，排便能力随之下降，排便次数减少。
痉挛 指肌肉紧张，不自主地收缩。常发生在大腿和脚部。孕晚期较频繁。	血液含钙量偏低或者摄取盐分不足时，易产生痉挛。

激素水平改变和身体负荷加重引起，无须多虑。不过，有些症状却不容忽视，所以很有必要了解不同症状意味着什么，知道采取哪些应对措施，有备无患。如果有什么状况令你担心，一定要请教医生。

疗法	对胎儿的不利影响
按摩（参见第 150 页）。锻炼身体，强健脊柱。床垫要硬。以正确姿势提重物（参见第 204 页图）。改善姿势（参见第 158 页），勿穿高跟鞋。如果疼痛从腿扩散至脚，去医院检查是否为椎间盘突出。	无
整骨按摩疗法有助于缓解腰背疼痛，剧烈疼痛时也可采用这一疗法。腰背痛通常在孕期 5 个月时有所减轻，因为此时胎儿是前倾的姿势——不过，你可能等不了这么久！	无
物理疗法可治疗此症。夜间手腕上绑夹板制动；也可把手高举过头，扭动手指；针灸也有效果；睡觉时把胳膊垫在枕头上。产后一般都能自愈。	无
大量喝水。多吃高纤维水果（无花果和梅干等）、蔬菜和全谷物。每天至少快步走 20 分钟。未经医嘱勿服泻药。天然缓泻药疗效较好，因其可增加大便水分，软化大便。	无
用力按摩痉挛区域。先将脚掌向外，脚趾上伸，再向下向内用力够脚跟。	无

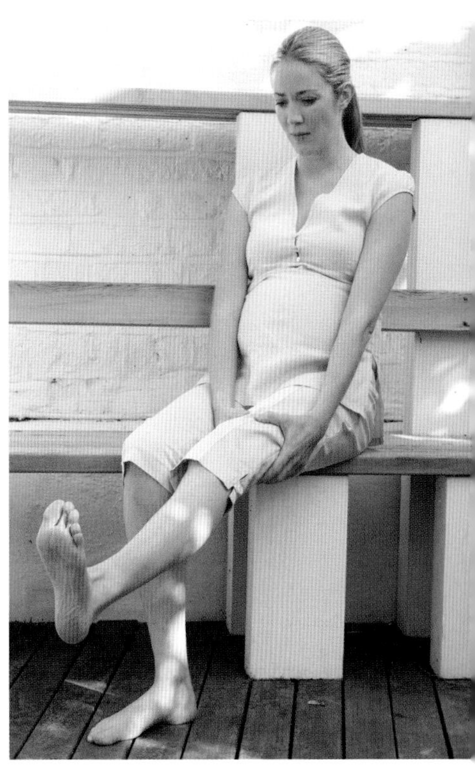

▲ **缓解抽筋**　脚部保持外展上挺姿势，同时用小腿小心地画圈。

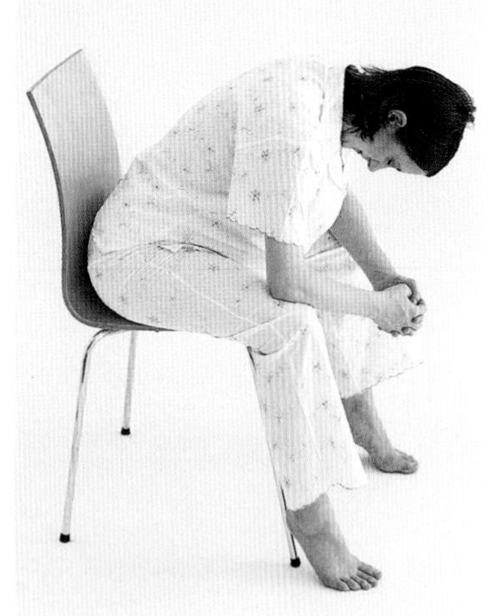

▲ 眩晕时怎么办 若感眩晕，坐下来，将头低俯向膝盖靠近。症状减轻后，缓缓抬起头。

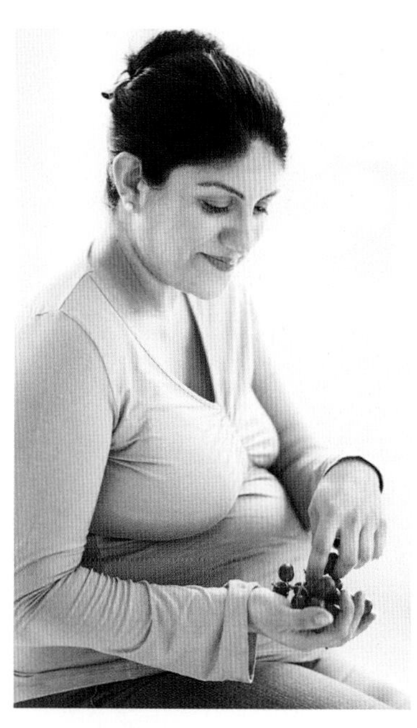

▲ 避免胃灼热 控制食量，勿使胃部过饱。吃富含营养的食物当零食，如水果和坚果。少食多餐。

常见并发症	病因
腹泻发生与孕期无关联。粪便稀软、粥样，频繁上厕所。	通常是受到病毒或细菌感染。
眩晕时，头晕体沉、身体摇晃失衡甚而跌倒。有时，往下看时也会突然眩晕、踉跄一下。另外，蹲久后起身太快或站立太久（特别是站在热水中过久），也会感到头晕。	大脑供血不足引发的综合反应。通常是因为血液大量供应下半身活动及子宫妊娠所需。
胃灼热的感觉出现在胸骨后侧，伴有些微胃酸逆流入口腔。常见于躺下、咳嗽、用力通便或提起重物时。	孕早期时，胃部入口的环形肌（贲门）受妊娠激素影响而松弛，造成胃酸流入食道，产生灼热感。孕晚期时，胎儿长大顶到胃部，迫使消化物返回食道。
高血压对母体、胎儿的影响轻重不一。也许你没有高血压发作，但会出现头痛、视力下降、呕吐等症状。也有可能出现水肿，即双脚、双手和脚踝肿胀。高血压与孕期早晚无关联，但是，最常发生在预产期临近时。高发人群是：初产妇，尤其孕龄在35岁以上的女性、多胎妊娠的产妇。助产士会为你密切监测血压，因为血压上升会引发先兆子痫（亦称“妊娠毒血症”）。	无高血压病史的产妇为何妊娠并发高血压，原因仍未详知。母体胎盘细胞分泌血管收缩剂，可能就是血压上升的原因，令肾脏代谢钠功能丧失，导致水潴留。

疗法	对胎儿的不利影响
大量喝水——一天喝12—14杯水，以补充身体损失的水分，并保持血压正常。去医院化验大便，若有必要则进行治疗。	如果腹泻未经治疗而持续很久，你的身体脱水和缺乏热量就会伤害到胎儿。若腹泻严重而持久，需去医院静脉输入营养液。
勿久站。感到头晕时，坐下或躺下。勿从坐姿突然站起，勿从热水浴缸中快速出来，热天保持身体凉爽。若感眩晕，低头靠向膝盖或躺下，使双脚高过头部。	对胎儿无不良影响，除非你重重地俯伏着摔倒在地。
少食多餐，每顿不要吃太饱。睡觉时多垫几个枕头。睡前喝杯牛奶中和胃酸。医生可能建议你服用抗酸药。这类药物孕期服用是安全的。	无
若怀孕前就患有高血压，须告知医生。密切关注体重变化。若头疼、恶心，须告知医生。 产检时，医生会给你量血压、验尿，查看你的手、脸和脚踝是否出现水肿。 若血压升高，要更频繁地去做检查，医生可能要求你白天留院观察。若高血压严重，你就得住院。如果病情殃及胎儿，则有可能引产或剖宫产。	妊娠高血压（参见第222页“先兆子痫”）使子宫的供血减少，因此影响胎儿的生长，胎儿也可能缺氧。两者最终导致胎儿成为低体重儿。一种叫作子痫的严重病症会危及母儿生命（参见第222页）。所幸，在西方，良好的产前监护已使此重症罕有发生。

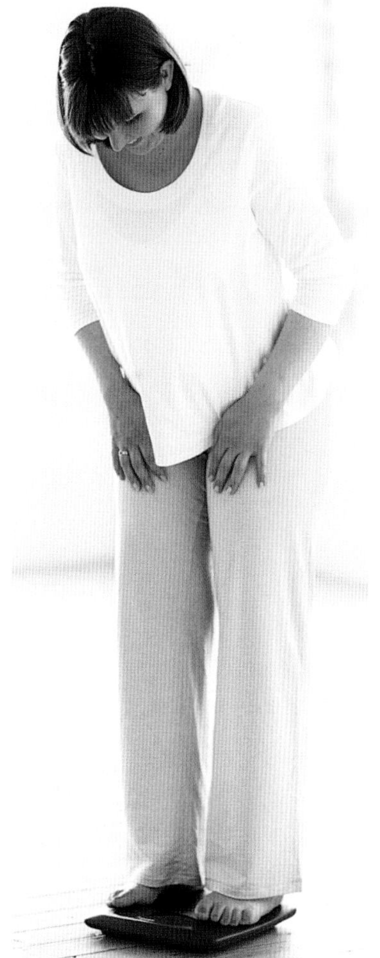

▲ **监控体重** 体重突然增加可能是先兆子痫的症状。若发觉体重异常，告知医生。

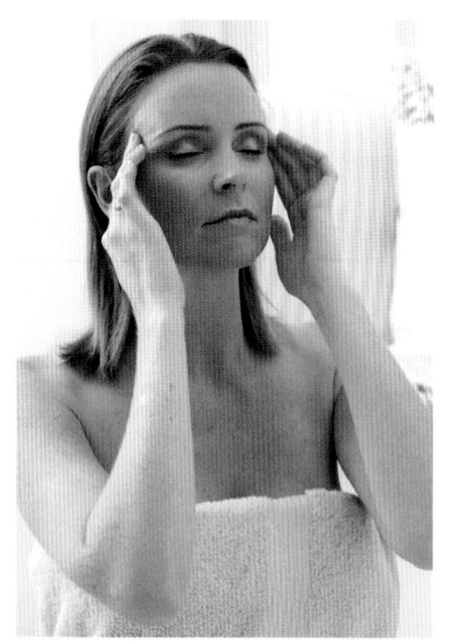

▲ **自我按摩** 若感到精神紧张，可按摩脸和脖子，特别要按摩太阳穴，这是放松身心的好方法，也有助眠效果。

常见并发症	病因
失眠就是晚上睡不着，令你在白天疲惫乏力、脾气暴躁。失眠与孕期早晚无关联，妊娠阶段中，随时可能发生。	胎儿 24 小时不停地生长，在你疲倦或睡觉时，他在持续地新陈代谢。你的思绪也可能导致你失眠。其他原因还有：夜宵甜食、妊娠尿频（尤其在孕晚期时）。
情绪波动大，异常的情绪变化，莫名的伤感和焦虑。通常伴随妊娠整个过程，孕晚期更为明显。	体内激素的平衡被打破，抑制神经系统正常工作，造成情绪波动变化，类似于经期反应。自我认同危机、体形变化、育儿角色转换等心理状态，都会极大地影响孕期情绪。
妊娠剧吐通常发生在早晨起床后，其他时间也会发生，表现为恶心和呕吐。妊娠剧吐通常发生于孕早期，孕中期和孕晚期较少见。	主要原因是低血糖，加之妊娠激素直接刺激胃部。
痔疮是直肠静脉扩张（见第 210 页“静脉曲张”）突出到肛门外。通常在孕中期发生。	胎儿长大压迫到你的直肠，阻碍血液回流而形成积聚，造成直肠静脉曲张。

疗法	对胎儿的不利影响
睡前用温热的水洗个澡、喝杯热牛奶来助眠。按摩放松（参见第 150 页）也是个好办法。看电视或看书，一直看到睡意浓厚。卧姿舒服，保持身体凉爽。医生极少给孕妇开安眠药，因为安眠药可通过胎盘影响胎儿（参见第 256 页）。	无
这些都是自然情感的流露。即便是在最安顺的孕期，也会时不时地沮丧、焦虑、困惑和烦躁。试图分析这些情绪的来龙去脉只会适得其反（参见第 152 页“情绪波动”）。	无
食物可防止恶心。要少食多餐。多吃富含碳水化合物的食物，如全麦面包、土豆、大米和谷物。勿食油炸食品和咖啡。车里或手提包里放些葡萄糖或糖果。在床边放杯水和一块口味清淡的饼干，起床前 15 分钟吃下，可防止晨吐。香烟的烟雾及其他强烈气味会引起恶心。补充液体，比如喝果汁或脱脂牛奶，如果喝下去不会吐出来的话。	若晨吐极为严重（妊娠剧吐），你的身体会脱水并缺乏矿物质，导致血压低，这便会给胎儿造成不利影响。如果一连三天每天呕吐 3 次以上，应告知医生。如果呕吐非常严重，则须住院补液治疗。
吃高纤维食物，保持肠蠕动正常和大便通畅。勿提重物，这会增加腹部压力，连带直肠静脉受压增大。咳嗽也会增加腹部压力，应尽快治好。芳香疗法也可缓解咳嗽症状。	无

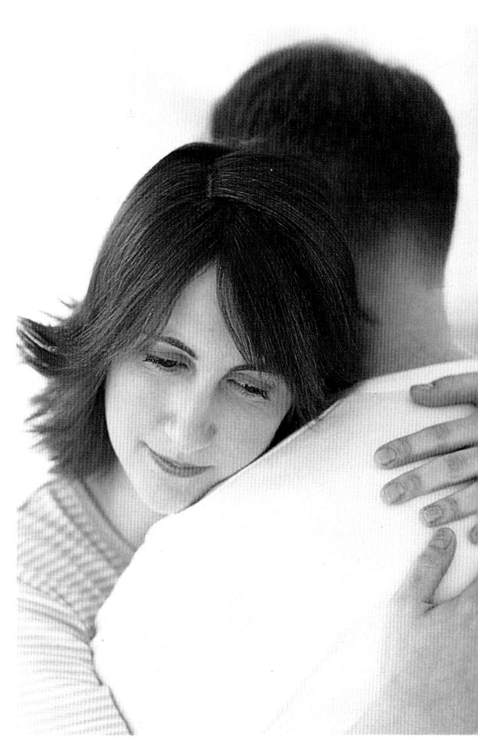

▲ **抚慰的拥抱** 当你焦虑、抑郁时，伴侣拥抱你、抚慰你会令你心情舒畅些。

常见并发症	病因
肋骨痛，分肋骨腔酸痛和肋骨触痛两类，通常出现在右边肋骨，即右乳房下方。孕晚期更常发生，坐下时疼痛加剧。	子宫在腹腔内升高，压迫到胸腔；胎儿头部顶到肋骨或胎儿动作幅度过大，造成肋骨痛。
乳房酸胀或酸痛非常明显，伴有乳头触痛，属于早孕反应。整个孕期，乳房都会感到触痛，临近产期时更甚。	妊娠激素刺激乳房分泌乳汁、准备哺乳。乳管发育，充满乳汁而被拉长。
念珠菌阴道炎是一种酵母菌感染。典型症状为，阴道分泌物稠厚、呈白色乳状，伴有阴道、外阴和会阴部（偶尔还有肛门）周围干痒。排尿时也可能有疼痛感。念珠菌阴道炎随时都有可能发生。	由白念珠菌酵母感染引起。粪便中存在白念珠菌酵母。酵母与其他细菌结合，导致感染发生。念珠菌阴道炎最常发生于妊娠女性群体。原因可能是，阴道血流增加，导致血糖渗入体液。摄入过多糖分会使病情恶化。
静脉曲张就是在皮肤下出现静脉肿胀。最常见于腿部和肛门，偶尔发生于外阴部。	胎儿和子宫持续长大，施予静脉额外压力。妊娠激素令静脉壁放松、过度拉伸，形成静脉曲张（参见第 208 页“痔疮”）。
水肿是超量体液积蓄于身体某部分而引发的，较常见于双脚、面部和双手。	站太久，尤其天气炎热时，体液就会积聚在脚踝。高血压（参见第 206 页）是妊娠常见并发症，“压”迫血液渗入组织内，造成水肿。妊娠激素导致肾脏内钠潴留，导致体液积留。

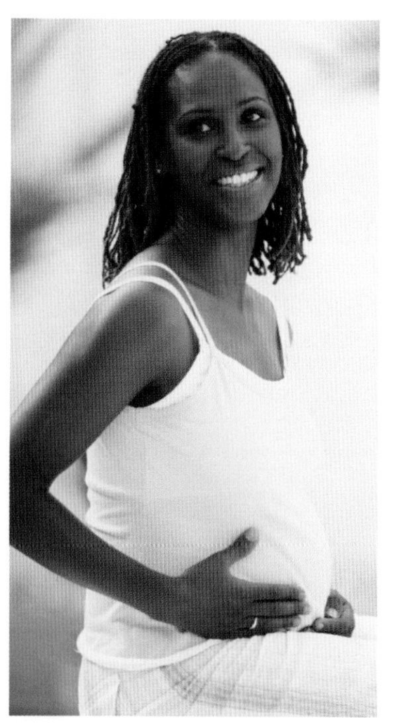

▲ **保持舒服状态** 不要怕穿贴身衣服凸显孕肚，但衣服要有弹性、穿着很舒服。全棉的衣服最好。

疗法	对胎儿的不利影响
穿不挤压肋骨的衣服。改善姿势。躺卧时，用垫子支撑身体。临近产期，胎儿头部入盆后，疼痛会消失。	无
从孕早期开始，穿戴质优、承托性好的胸罩。如果乳房很大，夜间睡觉时也要戴着胸罩（参见第160—161页）。每天清洗一次乳房，动作要轻柔，使用温和浴皂，洗完后用毛巾轻轻拍干。如果乳头刺痛，可涂适量婴儿润肤乳。	无
紧身内裤和紧身外裤易引发感染。穿全棉的内外裤，杜绝人造纤维面料。医生会给你开栓剂。晚间可按使用说明，塞进阴道。还有药膏，涂抹到阴道口和肛门周围的皮肤上以及大腿内侧，用以止痒。	无
不要站太久。白天小憩一会儿。孕妇裤、孕妇袜具有良好的支撑力，可购买使用。轻轻按摩有助于预防静脉曲张；如果出现静脉曲张，不要按摩到静脉曲张处。应避免用蜜蜡褪腿毛，否则，会导致发炎。	无
不要久站。方便的话，把脚垫高。勿吃太咸的食物。每次产检，医生都会查看你的手、脸和脚踝是否出现水肿。不建议在孕期服用利尿药。	有潜在风险（参见第222页之“先兆子痫”）。

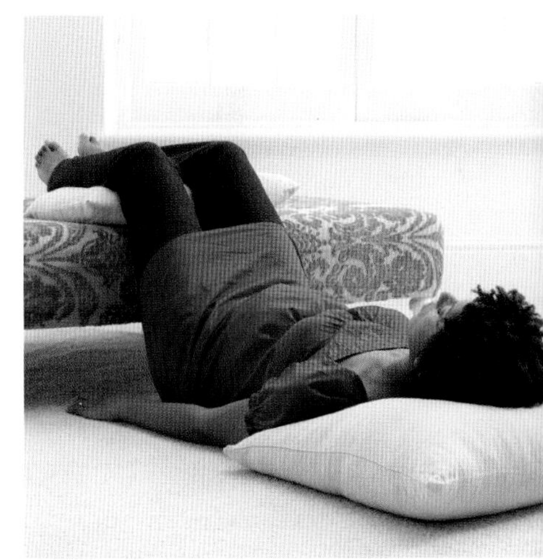

▲ **抽空放松**　记着抽时间把脚垫高，这有助于防止水肿和静脉曲张。但不要仰卧太久，否则会头晕。

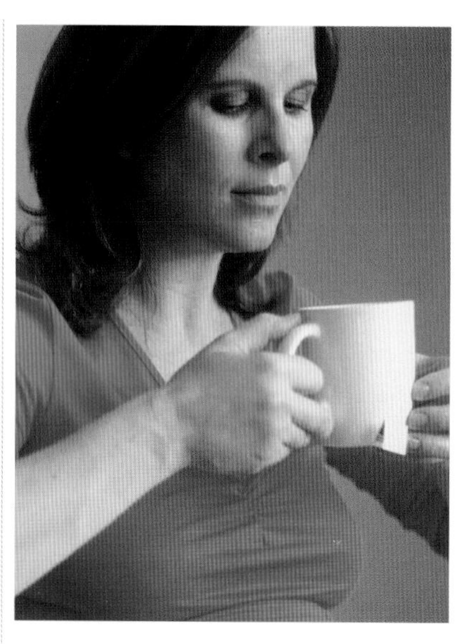

患多发性硬化症的准妈妈

现年 29 岁的凯西已经怀孕 14 周。在与汤姆结婚一年后，她患上了多发性硬化症（MS），夫妻二人几乎崩溃。他们认为凯西的病会使她难以受孕，说不定会造成不孕。现在令他们担心的是多发性硬化症患者不适于怀孕，因为怀孕会令病情恶化、反复发作、增加致残率。

获得新资讯

凯西的病确诊后 5 年，她仍能正常行走，视力几乎未受影响，未出现恼人的泌尿系统症状，也未感眩晕。夫妻二人渴望生个孩子，所以去见了产科医生。

医生提供的资讯令他们备受鼓舞。医生表示，多发性硬化症不影响女性的生育能力，也不妨碍妊娠和分娩。一项对 36 位患病孕妇的调查结果显示，唯一出现的问题是其中两位轻度呕吐。此病不会增加流产、妊娠并发症、胎儿畸形或死产的概率。

预后良好

凯西想了解怀孕是否会加剧此病情。我请她放心。怀孕实际上对 MS 患者是有保护作用的，这大概是因为妊娠期间，母体的免疫机能受到抑制，以防止对胎儿产生免疫反应，这恰好也抑制了损害 MS 患者神经和大脑炎症的发生。不过，产后 3—6 个月期间，病情复发的风险略有提高。40%—60% 的患者在此阶段病情发作，其中 20% 的患者不得不承受永久性的后遗症，但其余 80% 的患者会恢复到孕前的状态。妊娠不见得会给 MS 病程造成恒久的影响。

我进一步消除凯西的疑虑，告诉她，医生和助产士将会遵循常规医疗程序。应对阵痛，可能有几种方式——气雾剂、注射或硬膜外麻醉，但都不会影响她的病情。同样，剖宫产或产钳分娩也都不会使病情恶化。

健康隐患

汤姆担心凯西的病会遗传给孩子。我解释说，在一个 MS 流行地区，患病率为 1‰。有调查显示，MS 患者父母所生的后代中，每百人中有一人罹患此病。饮食和遗传因素可能是致病原因，但均未被证实。多数人认为，后代患 MS 的风险还没有高到令人不敢怀孕生子的程度。

停止服药

凯西担心服用的治疗 MS 的药会影响胎儿发育。我告诉她，孕期前 12 周是不能服药的，MS 患者也不可服药，否则孕妇或胎儿有生命危险。怀孕前，抗肌肉痉挛药和长期的抗感染治疗都必须停止。控制尿频或尿失禁的药物也要停用。另外，只有当孕妇或胎儿危在旦夕时，才可使用类固醇，否则，孕期最好避免服用此类药物。

产后

凯西还担心她的病会使她无法母乳喂养，也照顾不好婴儿。从医学角度看，凯西没有理由不能哺乳。不过，充分的休息对她来说极其重要，所以她需要个帮手。我建议她提前把乳汁挤出来，夜间让别人代劳给宝宝喂奶。凯西说，她的病已经让她没有安全感了，再添个宝宝要照顾，她会更加没有安全感。关于这一点，只有汤姆能彻底打消凯西的顾虑。

孕育新生命

凯西和汤姆慎重考虑了从各方面获得的资讯和建议，并阅读了《多发性硬化症研究计划》手册中的“多发性硬化症与妊娠”部分。之后，他们决定尝试怀孕。现在，凯西已经怀孕 14 周。她每月去一次产前诊所做产检，并去神经科查看病情。医生告知她无须进行特别检测或监护，只让她服用补铁药防止贫血，并密切关注她是否出现尿路感染症状，一旦出现，立即治疗。截至目前，她的状态不错，病情也比较稳定。

患 MS 的孕妇白天需要按时休息。我强调说，感到憋气时，就要停下手头工作，利用空闲时间打盹儿休息一下。每天睡两觉，每次至少睡半个小时。晚上 9 点半之前就上床睡觉。

凯西的宝宝

目前的一切表明，凯西的胎儿将正常发育，并能顺利降生，无须特别的医疗干预。我还给凯西做了一番解释。她的病不会通过胎盘传染给胎儿，基因遗传的可能性也不大。

凯西在医生建议下将停止所有用药，所以胎儿不会受到药物的危害。关于产后何时恢复用药，我建议她咨询医生，确保乳汁里不含一丝一毫影响到孩子的药物。

我再三鼓励凯西说，母乳喂养完全没问题，她休息时，别人可以用奶瓶把她备好的母乳喂给婴儿，这样她的乳房还可以继续泌乳。我建议她提前用布娃娃练习哺乳，躺在床上或坐在沙发上，把娃娃放在枕头或沙发靠垫上，这样不会很累。

米里亚姆医生的重要提示

令人欣喜的是，多发性硬化症不影响女性的生育能力，不妨碍受孕和足月孕育胎儿。患此病的女性照样能生出健康宝宝。请谨记如下要点：

- 怀孕之前，征询医生建议，选择最佳时间停止服药。
- 孕期保证充足休息，白天时，得空就打个盹儿、睡一小觉，以补充精力。
- 产后3–6个月期间，硬化症有复发可能，对此应有心理准备。
- 注意饮食的控制。

第十章

妊娠紧急情况

妊娠紧急情况多发生在孕早期和孕晚期。孕早期有流产风险，孕晚期可能会发生妊娠并发症，比如先兆子痫或胎盘功能异常。不要太担心，大多数胎儿都能安全出生。

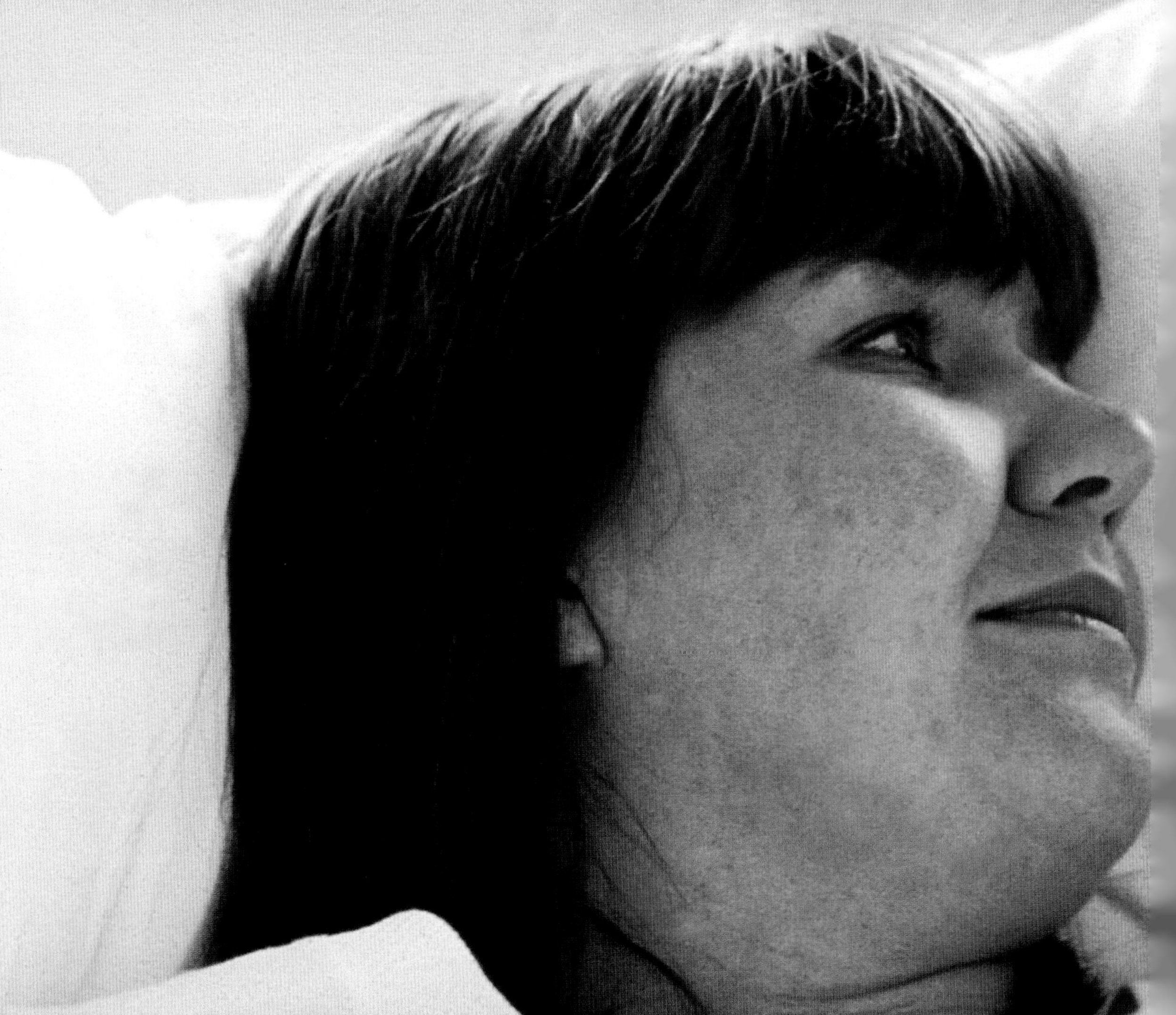

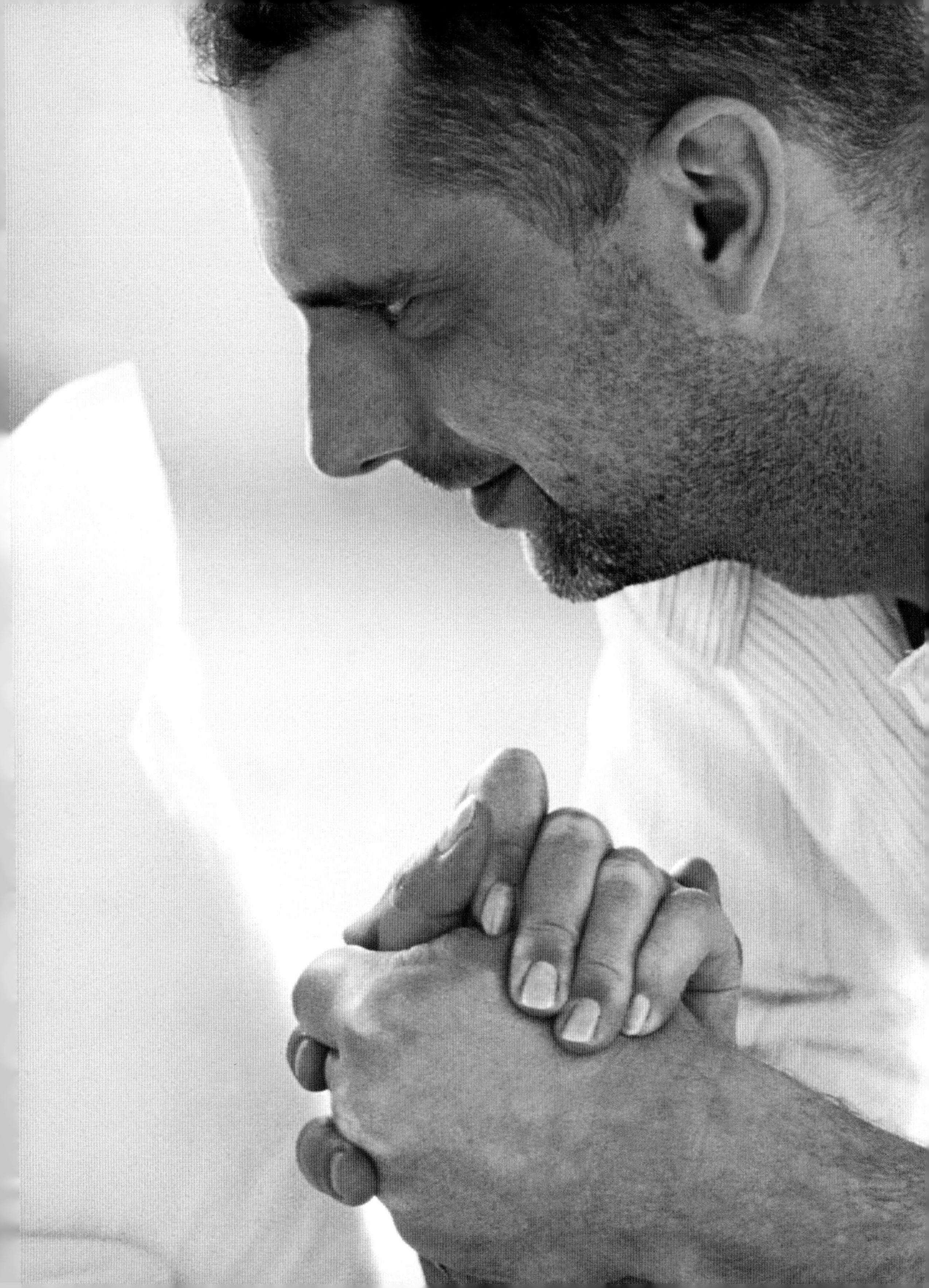

阴道出血

孕期任何阶段发生的阴道出血都务必要严肃对待。阴道出血往往意味着前置胎盘（参见第220页），或流产在即。一旦发生这两种情况，必须紧急就医。

■ 约1/4的孕妇在孕期前3个月内经历过阴道出血，其中过半数的人能够继续妊娠，直到足月产下健康的婴儿。若有阴道出血症状，应联系医生或助产士，他们有可能将你转诊到医院的早孕诊所，无须预约就可快速进行扫描，检查胎心是否正常。如果胎心正常，那么很可能并无大碍。有反复性流产史的孕妇可定期到这类诊所就医，增强信心。研究证明，孕妇的信心有助于孕程顺利推进。

■ 如果阴道出血发生在孕中期或孕晚期，有可能胎盘出现严重异常，或为早产的迹象（参见第296—297页），应尽快前往医院检查。可能不是什么大问题，为保险起见，还是要立即就医。

紧急情况

多数孕妇怀胎十月都能安然无恙，其间无任何紧急状况发生。但是了解哪些症状是危险信号，知道何时叫医疗救助，的确是明智之举。

不足 24 孕周大的胎儿胎死腹中或从子宫中被排出，为自发性流产；第 24 孕周以后的自行妊娠终止为死产或早产。约 1/3 的妊娠在最初几周以自然流产告终，其中 1/4 的自然流产不为人所知觉。

流产发生率与孕妇的年龄和怀孕次数成正比。流产常发生在孕期第一阶段，普遍症状为阴道流血，95% 的自然流产均有这一症状。无论在孕期哪个阶段，若有流血症状，请马上就医。

许多早期流产的诱因为胚胎异常而未能在子宫内膜着床，70% 的早期流产是由胚胎染色体异常所致。在某些流产病例中，胚胎从未发育过，仅有羊膜囊和胎盘存在。导致流产的母体因素包括子宫病变——比如大肌瘤，以及激素失调。某些流产由细菌或病毒感染引起。宫颈机能不全（参见第 221 页）导致的自发性流产只占 1%。父亲方面因素主要为精子异常。无论什么原因，在孕期前 3 个月内的某个时间，身体出现排异反应，随之而来的是阴道出血和腹痛，引发流产。医生将自发性流产划分为以下几类：

先兆流产 阴道流血，伴有腹痛。有流产的可能性，但不是不可避免。约 10% 的妊娠会发生先兆流产。少量阴道出血有时被误认为是停经后又来月经。

必然流产 阴道流血，腹痛，宫缩。如果宫颈口已经扩张，流产便不可避免。

完全流产 大量流血意味着胚胎和胎盘被子宫排出。子宫大小恢复正常后可通过超声波检查确诊。

过期流产 胚胎不发育或死亡，但胎盘仍在发挥功能，最终流产。需进行超声波检查，确诊妊娠已终止。

不完全流产 流产后，部分妊娠物（如羊膜囊或胎盘）仍留在宫腔内。

习惯性流产 连续自然流产 3 次或 3 次以上者为习惯性流产。多次流产可发生于孕期同一阶段或不同阶段，导致流产的因素不尽相同。

自然流产后的治疗 若在孕中期或孕晚期仍出现流血症状，应尽快去医院检查。若在孕期前 3 个月内阴道出血，应立即就医，并停止一切高强度体力活动，包括剧烈运动和性交。如果不再流血、腹痛消失，妊娠便有可能继续，孕育出健康的胎儿。

如果流产不可避免，医生也无能为力。你需要通过超声波扫描，确定妊娠已终止。然后你有两个选择：等着子宫自行排出整个胎盘或通过手术取出胎盘。如果流血量很大，失血过多，则需要紧急手术，清出妊娠物（ERPC）。清宫手术过程类似宫颈扩张和刮宫。手术通常采用全麻。失血超过 1 升就需输血。过期流产不需紧急治疗，但如果自发性流产迟迟不发生，就要手术清理子宫里的妊娠物。

孕晚期，胎儿死亡的话（参见第 310 页），常用前列腺素阴道栓剂或注射催产素引产。

有些孕妇因宫颈机能不全而流产，再次怀孕初始，可行宫颈内口缝扎术，防止习惯性流产，但疗效不稳定。

其他导致习惯性流产的原因有基因或染色体异常、凝血功能障碍等。长期感染，比如李斯特菌感染，也是习惯性流产的致病因，只是难以诊断和治疗。

另外，营养不良、肾病等慢性病、宫内肿瘤（特别是子宫肌瘤）也会导致习惯性流产。

子宫纵膈

所有哺乳动物的子宫都是由胚胎期的两根管道（双副中肾管）发育而成。

一些动物（比如猫和狗）的这两根管道会发育成两个子宫。而猴子、马和人类的则合二为一，发育为一个子宫。如果两管融合不全，子宫内便出现一个纵膈。子宫纵膈导致胎位异常，需进行剖宫产手术。

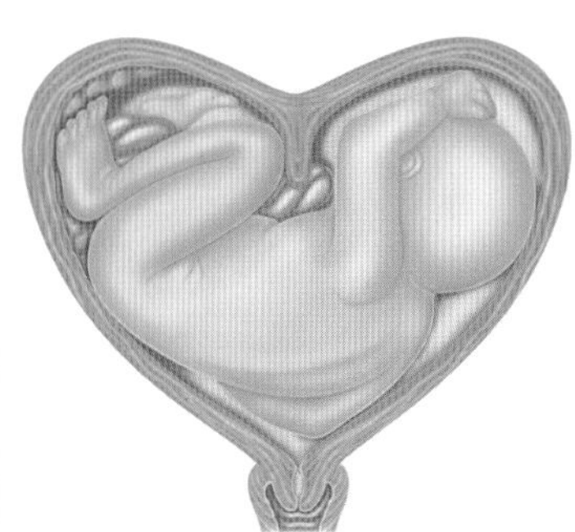

▲ **双角子宫（喇叭形子宫）** 孕期第二阶段起，胎儿被迫横卧在子宫内。

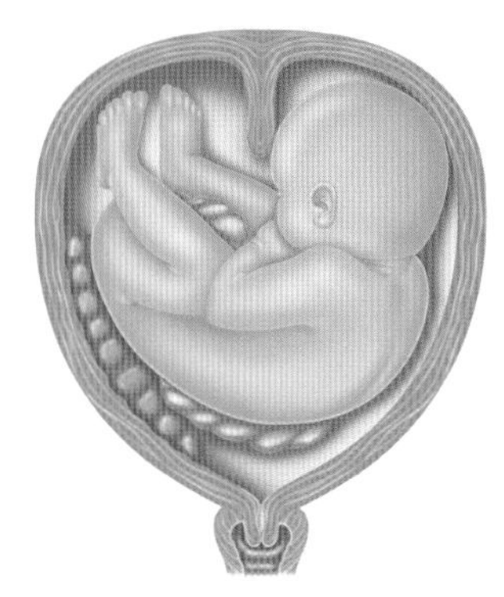

▲ **不全纵膈子宫** 纵膈限制胎儿活动，阻碍分娩。

案例分析：

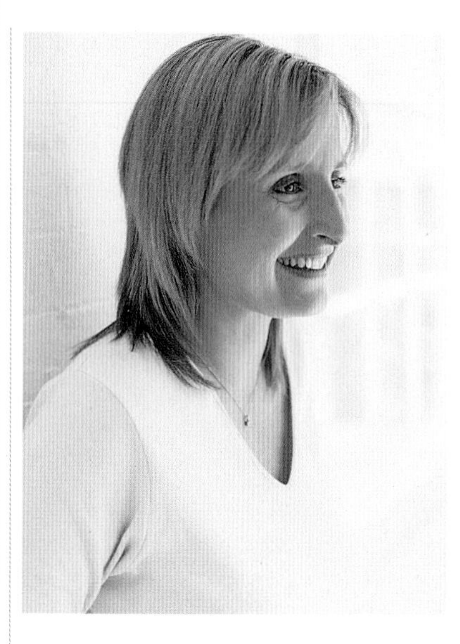

流产过后

莉兹和她的伴侣艾伦迫切地想要孩子。不幸的是，莉兹怀孕 11 周时自然流产了，这是 9 个月前的事。艾伦不忍提及此事，一头扎进工作里，以此来消解悲伤。莉兹也是尽力控制着丧子之痛。如今莉兹再次怀孕，已经 8 周了。她的喜悦之情溢于言表，不过，她非常害怕悲剧重演，这不免让她的心头蒙上了阴影。

最初的反应

9 个月前莉兹流产后，深感孤立无助，纠结于内疚、失望和悲愤的情绪中不能自拔。她感觉医生和她说话时都不直视她的眼睛，不直截了当地谈论她痛失胎儿这件事。家人和朋友们都非常同情她的遭遇，但有时他们的劝慰却适得其反。有的说，塞翁失马，焉知非福啊？胎儿一定有缺陷，所以才保不住的。有的人安慰道：留得青山在，你很快就会再有孩子的。莉兹感受到过未出世即夭折的小生命的存在，这是别人无法感同身受的，别人无法理解莉兹的切肤之痛。

渐渐地，莉兹开始自问，对流产的反应是不是有些过度了——为一个从未存在过的宝宝哀伤不已，是不合情理的吧？我对莉兹说，母亲为失去孩子而哀伤是自然而健康的情感流露，即使失去的是未出世的胎儿。她需要时间来调整情感，让身体痊愈。我鼓励她与伴侣分享感受。起初，艾伦有些不适应，因为他无法把哀痛诉诸言表，于是，莉兹只能强迫他与她谈及刚刚过去的痛心经历。莉兹深知，她需要面对并接受痛失胎儿的事实，否则，她将无法爱上另一个孩子，而这需要她和艾伦一起努力。我建议他们二人彼此倾吐焦虑的感受，畅快地抒发情绪，抱头痛哭一场，因为把忧伤宣泄出来是非常必要的。我还建议他们举行一个追思仪式——一个简单仪式，比如种一棵树，来纪念他们未出世即夭折的宝贝。

妊娠担忧

流产后，莉兹被送往医院，医生检查她的子宫里是否有残存的胎盘组织。胎盘排不干净，会导致流血。医生表示，未发现有什么特殊因素，这是个让人释怀的消息。胚胎未进入胎儿形态就停育，或者胎儿因发育缺陷在孕早期就死亡，这两种情况下都会流产。

莉兹有些自责——或许流产是她的错？我解释说，1/3 的首次妊娠以流产告终。原因可能有两个。首先，未成熟的子宫需要“试运行”一次，以后才能完成足月孕育生命的使命。此外，精子或卵子缺陷可造成胚胎异常。

研究结论

对早期流产的研究显示，流过一次产并不意味着以后一定会再流产。流产过后，应经过一次正常月经来潮，之后才能再次尝试受孕。

有些女性遭受习惯性流产的痛苦，但即使她们在反复流产 3 次后，也有 60% 的机会成功孕育宝宝。有数次自然流产经历的女性须进行诸多检测，以诊断是否存在子宫异常、激素失调、免疫系统紊乱和凝血功能障碍等问题。

为什么会流产

免疫系统的作用是清除侵入机体的外来物，因为它们可能危害身体。妊娠对免疫功能有抑制作用，以确保母体保护胎儿而不是产生排异反应。然而，有些女性怀孕后，妊娠的抑制作用不奏效，免疫系统仍然忠于职守，结果便是流产。

患有多囊卵巢综合征的女性更易流产。该病主要特征之一是卵巢内有多个小泡囊。内分泌紊乱导致体内产生过量雄性激素，对卵巢刺激过度，卵子难以发育成熟。有月经紊乱或闭经症状的多囊卵巢综合征患者若想怀孕，需先检查激素水平和排卵情况。可服用促排卵药，比如克罗米芬（参见第 44 页）。

再次怀孕

再次怀孕后，莉兹在生活中处处小心。最重要的是，她不再为流产的事责备自己，而是以积极的心态对待这次怀孕。我对她说，尽管无法百分之百确知结局如何，但这次怀孕极可能顺利圆满，所以她应当享受孕育新生命的过程才是。艾伦也信心满满，认为这次“毫无问题”，不过，他还是对未来缺乏规划，一如既往。莉兹很健康，状态不错，未出现任何可导致流产的症状。鉴于之前的流产经历，医生将对她进行特殊监护。胎儿的健康处于密切关注中，避免任何异常情况发生。莉兹的助产士或家庭医生也会非常愿意为她答疑解惑。

莉兹的胎儿会正常发育的。事实上，妈妈之前的流产经历倒是让他因祸得福。妈妈非常注意饮食健康，保持身心放松，并按时锻炼，所以他将得到来自母体充足的营养。同时，他将因为妈妈积极的思维和快乐的情绪而舒爽安详。在他降生的那一刻，父母将释然而欣喜地迎接他，因为他能弥补父母之前的缺憾。他代表着父母孕育新生命的成就。

米里亚姆医生的重要提示

互相倾吐胎儿不幸流产带给你们的哀痛有助于你们面对和接受既成的事实。由于之前的流产经历，你对再次孕育生命心生忐忑，这是人之常情。

- 向伴侣和密友倾吐你的丧子之痛。给自己时间来哀悼。
- 再次怀孕之前，应度过一次正常的经期。
- 保持积极心态：健康饮食，充分休息，让身体复原。
- 再次怀孕后，充分利用产前检查的机会，请教医生或助产士，以消除你所有关于孕期的疑虑。

异位胎盘

胎盘在子宫内着床位置不对，会阻碍胎儿的出生。

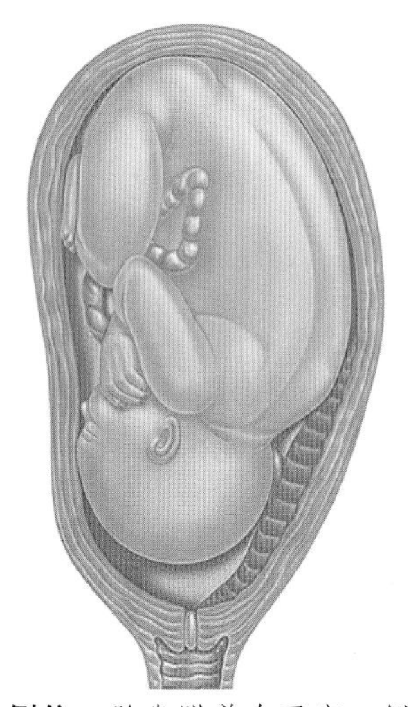

▲ **侧位** 胎盘附着在子宫一侧，下达宫颈内口，但胎盘组织不覆盖宫颈，为边缘性前置胎盘。

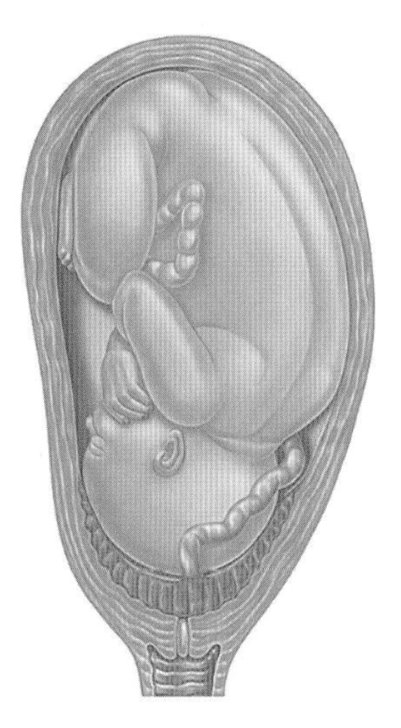

▲ **覆盖宫颈** 胎盘附着于子宫中央位置，完全覆盖宫颈内口，为完全性或中央性前置胎盘。

胎盘剥离

胎盘部分或全部从子宫壁剥离而导致胎盘着床面出血。血液在
管空腔内积聚、流出，包绕胎盘膜，然后经宫颈流进阴道。这被称
胎盘早剥（胎盘早期剥离）。每 200 例妊娠就有 1 例胎盘早剥。确切
因尚未可知，但多见于孕期吸烟和滥用可卡因的孕妇。按严重程度
胎盘早剥分为 3 种类型。

轻度胎盘早剥，孕妇轻微失血，但需卧床静养。可通过超声波
测宫内状况。若发生在孕晚期，则需引产。

中度胎盘早剥，胎盘剥离面约为胎盘的 1/4，失血量为 0.5—1 升
孕妇需要输血。若已到预产期或临近预产期，通常会进行剖宫产。

重度胎盘早剥为紧急情况，胎盘的 2/3 从子宫壁剥落。孕妇失
量可达 2 升之多，须紧急输血。必要时须进行紧急剖宫产手术，以
救胎儿生命。

前置胎盘

胎盘附着于子宫下段而非上部（见本页左侧栏），其位置低于胎
露部分。若不脱离胎盘，胎儿便无法下降，进入产道。前置胎盘为
晚期出血的主要原因。经产妇、多产妇，特别是有既往剖宫产史的
妇为前置胎盘高发人群。

胎盘处于子宫下段的部分越多，发生分娩并发症的可能性就
大。虽然第 30 孕周后，胎盘生长速度放慢，大小和重量变化不大
但子宫下段的长度却迅速增加，于是胎盘和子宫壁错位分离，导致
复出血。

前置胎盘可通过超声波扫描测知。其早期症状之一为出血，血
鲜红。医生一般建议患者做超声波检查，并卧床休息。若失血多则
输血。症状严重者须行剖宫产手术取出胎儿。前置胎盘的产妇可能
后大出血，但医生有应对方案，婴儿一出生，立即给产妇用药防止
出血。但也有例外，治疗手段无法止住大出血，切除子宫就难以避免
有鉴于此，前置胎盘病例只能交由经验丰富的产科医生处理。产妇
须在设备精良的医院分娩。

胎盘功能不全

胎儿在子宫中发育，通过胎盘和脐血管获取氧气和营养，排出二氧化碳和代谢物。能有效发挥功用的健康胎盘对于胎儿不断生长发育是至关重要、不可或缺的。

尚无可靠的方法来评估胎盘功能是否正常。不过，医生可根据一些症状判断胎盘功能低下，比如：子宫增大的速度缓慢、胎儿发育迟缓等。

超声波扫描是目前最可靠的探测胎儿发育程度的方法。如果胎儿的生长发育情况低于预期，医生会增加扫描检查，进行无负荷试验，并根据胎儿生物物理评分，检测胎儿的呼吸、胎动、羊水颜色和羊水量。胎盘功能不全者，需引产或者剖宫产。

宫颈机能不全

也称宫颈内口闭锁不全。此症较为少见。怀孕后，宫颈口紧闭，并有分泌物为屏障。因此，胎儿得以安全地待在宫腔里直到临产，这时宫颈才开始扩张。

但有时宫颈口会提前、不适时地张开，致使包裹着胎儿的羊膜囊突出宫颈口，进入阴道，羊膜破裂，羊水流出，其结果便是流产。不幸的是，宫颈机能不全多在经历一次流产后才会被诊断出来。可以用柔软的、不可吸收缝合线将宫颈口环绕缝扎起来（见右下角图），以防反复流产。在剩余的孕期中，孕妇须卧床静养，直至第 37 周时，缝扎线拆掉，孕妇可经阴道自然分娩。产后在医院休息数日。

胎盘功能不全的原因

以下因素会使胎盘无法维持胎儿的发育成长：

■ 胎盘发育不良。

■ 胎盘血流不畅。

■ 胎盘完全或部分从子宫壁剥离。

■ 胎盘过小。

■ 过期妊娠，胎盘老化，无法满足胎儿所需。

■ 母亲患有糖尿病，对胎盘有不利影响。

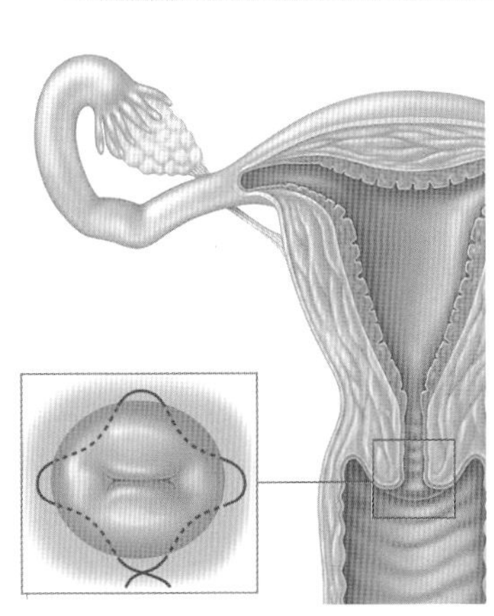

▲ **宫颈环绕缝扎术** 用缝合线环绕缝合子宫颈内口，缩紧结扎——类似丝带绳收拢女式小手袋的袋口。第 37 孕周时拆线。

产后感染

产后感染以往被叫作产褥热，现在罕有发生。在抗生素出现之前，产褥热是导致产后女性死亡的重要原因。

原来胎盘的部位在产后容易出现感染症状，有时是由胎盘组织残留宫内引起的。最初症状为高烧、腹痛、恶露有臭味。

若出现上述症状，应立即就医。医生将清除残留的胎盘组织，并以抗生素治疗感染。

先兆子痫（子痫前期）

此病为严重的妊娠并发症，亦称先兆子痫毒血症（PET）。约1/10的孕妇罹患此症，首次怀孕的女性以及双胎或多胎妊娠的孕妇为高危人群。该病为妊娠期的特发疾病，始于胎盘，胎儿发育迟缓。发病原因不明，有家族遗传性。

症状 如果你的血压明显升高并有蛋白尿，医生便会怀疑你罹患先兆子痫。产前检查可发现这两个症状，所以每次产检都要量血压。此病还伴有水肿，脚踝和手腕浮肿——尽管未患先兆子痫者也有手脚浮肿的现象。孕期第20周之前从不发生此症，但第20孕周以后，患者的血压开始居高不下。只有胎儿降生、胎盘被娩出后，病症才会随之消失。

治疗 先兆子痫患者需住院治疗，或至少白天留院观察。患者的血压、肝肾功能和凝血功能处于严密的监测之下。先兆子痫可发展为妊娠子痫，但现在这种情形极为少见。子痫是最危险的妊娠并发症，会导致患者昏迷和抽搐，其早期预警几乎无一例外地为先兆子痫症状。

妊娠子痫

“子痫”来源于希腊语，意思是“像闪电一样”。此病突然发作，或反复阵发，最终导致患者昏迷不醒。子痫严重危及母子生命，在过去十分常见。现在，医生能诊断出妊娠子痫的前期阶段，即先兆子痫或子痫前期，使病情及时得到控制，所以现在妊娠子痫已极为罕见。

症状 妊娠子痫为急症。子宫内的血管痉挛，阻遏输往胎儿的血流，致使胎儿血液中的含氧量降低，胎儿有生命危险。

孕妇脑部缺氧，大脑出现应激反应，惊厥发作；组织间隙体液潴留，造成水肿；肝脏等组织大出血也可能发生。妊娠子痫最早的症状有：嗜睡、头疼、视物不清、血压升高、蛋白尿和水肿。

治疗　子痫发生之后，医生将为产妇大脑输血，增加脑部血流量，镇静大脑，降血压。进行剖宫产取出胎儿。婴儿一出生，病症立即缓解。不过，产后 5 天内，患者仍面临病情再次发作的风险。

异位妊娠（宫外孕）

受精卵在子宫腔以外着床、发育的过程叫异位妊娠，在输卵管里着床最为常见。迅速发育的胚囊导致输卵管膨胀，并侵蚀管壁，使其变得薄弱，最终不胜其力而破裂。

妊娠第 6 周左右时，输卵管尚未破裂，但已有症状让你感觉到情况不太对。若有此类疑虑，务必立即告知医生。输卵管妊娠可分为两种。

未破裂型（输卵管妊娠未破）　验孕结果为阳性后，若出现以下症状，就要有所警觉：腹痛，多为单侧腹痛，有时伴有阴道流血、头晕和肩膀疼（与腹痛为同一侧）。有时在孕早期阴道少量流血后，超声波扫描能测知异位妊娠。虽有出血，但输卵管未破裂。孕期第 8 周或第 10 周后，才能确诊这一类型的异位妊娠。

可将药物注入输卵管中的胚囊，令其停育，被身体吸收，从而保全输卵管。另一种治疗方法是通过腹腔镜手术，将胚胎着床部分的输卵管切除。

破裂型（输卵管妊娠破裂）　受侵部分的输卵管破裂，导致剧痛和休克，伴有脸色苍白、虚脱、脉细、血压下降等症状，须立即手术急救，将妊娠产物连同受侵部分的管体一并切除。

前景　有过宫外孕的女性中，60% 可再次怀孕，30% 会主动避孕，其余 10% 会丧失生育能力。

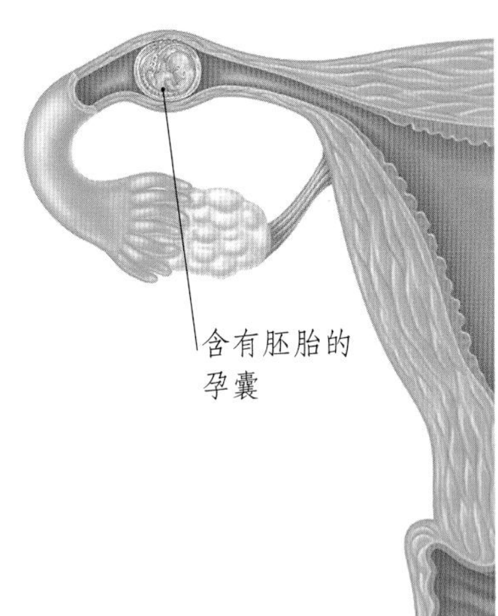

▲ **输卵管妊娠**　异位妊娠的发生率为 1/300，其中 99% 为胚囊在输卵管内着床。也有罕见的病例——胚囊在腹腔内、宫颈里或一侧卵巢里着床。

患先兆子痫的准妈妈

3年前，艾米怀第一个孩子时，在孕期第三阶段出现过轻微的先兆子痫症状，但她顺产生下一个健康的婴儿。这次怀孕，她担心又要受先兆子痫的侵扰，而且症状会更为严重。艾米的母亲曾患妊娠高血压，所以她自知患此病的风险很大。

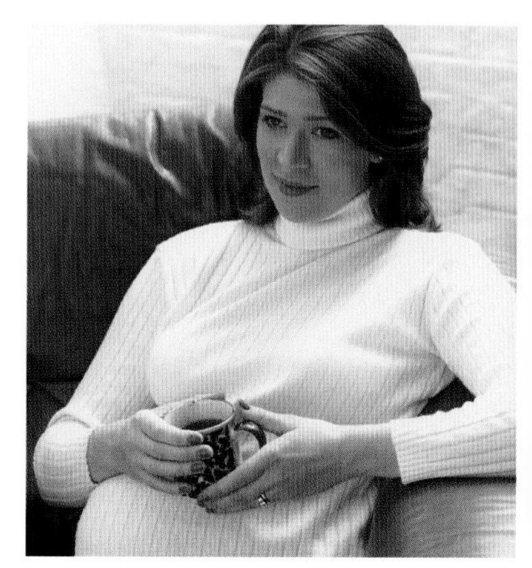

了解先兆子痫（子痫前期）

先兆子痫是妊娠期女性特有的疾病。其症状有：血压升高、手脚浮肿、蛋白尿。尚无方法预防此病，但可通过良好的产前检查和监护，有效控制病情。

先兆子痫最常见于首次妊娠，从这个角度来说，艾米已经渡过了风险高峰。再者，当初艾米的先兆子痫症状非常轻微，只有手、脚和脸稍有浮肿，以及略高于正常值的血压，无须治疗。而且她未出现另一个重要征兆，蛋白尿。最好的一点是，她的病症出现时距产期仅剩4周。据统计，先兆子痫发病越晚，再次怀孕时罹患此病的风险就越小。艾米最终顺利产下健康的婴儿。

先兆子痫的致病因素

先兆子痫是妊娠期特有的疾患，对母子均有危害，常发生于孕晚期。我们不确知致病原因，但该病具有家族遗传性——患先兆子痫的母亲所生的女儿更易罹患此病。饮食、心态、锻炼、工作、休息等既非致病因素也不具有防病作用。

艾米饮食很健康。她听说高蛋白食物能预防先兆子痫。不过，我不得不告诉她，这种说法缺乏依据。有人认为补充钙质和鱼油也有助于防范此症，但这一观点也没有具有说服力的证据，因此，我不建议艾米刻意在饮食中补充这些成分。

对胎盘的影响

可以肯定的是，先兆子痫发病于胎盘。临近产期时，胎盘已大如菜盘，厚度约5厘米，需要来自母体大量而持续的血液供给，以维持胎儿的健康生长。先兆子痫患者的胎盘会有供血不足现象，这对孕妇和胎儿都是严重的隐患。

先兆子痫的关键征象是血压升高，手、脚和脸部浮肿，尿检结果显示尿中有蛋白，并出现肾功能和凝血功能障碍。艾米二度怀孕，即使先兆子痫又来困扰她，症状也很可能比之前更轻微。不过，我还是建议她密切关注各项产前检查的结果。

我叮嘱她，整个孕期都要确保做完备的产前检查。鉴于她之前患过先兆子痫，医生会要求她增加产检次数。如果出现任何征兆，就更要密切观察。

检查和治疗

虽没有适合艾米的先兆子痫筛查可做，但在孕期前半段，艾米需要进行一些基础检测。每隔一段时间就要进行一次检测，及时发现先兆子痫的迹象。除测血压、尿检、量体重外，她还需要进行肝肾功能方面的检测，进行超声波扫描监护其胎儿的发育情况，进行多普勒扫描测定胎盘的血流状态。

我提议，一旦出现先兆子痫征兆，哪怕是最轻微的症状，她都要住院，以便医生密切监护她和胎儿的健康情况。先兆子痫是进行性疾病，不会好转，所以在分娩之前医生不可能允许艾米出院回家。

孕妇血压高的话，医生会开降压药，预防相关并发症，但降压药不会对潜在的疾病产生影响。

医生可能让艾米服用小剂量的阿司匹林，用以缓解先兆子痫引起的血小板异常。

确保胎儿安全出生

如果先兆子痫持续恶化或胎儿出现宫内窘迫迹象，产妇的状况危重，那么，唯一的治疗方案便是紧急接生——必要时进行剖宫产。艾米生第一个孩子时是顺产，这次极有可能也很顺利。我让她放心，即便这次是剖宫产，也不会影响她以后再怀孕生子。经历过一次剖宫产的孕妇，再次分娩时也有可能是顺产。

我还建议，万一艾米不得不进行剖宫产手术，可采用局部麻醉，便于她和伴侣埃德共同清醒地迎接胎儿的降生。

咨询专家

所有产科医生都有能力帮助孕妇预防先兆子痫，同时也能够监护好已经罹患此病的孕妇。若想要先兆子痫患者的胎儿安全降生，赢得一个皆大欢喜的结局，最重要的因素是有经验丰富的医生和助产士参与，他们对先兆子痫症了如指掌，一旦出现疑似症状，能立即采取应对措施。

米里亚姆医生的重要提示

倘若出现先兆子痫症状怎么办？艾米显然希望对此有充分的准备，防患于未然。我的建议是：

■ 密切观察是否出现任何征兆，比如脚踝、手指或脸部浮肿。定期尿检，监测是否出现蛋白尿。

■ 按时产检，确保整个孕期中，母子健康都处于密切监护中。

第十一章

孕期甜蜜蜜

怀孕后体内雌性激素分泌旺盛，这意味着你远比以往任何时候都更能享受亲密接触的甜蜜过程，从按摩、拥抱到亲密接触，都将带给你愉悦的感受。当然也会有诸多不便，但如果你和伴侣之间能坦诚沟通，所有问题都可迎刃而解。

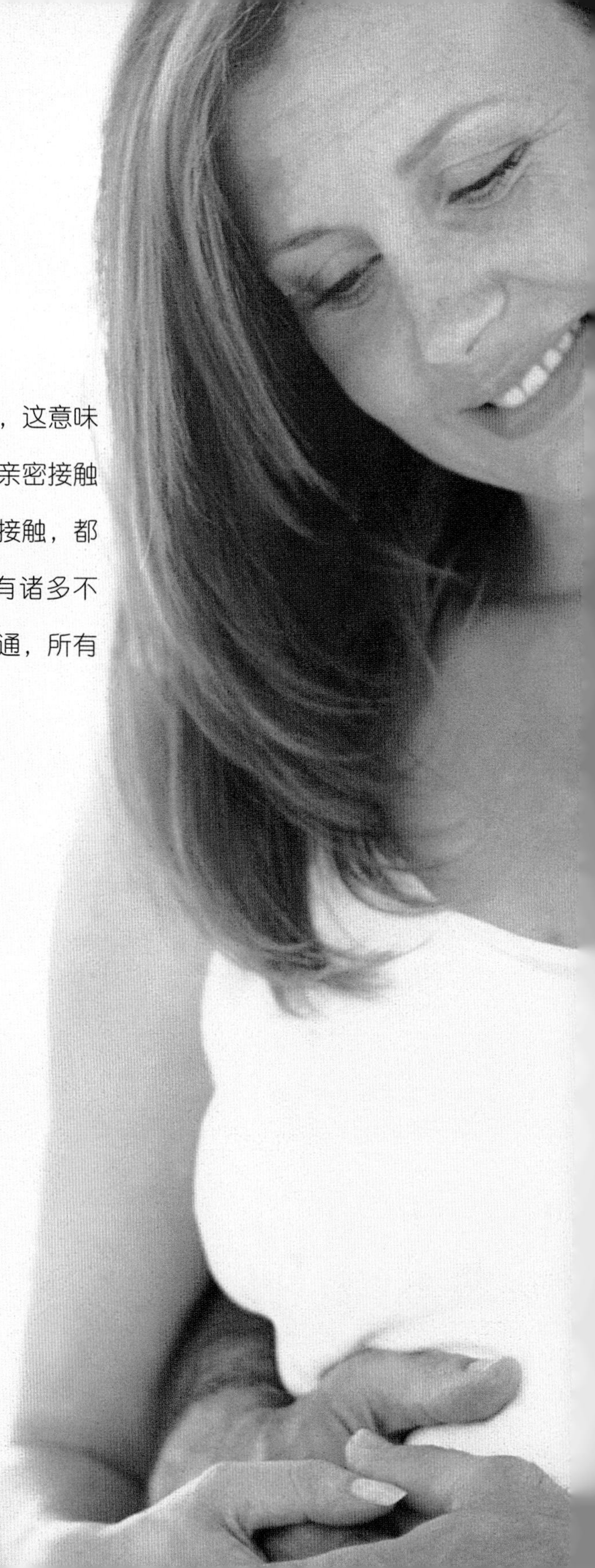

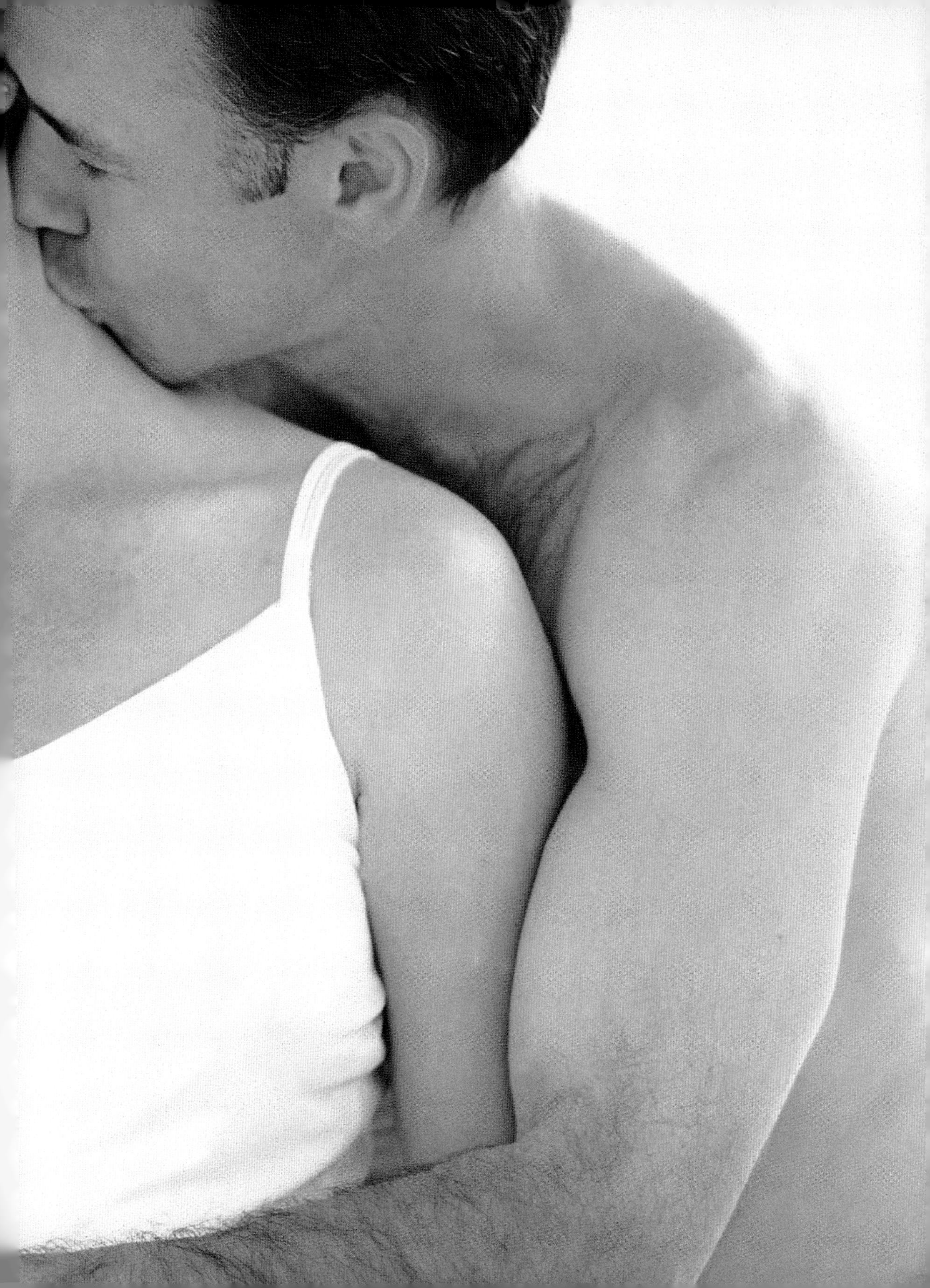

激素的作用

怀孕后，由于体内激素水平大幅提升，你将经历生理、情感和心理上的诸多变化。这一切也将影响你对待亲密关系的态度。

维持妊娠进程最重要的两种激素为孕激素和雌激素。孕早期，这些激素是由卵巢的黄体细胞分泌。胚胎在子宫内膜着床后，便与正在发育中的胎盘一起成为孕激素和雌激素的主要来源。

怀孕后，体内的孕激素和雌激素迅速大量增加。孕激素水平猛升至孕前的十倍。孕妇体内1天分泌的雌激素相当于未孕女性3年的分泌量。事实上，一名未孕女性要花150年才能分泌出一个孕期所产生的雌激素量。

孕激素和雌激素协同作用，使你气色健康。你的头发散发着光泽，皮肤富有弹性而莹润。你还会有种安逸和满足感。

夫妻关系

孕期享受亲密关系是绝对安全的，除非保胎或其他原因需要暂停一段时间。每一个处于妊娠期的女性都有享受亲密关系的潜能——有些甚至比以往任何时候都更能感受到欢愉。

需要和享受性爱的程度不仅因人而异，而且因孕期的不同阶段也有差别。多数女性在孕早期对此兴致不高（身体疲倦，出现恶心等妊娠反应），孕中期有所回升，但孕晚期再次回落。

当你和伴侣行房时，你可能会发现，性爱比孕前更让你感到兴奋和满足。事实上，有些女性怀孕后才第一次体验到性高潮，或者高潮迭起。

性欲的提高主要归因于孕期体内分泌大量的雌激素和孕激素。这些激素使乳房和性器官变得更加敏感。另外，作为女性，怀孕是件荣耀的事，你感觉周身散发着女性的魅力，更加性感和动人。

妊娠性生活

孕期居高不下的雌激素水平使人体血流量增多，尤其骨盆区域的血流增加更为明显。因此，阴道及其皱褶、阴唇都稍有伸展并略微肿大（这种现象通常只有在性爱的兴奋状态下才会出现），使感觉神经末梢高度敏感，更容易被激起性欲。

最早出现的妊娠反应是乳房开始变大、更为敏感，乳头有些许刺痛感。敏感的乳房成为性兴奋的焦点。当你的伴侣亲吻和爱抚乳房时，你能感受到最为细腻的愉悦。性爱前戏也同样激起阴蒂和阴道的反应，使其快速地充血肿胀。

由于血流增加，阴道排出大量分泌物，所以你比以往更快进入状态。插入变得极其容易，因为大量分泌物使阴道变得非常润滑。插入的同时若刺激阴蒂，你很快便能进入高潮。你的性高潮将达新高，持续时间更长。小阴唇和阴道下端在性高潮过后 2 小时都处于肿胀状态，这一现象在孕晚期尤甚。

另外，妊娠激素还刺激大脑中促黑素细胞激素（MSH）的产生，使色素沉着较重的皮肤颜色更深，比如乳头及其周围颜色明显加深。

对于男性来说，颜色深重的乳头代表着性信号，使爱侣的乳房充满吸引力。

何时行房

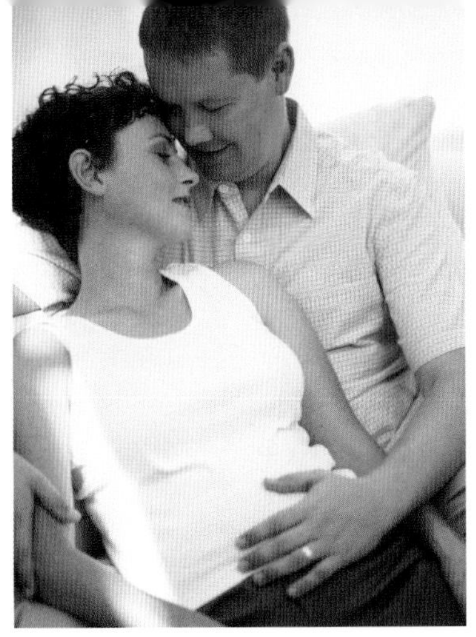

▲ **爱与包容** 妊娠对性生活有很大影响。爱与包容是夫妻相处的第一原则，可以解决很多难题。

只要动作不过于激烈，或不受医疗原因的限制，什么时候行房都可以。孕期中美好的性生活享受不仅令你身心愉悦，还有助于保持盆腔肌肉强健有弹性，对分娩大有裨益。性生活还使伴侣之间更加亲密和谐，能更好地共同应对初为父母的压力。

妊娠状态良好的孕妇可以继续与伴侣享受性生活。若双方都深感愉悦，尽可以行房，直至产期来临。性高潮引起的子宫痉挛不会有任何危险，反倒有助于子宫提前适应剧烈的分娩过程。

孕期行房会引发感染、危害胎儿的说法是错误的。宫颈黏液是一道有力屏障，阻挡细菌进入子宫；并且胎儿被密封在羊膜囊中，而羊膜囊能有效缓冲外部压力（包括亲密接触时伴侣的身体重压），重压之下也不会破裂。虽这么说，激烈的过程仍是要避免的，否则，可能造成身体疼痛和擦伤。

孕期中的性生活

随着孕期的进展，传统的行房姿势会越发不方便。可采取其他姿势，既能使你感觉良好，也不会令伴侣的享受打折扣。

两人面对面侧卧和男后女前的方式都能带给人愉悦的享受，而且这两种姿势不会让女方承受伴侣的体重压力。孕后期坐姿更适合，你不仅能调整体位，而且能看着伴侣的脸，与他耳鬓厮磨。

倘若你有性欲，却不太想行房，可以和伴侣通过其他方式获得性快感，比如爱抚、接吻、按摩（参见第230页）等等。

随着孕期的推移，你的性习惯可能有所改变。对自身的变化和伴侣的性欲都要持理解宽容的态度，要大方地交流彼此的需求。不过，勿让性生活成为爱侣关系的主导。你们之间亲密关系的核心是爱而不是行房。与爱的人相伴左右，就是亲昵而快乐的享受。

按摩是一件富有情趣的快乐的事，也可把这个过程当成你们行房的序曲。

孕期如果受限于医疗原因无法有性生活，行房令你不舒服或你没有兴致，那么，按摩不失为保持二人肌肤相亲的好方法。使按摩富有情趣，边按摩边相互抚慰，你们也能双双达到性高潮。如果孕期你们仍能行房，就让按摩成为柔情蜜意、缠绵悱恻、撩发情欲的前奏吧。

甜蜜的按摩

柔情蜜意的按摩令你和伴侣身心放松，“性趣”盎然，使你们更爱彼此、更温存。从充满爱意的拥抱、轻柔地爱抚开始，然后交替为对方按摩，从头到脚趾全都按摩一遍。手上多涂些按摩油，手法要轻缓、柔和。

按摩是一个发掘感官之乐的好方式，所以放松身心体验这个过程，看看会发生什么。你们二人可能都会惊奇、愉快地发现，爱人抚摸你的某些部位竟然也能激起你的性冲动，这是你们未曾料到的。

准备工作

找个你们不被打扰的时间（打开电话答录机，把手机调到语音信箱模式）。花点时间布置卧室，确保室内温暖、舒适。如果床太软不适于按摩，就垫张床垫或羽绒被，或者把毯子折叠起来铺在地板上，在毯子上再铺一层干净的毛巾被或床单。把灯光调暗，点燃几支香熏蜡烛，播放轻缓的音乐，营造一种安详、令人放松的气氛。

背部和腿部按摩

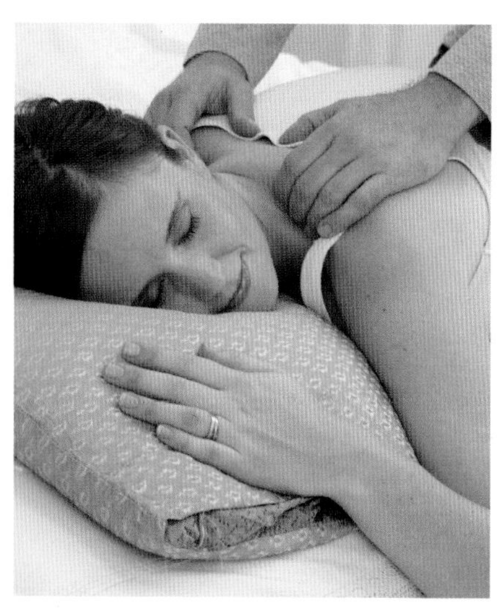

▲ **背部按摩** 缓慢、轻柔地按摩她的背，从脖子到肩膀，再往下，按摩到脊背的下部。

▶ **腿部抚触** 将双手放在她的脚踝处，手指相对。从脚踝向上抚触，直到大腿，返回。抚触膝盖后面的区域（腘窝）时，手法要轻柔。

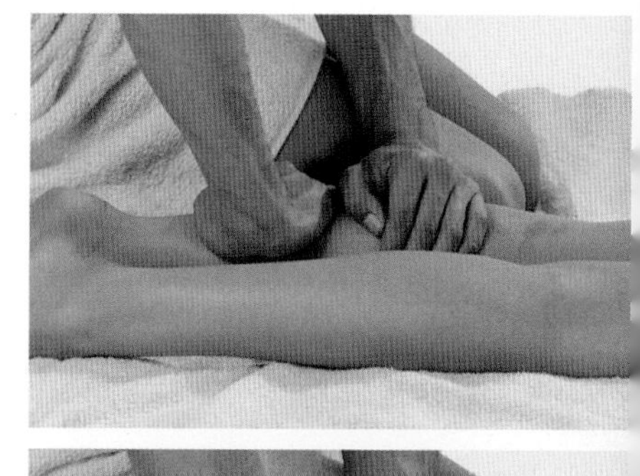

▶ **腿部按摩** 双手握住她的腿，拇指在上。用力按揉，由下往上，直到膝盖后部，返回。回按时，不要用力。

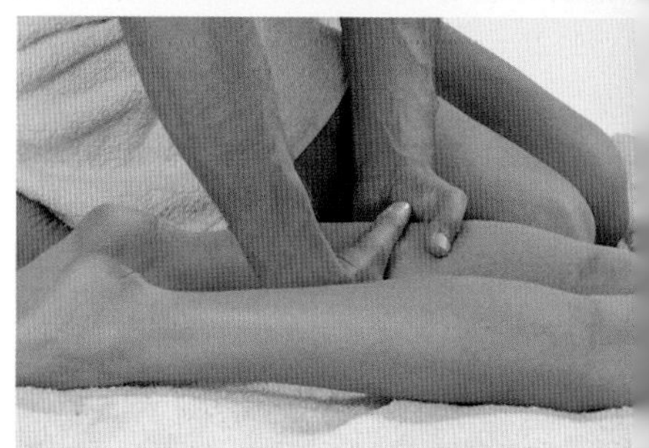

润滑皮肤

选用最适宜的按摩油或按摩乳。护手霜或身体乳会被皮肤快速吸收，但婴儿润肤露可保持皮肤表面油滑滋润。使用前先增温（最简单的办法是把一瓶婴儿润肤露放在一盆热水里），检查双手是否温暖，指甲是否长度合适且边缘光滑。开始按摩时，把按摩油倒在手心，然后均匀地涂在伴侣的皮肤上。切勿直接把按摩油倒在伴侣的皮肤上，这样做既浪费、不整洁，又毫无美感。

亲昵地抚触

指尖蘸少许按摩油，沿着双唇、脸颊、下巴、耳朵和脖子的轮廓温柔地抚触。然后，手指和掌心多涂些按摩油，按揉乳房、胸膛、身体两侧、腹部，横向按摩肩膀，再由上往下按摩胳膊。用力向上按摩大腿内侧，往下回按时要轻快，只用指尖。按摩乳房时一定要小心，因为孕期乳房敏感，容易有触痛。

按摩对胎儿有益

当你的身体被爱抚和按摩时，腹中的宝贝也会做出快乐的回应。按摩不仅使你受益，对胎儿也大有好处。

■ 从孕期第5个月开始，胎儿就能感觉到隔着腹壁的抚摸动作，抚摸使他安静、舒服。

■ 孕期学会按摩自己的和伴侣的身体，产后就能自如地以抚摸的方式安抚新生宝贝。

■ 你们的宝贝出生后，继续为他按摩。婴儿都喜欢有抚慰效果的按摩。

脚部按摩

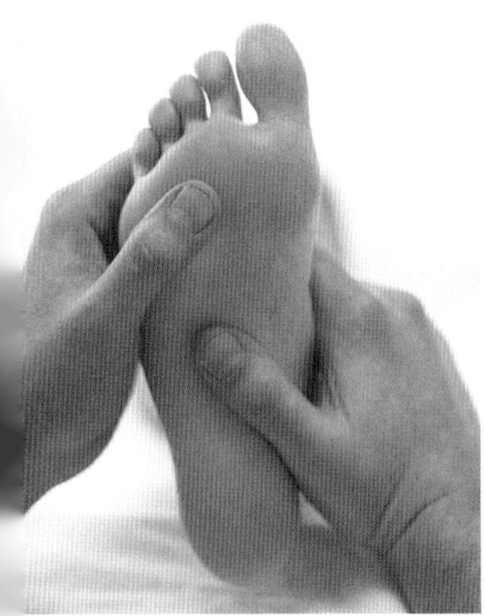

. 拇指打圈 用双手拇指在伴侣的整个脚掌上打圈。力度恰到好处，不要使伴侣感到不舒服。

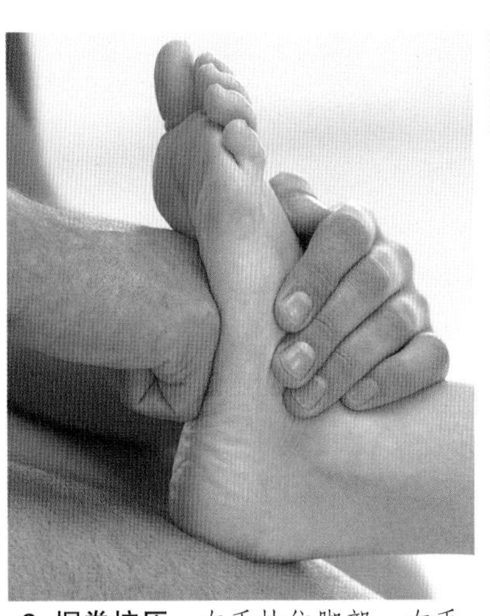

2. 握拳按压 左手扶住脚部，右手握拳，按压脚掌。动作幅度要小，轻轻地以拳背在整个脚掌上环形移动。

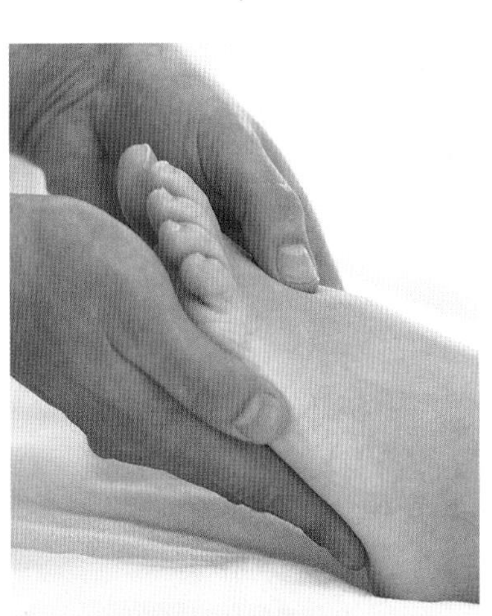

3. 按压脚背 一只手托住脚部，另一只手的拇指向下按压脚背肌腱之间的凹槽，从脚踝向脚趾按压。

幸福秘密

如若男性乐于做些改变，便可让伴侣享受到更美好的性爱。

你应该：

■ 温存、浪漫、耐心、理解。

■ 变换爱抚的手法。比如，腹中宝宝踢腿时，就用手掌略微用力地抚摸伴侣的腹部。

■ 亲密接触时，不用自己的身体压迫到伴侣的腹部和乳房。

■ 使用多个枕头，找对角度，顺应她的身体曲线。

■ 要有耐心，不怕尝试。

■ 如果她没有兴致，勿强迫她。

■ 勿期待她与你同步达到高潮，或者不要期待她有高潮。

孕期性生活

孕期，你们可以遂心继续享受性爱，只要没有医疗原因限制性生活（参见第 234 页）。胎儿在子宫里是安全的，正常的性生活不会伤及他。胎儿甚至会和你一样享受，因为你的激素会通过胎盘进入他体内（参见第 190 页）。

怀孕初期，可采取任何你们喜好的姿势。但是，随着腹部日渐隆起，某些姿势会令你不舒服。第 24 孕周后，你要尽量避免仰卧，所以避免采用传统体位，即伴侣在上的体位。

女上男下　从孕中期开始，这将是最令你舒服的体位。腹部逐渐增大，你可用弯曲的双腿支撑身体，并使身体离开伴侣的腹部，从而避免压迫自己的腹部和乳房。这种体位也便于你控制深度、速度和节奏。

同时，处于这样的体位，你们二人可以有大量的亲昵互动——互相爱抚和触摸。他可以更方便地用嘴够到你的乳房。

并排跪式　采用这种姿势，你的伴侣会更自如，可随时调整姿势。你们也会感到舒服，接吻和爱抚很方便。这种姿势也叫作“勺子式”，因为男女依偎在一起，像一对勺子。产后恢复性生活时，若感疼痛，特别是进行过会阴切开术，不妨尝试这种体位。

坐式　坐式适用于孕中期和孕后期。虽活动幅度受限，但两人都感舒适，并且不压迫你的腹部，也便于控制深度。你的伴侣坐在椅子上或床沿上，你坐在他的大腿上，面对、侧对或背对他。他则可用手抚摸你的身体、刺激你的敏感部位。由于他的动作受到一定限制，所以便于你把控节奏。

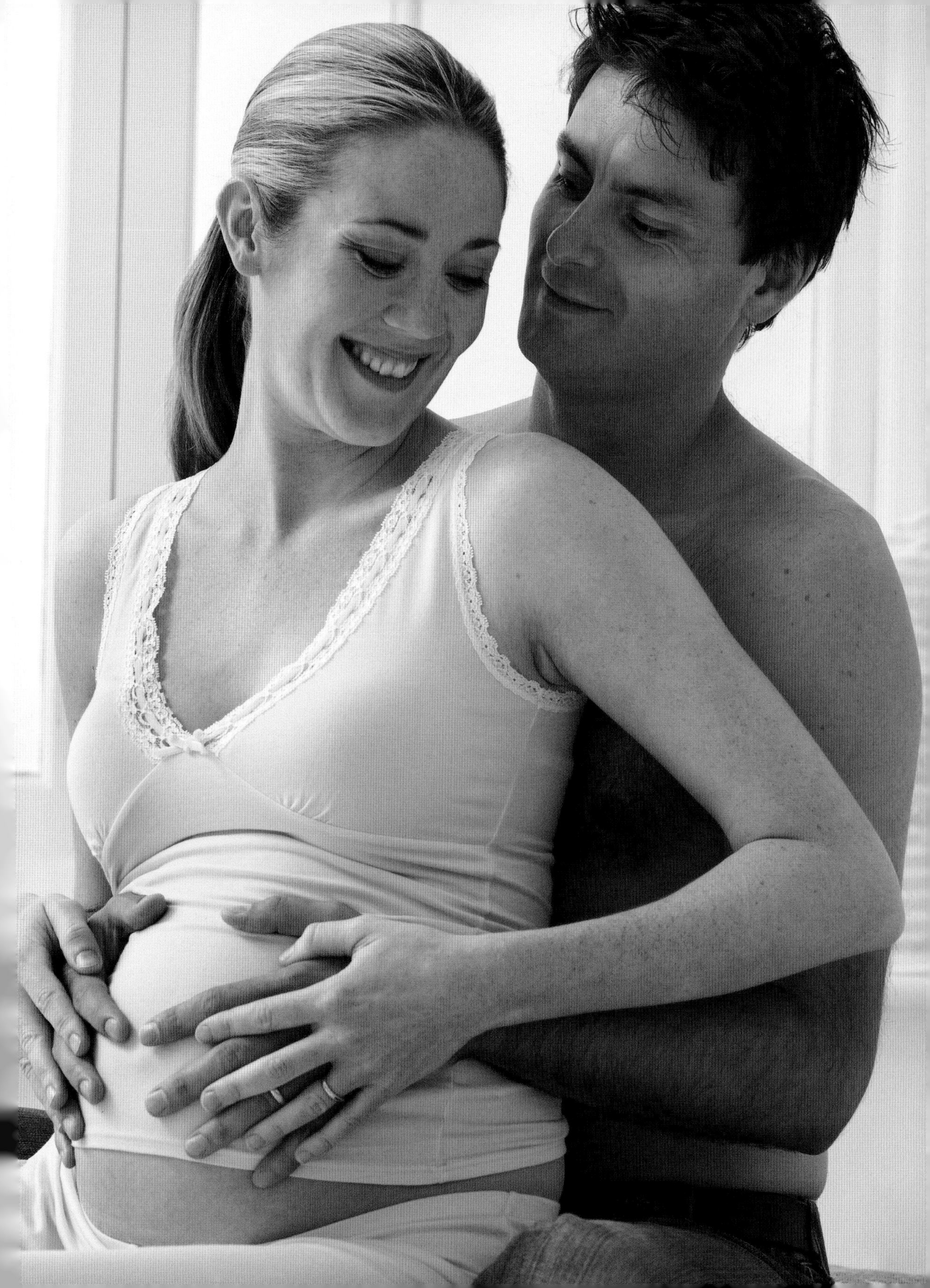

何种情况下性生活是危险的

如果你属于高危孕妇，那么在某些时段或整个孕期，须避免性生活。

如果性生活会对你的妊娠造成危害，医生会提醒你并给出具体建议。要确保医生对这一问题做了充分解释，你能彻底了解什么可行，什么不可行。

出现以下情况，应避免性生活：

■ 有阴道出血症状。虽然阴道出血有时并无大碍，但若有此症状，要立即告知医生。

■ 疑似或确诊为前置胎盘（参见第220页）。

■ 若为多胎妊娠，孕晚期禁止性生活。

■ 若有既往早产史或出现早产征兆，孕晚期禁止性生活。

■ 羊膜已破。

有关性生活的困扰

孕期特殊的生理变化和情绪波动会降低孕妇对性生活的兴趣。幸好，阻止孕妇进行性生活的因素并不多。

不少孕妇对性生活的兴趣降低，其最常见的原因是自惭形秽，认为怀孕使自己的身体越来越缺乏吸引力。有些女性会因此羞涩、拘谨，觉得自己的女性魅力荡然无存，裸露的身体被伴侣看到非常难为情。但事实恰恰相反。多数男性都感到怀孕的妻子非常迷人。和伴侣说说你的担心，你对自己外貌的不自信很可能令他吃惊不已。

缺少性欲

虽说孕期性欲会提高，但有些孕妇在孕早期对行房兴趣索然。早晨的恶心呕吐令你难受又狼狈，是造成你不喜欢性生活的主要原因。另外，孕早期的疲劳感是性欲的另一个敌人。你感到疲劳不堪，没有精力与伴侣享受性生活的欢愉。晨吐也好，疲劳感也罢，都是孕早期的常见症状，通常在孕中期有所缓解或消失。

一旦摆脱了晨吐和疲劳感的困扰，多数孕妇会发现自己“性趣”提高了。在孕期最后几周，由于疲劳感增加，性欲再次回落。遗憾的是，许多孕妇自感像搁浅的鲸鱼，不喜欢这种圆滚滚的美，羞于全裸着面对伴侣。

由于孕期激素水平波动剧烈，孕妇的情绪也极不稳定，忽而心满意足，忽而悲伤哭泣，随即又兴高采烈。这是再正常不过的妊娠症状，但你的伴侣可能难以理解，你们之间的性关系或许受到干扰。

若真有这样的问题，应开诚布公地把你的感受告知伴侣。你若身体不适或极度疲劳，也要如实相告，他就不会误解为你排斥他。

妊娠不适

受孕期激素水平影响，你的乳房和生殖器会发生变化，它们变得更敏感，更易对抚摸有反应。这增加了你的性快感，但同时也可能使你很不舒服。特别是孕期前两个月，乳房非常脆弱，一碰就疼，要让伴侣了解这一情况，亲热时请他不要触碰你的乳房。

生殖器充血也带来轻微不适，特别是妊娠后期，性高潮后，性器官会肿胀，并伴有痛感，这使性满足感打了折扣。有些女性通过自慰获得快感（也可由伴侣帮助），有时比性生活效果更好。

胎儿日渐长大，难以采取传统体位。不妨尝试其他行房姿势。

何时停止性生活

任何时候出现流血症状都应停止性生活，尽快请医生诊断流血原因。流血可能不是什么严重问题，只是宫颈变得松软，深度插入时易受伤。但仍需听取医生的建议。如果流血是宫颈过于敏感所致，应避免深度插入。

如果封闭宫颈的黏液栓被排出，就不应继续性生活。羊膜破后也不可有性行为。这两种情况均预示着分娩即将开始。这类分娩征兆可能在宫缩开始前 7—10 天就出现。预兆早显现，则有发生早产的可能（参见第 296 页）。

焦虑

若一方或双方都感到焦虑不安或紧张，伴侣则无法享受放松快乐的性生活。孕期令人焦虑的事很多，比如担心性生活不安全、不适应即将承担的父母职责等。

担心孕期性生活不安全是毫无依据的。对育儿及为人父母的担忧涉及夫妻对彼此和自身的认同感，最好直言不讳地把你的感受告诉他。若你们之间无法自行消除隔阂，就寻求专业咨询师的帮助。

性生活其他方式

当你不想或不能进行性生活时，有其他方式同样让你享受到性快感。

延长前戏 按摩、激吻、拥抱同样能够引起高潮。

相互抚慰 伴侣双方无须通过亲密接触也可让彼此达到高潮。为使过程更具乐趣、不伤到生殖器官敏感的肌肤，提醒伴侣润滑双手。

第十二章

做好迎接宝宝的准备

准备工作自第 36 周便可以启动了。你会发现要忙的事挺多——布置婴儿房、选购育儿用品和婴儿服、给宝宝取名字。同时，你还得为分娩做准备。若产后回去工作，也要考虑采用哪种托儿方式。

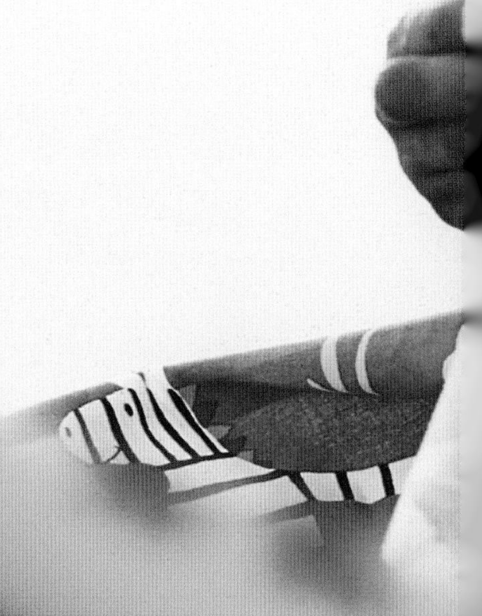

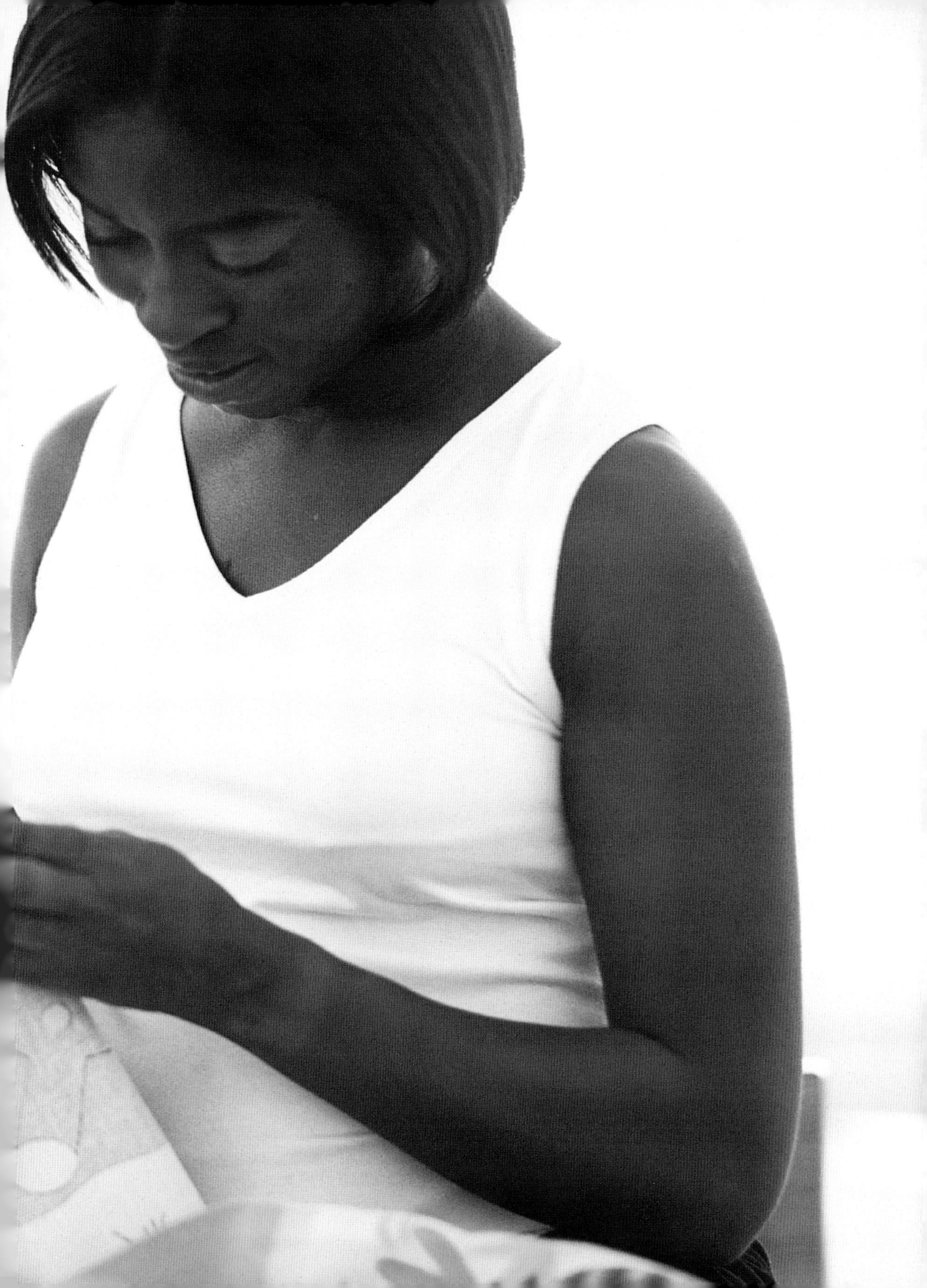

给准父母的建议

在布置婴儿房时，不要忽略自己的需求——确保你能轻松、安全地拿到育儿用品和设备。

- 放置一些置物架，快速一瞥就能找到需要的东西。
- 把婴儿润肤露和纸巾放在置物架上，靠近换尿布的垫子，但不能让宝宝伸手够到。
- 在尿布台、婴儿浴盆、你坐的椅子和婴儿床之间不能有障碍物。
- 确保地板上没有横穿的电线。灯要靠近墙上的插座。
- 在婴儿房放一把低矮舒适的椅子，夜间喂奶时坐。椅子应便于拿放，并有良好的背部支撑功能。

一切为了婴儿

为新生儿做准备是个非常有趣的过程。婴儿房布置妥当的那一刻，你会欣喜不已，你还为宝宝准备好了许多小衣服。不要过于疲劳，分期分批地准备，每次的工作量不要太大。让伴侣也参与进来，这有助于你们与腹中的宝宝建立亲子联结。

婴儿房

产前应该把婴儿房布置妥当。照料新生儿将占用你大量的精力和时间。布置婴儿房时，要优先考虑如何确保母婴安全和舒适。

婴儿床

最初几周，你们或许想让宝宝挨着你们睡，就在你们夫妇的卧房内。不过，让婴儿有个单独的婴儿床也不失为一个好办法——他可以独享一个房间，也可与另一个孩子共用一个房间。无论怎样，都要保证你有足够的空间来睡觉、喂奶、给婴儿换尿布、穿衣服。不必花太多钱装饰婴儿床，简单布置，待孩子长大时，就省得大动干戈改造了。大多数必备物品可用二手的，有时也可把现有家具加以改装。无论新生儿是睡婴儿床还是与你们共用一张床，都要注意保暖。室内温度要恒定在16—20℃。可安装一台温控电暖器。

家具和储物

结构稳固、带抽屉的柜子既能储放婴儿衣物又可用作换尿布的台子。高度最好高达腰部，以免你们经常弯腰。柜面不能有开裂。至少要有三个大抽屉。换尿布的用品可以放在最上面的抽屉里，便于取放；也可放在壁挂式收纳架上。架子还可用来放书和玩具。在柜面上铺一张塑料覆膜的换尿布垫，四边凸起的那种。附近放一个踏板式垃圾桶，里面衬上塑料袋，来放脏尿布。在婴儿房搁一把直背椅，你或伴侣可舒服地坐着喂奶。还可在旁边放一张稳固的小桌用来放饮料、奶瓶。

照明

夜间你肯定要起来查看熟睡的宝宝。开灯时，不能惊醒他。顶灯要有调光开关，开灯时可调节亮度。还可使用夜灯或罩灯，但务必当心别被拖曳的电线绊倒。

地板和墙壁

婴儿房的地板应防滑、不凉、易清洗。勿使用小地毯或垫子，以免被绊倒或打滑。油地毡、乙烯基地板耐磨易清洗；木地板和软木砖不凉、实用。墙面可使用无毒、可清洗的乳胶漆，或使用能擦拭干净的墙纸。

窗子和窗帘

婴儿房应有良好的通风条件，但要确保窗户密封度好，并装在婴儿够不到的高度。窗帘应衬有遮光布，或选用百叶窗式的窗帘，以保证良好的遮光效果，使婴儿在白天也能安睡。一定要用不易燃的面料做窗帘。

安全措施

- 婴儿房内的窗户若接近地面，须加装安全锁和护栏。
- 床品、室内装饰物和窗帘须用防火面料。
- 所有电源插座都要有儿童安全插座盖。
- 隐藏式电灶炉和煤气灶，安装小型消防设备。
- 墙壁涂料和家具涂漆应为无毒无铅的，或者只刷清漆。
- 所有橱柜和抽屉，特别是厨房家具上都安装儿童安全锁。冰箱、冰柜和炉灶也可上锁。
- 房内安装烟雾报警器，并定期检查。
- 所有电线都要布置在孩子够不到的地方。
- 浴缸里和浴室地板上要有防滑垫。

适合婴儿的环境

色彩亮丽、有多种声响的环境，会令婴儿非常愉悦。

安装婴儿床旋转音乐挂件，位置不要太高，会让婴儿很开心。把塑料覆膜的照片或专为婴儿设计的婴儿镜悬挂在婴儿床上方，宝宝很爱看照片和镜子里的面孔。柔软的玩具适宜吸吮，但要确保安全性。应查看玩具上的眼睛、鼻子是否粘得牢固且不易脱落。

▼ **婴儿床旋转音乐挂件** 婴儿醒来时，小床上方的转动挂件会引起他的兴趣，他会一直看。

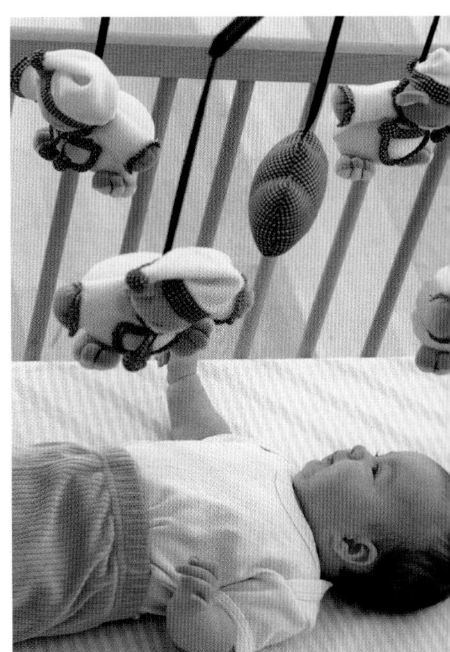

你的需求

最初并不需要太多育儿用品，只需婴儿车、寝具和洗浴用品。

婴儿车的手柄高度要适宜，以便你在推车时不会拉伤背部肌肉。好的刹车系统是关键：无须松开推车手柄即可刹车。

新生儿长得快，不用多久，婴儿篮就装不下他了，所以一开始就用婴儿床是划算的。有些婴儿床可改装成儿童床。婴儿床的高度应当可以调节，这样，把宝宝抱起时，你不必太过弯腰。

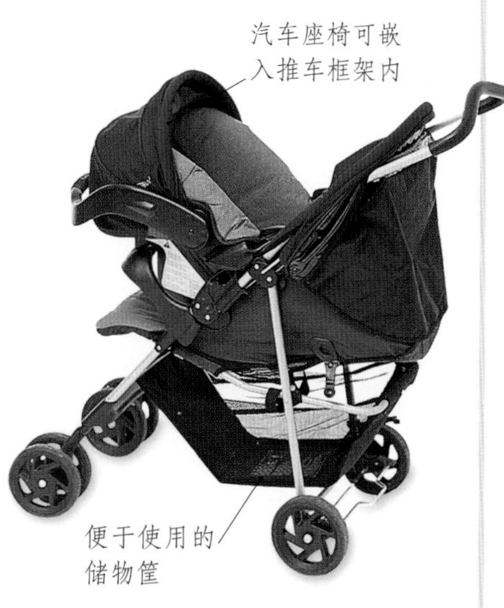
汽车座椅可嵌入推车框架内
便于使用的储物筐

▲ **可调式多用途婴儿车** 最新款婴儿手推车能从婴儿出生一直用到 3 岁左右，且配有可拆装的汽车座椅。

选购育儿用品

婴儿长得快，有些育儿用品用不了多久就不能再用了，性价比不高。尽量选择能长期使用的用品，比如可改装成普通儿童床的婴儿床，待宝宝一两岁时用作他的睡床。婴儿用品极少会被用坏，基本都是孩子长大，不适用了。不必样样都买新的，打听一下亲朋好友是否有用过的育儿用品，也可从网上淘二手货。

旅行用具

婴儿一出生，就需借助用具移动他。购买移动工具时，需考虑到家中的储放空间以及生活方式。在宝宝出生后的前几个月，一条简易的婴儿背带就够用。

婴儿推车 最新式的婴儿车可从婴儿出生一直用到 3 岁左右。座椅可调节，小婴儿能平躺，稍大些的婴儿或学步幼儿可坐直看街景。有些配有汽车座椅、储物筐和遮阳篷等。

汽车座椅 婴儿在汽车里必须安全固定好，所以在出院回家之前就要备好合适的安全座椅，并确保把座椅稳固地安置在车里。座椅须符合国家标准。不可使用二手汽车座椅，可能已有损坏。

便携式婴儿椅 你的宝宝会非常喜欢坐在婴儿椅里看周围的一切。弹力椅能给他带来乐趣，他踢腿时会感到很好玩儿。婴儿椅便于携带，但要确保椅子底部要宽而稳，以免婴儿坐在上面翻

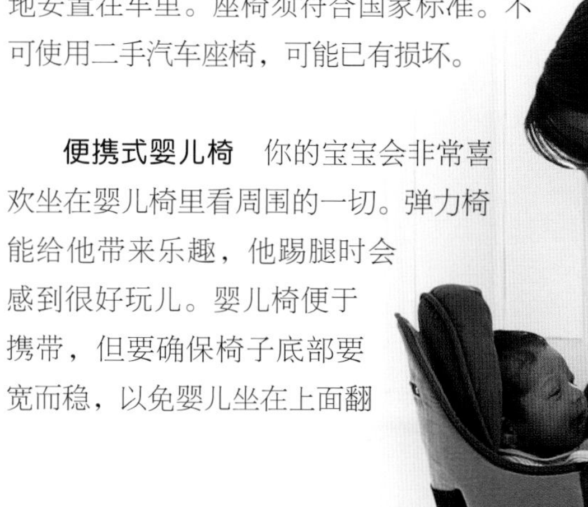

▶ **婴儿背带（背巾）** 宝宝在背带（背巾）里，贴近你的胸口，会很享受你的体温和心跳声。

倒。给宝宝系好安全带，勿将椅子放在高台（比如桌子）上。

睡觉和洗澡

新生儿能舒舒服服地躺在婴儿提篮或便携式婴儿床里。重点在于宝宝的寝具要大小适当并舒适，把轻薄、贴合、防水的垫子和棉布床单铺在里面。婴儿不可用枕头。婴儿房不要透风，要保持恒温。最好的婴儿床品要属保暖、轻柔的多孔棉毯。切记，熟睡的婴儿如果冷了，不要只简单地给他加盖一层毯子，这样做会把寒气裹住，使孩子更冷。正确的做法是，把宝宝抱起，搂着他，直到身体暖和起来，然后再给他多盖一层毯子。

婴儿床 如果新生宝宝一开始用婴儿篮，长大些就要换用婴儿床。新的、二手的均可，买个大些的，可以用得久一些。婴儿床必须稳固、涂无毒漆或只有涂清漆。床围栅栏的间隔要小于 6 厘米，以防婴儿把头伸到栏杆之间；床的四面围栏要足够高，防止婴儿翻爬出来；可降下的活动护栏要装有安全锁，以免不慎松开。婴儿床垫要贴合、防水、大小合适，垫子与床缘之间无空隙。勿使用婴儿床保险杠，一是婴儿睡在里面可能会很热，二是可能被爱冒险的小家伙用作踏板爬出婴儿床。

换尿布和洗澡 仅需一张塑料尿布垫，就可以给宝宝换尿布。换尿布垫可放在地板上、稳固的桌子上或斗柜上。若想用专门的换尿布装置，最好选择储存空间大的。

可把宝宝放在水池里，给他洗澡。若想在台子上给宝宝洗澡，要确保台子稳定性好，且高度适中。

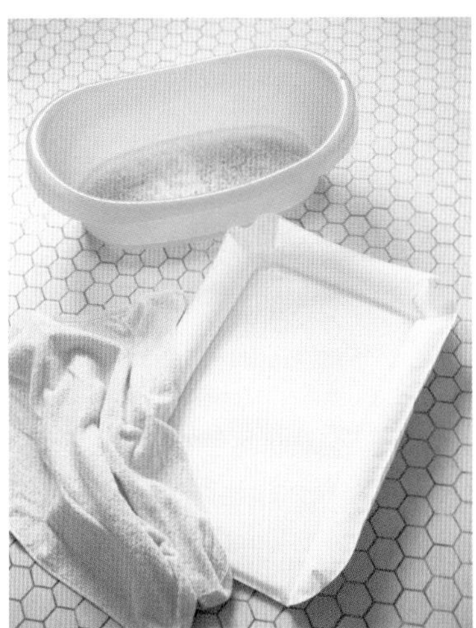

给婴儿洗澡 宝宝的洗浴用具要轻便、稳固、实用。

宝宝的需求

选择婴儿用品的重点不在于数量，而在于安全性。

■ 婴儿毯和婴儿被不要有缝边或松开的部分，以防婴儿窒息。

■ 毯子的纺织密度要大，以免卡住婴儿的手指和脚趾。

■ 选用有颈部支撑作用的宽背带，以有效承托不断增加的婴儿体重。

■ 检查婴儿床、婴儿车是否有尖利的边缘或钉子。

■ 选购可充分保护婴儿头部的婴儿车。

■ 确保婴儿车没有卡住婴儿手指或脚趾的隐患。

■ 婴儿车的色彩和图案宜鲜艳，以刺激宝宝视觉。

购物提示

不要等到最后一刻才去为宝宝买衣物。应趁着身体舒服时，享受购物的乐趣。

■ 不要一次性把所有东西都买齐。可以让伴侣或朋友帮你提袋子。

■ 你的宝宝不介意衣服的颜色和款式。买便于机洗、不褪色的婴儿服。

■ 头几个月的婴儿服不要买太多，因为你不确知宝宝长多快、天气如何。但是必需品要多准备，实际用量比你预计的要多。

■ 在信誉可靠的商店购买婴儿用品，选中等价位的。便宜的婴儿衣服经常开线，面料粗糙，刺激皮肤，洗过几次后就得扔掉。

婴儿小衣服

我们大多会准备过头，生第一个孩子时尤其如此。婴儿生长迅速，小衣服很快就会穿不下。总的来说，要买稍大的衣服，如果衣服太贴身，婴儿会热，会抓挠皮肤。婴儿衣物简单舒适，省却孩子和大人的麻烦——这是一条金科玉律。

选购必需品

婴儿服装在面料、设计和耐洗度等方面不断改进，买之前要有所了解。你会发现有许多衣服物品可能永远用不上，不要把钱浪费在这些上面。向有孩子的朋友咨询哪些是必需品，没准儿她会把自己宝宝穿过的衣服送给你呢。

注重实用性

预备几条床单、多套宝宝服、婴儿背心和披肩，方便换洗。床单和衣服最好有图案，即使不小心弄上小污渍也看不出来。背心的领口要大。婴儿可不喜欢紧口的衣服从脑袋上套过去的感觉。勿买扣子或拉链一直到脖子的衣服。采购时，也要考虑到照顾婴儿的便利因素。即便你偏好布料尿布，也要买些纸尿裤，以备不时之需。

基本婴儿用品

■ 1顶帽子——根据季节选类型

■ 6件棉质背心，领口要大

■ 2件纯羊毛开衫、短上衣或宽松针织套衫

■ 2件披肩（斗篷）

■ 6件婴儿服

■ 婴儿防抓手套

■ 2条柔软的新浴巾

■ 1包药棉

■ 婴儿润肤露

■ 钝头剪刀

■ 尿布疹软膏

■ 1盒新生儿一次性尿片或2打可重复使用的尿布和尿布裤（或若干包一次性尿布裤）

重复使用的尿布或尿布裤的配件有：6条塑料裤和12个尿布别针或塑料尿布扣

为即将出生的宝宝买衣服时，你可能有种手足无措的感觉，因为商品琳琅满目，无从下手。这时候，实用性应是主要考虑的因素。

宝宝的需求

给宝宝选购衣服时，应首先考虑舒适度和安全性，而不是款式好不好看。

■ 选择可机洗且面料柔软的衣服。合成面料不吸汗，羊毛可能会刺激新生儿皮肤。

■ 天气温暖时，给宝宝穿两层衣服就足够。冬天多穿几层，但不要把宝宝包裹得过于严实。

■ 婴儿的手动得较猛、幅度也大，所以衣服要宽松，易伸拉。

▼ 婴儿服 能保持婴儿全身温暖，这是再理想不过的衣服。扣子在裆部和裤腿内侧，方便换尿布。

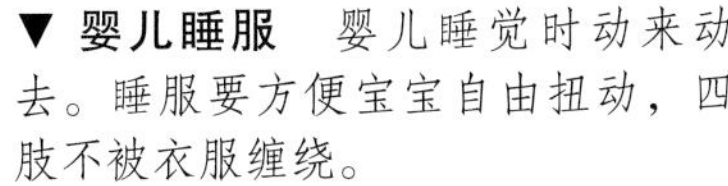
▼ 婴儿睡服 婴儿睡觉时动来动去。睡服要方便宝宝自由扭动，四肢不被衣服缠绕。

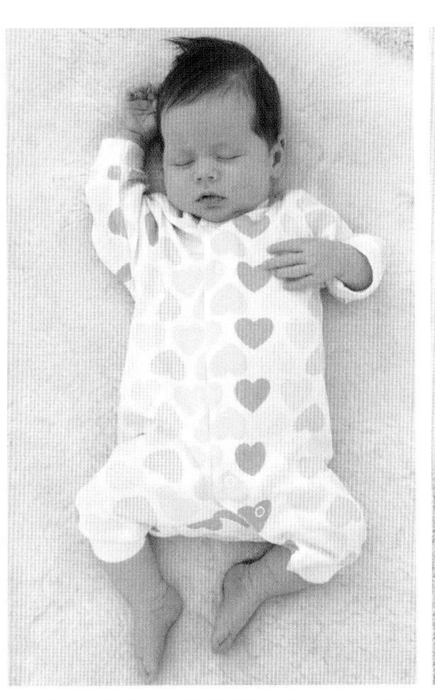

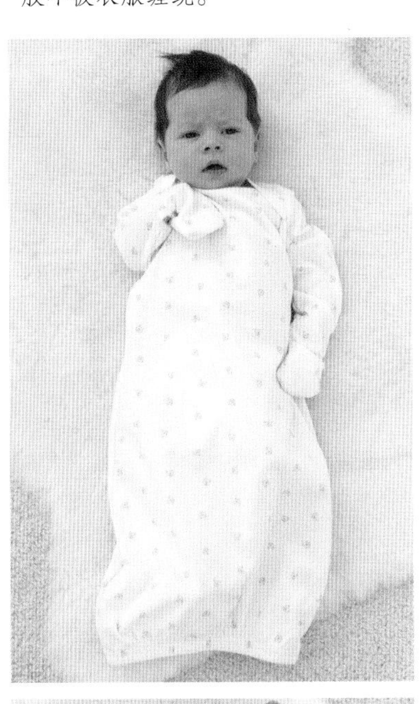

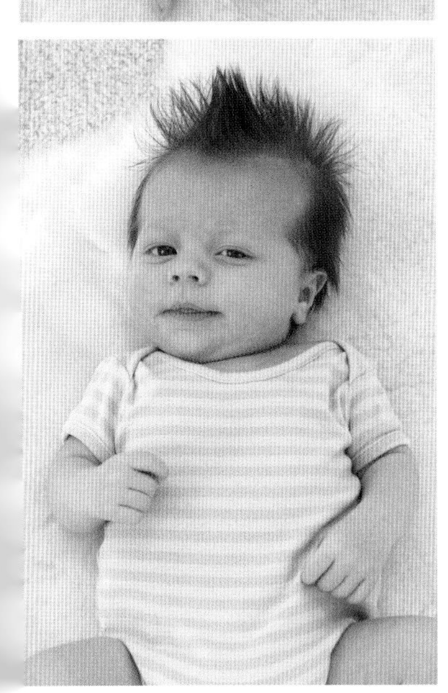

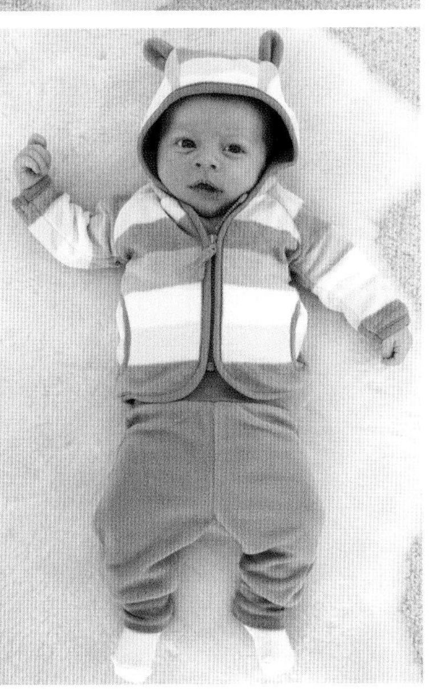

◀ 背心 信封领背心最适合，经婴儿头部穿脱很方便。用柔软棉布或保温面料做成。

◀ 户外服 选购婴儿户外服时，保暖性是首要考虑的因素。不要因衣服的色彩和款式而偏离重心。婴儿的头部和双脚易受寒，不可暴露在外，须护好。

母乳喂养是最佳选择，除非有特殊原因无法哺乳。

母乳喂养的好处 母乳是婴儿的最佳食物；母乳随时都有，无须借助专用用品辅助，也不需提前准备。不少女性很享受哺乳的过程，哺乳对她们的身体也有益处，比如，有助于子宫更快地恢复到正常大小。

当然母乳喂养也有弊端，但都容易克服。母乳的质和量取决于母亲的整体健康状态，因此要保证饮食营养，做好自我保健。哺乳可能造成乳头疼痛，甚至引起乳房感染（参见第354页），也会令人疲劳，所以哺乳的妈妈要多休息。

奶瓶喂养（喂配方奶） 婴儿配方奶非常有营养，但仍比不上母乳。奶瓶喂养费用更高，还需购买辅助用品。

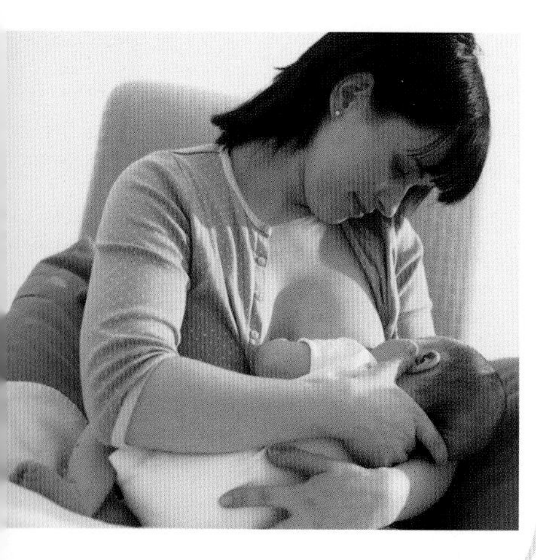

母乳或奶粉

母乳喂养比奶瓶喂养好。但若有特殊原因无法哺乳，也不必担心。现代的配方奶质量很好，婴儿能从中获取足够的营养。

夫妇双方都了解母乳喂养的好处——这是你们所做的最好的哺乳准备工作。妈妈的身体和心理都要进入哺乳预备状态。身体上的准备简单易行，只需保证营养即可；同时要规避影响泌乳的不利因素，并护理好乳房。你的助产士、医生、产科医师、分娩辅导师或健康顾问都能解答你的有关疑问。

母乳喂养

母乳是婴儿的完美食物，含有所有婴儿成长必需的营养成分（脂肪、蛋白质、碳水化合物、多种维生素、铁）；母乳浓淡适中，干净卫生，随时都有，且温度合适。如同你的乳房分泌的初乳一样，后来的乳汁也含有抗体，可保护婴儿不受肠胃炎等感染的侵害。

哺乳是一种令人满足和享受的经历，还可增进母婴之间的爱。除却偶尔造成乳头疼痛或乳房充血等不适外，哺乳总体来说对母体也有好处。泌乳需要额外热量，有助于消耗你在孕期积累的脂肪，使你的体重更快地恢复到孕前水平。哺乳时，婴儿吮吸乳头可刺激催产素的分泌，这种激素能引起宫缩，帮助子宫更快地恢复到正常大小。

此外，有证据表明，有过哺乳经历的女性较少罹患乳腺癌和骨质疏松症。单从实际操作角度来看，哺乳快捷、省力、方便。你不必走到哪儿都随身带着喂奶的用品。

不过，母乳喂养也有弊端。在你的乳汁分泌充足到能够备份、用奶瓶喂给宝宝吃之前（参见第 325 页），你是唯一一个能给宝宝喂奶的人。若在公共场所，哺乳时很难保护隐私。

哺乳可能导致乳头疼痛或皲裂，引起其他乳房问题（参见第 354—355 页）；生病、疲劳、焦虑、月经来潮会减少乳汁分泌；哺乳期间服用的药物可能经乳汁影响到婴儿；你吃的某些食物，比如橘子，可引起婴儿胃部不适。

刚开始哺乳出现的大多数困难和问题在一两周后便会逐渐减少。如果母乳喂养让你感觉很吃力，不要气馁，再坚持一段时间，可征询他人的建议。一旦度过最初的困难期，哺乳自会变得轻松，将带给你巨大的回报和享受。

奶瓶喂养

虽说现代的婴儿配方奶营养丰富（如下表所示），却不含初乳和母乳独有的保护性抗体。此外，配方奶不如母乳好消化（因为这一点，喂奶次数可以适当减少）；喝配方奶的婴儿大便较成形，气味更大；配方奶可能为以后出现牛奶过敏症埋下隐患；喂食的准备过程也十分耗时；没有泌乳消耗额外的热量，产后更不易减肥。如果决定奶瓶喂养（参见第332页），在宝宝出生前，就要备齐配方奶、奶瓶、奶嘴和消毒设备。今后只要外出，就要随身携带喂奶用品。

母乳与配方奶的对比

营养成分（每100毫升）	母乳	牛奶配方奶	大豆配方奶（豆基配方奶）
能量（千卡）	68	66	65
脂肪（克）	3.8	3.7	3.6
蛋白质（克）	1.25	1.45	1.8
碳水化合物（克）	7.2	7.22	6.9
维生素A（毫克）	60	80	60
维生素D（毫克）	0.025	1.0	1.0
维生素C（毫克）	3.7	6.8	5.5
铁（毫克）	0.07	0.58	0.67

进食初体验

新生儿非常喜欢接受妈妈的哺育。母乳浑然天成，为的就是给新生宝宝一个最棒的人生开端。

母乳 母乳的营养优于配方奶，易于消化，与初乳异曲同工，均能提供抗体，保护婴儿不受常见感染的侵害——特别是胃肠道和呼吸道感染。即便仅仅哺乳几周，初乳和乳汁里的抗体也能使新生儿大为受益，而且在哺乳过程中，母婴肌肤相亲，亲子感情得以增进。

配方奶 如果无法进行母乳喂养，你的宝宝当然也能靠配方奶茁壮成长。用奶瓶喂奶时，要多与宝宝进行肌肤接触和眼神交流，边喂奶边跟他说话、唱歌，强化亲子联结。

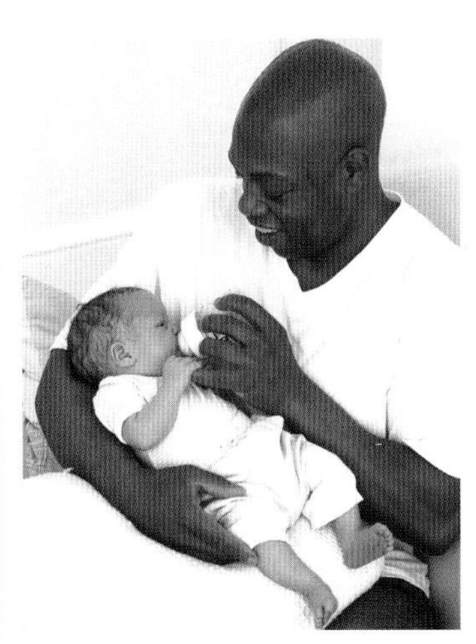

▲ **亲密接触** 用奶瓶喂奶时，注意力要集中在宝宝身上。保持与他的眼神交流、微笑、和他说话。

取名须考虑的因素

为新生宝宝取名时，需考虑到以下几点：

■ 你取的名字适用于孩子的所有人生阶段吗？
■ 名字是否易写易读？
■ 你取的名字是否与姓氏搭配？
■ 姓和名的缩写字母能否合成一个字？
■ 宝宝的名字与某位名人或熟人的名字相同，你介意吗？
■ 宝宝的名字会不会招致嘲弄？

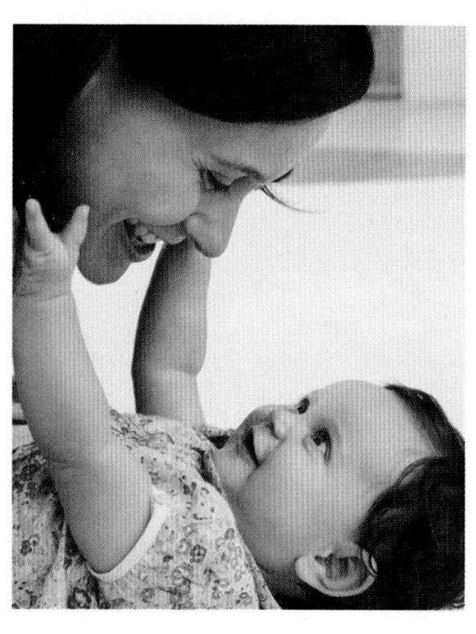

▲ **与宝宝交流** 给宝宝取个名字，方便你与他/她说话。宝宝很快就能懂得他/她叫什么。

给新生儿取名①

给宝宝取名字出乎意料地困难。很多因素都要考虑在内——名字与姓氏搭配吗？会不会太老派？各种考量左右着你的决定。但是别忘了，名字是宝宝的，但愿名字能给他/她带来一生的快乐。

流行性

不少父母给孩子取名时，有意无意地会受流行趋势的影响。某个名字可能突然间成为爆款，风靡一时——此状常因某个名人而起——然后倏然间退出流行，来得快去得也快，看名字便可知年代。不过，要预知什么样的名字会流行非常困难。有些名字一直都是人们喜闻乐见的。父母们对于流行与否的界定往往与其社会地位有关。

有些人喜欢传统而通俗的名字，讨厌新奇独创或舶来的名字；有些则偏爱有含义的名字，象征自身和他们所处的时代。

关联性

父母给孩子取名，会更多地考虑名字与特定人、事物的关联性而非其特殊的含义。在西方，名字含义的重要性远不及世界其他地区。

与人的关联性可对取名起着积极或消极的影响。西方有人喜欢以朋友或家庭成员的名字给孩子命名——比如，深受爱戴的外公或外婆。没人愿意让孩子的名字与讨厌的人扯上关系。与公众人物的相关性涉及皇家成员、名人、歌星、影视明星等。如果地名对于父母有着特殊意义，也会被用来给孩子取名（比如布鲁克林、菲尼克斯等），但是要当心名与姓的搭配，勿使孩子成为笑柄。书和电影中的人物也是父母们给孩子取名的灵感来源。有些孩子的名字与某些电视连续剧（肥皂剧）人物的名字一样。在不少人看来，名字代表着某种形象或某个特定的人物，他们期待孩子能人如其名。由于这会影响到人们对待孩子的方式以及孩子对此的回馈，孩子很可能真的出落成名字所代表的形象。有些名字，比如“耐心”“忠诚”等（在西方，常为女性名字）

① 本节请国内读者酌情参考。——编者注

则意味着父母希望孩子拥有美德。

有些名字与母亲怀上孩子的地点或者分娩时间有关。比如圣诞节出生的孩子叫诺埃尔（Noel）或纳塔莉（Natalie）；以月份取的名字有：梅（May，五月）、琼（June，六月）；根据出生时辰取的名字：唐（Dawn，黎明）、伊芙（Eve，前夕、前夜、傍晚）。

家族传承

过去，西方父母给孩子取名，会自然而然地选择家族世代相传的名字，尤其是头生孩子的名字一定会从中选。如果生的是女孩，家族中没有男性继承人，而世传的名字太男性化，就将名字改成女性化的，比如托马斯改为托马西娜。随着时代变迁，这一习俗逐渐被淘汰，许多家传的名字都被弃之不用，但有时会用作孩子的中间名。

以前，在苏格兰和美国南部，许多贵族家庭都把母亲的婚前姓氏当作孩子的名字。虽然这一做法不再流行，母亲的婚前姓氏至多被用作孩子的中间名，但有些姓氏，如“罗素”“霍华德”“卡梅伦”等，因此变身为常用名。如今，未结婚的伴侣，或女方不想放弃婚前姓氏的，偶尔也喜欢把妈妈的姓氏当作孩子的中间名。

与来源地相关的名字

许多父母给孩子取的名字会反映出他们的来源地，尽管他们已不在那儿生活。这类名字常导致拼写和读音的混乱，因此拼法会被简化。比如，从盖尔语转化为英语的：Sile 变成 Sheila，Aodan 变为 Aidan。另外，有些被认为具有国家或民族特色的名字在本国鲜被使用。例如，在美国和澳大利亚，爱尔兰裔的女孩常取名为 Collen。Collen 由凯尔特语里的 Caitlin 变形而来，是“女孩”或“少妇”的意思，在爱尔兰却没有人以这个字为孩子取名。

取名风尚

凡事皆有流行趋势，取名字也不例外。如今的许多名字实际已经沿用了数百年之久。

诺曼人的名字 1066年诺曼人征服英国后，引入了一套固定的姓名体系。诺曼人的名字有：艾伦、亨利、休、拉尔夫、理查德、奥利弗、威廉、爱丽丝、艾玛、罗斯蒙德和伊冯娜。

根据《圣经》取名 16世纪，天主教徒常根据《圣经》里的人物取名，比如玛丽亚、贝内迪克特、塞巴斯蒂安、艾格尼丝等。他们也从《圣经》中获得取名灵感。亚当、大卫、约书亚、撒母耳、拉结、哈拿、路德和撒拉等成为流行的名字。17世纪时，人们常用一些代表美德的名字——Faith（忠诚）、Charity（慈善）、Grace（恩典）、Hope（希望）、Patience（忍耐）和Prudence（谨慎）。

维多利亚时代的名字 19世纪时，英国流行用宝石或鲜花给女孩取名。珀尔（Pearl，珍珠）、鲁比（Ruby，红宝石）、莉莉（Lily，百合花）、艾菲（Ivy，常春藤）、露丝（Rose，玫瑰）成为时髦的名字。

当代人名 20世纪开始出现越来越多异国情调的名字，比如妮基、黛布拉，还有一些个性化的名字，如瑞佛（River，河流）、伦博（Rainbow，彩虹）。21世纪的流行名字有：女性——奥利维亚、格雷斯、索菲、克洛伊；男性——杰克、托马斯、奥利弗、约书亚等。

给双胞胎取名

人们惯常让双胞胎的名字有关联性：首字母相同（比如Paul和Patricia）；读音相近（比如Susanna和Hannah）；音节相似（比如Benjamin和 Jonathan）。

为求顺口，使双胞胎的名字过于关联，他们不见得领情。

首先，双胞胎的名字太相近，会把人搞糊涂，人们难以区别他们。名字的作用好比标签，双胞胎比其他孩子更需要有专属个人的独特标签。

其次，填写正式表格、试卷署名、写信等，也容易让人混淆，首字母相同的双胞胎名字尤其如此。

再者，如果两个名字密切相关，人们可能会拿名字开玩笑，双胞胎因此成为被戏弄的靶子。

名字的含义

对多数西方父母来说，名字的相关性比含义或起源更重要。与其他文化相比，西方人名往往有着更为复杂的历史渊源，这是因为名字和其他传统与习俗一道，被一个族群引入另一个族群中——常常通过一方入侵之后，不同文化之间的融合、迁移和接触而实现。正因为这样，许多名字已经脱离了本源的含义。当然，也有西方父母坚持给孩子取有含义的名字。

名字的形式

我们大多很在意自己名字的拼写和读音。名字总是被写错或读错是个令人恼火的事。

昵称（小名） 人们更喜欢用昵称（梅根、凯特、杰米），不太用全名（玛格丽特、凯瑟琳、詹姆斯）。即使你们只想叫孩子的小名，也有必要给他／她取个正式名字，某些场合用得上。同样，不能只用孩子的全名（帕特里夏、爱德华），也需考虑小名（帕特、帕蒂、佩茜、翠茜、翠西亚、艾德、艾迪、泰德、奈德），因为孩子长大后，他／她的朋友们肯定会以小名称呼他／她。

顺口 喜欢一个名字常因其读着顺口——名字本身的发音好听，或者与姓相配，读起来上口。多数父母都在意名与姓相合朗朗上口这一点。的确，有些父母按照他们认为读起来最好听的方式来安排名字的顺序（伊丽莎白–安妮、亚瑟–詹姆斯），但平时只叫孩子的中间名（安妮、詹姆斯）。

拼写与发音 名字要好写好读，避免误会和因此产生的不快。

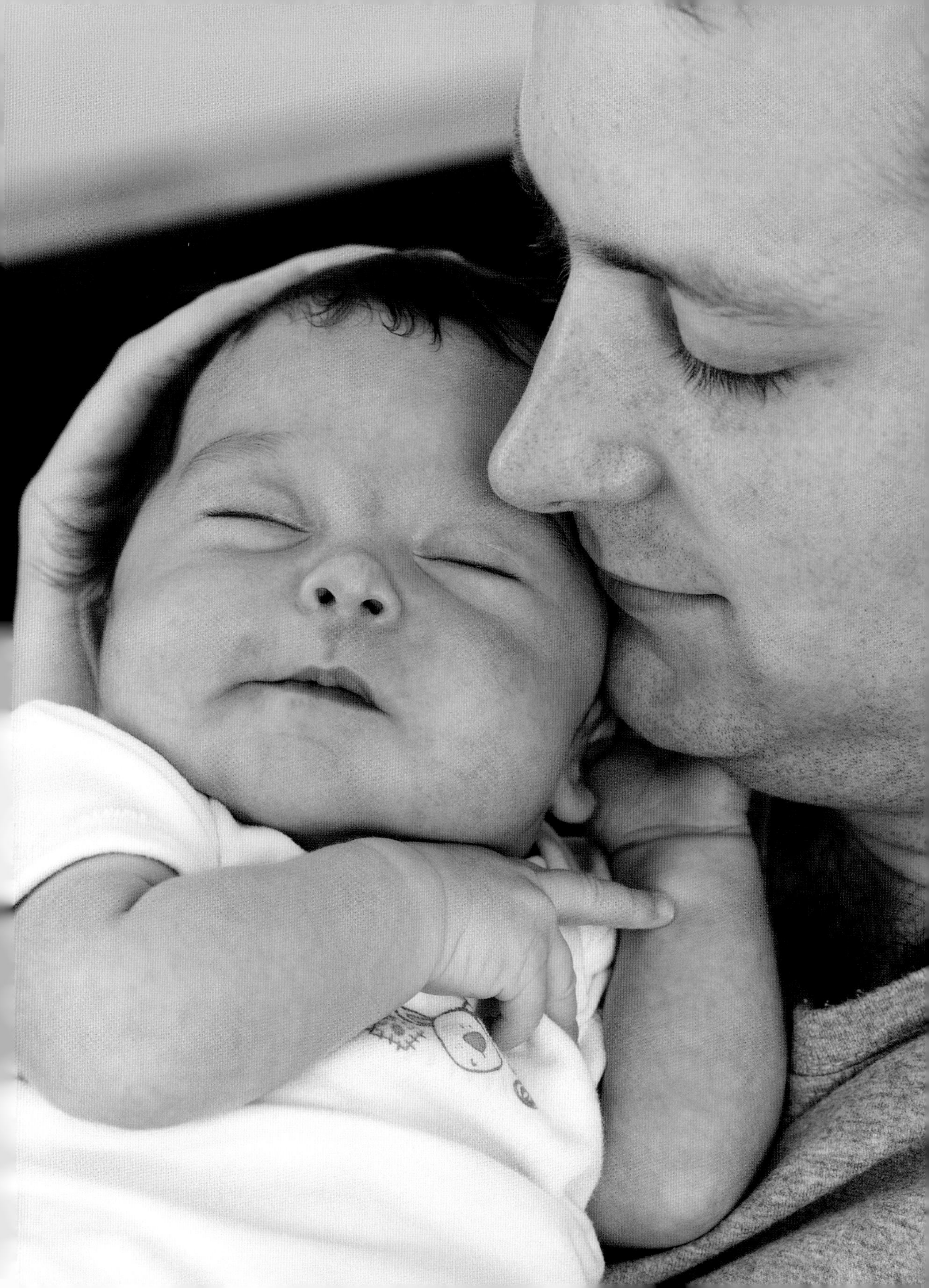

如何让大孩子接纳新生儿

当家里迎来新生的弟弟或妹妹时，任何一个原本享有父母专宠的孩子，无论年纪大小，都会产生“失宠”的焦虑。几乎所有学步阶段的幼儿都有深深的失落感。他们内心的不安常表现为行为上的异常，这不足为怪。

帮助年幼的孩子适应 对于年幼的孩子来说，添了弟弟或妹妹意味着他的重要地位被颠覆。他不再是妈妈最牵挂的人、不再是妈妈的掌上明珠、不再是妈妈的最爱和养育、保护的焦点，感觉自己在爸爸妈妈的心目中退居第二，他们不像以前那么关注他了。孩子强烈地感受到这种被取代的滋味，自然会有所回应。年幼的孩子最懂得如何尽其所能地利用各种手段来重新获得父母的关爱。

▼ 让孩子参与其中 告诉孩子将有一个小宝宝诞生，使他感到这件事他也有份儿，他绝不是被忽视的。

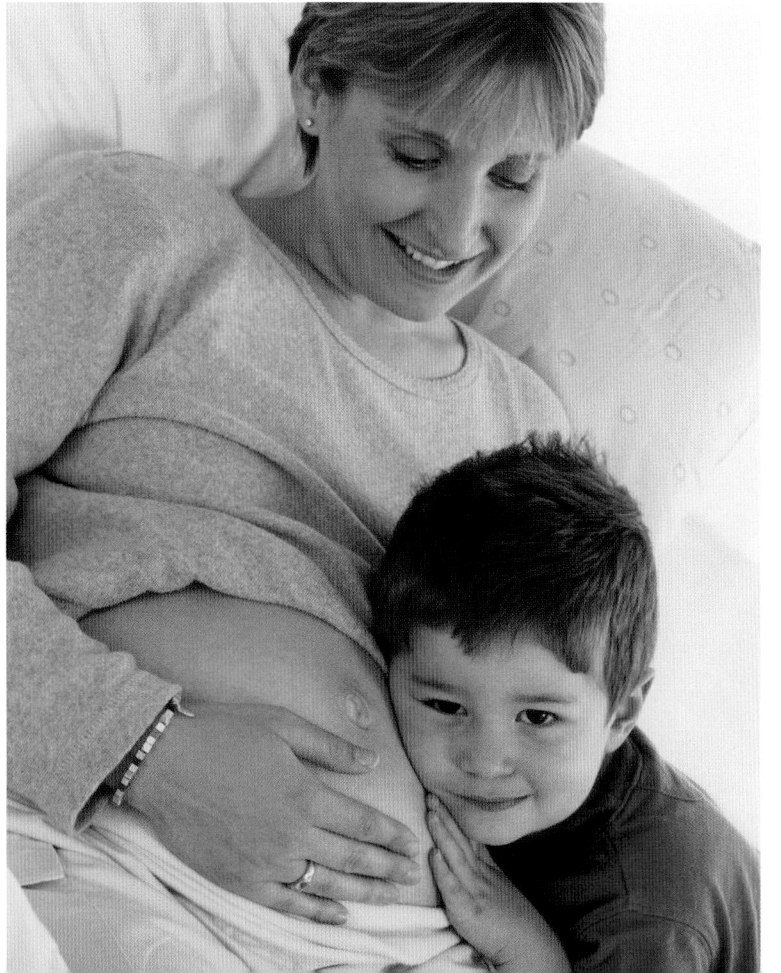

孩子可能出现“退化”行为，即他的表现又退回了早前那些幸福的时光——自己不会吃饭，尿床，把便便拉到尿布上甚至不会说话。在大人眼里，这是反抗行为，但是一个蹒跚学步的幼儿没有自控力，他忍不住要这样做。父母在这种状况下最糟糕的处理方式是惩罚孩子。孩子不过是想要多些时间和妈妈独处，与妈妈有爱的互动。需要妈妈给他很多奖励和赞扬；想和妈妈耳鬓厮磨——做游戏、亲吻、被妈妈搂抱、互相逗乐、一起大笑。

了解了这些，只需细心准备和规划，就能帮助孩子顺利地过渡。

让孩子参与你的孕育过程 怀孕一开始就要如实相告。告知你的大孩子，你又怀了一个小宝宝他将有一个弟弟或妹妹了。你甚至可以问他最喜欢让弟弟或妹妹叫什么名字，并把备选的名字写下来，贴在厨房里，时不时地跟孩子讨论讨论。

让他把手放在你的腹部，感受胎动。告诉他，你腹中的宝宝喜欢听到他的声音，他可以隔着你的肚皮和小宝贝说话、唱儿歌和童谣。

这并不是空穴来风。胎儿的确对听到的声音有记忆，且出生后能辨别出这些声音。如果胎儿经常听到哥哥或姐姐的声音，一出生就能辨别并有所反应。

让孩子了解胎儿的生长 借助本书第 70—87 页的图，帮孩子了解胎儿在你腹中每个月的发育生长。可以把图放大复印，以便看得更清晰。可以用手指着图片，告诉孩子胎儿是怎样发育的，并把图片贴在墙上，便于孩子看清。你不妨生动地描述胎儿的每个发育阶段。例如"现在，小宝宝的心脏开始跳动了""现在小宝宝能移动他的小手小腿了，我们可以感觉到他在踢腿呢""现在小宝宝会吸大拇指了""小宝宝就要出生了"等等。

要说"你的"——"你的小弟弟"或"你的小妹妹"，让孩子感到弟弟或妹妹是属于他的，主人翁精神油然而生，迫切希望照顾小宝宝。如果你们夫妇总是说"我们的小宝宝"，那么你们的大孩子就会感觉被排斥在外了。

让大孩子参与到迎接新生儿的准备工作中，比如帮着布置婴儿床，把育儿用具摆放好等。你甚至可以建议，他先使用小弟弟或小妹妹的浴盆——"你想不想先用小弟弟（小妹妹）的浴盆，试试好不好用？"

所有学步年龄的幼儿都乐于帮大人干活，有样学样。所以，可以给他分派些小杂活，并大力肯定他的努力。你还可以把给新生宝宝准备的小衣服拿给他看，并对他说，他小时候也穿过这么丁点儿的衣服，现在他长大了，让他感到自己与众不同。

产后

生完宝宝后，要让大孩子尽早看见你和新生儿。

当你们年幼的大宝贝前来看你时，你的注意力要专注于他。对大宝贝要嘘寒问暖，等他主动问起刚出生的婴儿时，再把小妹妹/小弟弟抱给他看，但不要让他看太久，你也不要表现得太关注新生儿。短暂探视就好，你还得照顾新生儿。

带新生儿回家 设法使你年幼的大孩子与新生儿相处融洽，与小妹妹/小弟弟逐渐亲热起来。

■ 跟大孩子打招呼时，让别人抱着新生儿，你可以腾出双手拥抱你的大孩子。

■ 花几分钟时间，把你全部的注意力都给你的大孩子。

■ 送他一个礼物，是他一直期待的，并说是新生宝宝送的。

■ 在最初几周，匀出时间与大孩子独处，不要让任何事打扰你们。

■ 给新生儿洗澡、换尿布和喂奶时，让大孩子参与进来，并描述新生宝宝的一切，使大孩子认识并开始关心小妹妹/小弟弟。

■ 新生儿有很好的抓握反射。把大孩子的一根手指放进新生宝宝手里，新生儿会紧紧地抓住不放。大孩子会把这解读为小妹妹/小弟弟爱他。

父亲照顾婴儿

在许多家庭中，妻子带着新生宝宝出院回到家中，丈夫便成为照料一切的主要帮手。有些男士能迅速进入角色，把妻子和新生儿照料得妥妥帖帖。不过，有些男士还是需要努力练习的。

带着新生儿回到家中，你最需要丈夫给予的莫过于理解、体贴和陪伴你们母子的主动性。这些最好在生产之前，就与丈夫沟通谈妥。

你可能认为分工协作是最有效的办法。比方说，丈夫负责清洁卫生、外出购物和洗衣物，你则专心照顾自己和婴儿。或者家务和照顾婴儿的大小事由你们两人一起分担。

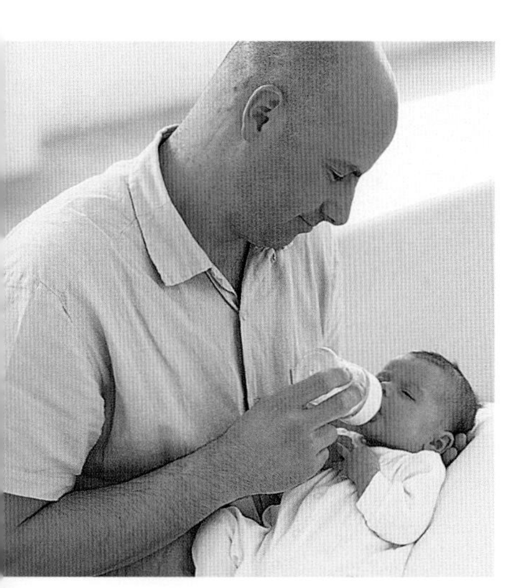

▲ **给孩子喂奶** 母乳喂养，也可以把乳汁挤到奶瓶里（参见第325页），由丈夫喂给宝宝吃，让他也享受喂奶的过程。

找帮手

预产期前几周最适合夫妇二人商量如何安排孩子出生后的一应事务。丈夫休假在家，能助你顺利地适应新角色。如果丈夫仍要工作，你就需要找个帮手，尤其是产后头几周。

初为人母的最初几天比你预想的要难挨。分娩的过程已经使你身心俱疲，带着新生儿一回到家，你就会发现还有忙不完的事，一件接着一件，连喘口气的时间都没有，忙碌中你还得学会怎么做母亲。你发现自家宝宝的作息根本不符合育儿书里介绍的时间表和计划。你的生活不得不围着新生儿转。把你自行安排的时间表强加给婴儿只会让你陷入更加忙乱的状态。顺其自然是最好的方法。但是，你需要睡眠，得空就要睡一会儿。新生儿的作息没有昼夜之分，夜间需要的关照不比白天少。

为了避免体力透支，不让自己累到抑郁、累得眼泪汪汪，你需要请个帮手，助你度过产后最初几天，特别是头一两周。不必太要强，什么都一肩扛。如果不开口寻求帮助，你会后悔不迭的。找个帮手不代表你是个不称职的母亲。最好让帮忙的人住在家里，你们可以轮班，以确保你能充分地休息，并有时间关照一下自己的饮食。

家人和朋友

你的母亲和婆婆应当是这个世界上你最信任的能照顾好宝宝的人了。她们养育过孩子，对照顾婴儿很有经验，能给你提供些指导。请她们当中的一位或某位时间自由的亲戚来帮忙。在你临产时就住到家里来，提前适应与你的伴侣和其他孩子（如果有的话）相处，并安顿好一切，只等你和新生儿回家。

这样的帮手是无价之宝。她能做饭、洗衣、购物，把一切打理好从而减轻了你丈夫的负担。你们两人便能把更多精力用来照顾新生宝宝。如果帮手自己也有孩子，她还能提供有益的信息和建议，这就更好了。

保姆

保姆可以住在家里，也可以每天定时上下班。若决定雇保姆，最好在生孩子之前就安排她熟悉你的家居和家人，便于你们相互了解。家里有个新生儿是很辛苦的。帮手要能适应你们的作息和生活方式，这一点很重要。另外，保姆是否胜任工作、她如何对待婴儿，也是至关重要的因素，你必须对此放心才行。你可以通过熟人介绍和广告，或通过信誉良好的中介机构雇请保姆。

无论以哪种途径找到保姆，在决定用不用她之前，至少要见她两次。建议你和保姆第一次碰面时，放松地喝茶、吃午饭或一起购物，之后再进行一次正式的面试。整个过程都需要你的伴侣参与，因为两人观察有助于发现保姆性格的不同面。

起草一份工作合同，其中有准确的工作描述，涵盖保姆的所有职责以及她应具备的工作方法和态度。保姆需要放弃个人习惯，迎合你们的要求，这是她的职业素质。同时，作为雇主，你有责任保障她的合法权益。保姆与其他行业的雇员一样，享有同等的就业权益。

互惠生

他们是帮助照顾孩子的外国年轻人（男女都有），以此换取食宿，赚取少量工资。尽管比雇保姆便宜很多，但他们大多没有接受过专业的育儿培训。

互惠生其实不是雇员，更像是家庭一员，与你们生活在一起。把不满周岁的婴儿完全扔给互惠生照顾，无论时间长短，都是不稳妥的（对互惠生也不公平）。在英国，互惠生的日工时不得超过5小时。寄宿家庭应按其所希望的，给他们留出时间去上语言培训课。

住家帮手

打算雇请临时帮手的话，可考虑雇一位产科护士为你工作几周。她将在你分娩前夕或产后住到家里来，帮你照顾新生儿。

产科护士是难得的老师。除了你刚回家时帮你照顾新生儿之外，她还能教你平日照顾婴儿的方法。比如怎样换尿布、怎样哺乳或用奶瓶喂养宝宝，如何知晓婴儿吃饱了，怎样把婴儿轻轻地抱离你的乳房，不引起乳头疼痛或皲裂。

如何安排工作全由你和护士决定。你可能希望夜里不被打扰，能睡囫囵觉，那么护士就值夜班。你们在早晨7点左右交接班，护士去休息。雇用产科护士的费用不菲，但她能为你带来良好的开端。

也可雇请一位“导乐”（类似中国的月嫂）。“导乐”是指有育儿经验的、为产后妈妈提供帮助和支持的女性。有些导乐愿意住家服务几周。她们接受过分娩和育儿方面的训练并富有经验，但没有行医资格。

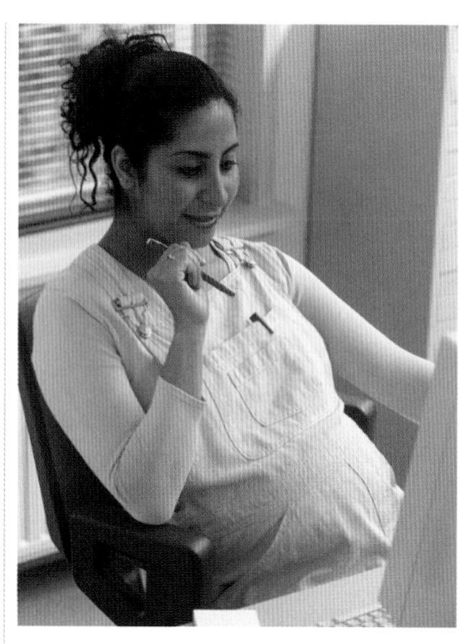

孕期继续工作

维基是会计师事务所的初级合伙人。在怀着第一个孩子时，她通过了会计师考试，现在儿子已经6岁。生儿子后不久，她就返回了工作岗位，所以，她知道自己能够做到工作和当母亲两不误。她目前面临着新的挑战。不仅要在孕期坚持工作，同时还要照顾上学的儿子，并维持良好的夫妻关系。

合理安排孕产和工作

维基怀上第二个孩子后，决定继续她的高强度工作。为此，她必须要像拼七巧板那样，让生活的方方面面无缝衔接。

她把怀孕的消息告诉了同事们，与他们商量休产假的事。我建议她一定要吃好，摄入所有必需的营养，才能在坚持工作的同时，确保妊娠进展顺利，胎儿发育良好。

我解释说，任何一次孕期都不尽相同，所以维基无法预知第二次怀孕后她的状况如何。我建议她，孕期第32周时就停止工作，但不妨安排些次要工作，以免到时身体情况不错却无事可做。

产假安排

产假过后何时重返工作，这是更为复杂的决定。月经周期只用3个月就能恢复正常，但肌肉和各个器官却需要更长时间恢复。整个产后恢复期要长达一年。如果在孩子不满半岁时就回去工作，维基就得制订一个特别的喂养计划。她不想让宝宝吃配方奶，所以就要挤乳汁冷冻起来。乳汁储存够量需要花些时日，婴儿适应哺乳和奶瓶母乳两种喂养方式又需6周左右的时间。

我建议维基先暂定一个重返工作的日期，临近这个日期时，咨询医生后再做最后决定。谈到找人照顾孩子，我提醒维基尽早做准备，了解各种现有的幼托方式：托儿所、日间保姆、幼儿托管人、互惠生，总之要找一位最适合的人照顾宝宝。

亲情时间和独处时间

我提议维基每天腾出一定时间来陪伴新生宝宝和她的儿子杰克。杰克在这个阶段也需要大量关注和安慰，最好的方式是确保他有单独和妈妈在一起的时间，这样他就不会感觉被隔绝在外。维基还要留出时间与丈夫彼得独处，以维持夫妻

米里亚姆医生的重要提示

在安排生活与工作时，维基需优先考虑自己和宝宝的精神状态。关键在于有效地管理时间，并对自身需求保持敏感。我的建议如下：

■ 计划好何时休假、何时恢复工作，尽早确定雇人照顾孩子之事，以便顺利过渡。

■ 与附近其他夫妇双方都工作的家庭建立互助关系。

■ 在繁忙的日程中腾出时间放松和自我调整。

之间的亲密关系。最重要的是，维基必须给自己独处的时间——每周 1 小时，任何人都不得要求你做事和打扰你。妈妈们常因独处时间感到内疚，但是独处的确很有必要，这能够让自己放松、开心。

规律作息

我们一致认为，若有一个规律作息可遵循，维基就不会感到快要崩溃了，家里其他人每天能按部就班地作息，也会更加释怀。维基可在下班后陪伴新生宝宝，让彼得和杰克给她递杯茶，使她舒舒服服的。然后让母子俩单独待会儿，之后父子俩到外面玩耍、聊天。维基陪杰克的时间可安排在儿子睡觉时，给他读故事，听他说说当天的事。她与彼得则可以共进晚餐，边吃边聊，然后给婴儿喂奶。

适应变化

我建议维基在回事务所上班之前 6 周，就要开始在白天给婴儿断奶，先尝试每天用奶瓶喂母乳一次（逐渐替代哺乳）。婴儿也需要时间适应来照看她的阿姨。事实上，孩子会与阿姨很亲，阿姨将成为她人生中很重要的人，但这并不影响孩子与父母之间的感情。

维基上班后，小宝宝的日程也有改变。没费什么周折，她就适应了用奶瓶吃母乳，这多亏了在孩子不足 5 周大时，维基让她接触过奶瓶。最初她拒绝用奶瓶喝奶，维基尝试了好几种不同奶嘴的奶瓶，终于找到一款小宝贝喜欢的。

挤奶并贮存

我告诉维基，她要定时地哺乳或挤奶，才能保持乳房泌乳充足。乳汁不流出，泌乳会减少。维基确信哺乳之后，她还有足够多的奶水，可以挤出存放好，逐渐积累起来以备后用。维基上班后，她的乳房每天会胀满两次，所以她腾出时间，在舒适的哺乳室里用吸奶器把奶水挤出来，存放在办公室的冰箱里，下班时带回家。她把所有容器都消毒，乳汁在冰箱里冷藏的存放时间不超过 48 小时。实际上，母乳可在冰柜里冷冻保存 6 个月之久。

在家中

照顾宝宝的阿姨负责把每天的母乳解冻。惯常的做法是，把母乳放在冰箱冷藏室里慢慢解冻。但如果想快速解冻，可用温度适中的流动自来水冲装有母乳的容器。另外，吃剩的母乳必须倒掉，绝不可保留或重新冷冻让宝宝下回再吃。

维基下班回到家时，乳房又胀满了，婴儿也到了吃奶的时候。我提醒维基，她的宝贝很快就能悟出来，虽然妈妈白天不在家，可是一整个晚上都在，可能会因此夜里不睡觉，我的两个儿子就曾经这样。所以，我建议维基培养孩子规律作息。这样，宝宝通宵安睡，她自己也能睡得很好。

保证充足睡眠

在妊娠最后阶段，夜间睡好是重中之重。

如有可能，夜间睡眠应达8小时。不过也许你会被恼人的失眠困扰着。即便你自己的新陈代谢在夜晚放缓，胎儿却仍很活跃，他可能一整宿都在又踢又动。睡不着时，你不妨尝试以下办法：

■ 睡前用温水（勿用热水）洗澡，有助于放松，你会感到困倦而安宁。

■ 睡前喝杯热牛奶，可助眠；读本有催眠效果的书；听音乐、听收音机、看电视。

■ 深呼吸、做放松操，可有效治疗失眠。找个适合自己的睡前时间做放松操。

■ 不要为睡不着而焦躁不安。索性起床，找点事做——比如一直延宕未着手的工作；或者走进婴儿房，看看、摸摸、重新布置一番，想着腹中的宝贝，满心欢喜。

■ 如果有心事使你难以入睡，就把令你忧心的事写在纸上，然后把意念中的忧心事随纸一起揉成一团扔掉。

妊娠后期

在孕期最后几周，鲜有意外发生。自32孕周起，医生会密切关注胎儿的发育和孕妇的健康状况。产前检查更加频繁。32孕周至36孕周，每两周检查一次；36孕周至40孕周，每周检查一次。

主要问题

怎么都不舒服，这是孕妇在孕晚期面临的主要问题之一。腹部越来越大，无法以正常姿势坐卧。若仰面平躺，胎儿的重量就会压迫靠近脊柱的大血管和神经，导致麻木和刺痛，甚至晕眩和气短。尝试找到适合的睡姿，尽可能地让自己舒服些，软垫或枕头兴许能起点作用（见下图）。

收紧与放松技巧

好的放松技巧是通过有节奏的深呼吸缓解身心压力。你将发现练习这些放松技巧对你帮助很大，到孕期即将结束时，这些技巧已转化为你的习惯。放松全身的最佳方法是收紧与放松的技巧，不仅令孕妇身心愉悦，也能为分娩做准备。如能将身体大部分肌肉放松，子宫收缩就不会导致全身紧张。

具体做法是逐步收紧和放松身体的不同部位。你的伴侣可帮助你

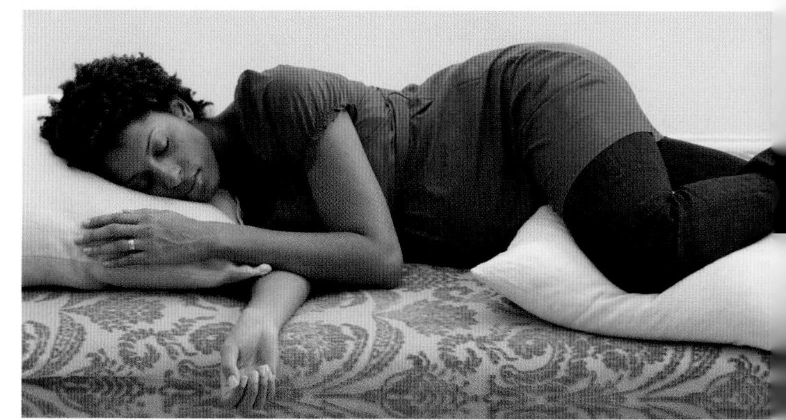

▲ 侧卧 在妊娠最后阶段，侧卧是令孕妇最舒服的睡姿。多用几个软垫或枕头支撑上面的腿。

完成动作。他轻触你收紧的部位，你就放松这一部位。每天练习两次，每次 15—20 分钟，可在饭前或饭后 1 小时进行。你会切实感受到这种放松操的效果。

平躺或靠着背垫坐在椅子上，姿势要令自己感到舒服，闭上眼睛，努力清除心中杂念，缓慢而有节奏地吸气、呼气，注意力集中在呼吸动作上。让愉悦而轻松的思绪占据大脑。若有焦虑或怨怼浮现，就轻声说“不”，然后继续全神贯注于深呼吸。

当精神处于完全放松状态、呼吸深且有节奏时，便可进入收紧和放松的环节。注意力集中到右手：将右手掌心向上，收紧片刻，然后放松，让它感觉沉重而温暖。如此收紧和放松右侧上半身，相继收紧然后放松前臂、上臂和肩膀。左侧上半身重复同样动作。接下来，双膝外展，按先后顺序收紧，放松臀部、大腿、腿肚和双脚。后背下部微微用力压地板或靠垫，然后松开放松。

放松头部和颈部，放松脸部、双眼和前额，最后舒展眉头。

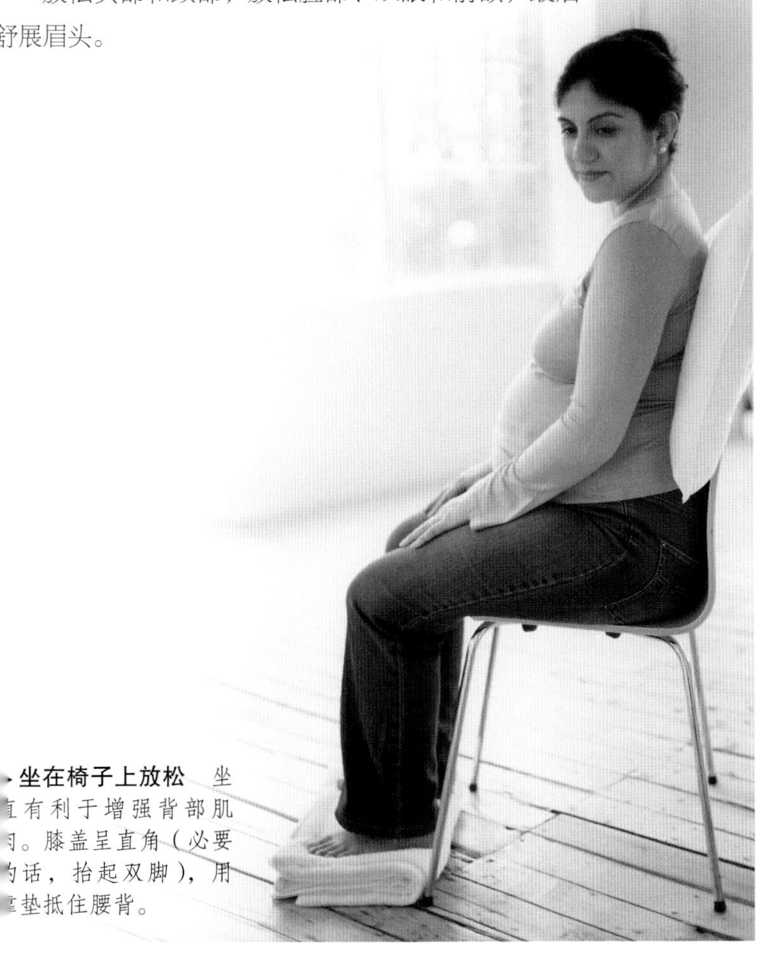

坐在椅子上放松 坐直有利于增强背部肌肉。膝盖呈直角（必要的话，抬起双脚），用靠垫抵住腰背。

胎位

胎儿在37孕周左右发育成熟，身体更重，头部冲下。但有些胎儿一直到足月时仍为臀位。

臀位胎儿足月时，可通过剖宫产取出。如果你的胎儿在孕期最后几周仍为臀位，不必过于担心，他可能在分娩开始时自动调整为正常胎位。

- 第30孕周时，30%的胎儿为臀位，其中过半数在接下来的两周内自动掉转。
- 14%的胎儿在第32孕周时为臀位。分娩开始前，他们自动掉转姿势的概率为60%。
- 不足5%的胎儿在37孕周时仍保持臀位，其中约1/4会自行掉转。但是，如果胎儿腿部伸开或子宫空间不足，胎儿自行调整姿势的可能性就不大。子宫空间不足的原因包括双胎或多胎妊娠、胎儿太大等。

若过了预产期仍无分娩迹象，助产士将通过不同手段，密切关注胎儿的情况。

胎动记录 胎动是判断胎儿正常与否最准确的依据。由于孕妇和胎儿各有特点，所以胎动的正常标准也存在个体差异。孕妇本人才最了解腹中胎儿的活动是否正常，因而被要求对照胎动表（参见第193页），进行胎动自我监测。

胎儿电子监护 用以监测胎心率，以连续的心音记录或胎心图显示（参见第273页）。若胎心正常，便无须进行其他检测，也不必引产。

超声波检查 超声波扫描可测知羊水量。如果羊水太少，危及胎儿，医生会建议引产。

过期妊娠

只有5%的胎儿会按时在预产期当天降生。预产期不过是一个统计平均值。研究显示，多达40%的胎儿是在预产期之后的一周多内出生的，其中25%的胎儿直到42孕周才来到这个世界。

过期妊娠

受孕日期很难精准确定，所以到底胎儿有没有逾期也难以判断。即使你的月经规律，周期为28天（预产期就是根据月经周期计算的），排卵日却只能估计个大概（参见第61页）。

除却排卵日的不确定性，每个胎儿各有差异，预计他们全都在相同的天数内发育成熟是不切实际的。分娩过程是由胎儿释放某些激素启动的，因此，实际的分娩日个体之间的差异较大——就连“标准的”孕期也不能整齐划一。可通过孕早期超声波扫描，断定预产期是不是准确。越早扫描，预产期越准确。

若超过预估分娩日两周以上，仍未见分娩迹象，医生的确会担心起来，因为过熟和胎盘功能问题（胎盘功能不全）会危及胎儿健康。此外，胎儿在宫内生长越久，体形就越大，从而增加难产的概率。妊娠过期，胎盘便无法继续支持胎儿的生长（参见第259页“腹中宝宝的胎盘”）。

医生会了解你的家族医疗史——你本人或你的母亲是否曾过期妊娠（比如孕期长达43周或44周）？如果答案是肯定的，医生可能会愿意顺其自然，即使你的妊娠期已超过预产日两周，也不急于建议你引产。但是，医生将对你和胎儿进行密切监护，以防发生不测。现实中怀孕到这个时候，多数孕妇都迫不及待地想让宝宝出生。

胎儿过熟综合征

过期妊娠的胎儿有出现胎儿过熟综合征的风险。过熟儿的全身脂肪消失，皮肤发红，皱巴巴，仿佛不合体，并有脱皮症状。过熟儿并不多见。胎儿过熟综合征由胎儿本身和胎盘两个因素造成。很难预测哪些胎儿会发展成为过熟儿。

风险：过期妊娠胎儿往往比正常胎儿体形大，产程因此较长且更有难度；颅骨硬度更高，在下降和通过产道时，容易伤到自己和母体。此外，过熟胎儿死产的风险增加：妊娠期 43 周的死产率为正常妊娠期的两倍，44 孕周分娩死产率则增至 3 倍。

腹中宝宝的胎盘

妊娠足月时，胎盘——为母婴血脉相连的器官——看起来像一块肝脏，厚度约为 2.5 厘米。

胎盘功能强大，能适应损伤，修复缺血缺氧造成的损害，而且不会老化。人们普遍认为，胎盘随着孕期的进展而持续老化，这其实是对孕期内胎盘不同部分样貌的误解。

不过，胎盘绒毛在孕期会发生性状改变。直到 36 孕周，可能出现绒毛小血管壁内钙沉积以及绒毛表面蛋白沉积。两种情况均阻碍母体营养通过胎盘进入胎儿体内，也影响胎儿代谢物的排出。幸而胎儿血管与胎盘绒毛紧密连接，利于营养交换，中和了上述情况造成的危害。

风险：如果分娩未按预期开始（此种情况因人而异，但通常认为，预产期前后两周为未按预期），胎盘功能便会减退，但退化过程较为缓慢，截至第 42 孕周时，胎盘仍能满足胎儿的营养需求。然而，当胎盘无力提供充足的营养、支持胎儿正常发育时，胎儿就面临风险，这叫胎盘功能不全。发生这一症状时，医生会建议引产。

胎儿入盆延迟

初产妇的胎儿入盆晚，医生首先会怀疑骨盆与胎儿不对称。如果胎儿大、骨盆小，胎儿就难以入盆。

医生通过简单的检查，可知胎儿头部是否已通过骨盆口进入盆腔。

第一步 医生请你仰面平躺，然后用手触摸，可探知胎儿头部在骨盆缘的位置。

第二步 医生请你用手肘支撑起身体。如果胎儿头部轻松滑入盆腔，便不存在骨盆与胎儿不对称的问题。

第十三章

分娩早安排

分娩是孕期的高潮部分。几乎没有人能摆脱分娩的疼痛，不过你可以找到最适合自己的镇痛方法。伴侣的帮助和支持弥足珍贵，他能助你顺利并相对舒服地完成分娩。

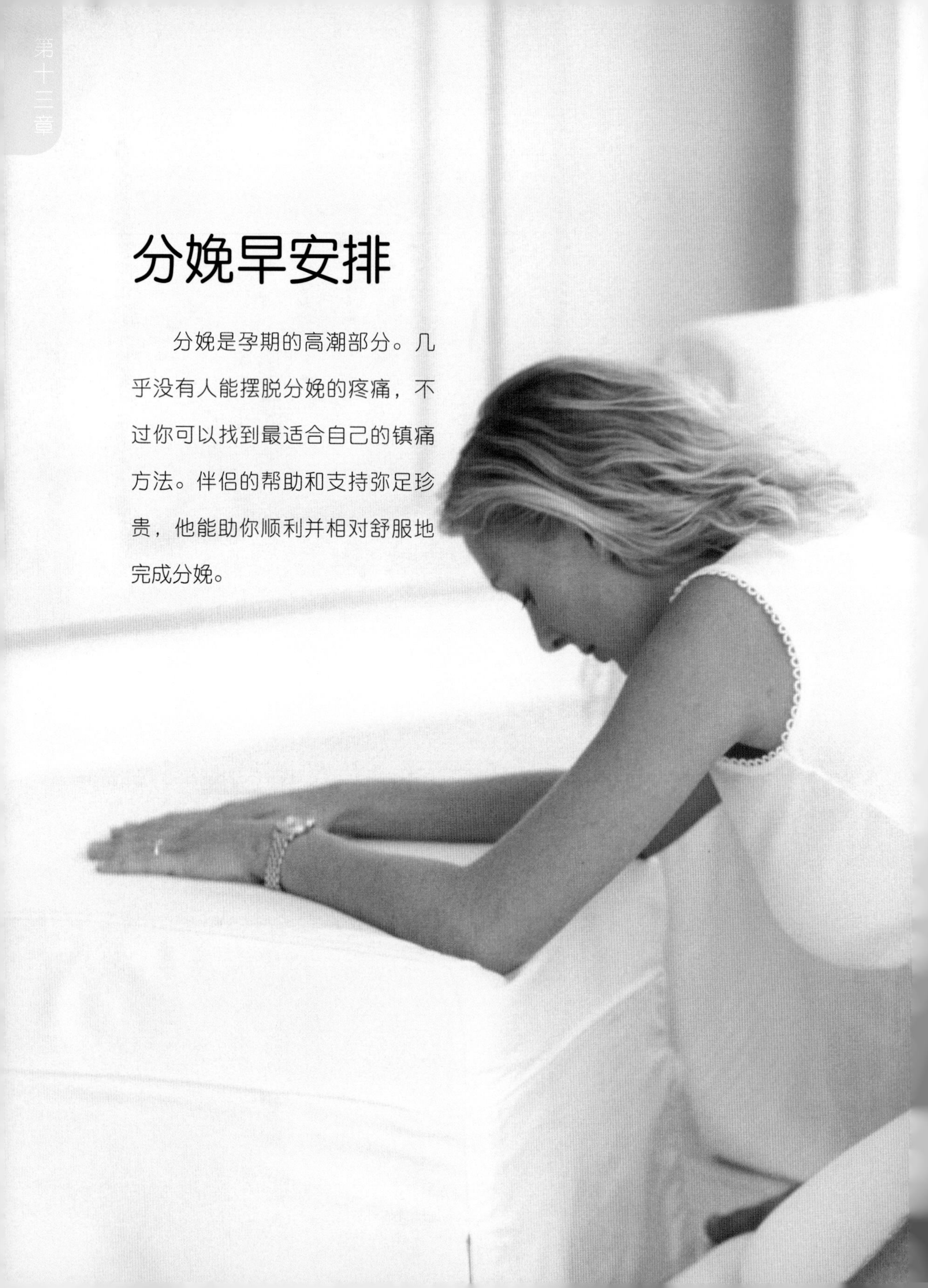

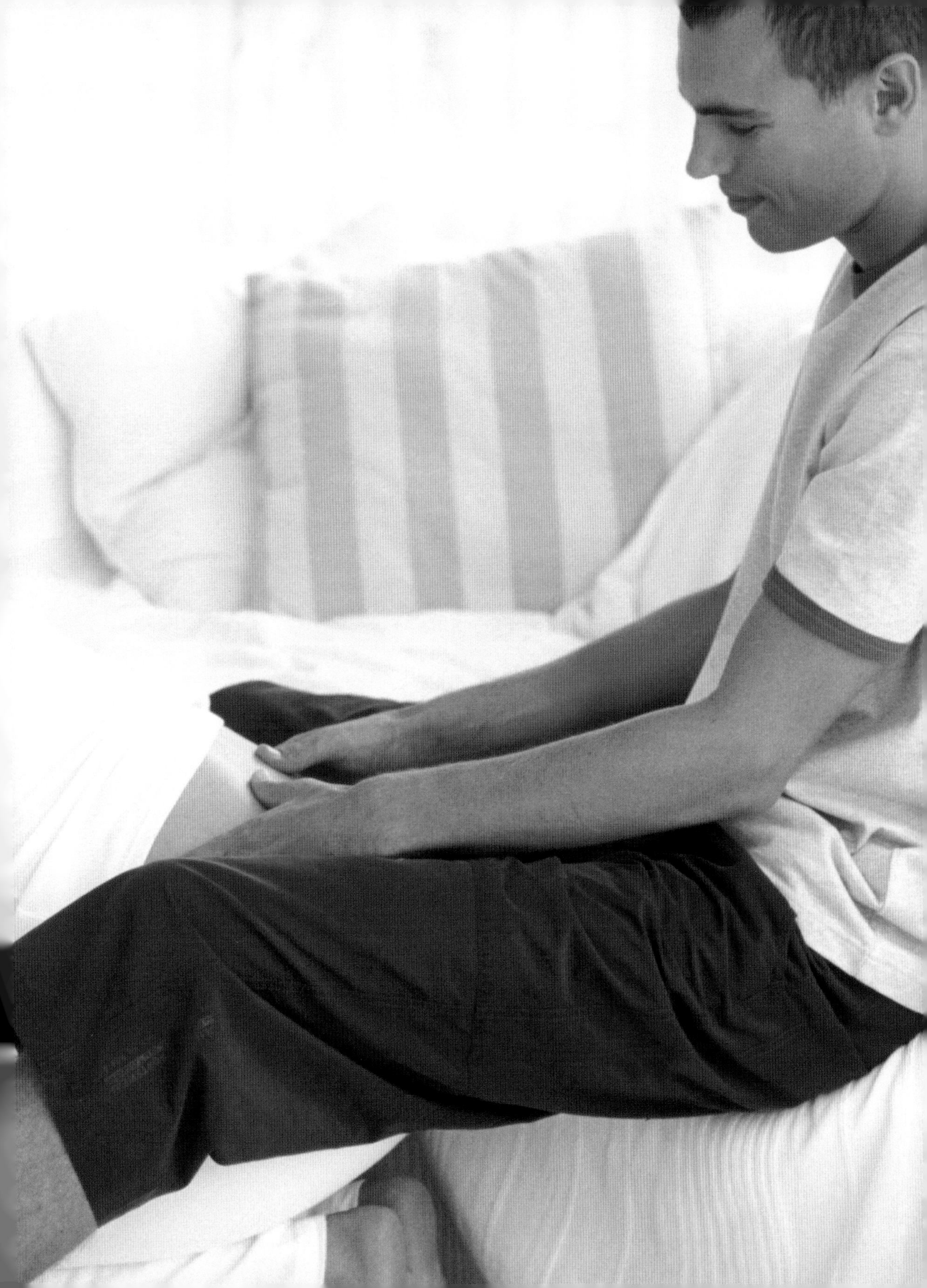

你的备忘录

分娩准备工作大多可以尽早完成，但有几件事需等到最后时刻才能着手。

当你临产时，应当这样做：

- 打电话给你的助产士。
- 通知伴侣或分娩教练。
- 通知帮你照顾其他孩子的人（不是你的伴侣）。
- 查看产房是否准备妥当。
- 检查一下接生用品是否近在手边。
- 喝一杯甜味热饮。

在家分娩的准备①

如果你打算在家分娩，助产士会详细地告诉你须做好哪些准备。预产期之前 4 周，各项准备就应大体就位，免得最后关头来临时紧张慌乱，即使早产，也不至于措手不及。

提前准备

决定家中哪个房间做产房，并布置妥当，以确保你和助产士都方便和舒适。床与墙垂直摆放，两侧留出宽裕空间，以便助产士靠近你。预产日之前一两周，助产士会把一个家庭分娩用的医疗器具包送来，包内器具是消过毒的，所以不要把包打开。

防护隔离 无论在床上还是在地板上分娩，床和地板的分娩区域以及周边都要进行防护隔离。备些旧床单、浴巾、一大块塑料布，急用时可迅速铺开。

助产士所需用品 靠床放一张茶几，或茶具推车，助产士将医疗器具放入其中，两个茶盘也可起到同样作用。还需一盏高亮度、可调式台灯，用来照亮会阴部；准备一支手电筒（要有备用电池和灯泡），以防突然停电。

提前几天准备足量食物、饮料和其他必需品。采购时，别忘了你的助产士、来探视的客人、你自己、你的伴侣和孩子（如果有的话）都需要食物。

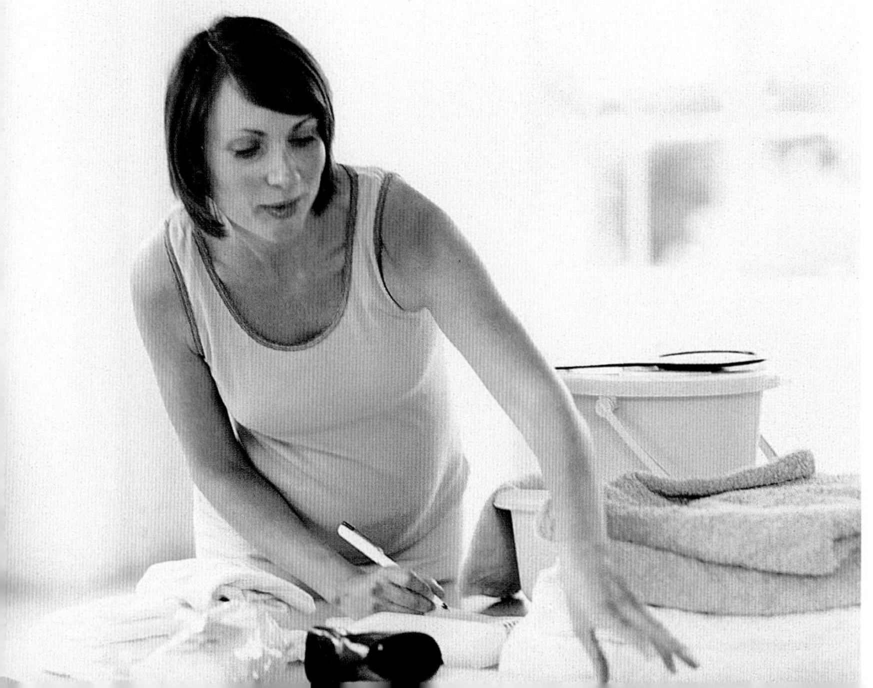

▼ **提前准备** 尽早为分娩做好准备，以免拖至最后，紧张忙乱。

① 本节请国内读者酌情参考。——编者注

临产时做什么

当每隔15分钟就出现一次宫缩，每次宫缩持续大约1分钟，无论你怎么走动，宫缩都不停歇时，你应该给助产士打电话。初产妇的分娩过程较长，助产士可能会建议你设法放松、休息，静待产程完全展开。保存体力非常重要。

最后的准备 确保所有分娩和分娩结束时、你和助产士要用到的物品都要准备齐全，包括你的安慰物（参见第267页）、洗手盆、便盆（干净的塑料桶也可以）、干净毛巾、用来装脏床单的大塑料袋、卫生棉、旧衣服等。为自己准备一件干净的睡袍或宽松的睡衣；婴儿服、尿布和婴儿床也要准备好。

助产器械 助产士将使用：血压计；听诊器或胎心监护仪（参见第176页）；安桃乐镇痛器（吸入型）；验尿棒；局麻药剂和注射器；剪刀；缝合材料；吸液器；急救设备；静脉注射器具，以防出血；麦角新碱。你若需要镇痛药，助产士会提前给你开药。

改为医院分娩 在富有经验的助产士或医生的帮助下，家庭分娩和医院分娩同样能保证母婴安全。但即使在医院分娩，也可能会出现并发症。如果在家分娩时发生严重问题，就得改为去医院生孩子。助产士或医生将陪同前往。

精心的准备落空了，这真是令人失望。不过，诸事都有变数，你和伴侣若对此有心理准备，就不难接受现实。所以，事先做计划时应考虑到去医院的可能性。

不利于在家分娩的因素

正常情况下，在家分娩和医院分娩一样安全。但若出现某些状况，孕妇只能去医院分娩。

- 孕前就患有糖尿病，或怀孕后罹患妊娠糖尿病。
- 有妊娠并发症史。
- 骨盆小，胎儿头部无法入盆。
- 胎儿臀位。
- 某些病症危及自己、胎儿或母子二人，包括：高血压、贫血、羊水过量、活动性疱疹、前置胎盘、先兆子痫或妊娠子痫。
- 多胎妊娠。
- 早产。
- 过期妊娠，超出预产期很久（参见第258页）。

你的备忘录

宫缩开始时，保持镇定，不要慌张；初产妇的产程长达12—14小时，经产妇分娩过程约为7小时。

临产时：

■ 通知医院。

■ 告知你的伴侣或分娩教练，请他们安排你去医院。若出现急症，比如大出血，应叫救护车。

■ 通知帮你们照顾其他孩子的人。

■ 检查带往医院的东西、婴儿衣物、你自己的安慰物等是否齐全并已装包备好。

■ 静候车来，送你去医院。

■ 喝一杯甜味热饮。

前去医院生产

提前把带往医院的东西准备齐全并装包备好，否则，万一有突发状况，难免丢三落四。

带什么去医院

带往医院的物品分为三类：你自己的衣物和用品；分娩时需要的安慰物（参见第 267 页）；婴儿服和尿布。

你自己的用品　2—3 件孕妇胸衣、前开扣的棉质睡衣、乳垫若干、一件长袍、一双拖鞋、裤子以及吸收力强、粘贴式卫生巾（医院可能提供）。一把梳子、洗发水、牙刷、牙膏、毛巾、小镜子、化妆品、面霜、手霜、纸巾（装入一个小旅行袋）。还要带上分娩备忘录和产检报告。

新生儿的用品　如果医院不提供婴儿衣服和尿布，就要自己带一条毯子，出院回家时包裹婴儿。若自驾，还须带上婴儿安全摇篮。

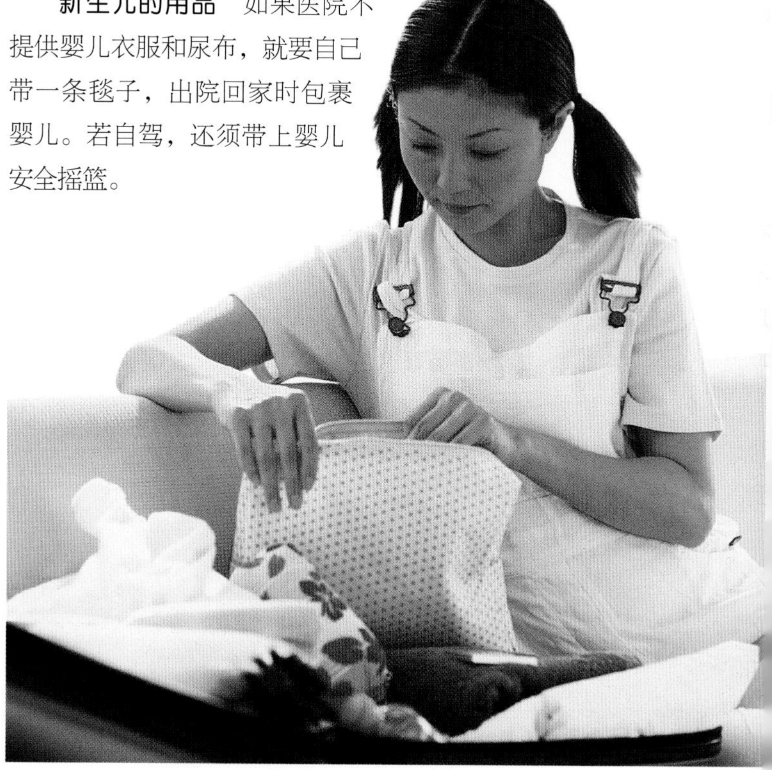

▶**整装待发**　尽早备好所有分娩必需品，装包，放在门边。

宝宝要降生了？

临近预产期时，你的身体开始发出信号，提醒你分娩指日可待。你将经历产前征兆或分娩预兆（参见第 268 页）。虽说有症状时，不一定着急赶往医院，但应提前做好各项准备。最先出现的征兆是见红，紧随其后是破水或宫缩，但有时宫缩会先发生。可参见第 270 页进一步了解相关信息。

见红 第一产程初始，封闭宫颈口的黏液栓排出。有时在临产前几天甚至前几周，黏液栓就会脱落。

破水 宫缩压力或胎头压迫羊膜，导致羊膜破裂，羊水流出，分娩随即开始。

有规律宫缩 无论之前是否感觉到过子宫收缩，临产时，你将经历宫缩，带给你类似痉挛的剧痛。宫缩会逐渐变得有规律，持续时间延长、间隔缩短。

何时动身去医院

如果 1 小时内宫缩每隔 5—15 分钟发作一次，每次持续 1 分钟左右，而且你起身走动也不见消退，或者疼痛已到了不吃镇痛药就忍受不住的程度，就应给产房或助产士打电话了。此时，初阶呼吸法已不足以助你应对阵阵发作的宫缩。随着第一产程渐入，你需采取不同的呼吸技巧。这会儿还有时间检查一遍带往医院的物品是否齐全了。

绝对没必要着急赶往医院，因为初产妇的第一产程持续少则 8 小时，多则 12—14 小时。不过，如果你住得离医院很远，或者你想尽早到医院，也可随时动身。

交通准备上，可以由亲友开车、打车，或因急症叫救护车，但万万不可自己驾车前往医院。若叫救护车或打车，要给司机提供详细地址，必要时，清楚告知路线，以免耽搁。若由亲友开车送你，要确保车辆近期保养过，给油箱加满油。这些准备工作应从第 38 孕周时就着手进行。

去医院途中

如果家人开车或打车前往医院，务必要确保旅途安全和舒适。

分娩前几周，就要确保你和开车人熟知路线。了解一天当中不同时段从家开车到医院需要多长时间，并定好备用路线，以防当天交通拥堵或因故耽搁。问清楚是否由你付停车费，提前备好零钱。另外，最好知道如何从医院的不同入口前往产房，如果夜间去医院，这点就很有必要。

车辆 坐宽敞的车，你会舒服些。在后座较为安全。

路上急产 如果在前往医院途中，宝宝要降生，应尽量保持镇定。若此时离医院不远，你们应该能在胎儿娩出前到达。若还有相当远的路程，应立即打电话叫救护车，并做好应对急产的准备。

饮料和食物

第一产程中，保存体力非常重要，因为后面的产程既费时又耗力。

为避免突发意外或考虑到全麻的可能性，许多医院规定，产妇分娩过程中不能吃东西。糖果和高能运动饮料可助你保持充沛的精力。你的伴侣也要带些吃的，比如面包、水果和速溶咖啡。

别忘记带些产后吃的食物。生完宝宝后，你可能饥肠辘辘，需要马上吃东西。

你还需要大量补充水分，最好带一杯稀释的无糖果汁或白开水。

分娩辅助用品

在归置分娩所需的物品时，也要记着备些有助于减轻分娩痛苦的物件，最好提前把这些安慰物装好，免得临产时，在紧张激动的情绪中落下它们。早做准备，万一分娩提前，你也不会慌乱无措了。

你的安慰物

医院的护士会建议你带些能使你感到舒服的物品。提前把东西装在袋子里，放在行李箱旁边。你的分娩助理一定要知道东西都搁在哪里，以免关键时刻到来时忘记拿。

保暖衣物 分娩接近尾声时，特别是分娩刚结束时，有些产妇会冷得浑身发抖。所以要带些保暖的衣服和厚袜子等。

降温用品 如果想使口中湿润清凉，却又不想喝水，可含冰块或碎冰，也可吮吸一块浸过凉水的天然海绵。如果热得出汗，就让你的伴侣用一条凉毛巾为你擦脸，或者手摇扇子为你降温。

其他用品 如果你的长发总掉下来遮脸，令你很烦躁，可用发卡或发带把头发绑到后面。分娩时大口喘气，嘴唇发干，所以别忘记带唇膏。

恶心呕吐后刷牙，清洁口腔会令你感觉舒服些，所以要记着带牙刷和牙膏。另外还需拿一包纸巾或单包装的香味湿巾，便于擦脸、脖子和手。可以带瓶香水，喷一喷提神。

分散注意力的用品

不少产妇都说按摩能缓解分娩的痛苦。你的伴侣可以用双手、脊柱按摩器、棒球或擀面杖为你按摩。涂些爽身粉或植物按摩油，使皮肤润滑。把装有热水的瓶子或暖水袋放在腰部，缓解腰背痛。尚未正式进入分娩前的等待很漫长，你可能想看本书或杂志来分散注意力，甚至还有兴致打牌或下棋。

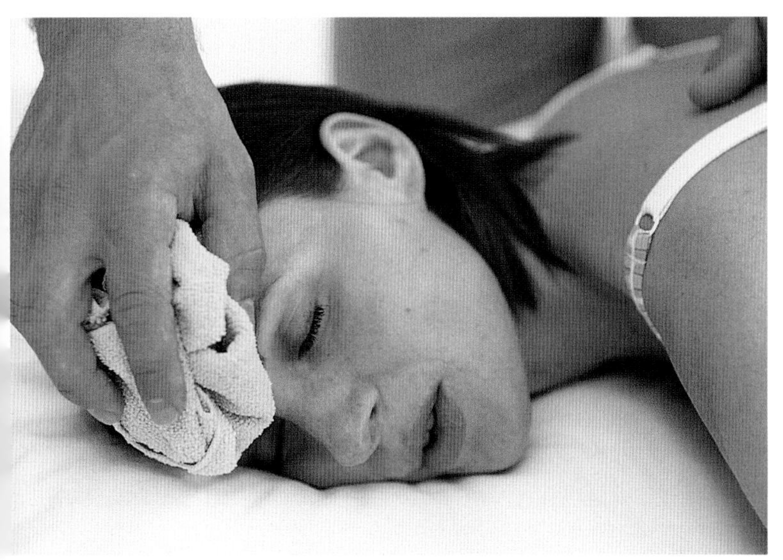

▲ **降温** 分娩进程中，你若热得出汗，可让人用柔软的凉毛巾为你轻轻擦拭，有舒爽效果。

你的分娩搭档

你的分娩搭档也需要安慰物，帮助他挺过你分娩的全过程。建议带以下物品：

- 一包湿巾，用来擦脸、擦手。
- 食物和饮料。
- 替换的衣服。
- 相机或录像机（如果医院允许）。
- 亲友的电话号码、零钱和移动电话。

你的备忘录

把这当作清单，对照着整理分娩时要用到的安慰物，并打包备好。

- 食物和饮料
- 脊柱按摩器或棒球
- 按摩油或爽身粉
- 热水瓶
- 书、杂志、扑克牌、棋和棋盘
- 爱听的音乐
- 一小块天然海绵
- 洗脸巾、扇子
- 保暖衣服和厚袜子
- 发卡或发带
- 唇膏
- 牙刷和牙膏
- 一盒纸巾或湿巾
- 香水

情绪波动

等待身体发出分娩信号时，你可能会感受到不同的情感交织，情绪也会随之出现波动。

满足感 当身体进入分娩预备状态时，你对于生命孕育成熟的反应可能十分感性。如果这是你的第一个孩子，你会更加珍惜产前这最后几天的自由时光，或沉醉于各种心血来潮的怪念头，或与丈夫分享亲密的二人世界，或干脆做做白日梦。

兴奋 当你的身体发出信号，提醒你期待已久的时刻即将到来时，你可能兴奋且欣喜。不要压抑自己的情绪，告诉身边的人你有多么开心，这有利于释放你的压力。

焦虑 产前征兆可能使人陷入恐慌。比如害怕产痛的折磨、担心疼痛会影响胎儿，拿不准是否承受得住分娩的痛苦，甚至纠结于破水会不会令你尴尬。

烦躁 如果预产期已经到了，还一点动静都没有，不要郁闷。预产期不过是一个预估的日子，大多数婴儿都是早于或晚于预产期降生的。你当年出生晚于或早于预产期，你的宝宝很可能也会如此。

临产与分娩

医学上把分娩分为三个产程。第一产程，宫颈口完全扩张，使胎儿通过；第二产程，胎儿下降进入阴道；第三产程，胎盘娩出。分娩的各阶段将在后续章节中详细探讨。此外，多数产妇都会有一个临产阶段（分娩预兆）。

临产

在分娩正式开始之前，子宫和胎儿释放激素，使身体进入分娩的预备状态。孕期最后几周，你能感觉到分娩即将来临的征兆。如同分娩的过程因人而异，产前征兆对人的影响也有差异性。但无论如何，这些征兆都在提醒着你：分娩在即。

入盆 为定位准确地进入产道，胎儿继续下降，以便胎先露部分——通常为头部——进入骨盆（见第 269 页图示），这叫入盆。胎儿入盆时，孕妇感到阵痛袭来，仿佛闪电一般。

初产妇的胎儿在产程开始前 2—3 周就入盆了。经产妇的胎儿则要在临产时才入盆，这是因为经产妇的子宫肌肉曾经拉伸过，作用于胎儿的压力有所减弱。

胎儿入盆后横膈膜所受压力减轻，你的呼吸也会比之前顺畅。与此同时，由于胎儿压迫着膀胱，你会出现尿频。

布雷希氏宫缩（假性宫缩）为适应即将来临的剧烈的分娩宫缩，子宫通过微弱、不规律的收缩进行热身练习，这便是布雷希氏宫缩，以首次描述这一现象的医生名字命名。大多数孕妇在孕期最后几个月都会经历布雷希氏宫缩。把手放在腹部，能感觉到子宫变硬变紧，持续 25 秒左右。不同于分娩时的宫缩，布雷希氏宫缩无痛感，有些孕妇只是感觉不太舒服。如果这种宫缩的确使你不适，可以坐下来静待它消退。随着分娩的临近，布雷希氏宫缩会更频繁，强度也更大。这其实是身体在为宫颈扩张做准备，同时也在增加胎盘的血液循环。

布雷希氏宫缩发作时，不妨练习你在分娩过程中将会用到的放松技巧；通过练习收紧和放松子宫，可感知宫缩的起落过程。有些孕妇误把假性宫缩当作分娩的阵痛，赶忙去医院，结果被医生劝回家（参见第 270 页“假性分娩？”）

筑巢本能　你会突然之间特别想把婴儿房布置好。倘若你抑制不住地想打扫房间、装饰家居，想要烹饪大餐，那么你得设法控制自己，节省体力，把力气用在分娩生产中。

见红　见红是指孕期中封闭宫颈口、屏蔽感染侵害的黏液栓脱落排出，预示着分娩即将开始。有时分娩开始前 12 天，宫颈就扩张，排出黏液栓。因毛细血管破裂，黏液呈棕色、淡红色或血色。孕妇见红，说明其宫口已开。

经期症状　你的身体和情绪会出现类似经期的症状，伴有腹绞痛，直肠下坠感，便频尿频得更厉害。

胎儿下移

助产士通过内诊检查胎儿向产道移动的进展情况。以坐骨棘为参照，测量胎儿先露部位的位置——胎儿头顶下降范围在坐骨棘上下 5 厘米之间。

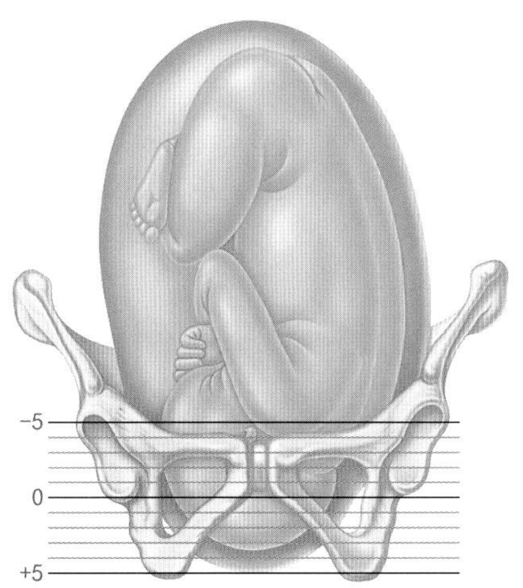

◀胎儿位移　当胎儿头顶嵌入骨盆口时，其位置点为 -5；与坐骨棘同高时，其位置点为 0（入盆）；胎儿头部经产道到达阴道口时，胎儿头顶的位置点为 +5。

临产状态中的胎儿

越来越多的证据表明，胎儿在发动分娩中起着主要作用。

释放激素　受激素作用，分娩开启——有些妊娠激素水平下降，其他的则上升。新分泌的激素中，有一种产自胎儿。

入盆　整个孕期中，胎儿都悬浮在位于骨盆缘上方的羊膜囊中。临近产期，胎儿头部或臀部下移，进入骨盆后固定下来。

胎动减少　胎儿比前几个月安静了。你只是时不时地感觉到一阵轻微的胎动。若发现胎儿似乎不动了，应告知医生或助产士。

假性分娩?

初产妇很难区别假性分娩和真分娩。一般来说，感觉似是而非的时候，真正的分娩往往还未开始。

假性分娩不过是彩排，不要失望。假性分娩预示着真正的分娩即将开始。辨别真假分娩并不复杂，因为宫缩感觉不一样。

规律性 假性宫缩具有迁延性，无规律。

频率 假性宫缩不定时阵发，间隔为10分钟、15分钟、20分钟不等，无规律可循。

活动的作用 若起身走动，假性宫缩便会减弱或完全停止，临产宫缩则会加剧。

强度 假性宫缩不会逐渐增强，有时甚至会减弱或完全消退。

孕妇工作时、过于疲劳或过度兴奋时，假性宫缩会一连几天反复发作，之后才出现真正的临产宫缩。

若分不清宫缩的真假，可以请教助产士或医生。在家时，要不停地走动，并保持直立姿势，以利于分娩。

第一产程：宫缩开始

按照医学术语来讲，第一产程中，子宫收缩带动宫颈扩张和变薄。助产士需确认宫口是否开全。

具体进展

分娩过程因人而异，产程的开始很难准确界定。某些常规征兆被认为是分娩的标志——剧烈宫缩、宫颈扩张和变薄、羊膜破裂。

宫缩 当真正的分娩开始时，宫缩的性质就变了。宫缩更具节奏性、痛感加剧、间隔有规律。临产宫缩不受人为控制，一旦开始就不会停止，直到胎儿被娩出才作罢。

不妨给宫缩计时，看看从一阵宫缩开始到下一阵宫缩发作之间有多长时间。分娩最初阶段，宫缩持续 30—60 秒，间隔 5—20 分钟。有的孕妇起先不怎么留意宫缩的发作规律，直到宫缩越来越密集（比如每隔 5 分钟就发作一次），才强烈地感受到宫缩。在活跃期，宫缩持续 60—90 秒，间隔缩短为 2—4 分钟。

子宫肌肉收紧时，你会有种痛经的感觉，下腹部仿佛被束带紧紧地捆住，这是由血管受压，子宫肌肉缺氧所致。子宫是一大块肌肉，宫缩需要大量的动能。

每个孕妇对于宫缩引起的阵痛感觉不同。分娩初始阶段，阵痛类似于痛经或不严重的腰背痛，但有些孕妇会感到剧烈的腰背痛。开始时，宫缩如同潮涌而来的腹部不适，这种不适感渐达顶峰，持续数秒后减弱消退。与此同时，子宫肌肉变硬、收紧，渐至最大强度，持续数秒，然后肌肉开始放松。

孕妇们普遍认为宫缩会逐渐延长、越来越频繁、越来越剧烈。其实不然。即使你的宫缩规律有所不同，也不必担心。一阵剧烈的宫缩后是较弱且短暂的发作，或者宫缩一阵强似一阵地猛烈来袭，这两种宫缩模式都属正常。

宫颈扩张并变薄 子宫颈为内壁较厚、长约 2 厘米、密封性极好的管腔。孕期最后几周，在妊娠激素作用下，宫颈变软，但仍需强烈的宫缩带动，才能使其扩张并变薄。宫颈扩张以厘米计，宫口由 0 厘米开放至 10 厘米。在潜伏期，宫口仅开到 4 厘米左右，进入活跃期后，宫口开至 8 厘米（见本页右侧栏图示）。随着第一产程过渡到第二产程，宫颈充分扩张，疼痛升级。最终，整个宫颈全部打开，与宫腔合二为一，形成一条连续的通道，供胎儿通过。

破水　羊膜可在产程中的任何时间点破裂，但破膜一般发生在第一产程即将结束时。羊水是渗出还是涌出，取决于破口的大小和位置，以及羊膜是否为胎头顶破。若为自发破膜，分娩往往紧随其后。

分娩持续多久？

分娩耗时差别很大，但初产妇的分娩时长平均为 12—14 小时，经产妇约为 7 小时。若初产妇产程超过 14 小时，经产妇产程超过 9 小时仍未结束，医生必须检查原因或进行医疗干预。第一产程又可细分为三段：潜伏期最长，初产妇 8 小时，宫缩频率和持续时间逐渐增加，但不太痛苦；活跃期较短，持续 3—5 小时，但宫缩痛感加剧，产妇可能需要镇痛剂（参见第 279 页）；过渡期最短，却最为剧烈，一般持续不足 1 小时，之后不久胎儿娩出。

宫缩持续 60—90 秒，间隔 30—90 秒。阵缩剧烈，是最痛苦的阶段，你完全无法放松。同时，你会控制不住地想向下用力，但在宫口开全之前，还不能用力。

剧痛使你烦躁不已，甚至会对着陪产的伴侣发脾气。你感觉快要撑不住了，但有股内力帮助你坚持下去。鼓励自己，宝宝再过几分钟就出生了。

宫颈扩张

第一产程中，强韧的宫颈必须扩张变薄，宫口必须大开，胎儿头部才能通过。

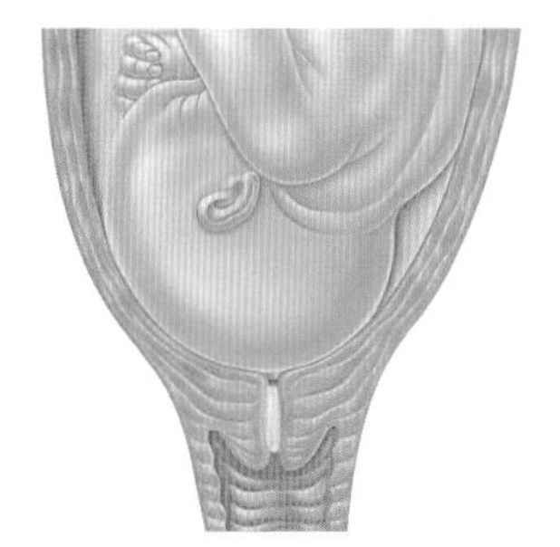

▲ **潜伏期**　宫颈仍为 2 厘米长，宫缩发作，逐渐使其变薄变短。

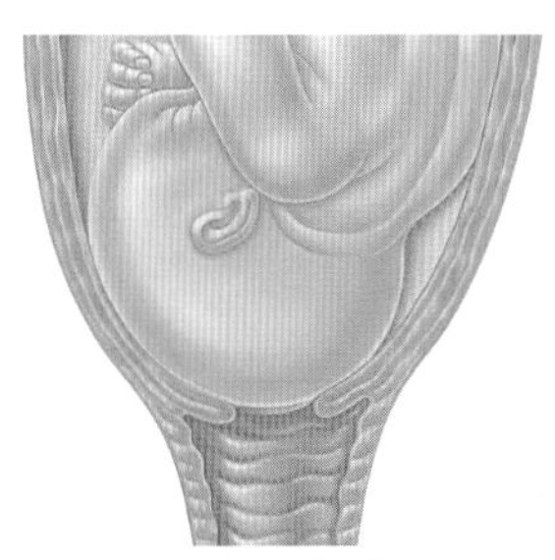

▲ **活跃期**　宫颈变薄的同时，加剧的宫缩带动宫颈扩张。

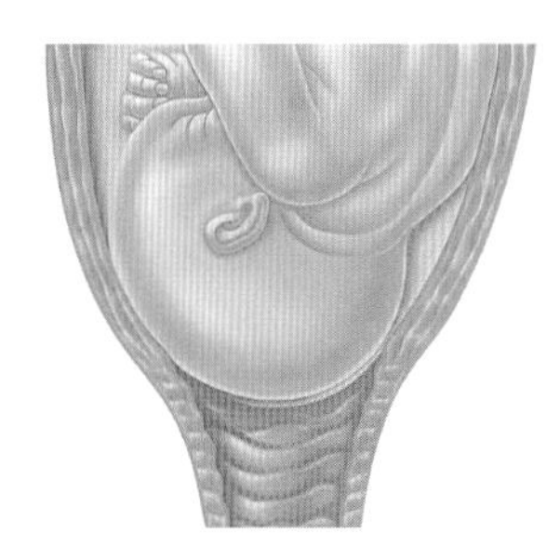

▲ **过渡期**　宫颈口开至 10 厘米，宫颈扩张完成。

去医院分娩

到达医院后，你的助产士会帮助你做好分娩前的准备，并给你做些常规检查。

■ 助产士会查看你的产检报告，问你几个关于临产的问题——羊膜有没有破，宫缩频率如何等。

■ 为你做检查——腹部触诊，探知胎位；听胎心、测血压、脉搏；内诊，以确知宫颈扩张到什么程度。

■ 请你提供尿样、验尿，查看是否有尿蛋白和尿糖。

■ 询问最后一次排便的时间。一般不会让你使用灌肠剂或栓剂，除非你自己要求。

■ 沐浴后在分娩房内住下。若有疑问和要求，这时就应向医护人员提出。

医院常规程序

医院有些令人生畏，但当你对其有所了解后，就不那么害怕了。不妨参观参观医院里的产房，与陪伴你分娩的医护人员见面聊聊，顺带了解病房的条例。

常规流程

入院 你之前在分娩计划中已经简述过喜欢怎样的分娩方式。见助产士或医生时，要确定他们已经拿到你的计划书，以便你们再一起讨论一遍。他们会与你核实一些内容，也有一些生产常规问题与你沟通。

如有任何方面令你不悦，比如医疗设备、灯光、针头等使你心慌，或者某位医护人员令你不开心，要立即提出来。如果你不想亲自提出诉求，你的分娩搭档或分娩教练可声援你。

产检 助产士将通过胎心监测仪或胎儿电子监护仪，定时监听胎心。第一产程中，助产士每隔 4 小时对你进行一次内诊，探知宫颈扩张的进展。

每次检查时，你要询问情况，这可以使自己心安。若宫缩发作中，医生或助产士问你问题，先不要理会，继续把注意力集中在放松动作上，待宫缩过后再作答。

镇痛 如果你要求使用硬膜外麻醉，住院后麻醉师会来见你，用 10—20 分钟就能完成相关程序。如果你不打算采取任何医疗镇痛手段，你身边就只有分娩教练和助产士，他们将全程陪护你。

胎儿电子监护

这一高科技手段已替代听筒被用于胎心监测。对于高危产妇，胎心监测仪或分娩监护仪将在整个分娩过程中被用于监测产妇和胎儿的安危。引产、催产或硬膜外麻醉，产妇都须接受监护，其主要目的是防范胎儿出现宫内窘迫。

监护仪种类 胎心监测仪分为外置式和内置式两种。便携式外置监测仪适用于短时常规性的胎心监测。若需进行较长时间的胎心监测，就要将一条带有传感器的带子绑缚在产妇的腹部。传感器可记录胎心率和子宫收缩。监测结果以曲线图的形式呈现。

内置式胎心监测仪的精确度略高于外置式。当宫口开放至2—3厘米时，先将监测仪的带子绑束在产妇身上，然后将一微型电极经宫颈放入宫腔，固定在胎儿头皮上。仪器可把胎心率打印在图纸上。

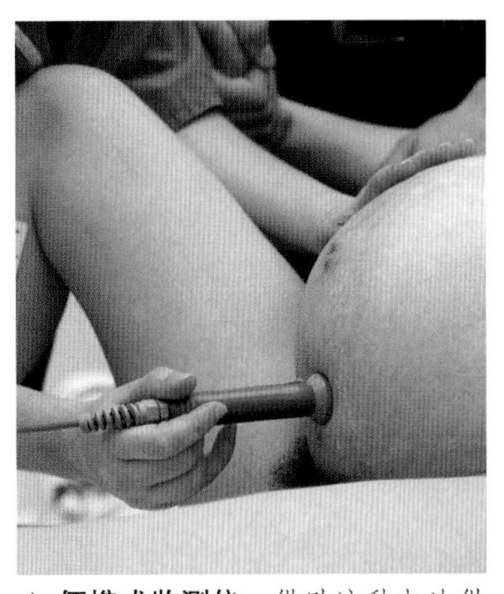

▲ **便携式监测仪** 借助这种电池供电的多普勒超声仪，助产士可在分娩全程中随时监测胎心率。还可将仪器上的带子绑在产妇腹部，只需片刻，监测图便可打印出来。

监测仪的工作原理 宫缩发作时，胎盘血流量会减少几秒，胎心率随之降低。当宫缩消退后，胎心率会恢复至先前水平。如果胎心率未见恢复或恢复迟缓，胎儿有可能出现宫内窘迫，医疗团队会采取干预措施，确保胎儿安康。

若担心胎儿缺氧，医生会提取少许胎血样本进行检验，据此，医生和助产士能更好地了解分娩中胎儿的情况。

胎心监测仪助医生一臂之力 电子监测仪可为医护人员提供胎儿精确到秒的信息。如发现胎儿宫内窘迫迹象，他们能及时采取干预手段，避免不测。如果医生认为监护对你和胎儿有好处，不要抵触。胎心监测仪能让你知道胎儿一切都好，你把这当成定心丸就好。

胎心监测的弊端 进行电子监护意味着你的产房内要安置更多的电子设备，气氛会变得冷冰冰的。你可能担心医护人员过于注意仪器而忽略了你。通过仪器可发现蛛丝马迹的异状，这容易使医生更倾向于采取干预手段，而不是顺其自然。

不过，监测仪能使医生和助产士及时发现问题，不少产妇认为这让她们感到安心。

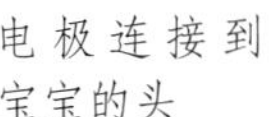

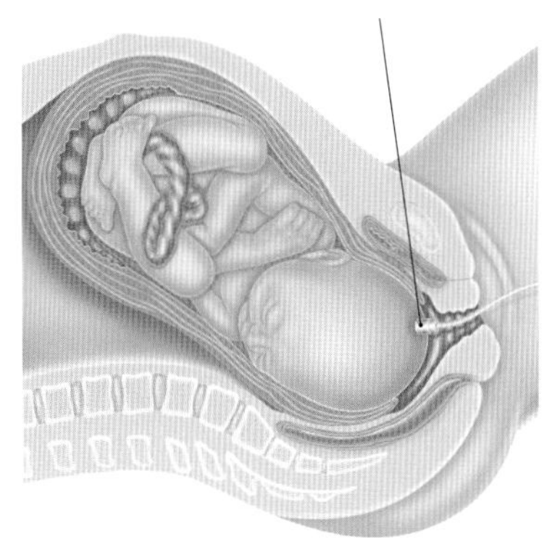

▲ **内置式监测仪** 一个电极固定在胎先露部分，通常为胎儿头部。电极会刺破胎儿皮肤。仪器通过电接触测知胎心率。固定电极处可能出现瘀青或起一个小红疙瘩。这种仪器可在整个分娩过程中监测胎心，令不少产妇感到心安。

伴侣的作用

在产程中有安全感并放松的产妇，才能更好地应对分娩的压力和疼痛。丈夫自然是最能给她爱与支持的。有孩子的朋友也能充当不错的分娩教练。

了解该做什么

一想到要陪伴妻子分娩就紧张，这是很正常的。最好的解决办法是装备自己，努力学习和掌握有关的知识和技巧，才能在妻子分娩过程中，帮助她有效应对生理和精神上的双重压力。产前训练课会演示和描述分娩如何启动以及宫缩的作用等，并教给你能帮妻子放松的技巧。

如果妻子在医院分娩，应事先前往医院实地了解产房条件，并与医护人员沟通。若在家中分娩，要熟知从家去医院的路线，以防万一，并对需要你做的事项了然于胸。妻子对你的信赖，可大大缓和分娩时的紧张气氛。

▼ **扶持你的伴侣** 如果她靠在你身上，你可以支撑住她的身体，并搂着她。

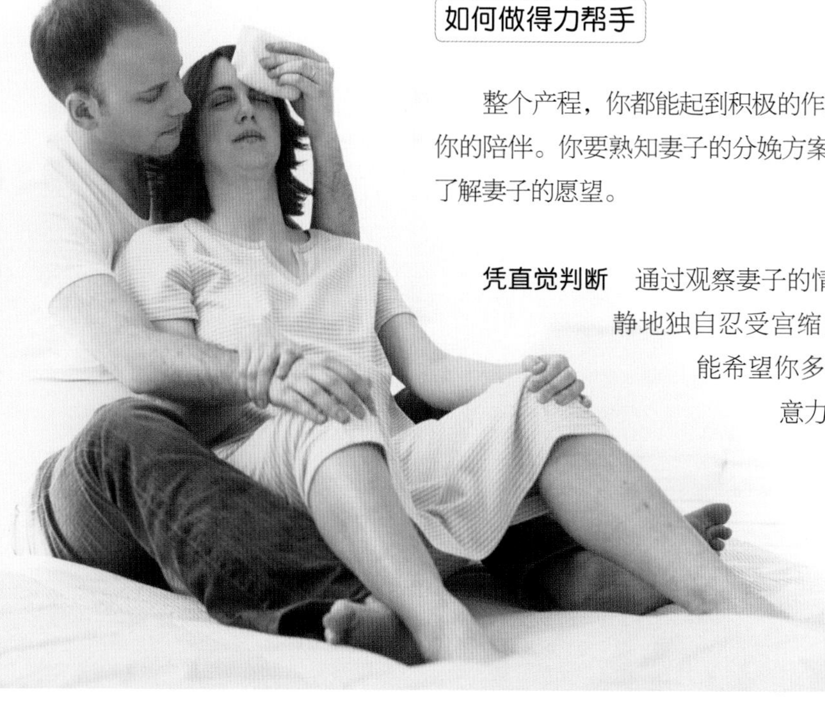

如何做得力帮手

整个产程，你都能起到积极的作用。不过，有时妻子所需要的只是你的陪伴。你要熟知妻子的分娩方案及备用方案（参见第 120 页），并了解妻子的愿望。

凭直觉判断 通过观察妻子的情绪来判断实际情况。她可能想静静地独自忍受宫缩的疼痛，不希望你触碰她；也可能希望你多多鼓励她，或想办法分散她的注意力。

给予情感支持 与她保持亲密，说些充满爱意的话；你的动作要轻缓、冷静而沉着。你的态度要积极：多赞扬，不批评。她想听到你的声音，你就不住地夸她表现很好（或告诉她宫口开到什么程度了），并鼓励她放松下来。告诉她助产士在做什么，接下来会发生什么。要让她知道她已经取得了多大的进展，否则她自认为还有漫长的过程要忍耐，会坚持不下去的。你可以柔和地按摩和抚摸她。但是她若想握着你的手，你可以看着她，用表情和眼神鼓励她。很多时候，伴侣充满爱的眼神就足以支撑产妇忍受住一阵阵宫缩的剧痛。

抵抗疲劳 让她在产前多休息。如果产程长，她会十分疲劳，要设法在宫缩的间隙帮她放松，以保存体力撑过第二产程。她若不恶心，就喝点饮料或吃点有营养的食物（参见第266页）。

助她战胜产痛 看到爱人备受煎熬，你一定很痛心，但是不要把你的难过表现出来，否则会加剧她的焦虑感。应以正面的态度面对她的痛苦，对她说，每一次宫缩来袭，就距宝宝出生更近了一些，同时提出一些缓解疼痛的建议。帮她摆脱拘谨，不再羞于喊疼，鼓励她把痛苦宣泄出来。分娩中的产妇设法缓解疼痛绝不是什么羞耻的事。

如果她在某次宫缩发作中特别焦虑，在下次发作前，聊聊她的感受，可能对消除她的恐惧有帮助。如果她对你百般挑剔或凶巴巴的，不要认为她是故意和你过不去——当产妇处于极度疼痛中时，这种情况时有发生。

引导她放松呼吸 你们应该在产前培训班练习过她喜欢的呼吸方法，但是在产程中，最好让她按自己的节奏呼吸。如果她把控不好呼吸的节奏，你要慢慢地引导她调整，直到她能按照正确的方法自己呼吸。不过，极少有人能把培训班所学分毫不差地实际应用到分娩过程中，所以你们也要灵活机动，随时调整。

帮她找到舒服的姿势 建议她变换姿势（参见第276—277页），用靠垫或毯子支撑她的身体，或者让她倚靠在你身上，你搂着她，两人一起摇动。一旦发现她的脖子和肩膀僵硬，就轻轻地按摩这些部位。按摩有舒缓疼痛的作用。如果她在应用幻视技巧，你可描述情景，帮她抵御分娩的痛苦。还可以给她擦脸、擦手，让她嘴里含冰块，这些方法有可能让她感觉好受些。她如果感觉冷，就给她穿上袜子、腿套。随着产程的推进，她可能越来越不想说话。你们可以通过爱抚或眼神来交流。

分娩搭档的帮助

分娩时，分娩搭档能提供大量帮助。不仅能使产妇心里踏实，还能代你与医护人员沟通。医生制服和医疗设备虽然令人生畏，但医护人员都是来支持和帮助你的。

你的分娩搭档可以做到：

- 替你回答问题（在医护人员的许可下），省得你被打扰。
- 当你为减痛或分娩采取特定姿势时，扶持着你，借力给你。
- 如果能使你感到舒服些，会给你按摩。
- 为你调节气氛（把灯调暗、更换播放的音乐）。
- 在家分娩时，若有太多人进入你的个人空间，请他们离开。在医院分娩时，请观摩分娩的学生离开——如果他们在场妨碍你的产程。
- 与医护人员沟通，支持你在镇痛问题上的决定(是否使用镇痛剂，何时用，用量多少)——你的分娩搭档是你唯一可依靠的人。当你确实想使用镇痛剂，他会让你先缓15分钟再做最后决定，因为情况可能瞬间变化，最终你可能发现并不需要镇痛剂。

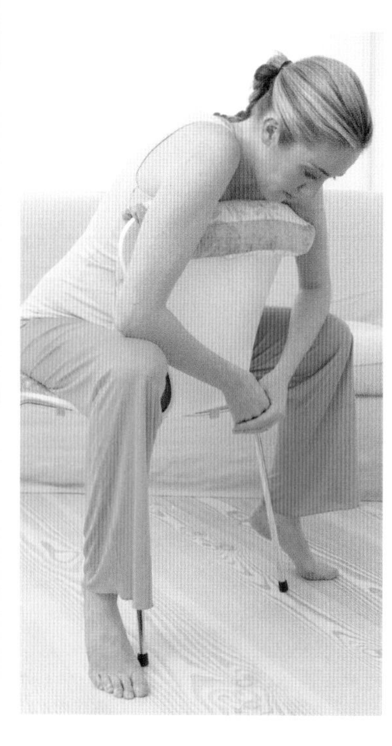

第一产程姿势

多种姿势能助你缓解不适感。有的产妇喜欢站立或走动，这可增强宫缩力度，加速产程。站立时，身体前倾靠在伴侣身上或墙上，这样不仅可以使脊柱不再承受胎儿的体重，而且能增加宫缩频率。当宫缩强度加大时，你会感觉坐着或跪着舒服些，那就坐在椅子上或用垫子支撑自己吧。

◀**坐姿** 坐在椅子上时，身体前倾，双腿分开。面朝椅背，靠在一个枕头或靠垫上。也可靠在伴侣或分娩搭档身上，让他为你揉揉背。

▶**跪姿** 宫缩加强，跪姿会让你感觉不那么累，用双手和双膝撑地。这种姿势有助于缓解腰背痛。双膝分开，晃动骨盆。在宫缩间歇，身体前倾，用弯曲的胳膊支撑身体，或坐在脚后跟上。

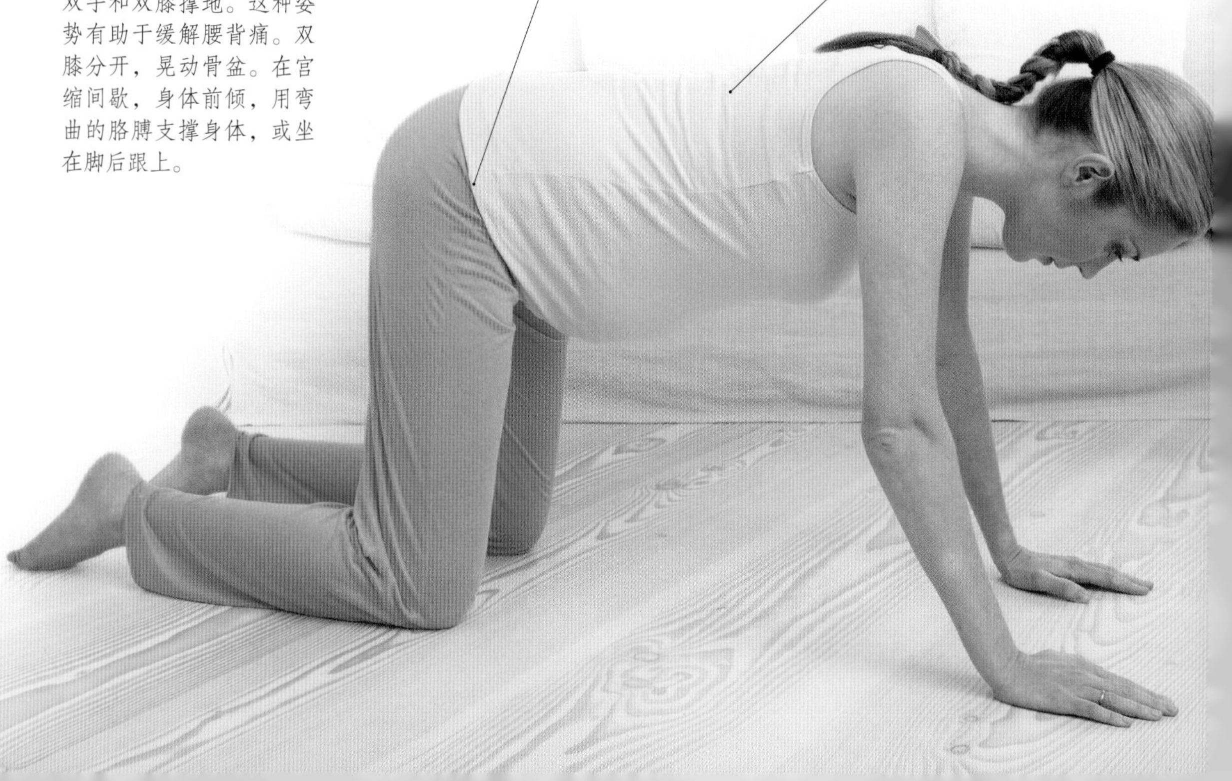

宫缩发作中，前后晃动骨盆，减轻腰背痛

背部要平直，不要弓背

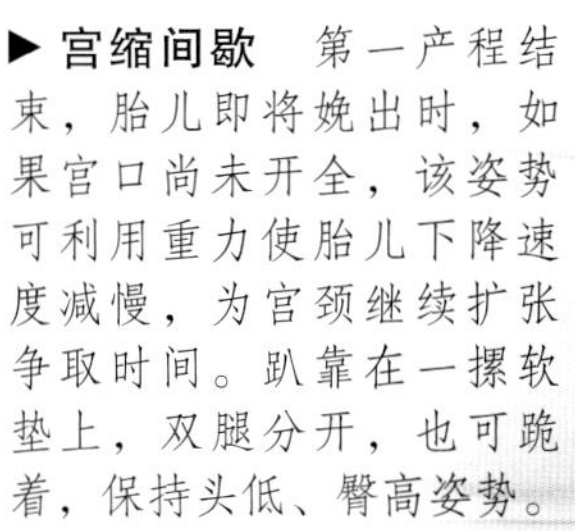

▶ **宫缩间歇** 第一产程结束，胎儿即将娩出时，如果宫口尚未开全，该姿势可利用重力使胎儿下降速度减慢，为宫颈继续扩张争取时间。趴靠在一摞软垫上，双腿分开，也可跪着，保持头低、臀高姿势。

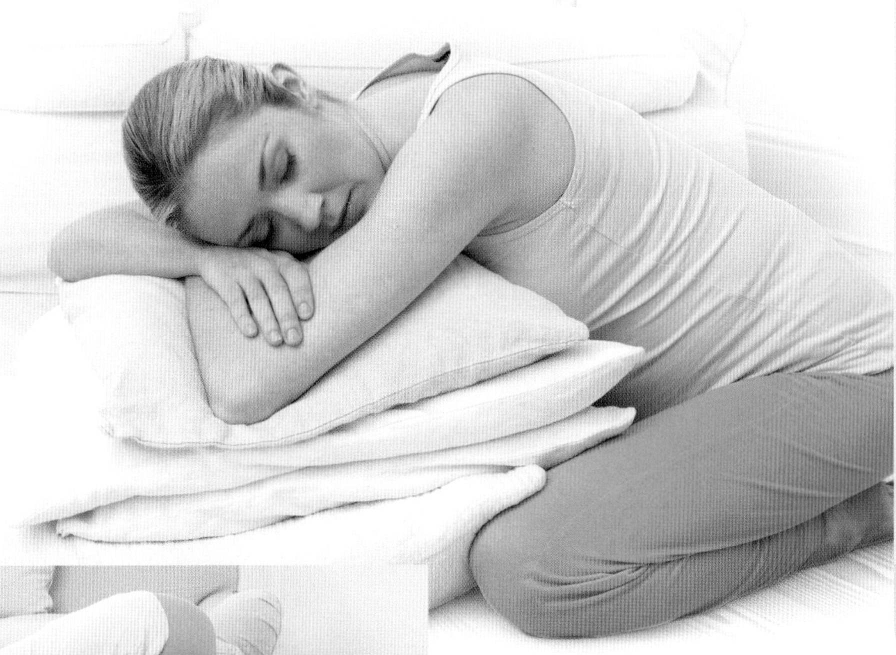

◀ **缓解腰背痛** 跪在地板上，臀部抬高，头低下，可减轻腰部压力，缓解腰背痛。把头靠在几个枕头或软垫上。

▼ **躺下** 分娩过程中，你会时不时地想躺下。侧卧，用垫子垫在头和大腿下。双腿分开。

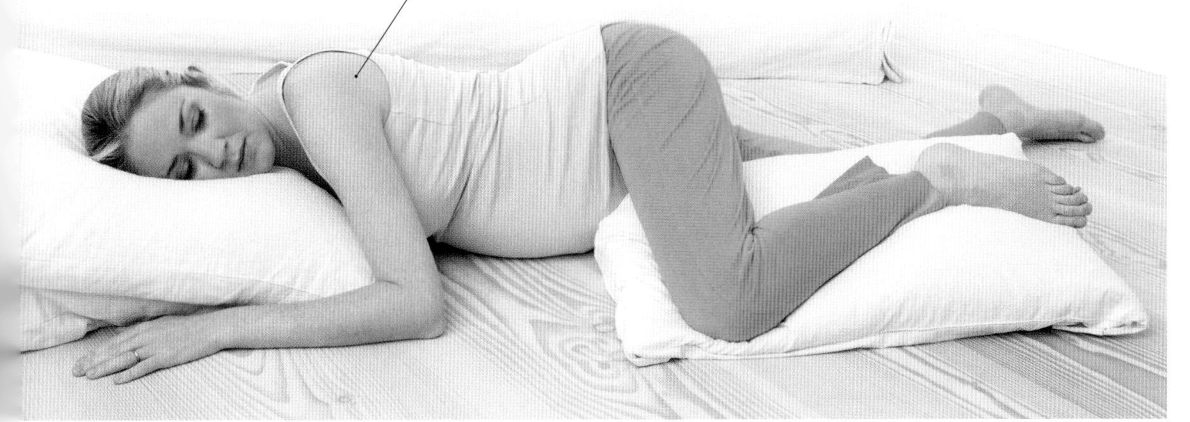

分娩镇痛方式

兴奋地期待宝贝降生的同时，产妇也禁不住害怕分娩的痛苦，这给欣喜的情绪蒙上了阴影。要做好应对剧烈宫缩的心理准备，并通过了解自己的忍痛极限学习减痛方法来增强自信心。以积极的心态对待宫缩——告诉自己，每一次宫缩都离胎儿出生更近了。

应对分娩镇痛

对于宫缩痛的感受因人而异。有些产妇把宫缩痛比作剧烈的痛经，有的则感觉腰背特别疼。宫缩最为猛烈时，一阵痛楚潮涌而来，各种不适混杂交织，然后宫缩才会逐渐平息。

个体反应 你也许不想使用镇痛药物，因为药物会使你意识不清，无法感知周围发生的一切，还会剥夺你的分娩感受。不过，你很难确知自己的忍痛极限，特别是第一次生孩子，就更不清楚自己到底能忍受多大的疼痛。难以忍受的宫缩痛令不少产妇震惊不已；忧惧情绪会使疼痛感加剧。

分娩中的镇痛方式可以是完全止痛的，比如硬膜外麻醉；也可以是部分缓解疼痛，把疼痛降低到可承受的程度，比如镇痛气体吸入和使用杜冷丁等麻醉药品。在第一产程初期产妇一般不用药物镇痛，但在过渡期会使用小剂量镇痛气体。不要因使用了镇痛药而内疚，分娩不是人生考验。你可以认为，使用镇痛药是你分娩过程中不可或缺的一个步骤。

如果你对使用镇痛药犹豫不决，很想坚持自然分娩，给你一个实用的建议：当你忍不住想用镇痛药时，不妨缓 15 分钟，你和分娩搭档也可利用这段时间商量一番，看你是不是靠着加油鼓劲就能挺过来，疼痛是否真的到了不用药就无法忍受的地步。

若想全情投入分娩的过程，不让药物减弱你的意识和感受，可利用其他镇痛方法来替代镇痛药。另外，你的身体还能自产镇痛和放松剂——内啡肽。自然分娩能促使人体更快地分泌内啡肽，并提高你的疼痛阈值。

镇痛药对产妇的影响

镇痛药的确能缓解疼痛，但同时也会影响到你的分娩体验。你选择的镇痛方式最好不要妨碍你充分感受宝贝降生带来的喜悦。

昏睡 镇痛气体吸入后最常见的副作用就是昏睡。有些产妇很享受这种飘飘然的感觉，但是这也会让她们失去自控力。使用杜冷丁等麻醉药后，产妇可能头晕眼花，不知道周围发生了什么，往往在无意识的状态中生下宝宝。

眩晕 杜冷丁等药物有时使人意识混乱、头晕目眩，有的产妇用药后甚至产生幻觉。

恶心呕吐 镇痛气体吸入后不会引起明显的恶心感觉，但杜冷丁等麻醉药品常导致胃部不适，有些产妇用药后会反复呕吐。

产妇的自我意识会影响她对分娩疼痛的感觉。你对疼痛的强烈感受会累及子宫，使产程放慢，对胎儿造成不利影响（参见第279页右侧栏）。因此，若镇痛药物能减少你的焦虑，就没必要抗拒使用。

明确的选择　尽可能地了解不同种类的镇痛药物和方法。明确告知你的医生、助产士和医护人员，并在分娩计划书中写明你所选的减痛方式和药物。要有应对并发症的备选方案。若有任何质疑或需要建议，不要闭口不谈。

镇痛药物

某些镇痛药物只在大型医院或教学医院里提供，有些镇痛药物则所有医院都有。家庭分娩也有相应的镇痛药物。

局部麻醉是通过阻滞神经纤维传导疼痛，暂时消除身体局部的知觉。使用最广泛的为硬膜外麻醉，即阻断脊神经，制止疼痛由子宫扩散。硬膜外麻醉可使腰部至膝盖麻痹无知觉，但产妇神志清醒。出现难产、先兆子痫、严重哮喘或需产钳助产时，都可进行硬膜外麻醉。

如采用硬膜外麻醉，你的后背将被注射麻药，使局部区域麻痹。麻醉师将细而中空的穿刺针刺入硬膜外腔，再把一根细导管顺着穿刺针管置入硬膜外腔，然后拔出穿刺针，导管留在原位。麻醉药经导管注入，最后将导管封好。必要时还可通过导管增补麻药。

现在，剖宫产手术采用脊椎麻醉，不再进行全麻，手术中产妇处于清醒状态。脊椎麻醉类似于硬膜外麻醉，但麻药是一次性注入的。

镇痛药物对胎儿的影响

麻醉药进入产妇的血管后，大部分会经胎盘进入胎儿体内。胎儿血液中的麻药浓度超过母体。

昏睡　杜冷丁可造成新生儿嗜睡，从而影响其吮吸能力，反应也显迟钝。

呼吸抑制　麻醉药会抑制胎儿的呼吸功能。若在产程后期注射杜冷丁，药物留存在婴儿血液中的时间会延长。

硬膜外麻醉所用的麻醉药不会进入胎儿血液中。新生儿精神状态良好，呼吸顺畅。

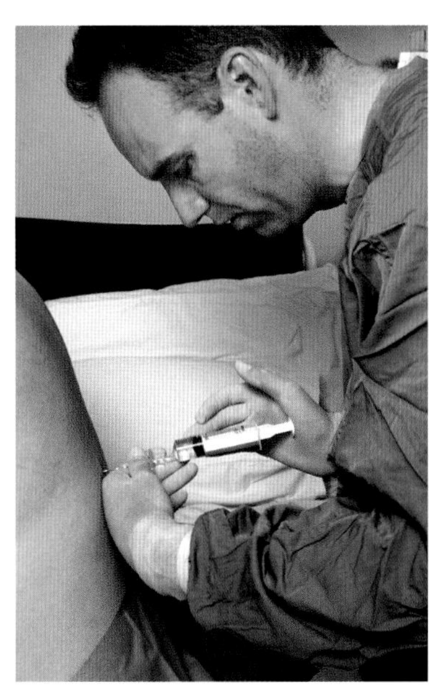

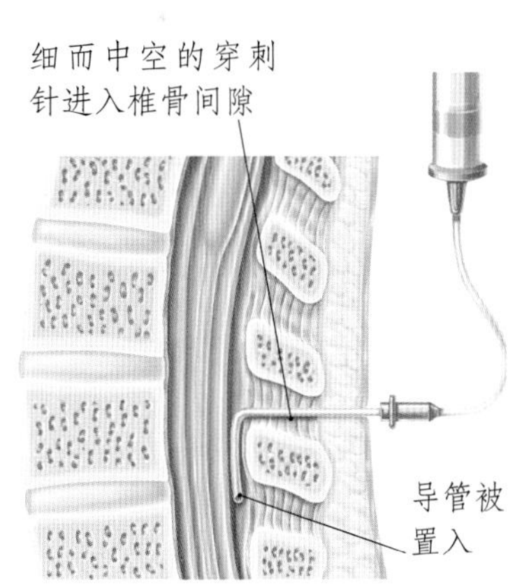

◀硬膜外麻醉　背部注射麻药，使局部麻痹（见左图）。一根细而中空的穿刺针扎入椎骨间隙（见上图），再将一根导管顺着针管置入，麻醉药经导管注入硬膜外腔。

吸入性镇痛气体 该药为混合有一氧化二氮和氧气的麻醉气体（安桃乐），经面罩或气嘴吸入，患者可自行操作。宫缩开始时，深深吸入药物，一直到宫缩达到峰点。然后摘下面罩，恢复正常呼吸。麻醉气体可麻痹大脑中的疼痛感知区域，并使你有种飘浮感。产前培训班会教授安桃乐吸入技巧。

麻醉药品 最常用的麻醉药品为杜冷丁和美普他酚，两者均为吗啡类药物，第一产程中，经臀部或大腿肌肉注射给药，剂量不等。这两种药作用于大脑神经细胞和脊神经，起到镇痛作用。宜先用小剂量（50—75 毫克）试试效果，这些药容易成瘾。注射后 20 分钟左右奏效。

非药物镇痛

孕妇产前对所选减痛方法要有充分了解，产前培训分娩教练也会演示如何操作。无论在医院还是在家中分娩，都要备好减痛所需的专门设备。一种方法不够用，就要多管齐下，才能有效缓解疼痛。

变换姿势 走动、靠在伴侣身上或墙上，晃动骨盆，可能比平躺着舒服些。有些姿势可减轻背部压力，更加适合分娩中的你。

按摩 这是一种缓解不适、使人平静的好方法。无论你躺着、站着或蹲着，都可以通过按摩放松身心。按摩尤其适用于减轻分娩过程中的腰背痛。90% 的产妇都会腰酸背痛。你的伴侣要事先练习按摩技巧。

声音缓痛 发出各种声响有助于宣泄分娩痛和焦虑情绪。叹息、呻吟、抱怨，这些都能帮助你释放压力。不要因为自己制造噪声而难为情，也不必担心吵到别人，只管喊，只管叫。听音乐也不失为一种好办法。轻快、提神的音乐能使你从宫缩的痛苦中超脱出来。宫缩加剧时，激越、渐强的音乐更能提高你的忍耐力。

水中放松 躺在温暖的水中，有很好的放松和解压效果。在水中你几乎感觉不到自己的体重，这能让你在宫缩间歇松弛下来。越来越多的产妇在专业人士的监护下利用分娩池，不少医院都提供这种设施

分娩中的呼吸技巧

放松身体、专注于呼吸，有助于缓解紧张、焦虑和宫缩的疼痛。产前可与伴侣或分娩教练一同练习呼吸方法，以便他们能在你分娩时帮助你调节呼吸。

慢呼吸 在分娩初始阶段，每当宫缩来袭，便可平静地、有意识地用嘴呼气，然后通过鼻腔缓慢吸气。每个阵缩过程都保持这种平稳的呼吸节奏，宫缩每次发作持续45—60秒。

轻快呼吸 随着宫缩强度和频率不断增加，你发现轻浅的呼吸难度较小。轻浅而短促地呼吸，只动用身体上半部，阵缩中的腹部不要用力。

产程的不同阶段，要相应地变换呼吸技巧。

若在家分娩，可以租一个分娩池。

幻想视觉化 想象一些画面可有效地消除恐惧感，减轻痛楚。宫缩开始时，想象一些特别令你感到宁静的画面，比如和煦明媚的阳光。第一产程中，宫缩的作用是促使宫颈扩张宫口打开，所以不妨想象一朵含苞欲放的花朵，正在慢慢地绽放。在意念中看到海浪，让浪头的推进和退去与宫缩的节奏同步，海浪的视觉化带给人安然舒适的感觉，不少孕妇都有这样的体验。

催眠分娩 若打算在分娩过程中借助催眠术减轻痛苦，就需在孕期请专业催眠治疗师为你进行 5 次催眠准备，每次持续 30 分钟。催眠是一种自然而安全的深度放松方式。分娩过程中，催眠不会使你抽离，你能意识到产程的进展。研究证明，催眠不仅能减轻分娩痛苦、缩短产程，而且能降低产后抑郁症的发病率。

针灸 采用针灸减痛的方式须有个前提条件，即你切实曾在其他情况下体验过针灸的镇痛效果。针灸师必须非常了解分娩和生产的过程。针灸虽不能止痛，但确实有缓解疼痛的效果，并且能治疗恶心呕吐。

经皮电刺激神经疗法 (TENS) 以电流阻断神经传导疼痛信号，同时刺激人体产生内啡肽。治疗仪为电池电源，电线将电极与仪器相连。治疗时，把电极贴固定在脊柱两侧。你自己可通过遥控器来控制电流量和减痛程度。若想尝试 TENS，可以请助产士为你准备一台仪器。

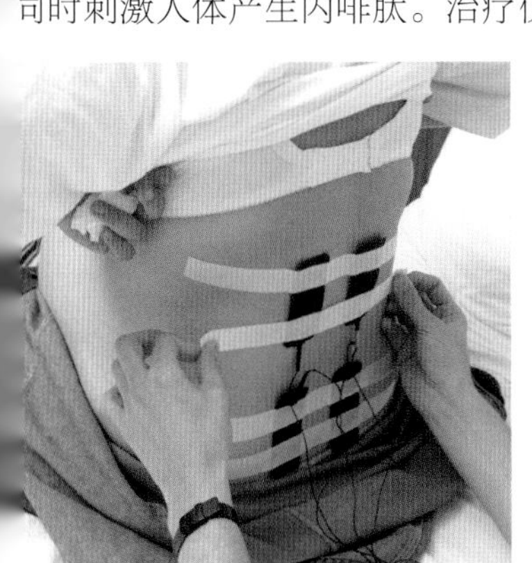

▲ **固定 TENS 仪器** 用胶布把电极贴固定在脊柱两侧。本疗法不具成瘾性，也无任何副作用。

缓解腰背痛

许多产妇在分娩时都会腰背疼痛，胎儿压迫骶骨是导致这一症状的原因之一。可以让你的伴侣轻轻按摩你的腰背部，以缓解这种不适。

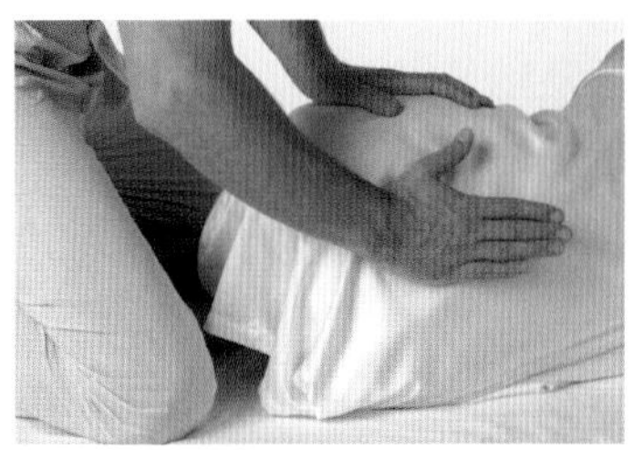

▲ **按揉骶骨** 用手掌根部按揉整个骶骨区域和腰部。

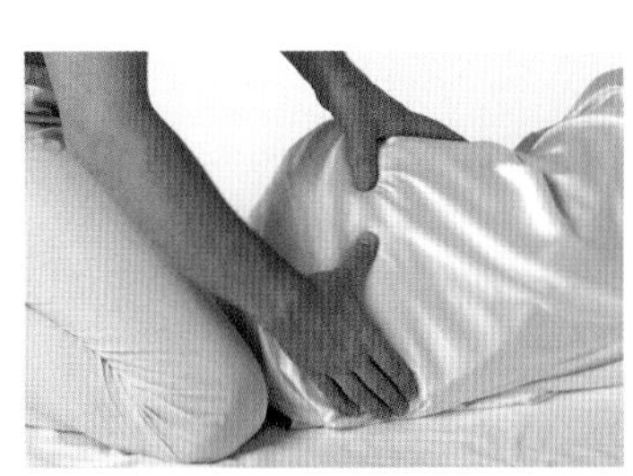

▲ **拇指按压画圈** 用双手拇指按压骶骨区，同时轻轻地环形移动。双手放在妻子胯部，稳住她的身体。

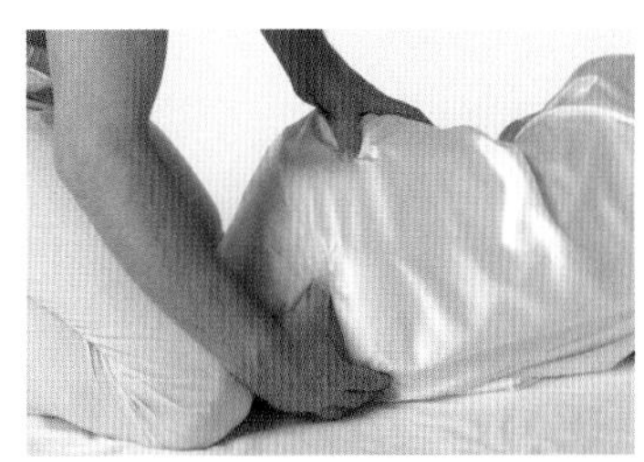

▲ **用力按压** 用双手拇指用力按压臀部的两个中心点，同时让妻子专注于呼吸放松。

第二产程呼吸法

在产前培训班，你会学到一些呼吸技巧。正确的呼吸方式对于第二产程非常重要，其重要性怎么强调都不为过。呼吸得法，你便能调控自己的身体，使你充满力量。

进入第二产程后，你可能想加快呼吸节奏——这是你在分娩过程中采用的最为浅层的呼吸方式，不用胸腔和喉咙，只用嘴呼吸。让气流在唇间轻轻地吐纳，开始时宜轻缓，逐渐加快节奏。注意不要吐气太深，以免过度呼吸。感到头晕时，可用双手罩住口鼻。

第二产程：胎儿娩出

胎儿娩出是第二产程的主题，过去 9 个月来，你一直期盼和准备着这一时刻的到来。可控的分娩过程不一定是无痛的，但应该是快乐和放松的——由专门挑选的、你认识的分娩搭档和医护人员伴你左右，在熟悉的环境中生产。这是你对分娩的预期，合情合理，切合实际。

宫缩与用力

第二产程为胎儿娩出期——你向下用力，胎儿娩出。该产程始于宫口开全，至胎儿娩出时结束，初产妇一般历时不到 2 小时。第二产程的平均时长约为 1 小时，但经产妇有时只用 15—20 分钟就把胎儿娩出。此阶段，宫缩持续 60—90 秒，每隔 2 分钟或 4 分钟就发作一次。

由于胎儿压迫骨盆底和直肠，你会抑制不住、不由自主地向下用力。尽量保持肌肉用力均匀和连续，平稳且缓慢，以便阴道和会阴组织能充分地舒张，让胎儿头部通过。向下用力时的最佳姿势为上身直立——无论是坐在分娩池中，还是站着、胳膊绕在伴侣的脖子上，或蹲着，上身都要保持直立。只有这样，你的身体肌肉向下的力量才能

使用呼吸方法
蹲着分娩时，重力可助你一臂之力

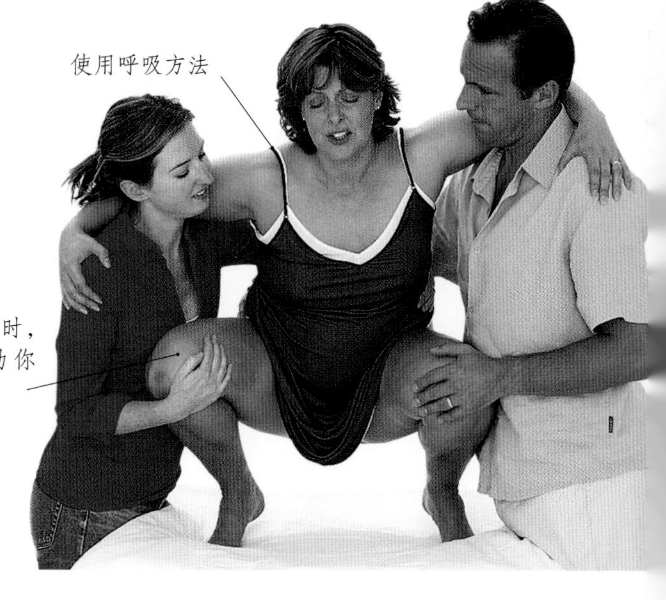

▶**第二产程**　第一产程结束时，宫口完全打开。宫口全开的首要表征为，产妇抑制不住地向下用力。但仍要让助产士检查确认宫口是否开全。宫口开全后，你便可用力了。尽量保持身体直立，以借助重力来增强宫缩的效果。你的伴侣和分娩搭档会扶着你。此时你充满力量，心态积极，竭尽全力——你的宝贝马上就要出生了。

和地心引力同时发挥作用，将胎儿娩出。

骨盆底肌和肛门区若处于完全放松的状态，更有助于分娩的进程，因此可有意识地放松身体的这一部位。如小便或大便失禁也不必尴尬，很多产妇都会如此。每次用力后，做一两下深呼吸，但阵缩结束时不能马上就松懈下来，慢慢放松身体，能帮助胎儿不断地向前移动。

正常分娩

胎儿即将娩出的最早征兆是肛门和会阴部膨隆。随着每一次宫缩，胎头在阴道口露出的部分逐渐增多，直至宫缩间歇期也不缩回，称为着冠。胎头娩出的过程中，助产士可通过手部动作，保护你的会阴不被撕裂。如今助产士多倾向于让胎儿自然滑出。

胎头撑开阴道口时，你会感到刺痛。此时，应马上停止用力，并张口哈气，任宫缩的力量带动胎儿向外移动。不过这很难做到，因为你仍然不由自主、控制不住地使劲。刺痛持续不多会儿，紧接着便是麻痹的感觉，这是因为胎头继续撑开阴道，使其肌肉组织变得很薄，以至于阻断了感觉神经，起到了天然的麻醉效果。

胎头娩出时，面部是朝下的，但胎儿立即旋转头部，面朝母亲的左大腿或右大腿。这时，助产士擦拭胎儿的眼睛、口鼻，清理从鼻腔或上呼吸道中流出的羊水，并检查脐带是否绕颈。如果绕颈，助产士可轻轻地把脐带从胎儿头部绕下来，或钳夹、剪断脐带。

胎头娩出后，宫缩会暂停 1 分钟左右，然后继续发作。借着宫缩的力量，胎儿的两侧肩膀相继娩出，身体的其余部分随即顺利地滑脱出来。新生儿身上有血、羊水和胎脂，非常滑，所以医护人员要紧紧地抓着他的身体。

胎儿是如何娩出的

胎儿在通过产道时，身体进行过数次旋转，以便最终能够安全顺利地降生。

胎儿有一个柔韧的身体和一个较硬的椭圆形脑袋。这两部分都要自我调整，以适应母体软产道的弯度。软产道由盆腔内的子宫下段、扩张的宫颈和阴道构成。随着分娩的推进，胎儿要进行几次姿势的调整。

- 通过盆腔时，头部俯曲，下巴贴在胸前。
- 转头。
- 从产道和阴道出来时，头部仰伸，枕部几乎触及后背。
- 头部侧转；同侧肩膀从阴道娩出。
- 头部转向另一侧，另一侧肩膀娩出。
- 继胎头和肩膀娩出后，上身、臀部和两条腿从产道娩出。

▲ **胎儿着冠** 胎头出现在阴道口。助产士会告诉你这一进展。

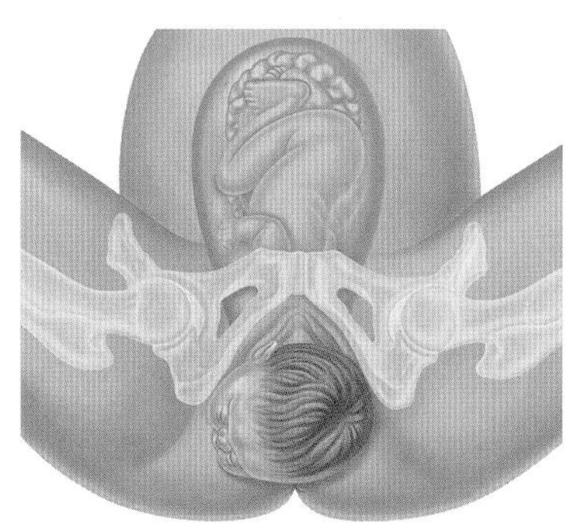

▲ **胎头娩出** 胎头一娩出，胎儿立即将头侧转，面向母体的左大腿或右大腿内侧。

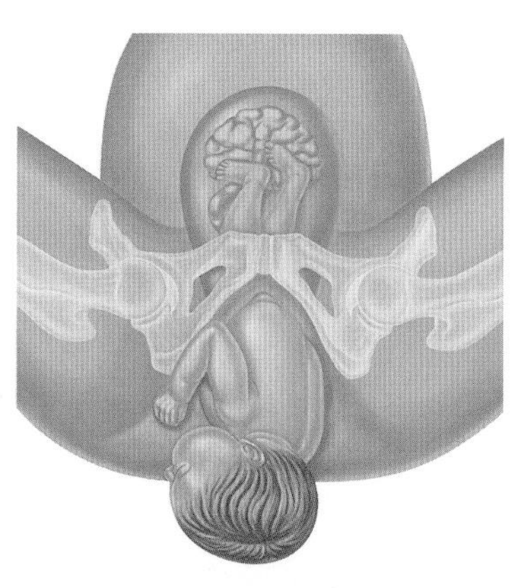

▲ **胎儿出生** 通过几下难以察觉的耸肩动作，胎儿的两个肩膀娩出，身体和双腿随即滑出阴道，新生儿被助产士双手接住。

胎儿出生过程

平均来看，胎儿通过产道大概需要 1 小时，期间你会抑制不住不由自主地向下用力，促使胎儿向宫外移动。要听从助产士的指令她会告诉你何时用力、何时放松。若用了硬膜外麻醉，这种不由自主的下推力会有所减弱。

用力

在每次宫缩由弱渐达峰值的过程中，都会有一股强大的冲动使你忍不住地向下用力，欲将正在下降中的胎儿推出产道。这种向下使劲的冲动由不得你控制，是无法抗拒的本能反应。

胎儿着冠

随着产程的进展，宫缩间歇期，露出的胎头部分不再缩回阴道内而是留在阴道口，这称为“着冠”。当胎头撑开阴道口时，你会感到灼痛或刺痛。这时你要停止用力，让会阴的肌肉组织充分舒张。这个做起来很有难度，因为你仍然抑制不住地想要使劲，但是必须竭力控制住若在此时继续用力，你的会阴部会承受过度压力，极易裂伤，或不得不进行会阴切开术。快而浅的呼吸有助于控制这种向下用力的冲动。

胎头娩出

胎头一娩出，胎儿立即把头转向侧面。宫缩会暂停片刻，助产士会迅速地摸一摸胎儿的脖子，看是否出现脐带绕颈。若脐带绕颈，她会轻轻地把脐带从胎儿头部绕下来，或干脆把脐带提起、形成一个圆环，让胎儿从中钻出来（还可钳夹剪断脐带）。宫缩再次发作时，胎儿肩膀娩出。

胎儿出生

一旦肩膀娩出，婴儿身体的其余部分随即从产道出来。胎儿从阴道滑出后，羊水涌出。新生儿的身体很滑，所以助产士会小心翼翼地托住他。这时他已在呼吸和大哭了。

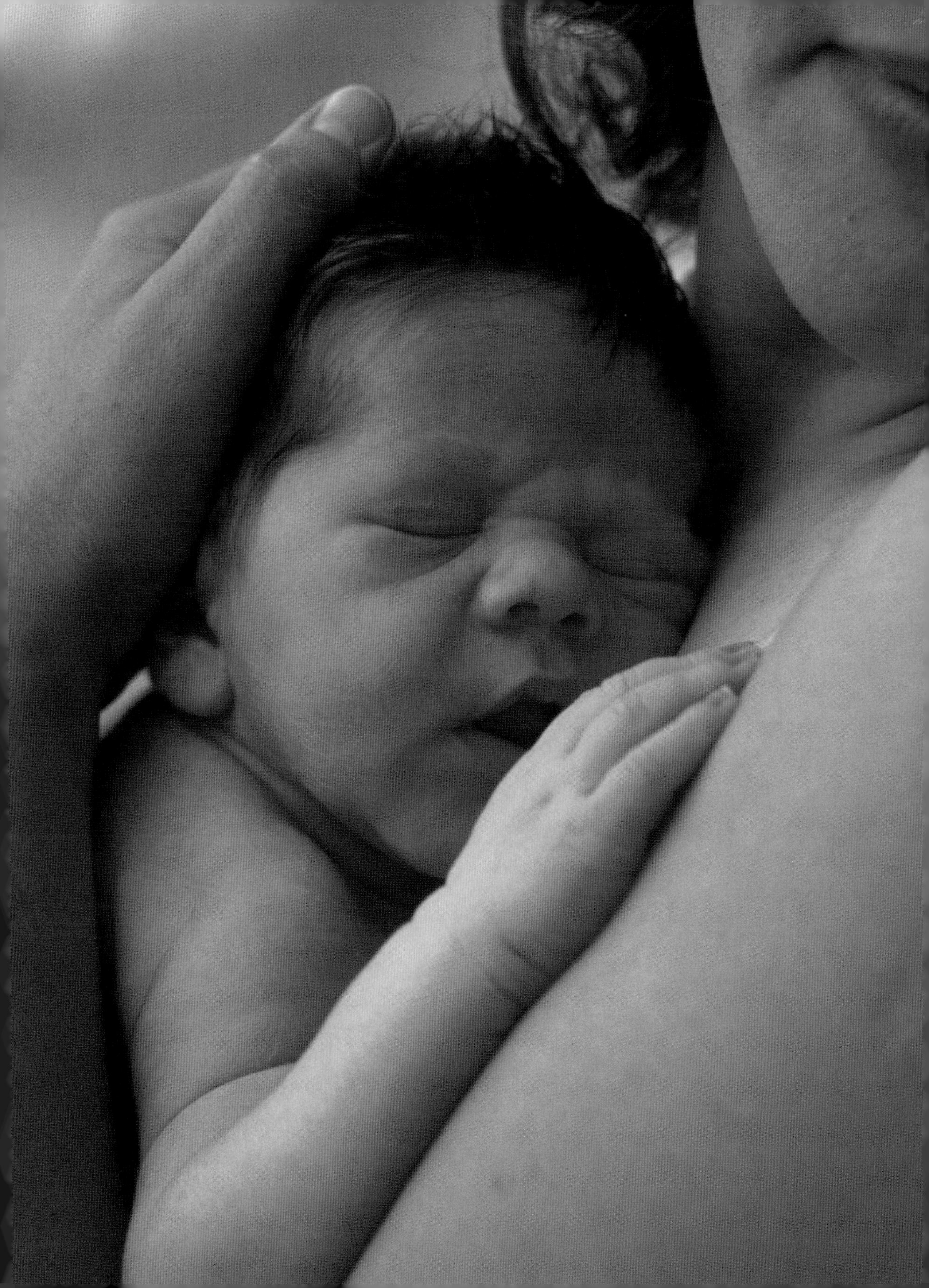

给新生宝宝拍照

人人都希望把新生儿来到这个世界的最初时刻拍照或录像，家人朋友们也期待看到宝宝的照片。但是，有几点注意事项不要忽略。

■ 分娩开始前，询问助产士和医生，是否准许拍照。

■ 若想拍多张照片或想录像，最好请朋友或亲戚代劳。你要随时关照妻子的需求，而不是忙着按快门或抓拍最美的镜头。如果你一直关注镜头，就会对妻子漫不经心，也不会关心助产士和医生在忙些什么。

■ 柔和、偏暗的灯光更能令产妇放松，准备相机时要考虑到这一点。另外，闪光灯会让产妇烦躁，会分散助产士和医生的注意力，还会伤害新生儿的眼睛，应避免使用。

妻子分娩时丈夫的作用

截止到第二产程，丈夫已在妻子分娩过程中发挥着重要作用——给妻子爱的支持。最痛苦艰难的阶段已经过去，你们即将迎来产程中的巅峰时刻。

此阶段你的任务和第一产程相同——使妻子舒服些，支撑着她的身体，给她递水和糖果，并给她加油鼓劲。进入第二产程后，你多了一项任务：鼓励她使劲、用力。你的爱和支持可以使妻子安心、放松，分娩因而变得不那么痛苦了。

万一发生紧急情况，医护人员必须采取紧急措施，你站在产房里，可能妨碍他们的抢救工作。他们不一定要求你离开，但必要时，你最好主动避开。

帮助妻子找到最适合的姿势 经历了第一产程后，你的妻子可能已经知道哪种姿势最舒服了。在她用力时，你支撑住她，对她的帮助很大。但是，如果妻子不喜欢被扶着，就要帮助她尝试不同姿势，并把靠垫或枕头垫在她身下或身后。产前练习不同分娩体位，如坐姿或蹲位很有好处，这样在产程中，你们两人就能游刃有余。如果你自己犹豫不决或不自在，你妻子就会紧张不安。

如果她喜欢坐在床上或地板上，不妨让她低头、下巴抵胸，同时双手抱膝。不少产妇都感到第二产程中这个姿势比较舒服。宫缩间歇时，让她靠在枕头上放松，保存体力。

帮助她调整呼吸和用力 为帮助妻子调整呼吸、挺过最后几次宫缩发作，你可以用手打拍子，口中念念有词：呼吸、呼吸、深呼吸、深呼吸、最后再吹一口气。当她用力时，温柔地提醒她放松盆底肌。当宫缩最剧烈时，让她做两三次深呼吸，鼓励她把劲儿都使出来。她的用力应当强且恒，对她说，她每用一次力，就离宝宝出生更近了一点。

帮助她放松 在宫缩间歇，帮助妻子放松，她的体力要留着把胎儿从产道中生下来。如果她腰背痛，或需要你的安抚，就给她按摩缓

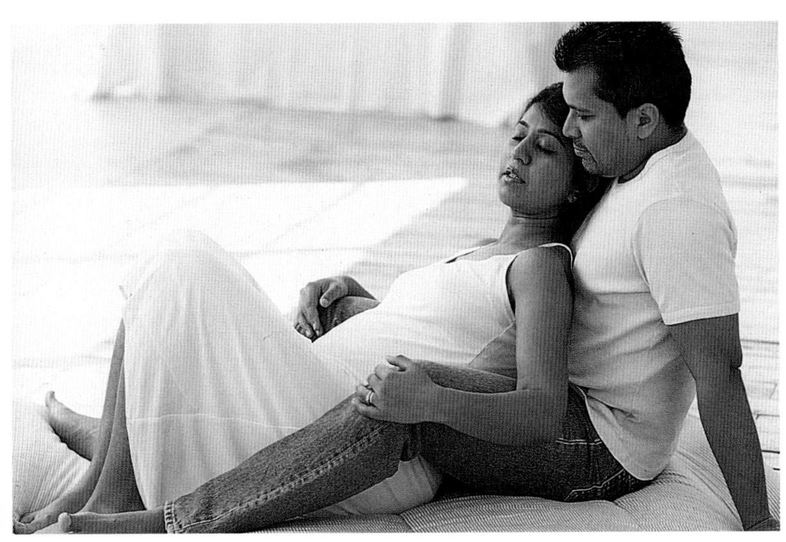

▲ **半坐式分娩** 如果妻子想和你在一起，她可以向后倚靠在你身上，你承托着她的身体，并引导她应对每一次宫缩。这样，她会放松些。

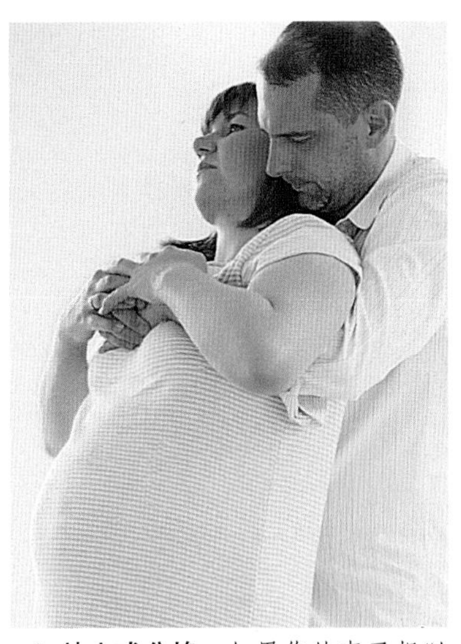

▲ **站立式分娩** 如果你的妻子想以站姿分娩，你可以站在她身后，双臂支撑住她的身体重量。这样，她的骨盆就能完全打开，重力作用得以充分发挥。站立时双腿分开。

解不适（参见第281页）；如果她又热又烦躁，就用凉毛巾擦擦她的额头，或者往她脸上喷点水。

退后静观 一旦胎儿着冠，就需助产士来指导她如何用力把胎儿娩出，这时你暂时发挥不了什么作用。如果妻子忽略了你，更多地依赖助产士，不要沮丧。她要全神贯注、全力以赴地应对分娩的最后时刻。

让她看一眼宝宝 当胎头娩出时，拿一面镜子，让妻子从镜中看到宝宝的小脑袋，看着他的整个身子滑脱出来。帮妻子伸手够到宝宝，摸一下他的脑袋。

迎接新生宝贝 当胎儿娩出时，询问助产士能不能由你来接住婴儿。你和小宝贝问过好后，把他放到妻子的肚子上，你们一起来爱抚这个小家伙。你们此时应该是百感交集——解脱、流泪、带着敬畏默然不语、累得快要瘫倒、欢呼。看到新生儿带着血迹、油腻腻的小身子，你们甚至会有点反胃。无论你们有何感受，此时此刻标志着你们的家庭步入了一个崭新的阶段。

胎盘

多数初产妇都很想看看胎盘长什么样。

胎盘直径20—25厘米，重约450克，形似圆盘，两个面的外观差别很大。

胎盘子面与脐带相连，为羊膜覆盖。该面平滑，血管由脐带呈辐射状伸展出去。胎盘的母面与子宫内膜相连，分为多个胎盘小叶，从而形成更大的表面，便于母子之间的气体交换。母面呈暗红色，看起来好像由若干块生肝脏拼合而成。

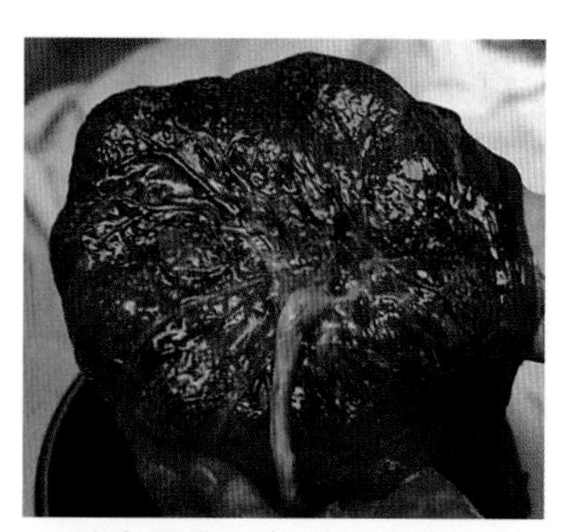

▲ **胎盘子面** 朝向胎儿的一面，较为平滑。脐带由该面的中心位置伸出。表面可见突起的血管。

第三产程

胎儿娩出后，子宫停歇大概 15 分钟，然后再次收缩，将胎盘娩出。你全神贯注在新生宝贝身上，几乎感觉不到这一次宫缩。

第三产程

第三产程中，胎盘从子宫壁剥离，顺着产道娩出。胎盘上的大血管被扯断，这些血管粗如铅笔。幸亏子宫内膜肌肉纵横交织，当子宫收缩向下推出胎盘时，血管周围的肌肉收紧（血管受压，胎盘供血量下降），避免了出血。胎盘被排出后，子宫收缩得像一只很硬的球，这是一个重要指征。按摩腹部有利于子宫收缩。第三产程通常持续 10—20 分钟。若操作得法，产程可大大缩短。

胎盘娩出

如果尚未出现明显迹象表明胎盘剥离子宫壁，并向产道移动，助产士不会主动干预。胎儿娩出后子宫再次收缩，表明胎盘就要与子宫壁分离；你又开始抑制不住、不由自主地用力，这意味着胎盘已经剥离，压迫着你的骨盆底。

一旦出现这些征兆，助产士会轻拉脐带，加速胎盘娩出，同时按压骨盆缘上方，控制胎盘下降的速度。胎盘从阴道娩出后，胎膜也会随即滑出。可能有血块排出，但这种情况不多见。

胎盘娩出 胎盘从外阴娩出有两种方式。第一种是胎盘中心部分先娩出，胎膜被拽出来；第二种是胎盘的一边先露出，然后从外阴向侧边滑出。产妇大多想看一看胎盘长什么样，这可是个神奇的器官，在 9 个月的时间里，是它作为胎儿的生命支持系统，为胎儿的发育成长输送所需营养。

胎盘娩出后 胎盘娩出后，医护人员会立即查看胎盘胎膜是否完整。胎盘剥离不全会导致大出血，须尽快清出残留组织。若担心胎盘未排干净，可通过一个小手术清宫。娩出的胎膜应可形成一个完整的囊袋（除了胎儿破膜而出时留下的一个洞）。助产士还需检查脐带被剪断的一端，以确知脐带血管是否正常，然后查看产妇的外阴是否有撕裂，如有必要，需立即缝合伤口。

第三产程助产

自 1935 年麦角新碱投入使用以来，医生和助产士对于第三产程的干预不断改善。麦角新碱已被证实可以减少产后大出血。失血超过 500 毫升即为大出血。

麦角新碱可延长宫缩，使之持久不歇，以阻止子宫出血。另外，宫缩有助于胎盘快速从子宫壁剥离，从而缩短第三产程。

助产士会合并使用麦角新碱和催产素。麦角新碱起效慢，且会引起恶心，而催产素可快速增强宫缩，两者合用，效果更佳。

胎儿着冠或一边的肩膀娩出时，给产妇注射麦角新碱与催产素合剂，以避免产后大出血。这已是医院分娩中的常规做法。当产妇看着新生宝贝，爱抚他，把他放在乳房上时，体内便自然释放催产素，其作用虽与两种药物合剂异曲同工，但不如药物稳定可靠。

产妇的状态

胎盘娩出后，产妇往往冷得浑身发抖。个人的解释是：产妇身体突然丧失了胎儿的体温，所以出现体温下降。身体回温的唯一方式是通过肌肉运动产生热量，所以才会出现身体发抖现象——肌肉的快速收缩和放松可提高身体温度。半个小时后，体温恢复正常，身体不再发抖。

产后大出血

子宫具有自我保护机制，所以产后大出血鲜有发生。

子宫清空后，收缩到只有一个网球那么大。子宫肌肉的收缩旨在保护子宫动脉避免其出血。正常情况下，产后出血并不严重，通常有恶露经阴道排出。最初两三天，恶露为红色，然后变为褐色，在2—6周内逐渐流净消失。

若有胎盘组织残留在宫腔里，产妇会有产后大出血的风险。所以，胎盘娩出后须经仔细察看，若发现有残留，便可通过清宫术将宫内残留的胎盘组织清理干净，这个过程需要对产妇进行全麻或局麻。

如果流血不止超过24小时，恶露再次变为鲜红色，可能是活动过多所致，需好好休息。若流血加重，则有可能发生宫内感染或有胎盘组织残留在宫腔里。应立即看医生。如果排出大的血块，须立即叫救护车去最近的医院治疗。

阿普伽新生儿评分

婴儿出生后1分钟内，需对其进行5项指标检查，评估其健康状况，并记录在阿普伽量表上（以发明人维珍尼亚·阿普伽医生命名）。

活动（肌张力） 评估新生儿的肌肉张力。有很好的活动力：2分；略有活动：1分；无力、不动：0分。

脉搏/心率 评估新生儿心跳的强度和节律性。大于或等于100次/分钟：2分；少于100次/分钟：1分；无脉动：0分。

皱眉动作（哭） 哭和皱眉显示新生儿对刺激有反应。大哭：2分；哭声像呜咽：1分；不哭、安静：0分。

外观（皮肤颜色） 评估新生儿肺部能否给血液供氧。肤色粉红：2分；手足发青：1分；全身皮肤青紫：0分。

呼吸 评估新生儿肺部是否发育成熟且健康。呼吸规则：2分；呼吸不规则：1分；无呼吸：0分。

多数新生儿得分在7—8分。第一轮检查过后约5分钟，进行第二轮检查。

新生儿的最初时刻

宝贝出生后，立即成为人们关注的焦点。新生儿会声音洪亮地大哭几秒，皮肤呈青白色，身上有胎脂——一种白色的、油腻腻的东西，保护胎儿皮肤不被羊水浸泡坏。新生儿身上也许会有血迹，如果从产道娩出，头顶会有点尖。

初始第一步

如果你的新生宝贝呼吸正常，你完全可以立即把他抱过来。怕他冷的话，你们就合盖浴巾或毯子。你温柔地抚摸、你的声音和心脏的搏动都令小宝贝安宁。他会定睛看着你的面孔，并挥舞着小手，仿佛要向你游过来。

剪断脐带 第一步是钳夹脐带。有医生认为，胎盘血通过脐带回流对新生儿有好处，应该等脐带停止搏动后才进行钳夹。持不同观点的医生则认为，这有可能导致新生儿贫血。医护人员在适当时机，用两把医用钳结扎脐带。一处靠近肚脐，另一处离第一钳夹部位约2.5厘米。两处钳夹可防止脐带出血，接近新生儿身体的一处最为重要。随后，医护人员从两处钳夹之间将脐带剪断。分娩时若脐带绕颈较紧，钳夹和剪断需提前进行。

新生儿的总体健康状况 助产士检查新生儿的总体健康状况，并用一次性塑料吸管清理他口、鼻和气管里的羊水。倘若新生儿出现呼吸暂停，需接受吸氧治疗。

欢迎新生宝贝

助产士和医护人员经检查确认母婴健康后，可请他们离开你家中或产房，好让你和伴侣与刚到来的宝贝单独在一起。如果你进行了会阴切开术，那就得等助产士或医生把伤口缝合好。趁伤口还未红肿时尽快缝合，效果会好很多。伤口缝好后，你就可以放松身心，享受这神奇的人生新体验。立刻把小宝贝放到你的乳房上，这能刺激胎盘娩出，即使他不饿也没关系。

在宝贝降生后的最初时光，全神贯注在他身上，与他渐渐熟识、端详他的面容、对他柔声细语，让他听见你的声音。抱着他，让他离你的面庞 20—25 厘米，在这个距离他能清楚地辨认出你的样子。对他微笑、温柔地以唱歌的声调对他说话，新生儿爱听高音调的声音。

在宝贝出生后的半个小时之内，鼓励你的伴侣抱一抱他的宝贝，男性也能迅速地与新生儿建立深沉的亲子联结，在这方面他们一点也不比女性逊色。

享受过这最初的天伦之乐后，护理人员会给你冲洗，让你排尿，察看是否一切正常。然后你换身衣服，助产士将更彻底地检查新生儿的身体情况。

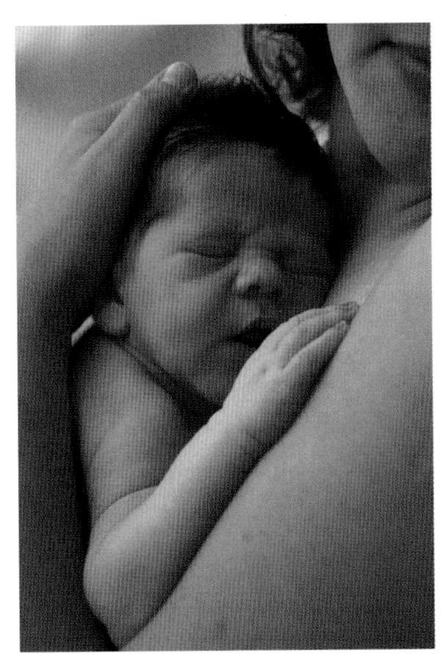

▲ **新生儿** 当把新生儿抱在怀里时，母亲的满足感溢于言表，那是一种混合着爱、骄傲、柔情、迷茫以及一件大事终于完成了的疲惫感。

新生儿身份识别

在离开产房前，医护人员会给新生儿佩戴身份标识，注明他的母亲是谁。

常见的做法是，给新生儿手腕和脚踝上佩戴身份手环和脚环。住院期间要一直戴着，不可取下来。身份环上注明：

- 新生儿母亲的名字（比如，医护人员会叫他“布朗宝贝”）。
- 新生儿出生日期。
- 识别序号（母婴序号，为多数医院惯例）。

其他识别方法：

- 新生儿按脚印。

婴儿床上标有新生儿的名字和序号。

第二次新生儿体检

婴儿出生不久，医生或助产士将对其进行一些更为具体的检查（继阿普伽评分之后）——查看新生儿的五官、身体各部分比例；查看背部发育情况，有没有脊柱裂的征象；查看肛门、手指和脚趾；记录脐带血管数量（正常为两条动脉血管和一条静脉血管）；称体重、量头围和身长。经验丰富的医生或助产士几分钟之内就能把这一切搞定。

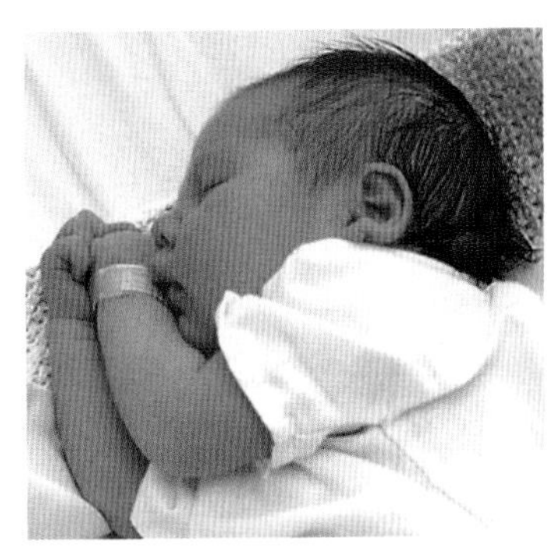

▲ **身份环留作纪念** 和所有父母一样，你们也想把宝贝的身份识别环留作纪念。宝贝快速生长，他出生时纤细的手腕和脚踝会令你们惊异不已。

第十四章

异常分娩

大多数胎儿都能顺利出生，健康无恙。但是每个人的妊娠期各具特点，多次怀孕的女性，其孕期经历也不是一成不变的。有些孕妇需要借助特殊手段或医疗干预生下她们的宝宝。不必忧心忡忡，异常分娩也能母婴平安。

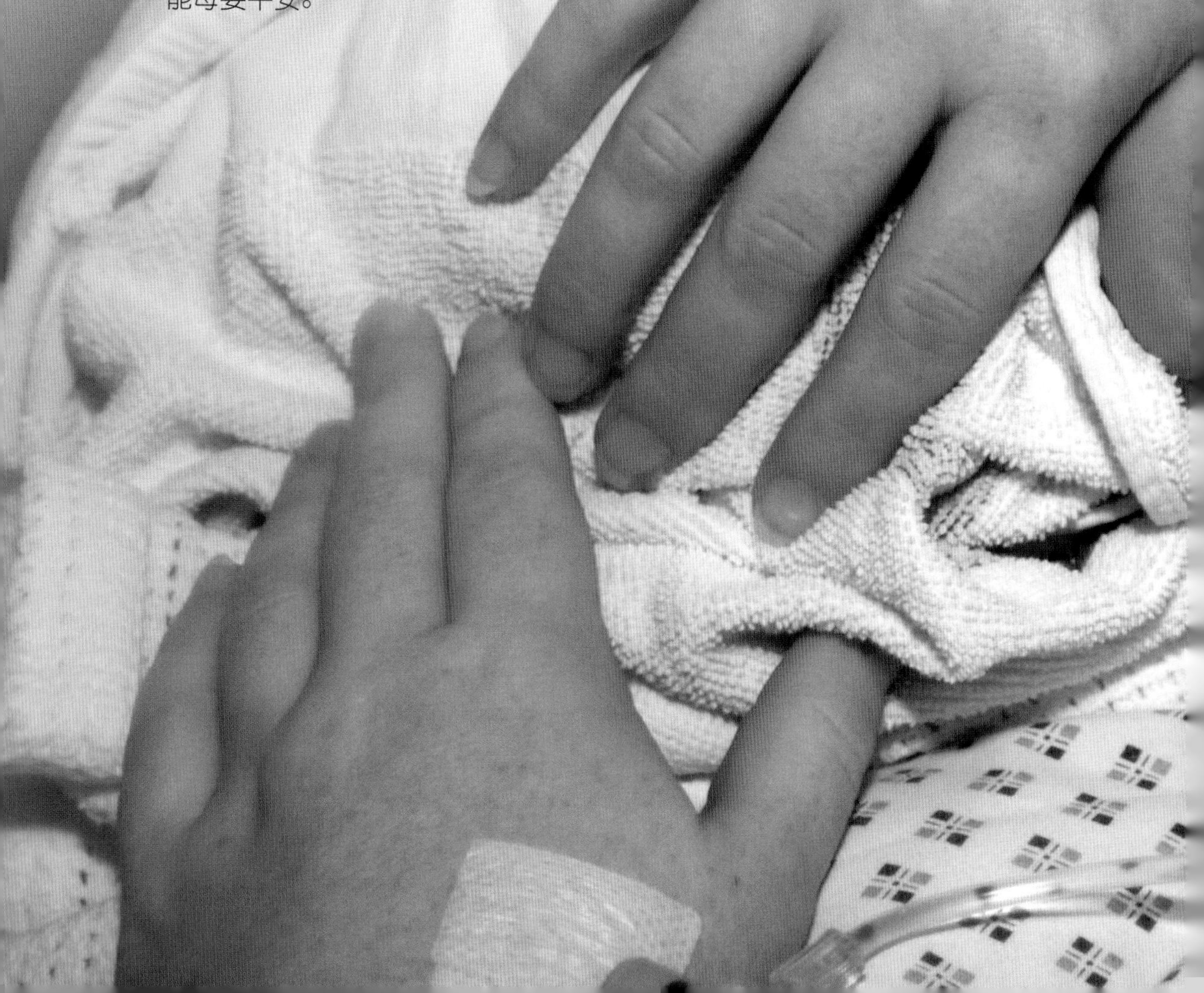

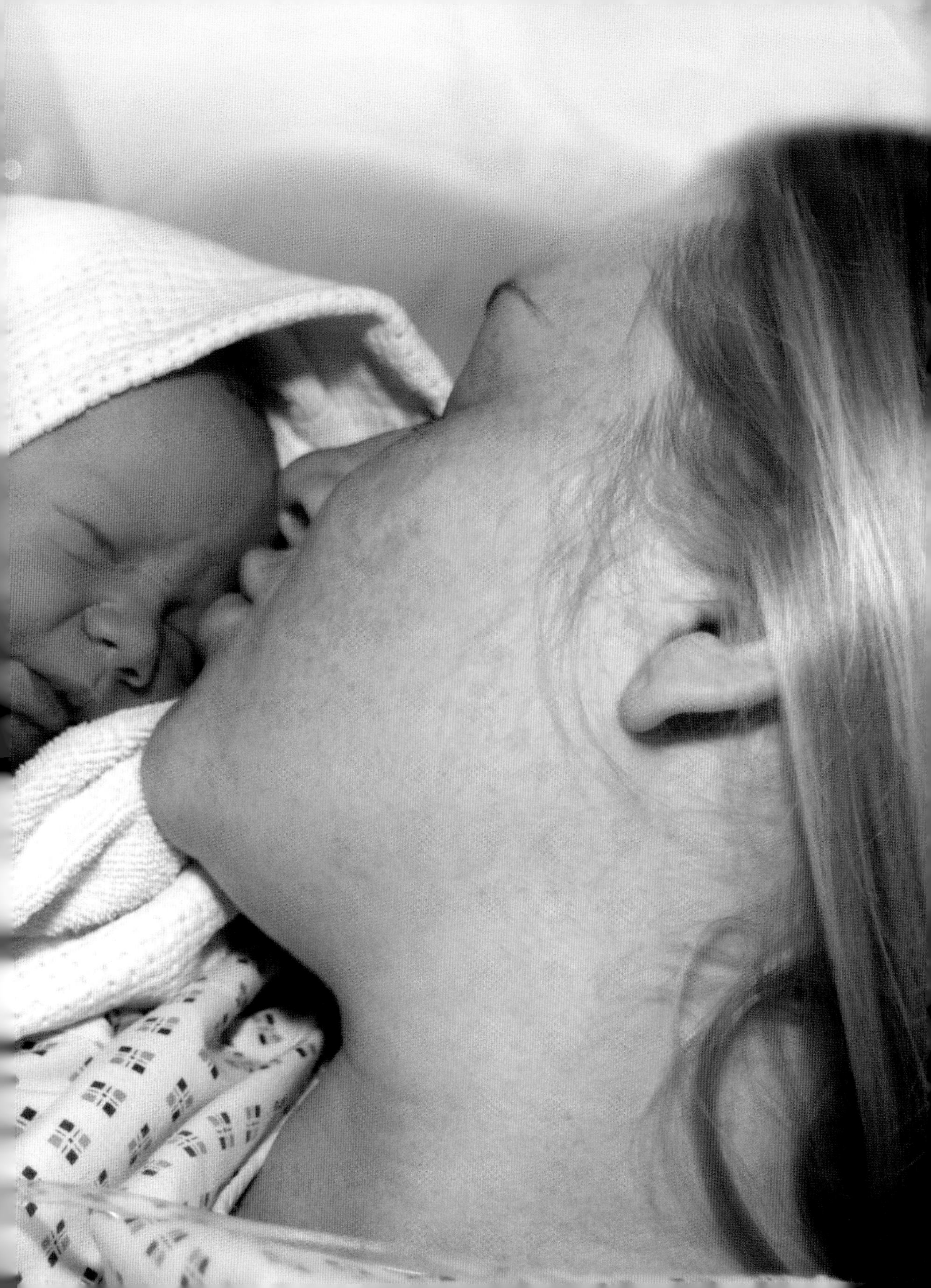

胎儿在宫内的姿势

胎儿在子宫里的姿势，会影响分娩方式。

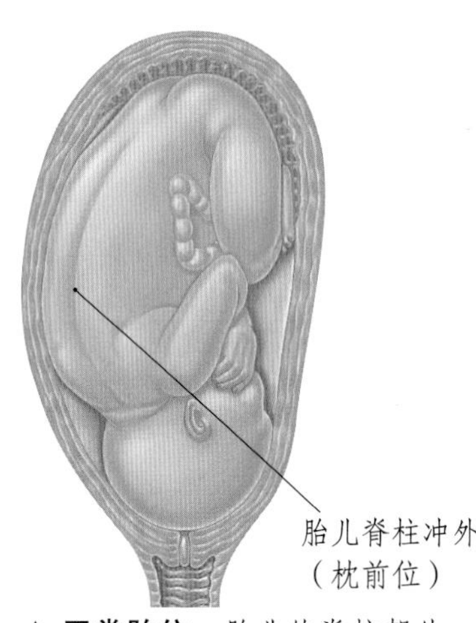

▲ **正常胎位** 胎儿的脊柱朝外，为正常胎位。

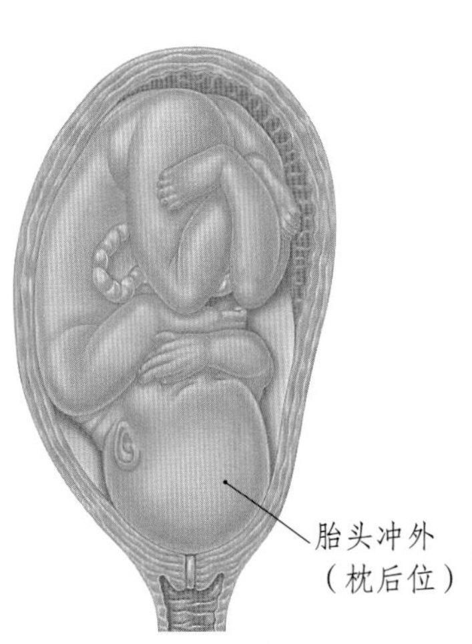

▲ **胎头冲外（枕后位）** 此胎位可导致产程迟滞。但多数胎儿在进入产道前，能自动掉转为正常胎位。

分娩特殊情况

不必担心，多数分娩都很顺利。但偶尔会有复杂情况出现，产妇需以特殊方式分娩。良好的产前检查可及早发现隐患，并避免由此产生的后果。不过，有时第一产程开始后，问题才会浮出水面。

分娩时腰痛

偶尔，产妇感受到的宫缩痛主要集中在腰部。这可能是由宫颈扩张时的牵拉所致。如果胎儿为枕后位，胎头的枕部压迫产妇的脊柱，也会引起腰痛。若是这种胎位，胎儿头部俯屈不良，胎头过度先露，意味着产程延长。一般来说，胎儿会自行掉转身体，变为枕前位，分娩便可顺利进行。即便胎位未掉转，仍然无须紧张。医生可用产钳或胎头吸引术助产（后者更为常用）。枕后位分娩启动缓慢，产程长，更耗体力。这里有几种方式缓解腰痛。

反压按摩 这是最有效的缓解腰背痛的按摩手法（参见第 281 页）。如果别人的触碰令你烦躁——特别是产程过渡期，你可以用自己的手指关节按压臀部的两个中心点。

变换体位 仰卧平躺时，胎儿对脊柱和脊神经的压迫最重。尽量保持直立，并走动走动。你还可采取盘腿坐姿（参见第 148 页），减轻胎儿对脊柱的压迫。另外，身体前倾、晃动骨盆也有减压作用。若感觉躺着舒服，最好侧卧，这样可使胎儿的压力前移。

热敷 宫缩间歇，用电热垫或装有热水的瓶子热敷腰部可缓解腰痛。热水淋浴，用热水直冲腰部，也会使腰痛减轻。

产程过长

宫缩不力可导致产程过长——宫颈扩张不足、胎儿未下降通过产道。医生和助产士会密切关注每个阶段产程的时长。若产程进展过于缓慢，他们会怀疑出现难产，并及早采取相应的助产手段或进行剖宫产。

产妇不可因为难产而忍受过长的分娩过程，这不仅会使产妇精疲力竭，还可造成胎儿呼吸窘迫。整个产程中，助产士时刻关注产妇的总体状态，若产妇状态每况愈下并焦虑不安，助产士就会警惕难产的可能。

如若在没有进食和休息的情况下产程太长，产妇自然会精疲力竭，心情沮丧，无力可使。助产士会尽力预防这种情形的发生。

宫颈扩张缓慢 如果宫缩乏力、频率低、宫颈扩张缓慢、子宫不能协调肌肉活动，为产程不推进的唯一原因，助产人员会采取加速宫颈扩张的措施，其方式为人工破膜，然后滴注或肌肉注射合成催产剂；谨慎增加剂量，直至宫缩有力而规则，间隔约为 3 分钟。

医生和助产士会紧密观察产妇状态，以防宫缩过强或过频。

胎儿无法下降 臀位和枕后位均不利于分娩。此外，胎儿头部与母体骨盆大小不对称，即胎头大、骨盆小，是延误产程的另一个原因。胎儿无法下降进入产道。

初产妇的胎儿若在孕期最后几周仍然“高居不下”、没有嵌入征兆，医生便会怀疑胎头与骨盆不对称。分娩过程中产妇宫缩强劲，胎头却仍不下降，医生也会考虑到这个因素。

如果胎头和骨盆大小只是略微不对称，未伴有其他结构性的不规则，并且触诊可探知胎头正在下降，医生可能仍会让产妇尝试自然分娩。胎儿头部进入盆腔，意味着阴道分娩是可行的。若胎头和骨盆明显不对称，胎儿就得经剖宫产取出。

多数导致难产和延误分娩的异常状况在孕期就能确诊，并可及时治疗。医生和助产士都有预案，无须担心。

早产

妊娠不足 37 周（第 28—37 孕周）分娩为早产。40% 的早产案例

产妇难产的原因

产妇的骨盆或子宫阻碍胎儿下降，导致分娩无法顺利进行。具体如下：

■ 骨盆畸形或与胎头不对称。

■ 盆腔肿瘤，如纤维瘤、卵巢囊肿。

■ 子宫、宫颈或阴道异常。

■ 子宫收缩过强，以至于出现一条绷紧的肌肉带，叫子宫痉挛性狭窄环，致使宫缩力度无法扩散，子宫或宫颈缩紧。

使用催产素或前列腺素不当，过度刺激子宫，比如引产过程中，会发生这种情况。此时，剖宫产几乎是不可避免的。

胎儿难产的原因

有些胎儿方面的原因导致分娩无法顺利进行。所幸对于多数异常状况都可提前诊断出来，及早防范。阻碍产程的因素包括：

- 胎儿太大。
- 胎儿横位或斜位。
- 胎儿臀先露、面先露或额先露。
- 胎儿枕后位。
- 双胞胎缠抱在一起。
- 胎儿先天缺陷，比如脑积水。
- 产妇骨盆过小或形状异常。

原因不详。已知以下因素易造成早产：胎膜早破、多胎妊娠、先兆子痫、宫颈机能不全、子宫畸形。另外，产妇过劳、紧张、营养不良或患有贫血等疾病，也易引起早产。

不仅产妇本人，就连医生都难以确定产妇是否会出现早产。早产诊断的标准具有主观性。

早产检测 胎儿纤维连接蛋白检测可用于预测早产风险。具体方法是阴道上段涂片化验。检测结果阴性说明无早产风险。即使结果为阳性，也不一定意味着早产趋势不可挽回。但产妇须住院观察，还可能服用类固醇，促进胎儿肺部发育成熟。

早产往往在毫无预警的情况下开始。最先出现的征兆为胎膜破裂、宫缩，可能伴有阴道流血。一旦宫缩开始、胎膜破裂、宫颈扩张，分娩便不可遏制。但如果胎膜完好，产程尚未正式开启，仍可采取某些补救措施。

出现早产症状怎么办 如果胎膜破裂，但分娩还未启动，应立即去医院。这种情况有发生感染的隐患，母婴都可能受侵害。医生会密切关注，是否有发烧之类的感染迹象，若有，便用抗生素予以治疗——尤其是产妇携带有 B 型链球菌时——这对于尚未发育成熟的胎儿来说十分危险。如果胎膜自发破裂，早产便不太可能得到控制。若分娩并非自发性启动，又无感染症状，一般要等到第 37 孕周后才能进行引产。

医疗对策 如果分娩开始于第 24—34 孕周，孕妇将服用或注射盐酸利托君（又名盐酸羟苄羟麻黄碱）推迟分娩，同时借助类固醇促进胎儿肺部发育。早产儿（参见第 342 页和第 346 页）更易出现呼吸窘迫综合征。妊娠期越短，风险越大。

住院便于医生诊断胎膜早破是否引起感染，并且便于密切监护胎儿的健康状况。另外，早产儿出生后可立即送入加护病房接受护理。

如果你分娩的医院未设立能够妥善护理早产儿的新生儿加护病房，母婴就不得不被转往具备这些设施的医院。这可能给你的家人和朋友探视造成不便，但弱小的早产儿得到最好的护理才是重点。

药物治疗 所有相关药物都有副作用，只用于某些早产病例。使用此类药物的前提条件为：产妇健康，没有心脏病、糖尿病、高血压或胎盘异位；胎儿活产，且无先天缺陷。

早产的分娩过程 胎膜一旦破裂，早产的过程和正常分娩差不多。一般来说，早产分娩耗时较短、难度相对较小，这主要是因为早产儿头部较小、较软。但是为了避免胎儿头部因产道压力而受伤，医生会给产妇施行会阴切开术，并采用硬膜外麻醉，而不使用镇痛药。镇痛药会抑制胎儿的呼吸系统。

产程中，医护人员会格外留意产妇是否出现组织性缺氧。某些早产儿，特别是出现宫内窘迫的胎儿，必须通过剖宫产取出。

判断是否早产的指征

以下指征可用于判断是否早产：

- 妊娠不足37周。
- 宫缩阵发至少1小时。
- 每隔5—10分钟就发作一次宫缩。
- 每次宫缩持续30秒，在1小时内，宫缩不断发生。
- 医生或助产士的阴道检查结果显示，宫颈口开至2.5厘米，超过3/4的宫颈管消失。

对照以上指征，2/3被诊断为早产的孕妇实际上并未真正进入分娩状态，且无须治疗。孕妇可前往医院确诊，也便于医生仔细观察子宫的活动状态。

妊娠过期怎么办?

孕期临近结束时，医生会留意胎盘功能能否满足不断生长的胎儿的营养需求。

妊娠过期，要不要引产，这是个有争议的问题。所以，有必要在产前检查时，与助产士或医生就此深入沟通。引产当然不是非做不可的。如果到了预产期未临产，但母婴状况良好，就应等待自然分娩。

过了预产期，务必要密切监护母婴健康动态，这是很重要的一环。若出现胎儿呼吸窘迫，建议你同意进行医疗干预，确保胎儿安全降生。

引产

引产是通过破膜、注射催产素或前列腺素，刺激子宫收缩，人工启动分娩的过程。如果宫缩乏力、产程进展缓慢，也可采用这一技术予以处理。你若对医生的引产建议有疑虑，可请求医生进行详细解释。最终决定权在你手中。

为什么要引产

只有 5% 的胎儿在预产期当天出生。妊娠过期 10 天以上，才考虑进行引产。即使真的需要引产，也不必担心。严格符合医学指征、为保母婴平安而进行引产是合情合理的。不要因为分娩未按预先计划进行而自责。

任何导致宫内环境不健康的因素都是引产的理由。

- 产妇患有高血压、先兆子痫、心脏病、糖尿病或产前出血。
- 出现胎盘功能不全征象（胎儿无法从胎盘获取足够的营养和氧气）。
- 胎膜已破，但 24—48 小时过后，分娩仍未开始。
- 妊娠超过 42 周。

引产如何进行

一般综合使用以下三种方法进行引产。

前列腺素阴道栓剂 最普遍的引产方法是使用前列腺素阴道栓剂，该药可使宫颈变软，促其扩张。一天当中任何时间都可给药，若为初产妇，多在夜间用药。药物 6 小时内起效。这种引产方式较为方便，产妇可自由走动。

人工破膜 也叫羊膜穿刺，用穿刺针刺破羊膜囊。穿刺针经宫颈进入宫腔，然后在羊膜上刺一个口，使羊水流出。只有当宫口部分打开后，才可行此术。羊膜被刺破后几小时，子宫便开始收缩，若未出现宫缩，则需给产妇滴注催产素。医生将密切监护胎儿动态，观察诱发宫缩对胎儿的影响。人工破膜后，失去了胎膜的缓冲作用，胎儿直接压迫子宫颈，促使子宫收缩、宫颈扩张，产程一般都能迅速升级到最高强度。如果不进行人工破膜，得等到第一产程后期才会破水。

羊膜穿刺术不仅仅用于引产。胎心检测也需人工破膜，将一枚电极固定在胎儿的头皮上（参见第 273 页）。当胎儿宫内窘迫，胎心率下降时，也采取羊膜穿刺术，人工破膜。若胎儿窘迫，会出现羊水粪染征象。

使用催产素引产 催产素是脑垂体后叶释放出的可促动分娩的激素。人工合成催产素常被用于引产。

催产素一般通过静脉点滴或肌肉注射给药，剂量须严格控制。如果产妇习惯用右手，最好用左胳膊来打点滴，并要求输液管长一些，便于在房间里走动和变换身体姿势，这对于应对剧烈的宫缩痛有助力。产程加剧时，催产素滴注调慢，胎儿娩出后，继续点滴以刺激宫缩，娩出胎盘。

相较于正常分娩时的宫缩，催产素诱发的宫缩强度更大、持续时间更长、间隔更短，而且更为疼痛，因此引产分娩中，对镇痛剂的使用也较多。

引产的预期

如果操作得法，引产不会比正常分娩难度大。借助催产素，助产士完全可以使产妇进入正常分娩的状态。产妇仍然可以使用呼吸技巧、按照自己的节奏用力。但是，如果引产的分娩疼痛过于剧烈，可要求进行硬膜外麻醉或使用其他镇痛方式（参见第 279 页）。

胎膜破裂

胎膜通常在第一产程临近结束时，自行破裂。

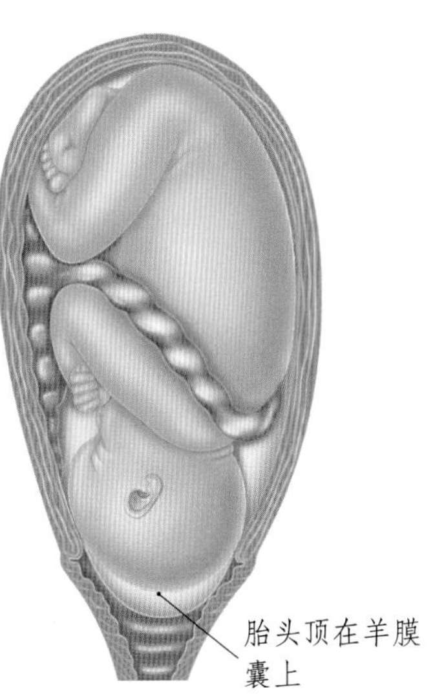

▲ **完好的胎膜** 胎儿头部压迫宫颈时，羊膜囊会起到缓冲作用。

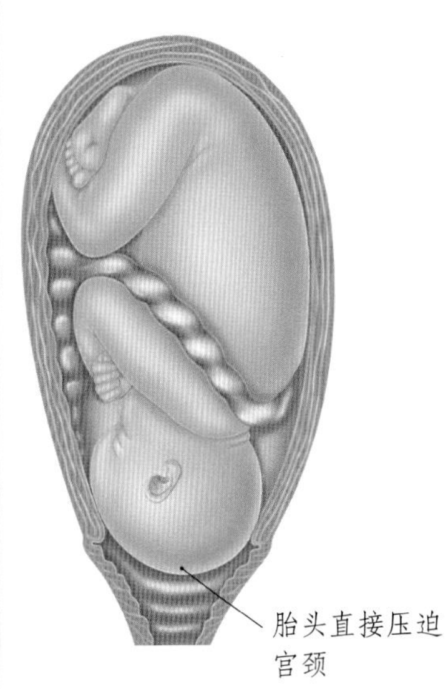

▲ **破裂的胎膜** 宫缩增强，使胎儿头部压迫宫颈，促使宫口打开。

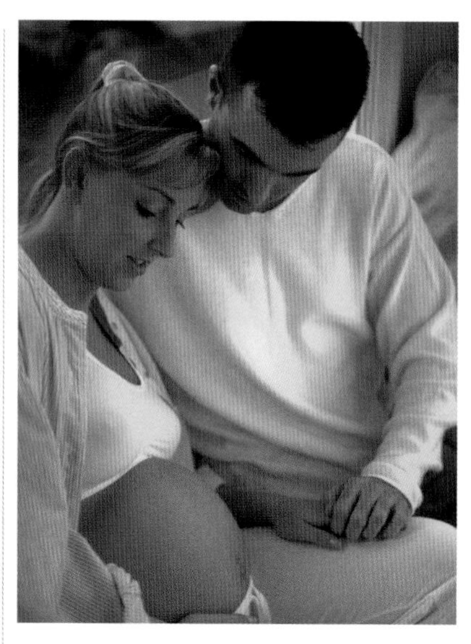

引产

丽贝卡和大卫的头胎宝贝是在逾期6天后在医院里出生的。丽贝卡没有任何妊娠并发症，所以决定在一家私立的自然分娩中心生产。然而，他们的心愿未能达成，孩子最后不得不在医院里通过引产出生，因为破水后48小时，分娩仍未启动。

为什么需要引产？

引产属医院的常规治疗，十分常见（参见第298—299页）。如果妊娠超过预产期14天（胎儿过熟）仍未出现分娩迹象，或者破水后48小时分娩仍未开始，则需进行引产。妊娠晚期并发症也是实施引产的原因，包括孕妇高血压、先兆子痫，或疑似胎盘功能不全。如果情况紧急，则须进行剖宫产。

周三和周四

丽贝卡的破水发生在周三早晨，比预产期迟了两天，之前未曾出现任何分娩预兆。这属于正常情况，可能是胎儿头部压迫羊膜囊所致。破水后分娩没有立即启动也属正常。不过，破水后胎儿有感染的风险，因此医生们大多会建议破水后的24—48小时内引产。

丽贝卡和大卫直接去了他们之前预定的那家私立分娩中心。那儿的医护人员检测了胎心率，胎儿未出现窘迫症状。直到周四早晨，丽贝卡仍无分娩迹象。中心医生建议她，如果到周五早晨，也就是破水48小时后分娩仍然不开始，就要去医院。

周五和周六

等到周五早晨，丽贝卡还是没有分娩的症状。早晨8点，大卫便带着丽贝卡前往当地的一家医院。医院的产科主任医师当即决定为丽贝卡引产。

上午9点，丽贝卡用了一颗前列腺素阴道栓剂。该药引产效果非常好，但是不少产妇需要使用不止一颗。丽贝卡的第一颗栓剂未起效，6小时后再用一颗，仍不见效果。

周六早晨，医护人员决定给丽贝卡静脉点滴合成催产素，这种方式起效较快。当天产房异常忙碌，没能及时给丽贝卡打点滴。傍晚6点左右，丽贝卡终于开始自发分娩。

产程进展

丽贝卡的产程进展十分缓慢。因为宫缩痛剧烈，她吸入了安桃乐镇痛气体，并用了杜冷丁。周日凌晨 4 点，丽贝卡的产程有了足够进展，可以进入产房了。

这时，宫缩加剧，疼痛难当，麻醉师给丽贝卡施行了“可移动”硬膜外麻醉，帮助她应对宫缩痛，并在宫缩间隙稍事休息。所谓“可移动”硬膜外麻醉，是使胸部以下膝盖以上的感觉神经麻痹，但患者仍然可以活动、站立和走动。若接受效果更强的常规硬膜外麻醉，产妇的双腿无法动弹，也难以用力娩出胎儿。

数小时的宫缩过后，医生借助胎头吸引器使胎头娩出。周日中午，丽贝卡生下一个漂亮的男孩，重达 4.3 千克，非常健康。

产后

经过漫长的分娩过程，丽贝卡精疲力竭，大卫焦虑不堪。意外状况能把精心制订的分娩计划搅得一团糟，引产也在意外状况之列。事后反思，大卫和丽贝卡都感悟到，如果当初顺其自然，分娩的过程就不会这么大费周折。从这次经历中他们收获了经验教训。若再要孩子并且条件适宜，他们会顺应产程的缓慢进展，在家中以放松的心态应对分娩的最初阶段。然后前往他们心仪的分娩中心把宝宝生下来。当然，分娩中心以助产士为主要技术力量，万一出现类似丽贝卡这次的状况，他们会倾向于让产妇转往医院分娩。

丽贝卡和大卫也十分理解医院是遵循标准流程，确保她和胎儿的安全。每位医护人员都尽心尽责。儿子的降生令夫妇俩欣喜若狂，大大补偿了他们过去 4 天来所经受的折磨！

米里亚姆医生的重要提示

引产是较为常见的治疗方法，年纪大的孕妇引产的可能性更高。我的建议如下：

■ 孕期即将结束时，尽量多休息，以保存体力应对漫长的产程。

■ 制订分娩计划时，需谨记，若发生不可预见的状况，不可拘泥于原计划，而应灵活应对。

■ 医护人员最关注的是你和胎儿的健康与安全。

为什么引产的产程长

引产要有充分的医学根据才可进行。通过引产开启的分娩过程更耗时、耗体力，所以我一再强调孕妇在产前最后几周要尽可能地多休息。丽贝卡的胎儿个头儿大，这使他在产道中移动的速度缓慢，甚至被卡在里面，尽管丽贝卡的宫口已经全开，还是需要借助胎头吸引器把胎儿牵引出来。

前列腺素阴道栓剂的作用是软化子宫颈，但并非每次都能见效。产妇平均需要使用 2—3 颗栓剂，有些甚至要用 4 颗，才能达到引产效果。前后两次给药需间隔几小时，这意味着用药期间，丽贝卡只能待在医院里，而不能在家里放松。

此外，引产比自然分娩更疼痛。前列腺素诱发的宫缩更为剧烈、间隔更短，因此，产妇几乎无法通过按摩或调整呼吸等“自然”方式减痛。有数据显示，引产的产妇更倾向于使用硬膜外麻醉之类的镇痛法。

前往医院途中

在驱车前往医院的途中，如果你突然抑制不住地要向下用力，可借助呼吸技巧自我控制用力的冲动，同时保持冷静，不要慌乱。

如果用力的冲动强烈到让你无法控制，就让伴侣把车停下。在车后座和地板上多垫几层报纸或毛巾，尽量让体位舒服，然后把孩子生下，让伴侣用双手接住。

按照本页正文中所述步骤分娩。胎儿出生后，保暖很重要，用毛巾或毯子把他包裹起来（也可用伴侣的衬衫、针织衫或外套），并紧紧搂着、紧贴你的肌肤。若还未到医院，胎盘就已娩出，可把胎盘和新生儿包裹在一起，为宝贝补充热量。不要剪断脐带。

急产

有时，分娩来得太突然，在医疗救助人员到达之前，孩子就已经降生了。以下所述并不是为了鼓励人们在没有医疗人员帮助的情况下在户外分娩，这样做非常冒险。令人安心的是，急产很少发生分娩并发症。

突然临产怎么办

当向下用力的冲动袭来，可深呼吸、长呼气来推迟胎儿的娩出。急产来临时，宫缩本身就足以将胎儿推出产道，所以单靠呼吸起不了多大作用，但有可能支撑到医疗人员或救护车赶到。绝对不可夹紧双腿，这样做会损伤胎儿大脑。如果控制不住胎儿的出生，尽可放弃人为干扰。缓慢地娩出胎头。随着宫缩的节奏使劲，很可能撕裂阴道或会阴肌肉，因此每次宫缩阵发时，要保持呼吸轻缓。

脐带脱垂：当胎膜破裂时，部分脐带脱垂于外，你的伴侣告诉你，他看到一条灰蓝色的带子脱出了阴道，这说明发生了脐带脱垂。你们必须尽快寻求医疗急救，因为脐带脱垂很可能中断胎儿的供氧，但不要惊慌，仍可争取时间。你要双膝跪地、胸部靠近膝盖、头伏在地板上、臀部抬高（头低臀高），这一体位可减轻胎儿对宫颈的压迫。若脐带仍脱垂于外，让伴侣用一块非常干净的、温暖的湿毛巾遮盖住露出的脐带，然后打电话给医院求助。不要触摸脐带，也不要让脐带受压。在赶往医院途中，也要保持膝—胸卧位，以减轻脐带所受压力。一旦发生脐带脱垂，须进行剖宫产。但如果宫口已开全，可用产钳或胎头吸引器将胎儿牵引出来。

急产发生在家中怎么办

如果你的妻子看起来马上要生了，而这时没有任何医护人员在身边，要立即打电话给医院或助产士。若无电话，你千万不可丢下临产的妻子独自在家，跑出去求救。无论你多么焦虑和崩溃，都要尽力保持冷静，使妻子放心，这一点至关重要——她需要信心和镇定。以让她最舒服的姿势安顿好她。

用肥皂和水彻底清洗双手，准备多条干净的浴巾。将其中一条对折，铺在地板上用来放婴儿。装满几盆温水，把洗手巾、洗脸巾和茶巾浸泡其中，妻子分娩过程中以及产后用来给她和婴儿擦拭身体。

分娩 你的妻子会知道胎儿就要生出来，因为当胎儿撑开阴道时，她能感觉到刺痛或烧灼一般的疼痛。这时，你看看胎儿头顶是否出现在阴道口，提醒妻子大口喘气、用力呼气，让阴道和会阴肌肉充分舒张和伸展，避免撕裂伤。

胎儿头部可能随着一阵宫缩被娩出，身体其余部分在随后的宫缩时娩出。胎头娩出后，用湿布清理他的眼睛，由内眼角向外眼角擦拭，两只眼睛不要用同一块布，然后伸手摸一摸是否脐带绕颈。如果绕颈，就把一根小手指弯曲伸到脐带下，轻轻地把脐带从婴儿头部绕下来，或者把脐带提起，让婴儿的身体从中滑脱出来。

不要擅自处理脐带，以免引起婴儿缺氧。如果婴儿脸上包有胎膜，可用手指甲轻轻把膜撕下来，婴儿就能呼吸了。婴儿身体滑腻，满是血迹、黏液和胎脂，所以要稳稳地托着，不要拽着婴儿的头部、身体或脐带。

刚刚出生的婴儿，先是喘息几下、哭一声，然后才放声大哭。如果婴儿没有马上哭，就把他横放在妻子的大腿或肚子上，头低脚高，轻拍他的背，让堵塞气道的黏液流出，引起血压变化，助他进行来到人世间后的第一次呼吸。充满爱意并平静地与新生宝宝说话也有助于他的呼吸顺畅起来。

产后 一旦宝贝正常呼吸了，就把他递给妻子，让她抱住孩子，靠近乳房、紧贴她的肌肤，为其保暖。如果小宝贝想吃奶，乳头受到吮吸的刺激，激发母体分泌催产素，进而诱发子宫再次收缩，娩出胎盘。

用毯子或浴巾为妻子和婴儿保暖，特别是婴儿头部要保暖，因为身体热量大多从头部散失。请记住，新生儿正常的皮肤颜色为月白色或青白色。随着氧气进入身体，新生儿的皮肤会在几分钟内变为粉红色。不要把婴儿身上的胎脂洗掉，也不要剪断脐带。

胎盘娩出

如果医护人员到达之前胎盘就娩出了：

■ 不可拉拽脐带。

■ 不要剪断脐带。

■ 胎盘娩出后，用力按摩妻子的腹部，手部环形移动；揉按下推至肚脐以下5—7厘米。这样做可使子宫收缩、肌肉保持收紧状态，防止大出血。

■ 胎盘娩出时，产妇会流几茶杯的血，这属正常情况。

■ 立即给新生儿哺乳，也有助于子宫收缩，使出血量降至最低。

■ 如果新生儿不吸奶，可按摩妻子的乳头，以此来刺激催产素的分泌。

产钳助产

产钳形似大糖夹，经专门设计，能够贴合在婴儿头部两侧，罩住耳朵。

是否使用产钳，需要医生或助产士来决策。只有当第一产程完成、宫颈完全扩张、胎头已进入产道时，才可使用产钳助产。

什么样的情况需要使用产钳 出现以下状况时，可使用产钳助产：胎儿头部进入骨盆，却不能继续下降；胎儿枕后位或臀位（参见第305页）；子宫无法持续收缩；或者产妇没有力气。在第二产程初期，胎儿出现缺氧症状时，可借助产钳加速分娩。

如何操作 若用产钳术，产妇的双脚需蹬在脚蹬板上。还需给产妇进行脊椎麻醉。产钳伸进阴道内，分几次轻拉产钳，每次拉拽30—40秒，将胎儿头部牵引到会阴部。产妇感觉不到疼痛。这时要切开会阴。胎头出来后，胎儿身体便如正常分娩时那样娩出。

分娩并发症

分娩一般都能顺利进行，但偶尔也会发生并发症。分娩一旦开始，难免出现意料之外的状况，有时就需借助产钳或胎头吸引器来助产。多胎妊娠和臀位之类的异常状况在孕期就能诊断出来。

助产分娩

有时产程进展不如预期，产科医师就需采取某些手段，帮助你完成阴道分娩。产钳可用来保护胎儿头部，有时与胎头吸引器配合使用，可加速胎头通过产道。

胎头吸引器：相较于产钳，胎头吸引器较为轻柔，在欧洲广泛使用。胎头吸引器为金属圆盘形或合成材料制成的锥形吸杯。先将吸盘或吸杯罩在胎儿头皮上，然后用相连的抽气装置制造真空，使吸盘或吸杯紧紧地吸附在胎儿头部。胎头吸引器好似一个操作手柄，医生用它转动胎头，往外牵引。

多胎分娩

双胞胎分娩，如同经历两次生产过程：第一个胎儿经阴道娩出后，第二个胎儿未必能以同样的方式娩出。医生和助产士会建议双胞胎孕妇在医院分娩，以防胎头先露有异常。若一切顺利，双胞胎都能头先露，第一个胎儿娩出后半个小时左右，第二个也顺利娩出。双胞胎产程长，产妇一般需要进行硬膜外麻醉（参见第 279 页）。有时第二个胎儿需经内倒转术调整胎位——破膜，然后用手调整胎儿在宫内的姿势，为此，产妇需进行硬膜外麻醉。

如今，双胎分娩比过去安全性高，因为第二个胎儿的体位和健康状况均能通过超声波扫描和胎儿监护仪测知。若为三胎或更多胎妊娠，则需进行剖宫产，以确保胎儿们安全出生。

臀位分娩

4% 的胎儿为臀位分娩，并不算罕见。臀位胎儿通常为臀部先行娩出，其后是双腿和身体娩出。近期研究结果显示，足月臀位胎儿经剖宫产出生更加安全。不过，在某些情况下，比如产程进展良好，医生可能会鼓励产妇进行阴道分娩。在胎头娩出前，产妇往往需要接受会阴切开术。胎头是胎儿全身最大的部分，先行通过产道的臀部未必能将产道撑大到足够胎头通过。身体娩出后，其重量开始将胎头拉向产道。助产士会略微向上和向后托举胎儿，产妇一次用力就可将胎儿全部娩出。过程中可用产钳保护胎儿头部。

臀位分娩中，产妇要接受硬膜外麻醉，这是现在较为常规的做法，其目的为：防止产妇在宫口未开全时不当用力；万一需要进行剖宫产，不必对产妇进行第二次麻醉。

胎头吸引器

胎头吸引器占用阴道空间更小，比产钳更易操作。它还有其他优点：

■ 可被用于胎儿头部的最低位置。

■ 不会造成胎头变形；但会留下瘀伤。瘀青在产后一两周内便会消退。

■ 使用胎头吸引器助产，不一定需要会阴切开术配合。

阴道娩出臀位胎儿

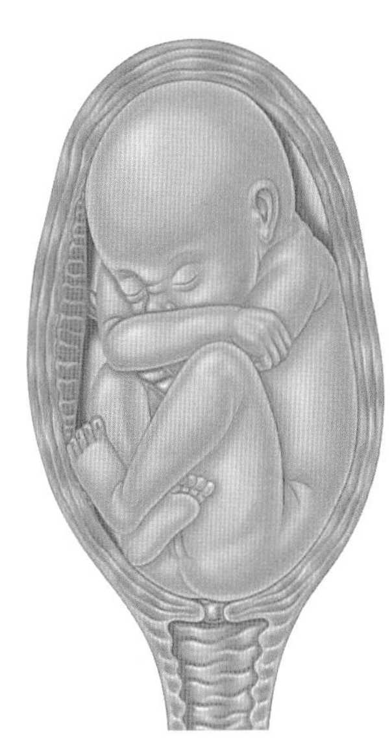

▲ **臀位胎儿** 在分娩开始前，胎儿臀部尚未进入母体骨盆，孕妇的宫颈未扩张。

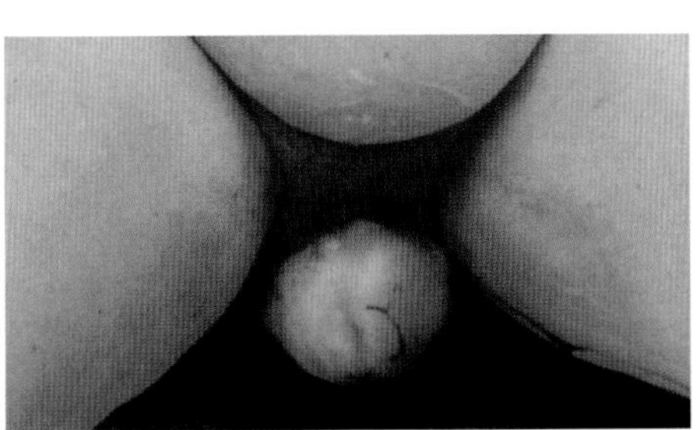

▲ **臀部先娩出** 臀位分娩中，胎儿臀部（图中的胎儿臀部仍被羊膜包裹着）先行娩出。

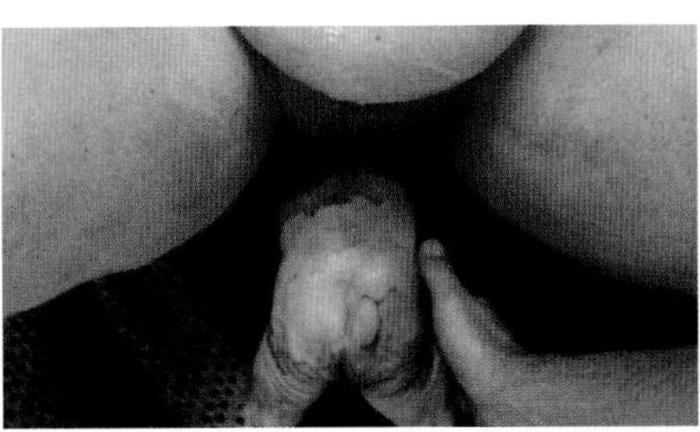

▲ **腿和身体娩出** 胎儿臀部脱离阴道口后，胎膜破裂，胎儿的双腿和身体娩出。

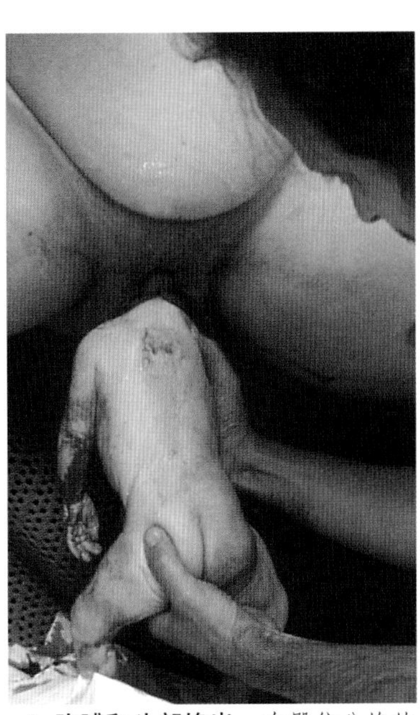

▲ **胳膊和头部娩出** 在臀位分娩的最后阶段，胎儿的胳膊娩出。助产士轻轻托住胎儿身体，将胎头牵引出来。

剖宫产过程

剖宫产手术通常会持续35—45分钟，胎儿在前5—10分钟之内就会被取出，其余的时间都用来给产妇缝合刀口。

手术准备 手术前，护士备皮刮去产妇的少量体毛、备好静脉点滴，手术中为产妇补充体液；麻醉师给产妇进行脊椎麻醉；然后护士给产妇插导尿管，并用手术帘遮挡产妇视线。下一步是将产妇的腹部消毒，以免感染。如果手术紧急，比如胎儿出现严重宫内窘迫，产妇将被施行全身麻醉。不过，脊椎麻醉或硬膜外麻醉也能快速就绪。

手术 产科医生沿着产妇腹部的“比基尼线”横切一道小口，然后在子宫下部再切一道类似的口；用洗液器吸干羊水后，轻轻地把胎儿拎抱出来；剪断脐带；取出胎盘；为产妇缝合刀口。

剖宫产手术

如果正常的阴道分娩会危及母婴安全或者产妇无法进行正常分娩，胎儿就只能通过剖宫产手术取出。医生在产妇的腹部和子宫上分别横切一道小口，将胎儿从中取出。经剖宫产术出生的婴儿数量迅速增加，在英国大约有 1/4 的婴儿以此方式来到这个世界，其中的 1/3 为紧急剖宫产。

剖宫产的必要性往往在分娩之前就显而易见，因此，产妇和医生有充分的时间讨论手术事宜，这叫作选择性（择期）剖宫产。分娩开始后出现紧急情况，须立即进行剖宫产手术的，称为紧急剖宫产。

选择性（择期）剖宫产

选择性剖宫产的常见原因包括：胎头太大，无法入盆；臀位（参见第 305 页）或横位；前置胎盘（参见第 220 页）；产妇患病，比如 II 型活动性疱疹感染。有的产妇特意选择剖宫产，认为这样生产轻松些，一切都在掌控中。不过屡次剖宫产会增加分娩大出血的风险，甚至导致切除子宫的后果。

如果之前做过剖宫产手术，再次生孩子时，为避免之前剖宫产留下的手术瘢痕会被撑开，很可能还要进行剖宫产。但实践证明，如果为横向刀口，这种情况不会发生。医生常建议产妇先尝试阴道分娩，如果产程进展顺利，便继续正常分娩，这被称为“试分娩”或“剖宫产后阴道分娩”。

选择性剖宫产手术中，产妇多进行脊椎麻醉（参见第 279 页）。相较于全身麻醉，脊椎麻醉有如下优点：对胎儿来说更安全；术后产妇不会有恶心或呕吐等不良反应；手术过程中，产妇意识清醒，胎儿一取出，就可把他抱在自己怀中。伴侣可陪伴在左右。

剖宫产后，产妇会对未能阴道分娩而深感失落，甚至有种被骗的感觉，这很正常。最好事先与伴侣做好心理准备，这样万一需要剖宫产，你们也能更容易接受现实。咨询产科医生，对剖宫产手术做些了解。和做过剖宫产手术的妈妈们聊一聊，听听她们的建议。

紧急剖宫产

如果分娩中出现异常状况，如脐带脱垂、胎盘大出血、胎儿窘迫或严重难产，就需紧急进行剖宫产手术。

剖宫产术后

如同其他大手术一样，剖宫产术后的恢复也需要时间。但术后几小时，医生会鼓励产妇下床走动，以促进血液循环。

产妇可根据需要服用镇痛药。三四天后，刀口上的纱布就可取掉。子宫上的刀口用可吸收缝线缝合，可被人体降解吸收。腹部上的缝线一般是可吸收的，若不是，一周左右就可以拆线。

剖宫产对胎儿的影响

剖宫产中，胎儿不必通过产道，这对胎儿来说有利有弊。

经产道娩出的婴儿，由于受产道挤压，刚从产道出来时，样子不那么周正。而剖宫产取出的婴儿五官整齐、脑袋圆溜溜的。不过，剖宫产婴儿对于外部世界适应较慢，这是因为他是突然间从子宫环境来到这个世界的，而且由于未经产道，肺部羊水没得到清理，血液循环也未受到过刺激。

硬脊膜外麻醉下的剖宫产

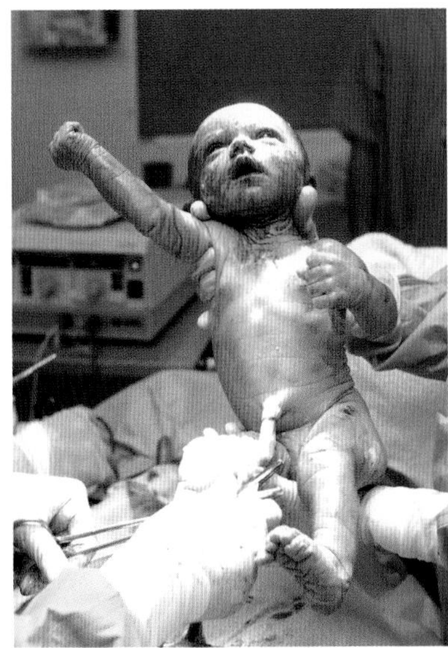

▲ **剖宫产取出胎儿** 在产妇腹部和子宫分别切一条横向口子后，产科医生便开始轻缓地将胎儿从子宫中拉出来。开好刀口后约 5—10 分钟，胎儿被取出。医生将脐带结扎、剪断。

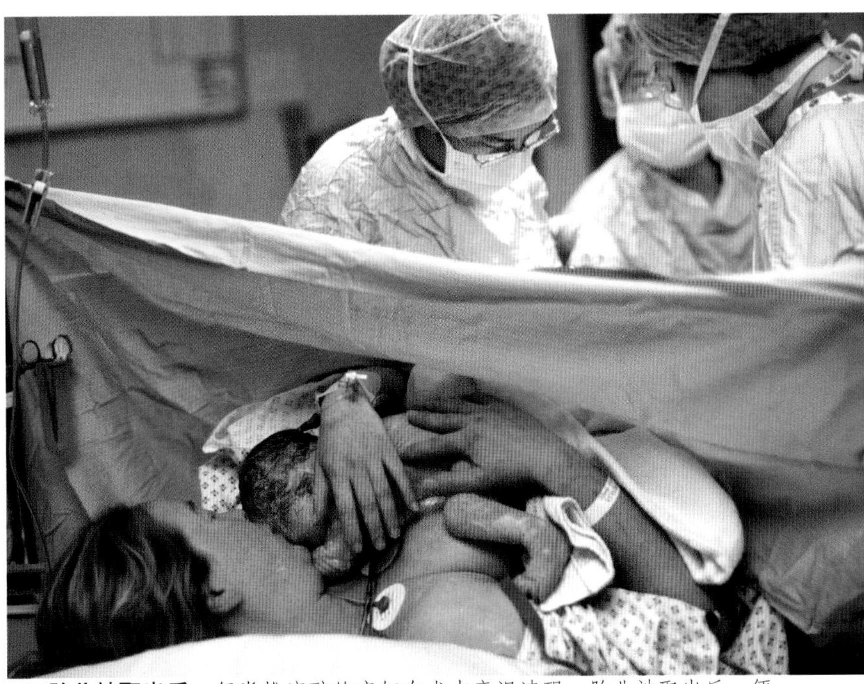

▲ **胎儿被取出后** 行脊椎麻醉的产妇在术中意识清醒。胎儿被取出后，便可将宝贝抱在怀里，与此同时，医生取出胎盘并缝合刀口。

紧急剖宫产

弗兰的第一个孩子3岁了。弗兰怀他时母子安好，分娩也很顺利。第二次怀孕后，整个孕期中，母亲和胎儿都健康。预产期前3天，弗兰进入分娩状态，一切顺利。出乎意料的是，第一产程接近尾声时，弗兰突然被告知要进行紧急剖宫产。

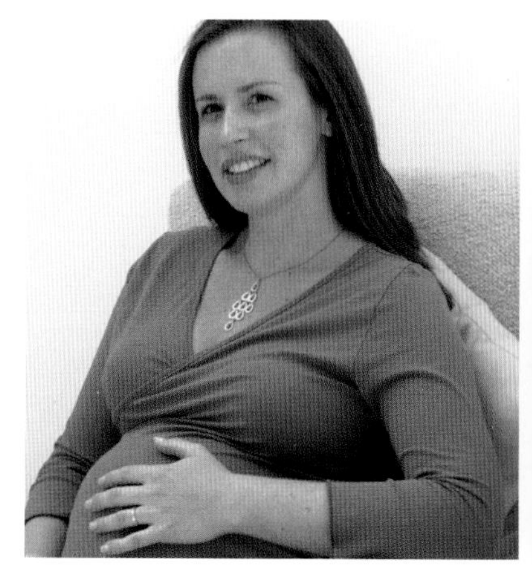

知己知彼

弗兰很庆幸产前已对剖宫产进行了一番了解。在英国，25%左右的婴儿是通过剖宫产出生的。剖宫产可以是预先计划好的，称为选择性剖宫产，也可能是急救性质的，即必须尽快让胎儿出生，以确保其生命安全。

第一产程过半时，弗兰破水了，但当时她的宫口才开到4厘米。按照常规，胎膜一旦破裂，就要立即给产妇做内诊，所以，助产士马上给弗兰做了检查，结果发现了脐带脱垂——部分脐带经宫颈进入阴道。情况十分危急。当胎儿的头部压到未扩张充分的宫口时，势必会挤压脐带，这样一来，胎儿的供血和供氧通道就会被阻断。

在诊查中，助产士触及脐带，发现它还在搏动，这意味着弗兰腹中的胎儿仍有足够的血供。可是，仅仅几分钟后，胎心监测仪测到胎儿的心率开始下降，胎儿出现相当明显的窘迫征象。因此，产科医生通知弗兰要立即进行剖宫产，以保护胎儿的生命安全。

术前准备

手术室做术前准备的同时，弗兰保持俯伏、臀高头低的体位，以此减轻脐带所受的压力。助产士将手指伸进弗兰的阴道，阻止胎头压迫宫颈。

幸亏弗兰在产程开始不久就选择了硬膜外麻醉，所以她不必进行全麻，在剖宫产手术过程中，她都处于清醒状态。

医生在弗兰的腹部和子宫上各开了一个标准的横向切口，胎儿被小心地取出。麻醉师随即给弗兰注射了麦角新碱，促进宫缩，便于胎盘从子宫壁上剥离，并被排出。婴儿安然无恙，医生为弗兰缝合刀口，弗兰的丈夫乔纳森抱着新生儿。虽然弗兰为没能通过正常分娩生下孩子而稍感遗憾，但她和丈夫共同经历了埃莉诺的出生过程，这让她深感欣慰，况且在埃莉诺出生后没几分钟，弗兰就把她抱在了怀里。

出院回家

弗兰发现剖宫产术后恢复才是最艰难的部分。我建议她参加剖宫产妈妈康复互助小组，获得有益的信息。弗兰还担心再生孩子时还要剖宫产。我安慰她：有过剖宫产经历的产妇可以顺产，尽管再次剖宫产的可能性依然存在。

我提醒弗兰，在进行了腹部大手术后，要充分休息，让刀口慢慢愈合。术后 5 天，弗兰拆线了，她被告知缝合之处 3 周后可以痊愈，但要 6 个月后，疤痕才不那么明显。弗兰阴道出血，与她顺产生第一个孩子后的症状相同，这令她大为惊骇。我告诉她这是正常现象。

开始哺乳

我提醒弗兰在坐着哺乳时必须坐直，因为她的腹壁经过手术，十分脆弱。最好把埃莉诺放在枕头上，刚好够到乳房。弗兰发觉把埃莉诺放在枕头上，她侧卧、用手肘支撑着身体喂奶的姿势比较舒服。

保护刀口

弗兰因为腹部的刀口处疼，起身有点困难。但我鼓励她尽量站直，想要大笑或咳嗽时，用手护住刀口处。适量多活动，才能加速刀口愈合。

刀口拆线后，她出院回家。医生嘱咐她要多休息，提东西时要当心；要避免剧烈运动，6 周内不能开车。医生建议她感觉恢复彻底了才能开车。

米里亚姆医生的重要提示

在英国，25%的婴儿是经剖宫产出生的。我的建议是：

- 查阅有关剖宫产的资料。
- 在产前培训班和参观产房时，请老师和医护人员解答有关剖宫产的问题。
- 剖宫产后，让自己有充足的时间康复。剖宫产是个大手术，身体复原是需要时间的。

女儿的出生过程

埃莉诺的出生方式与阴道分娩有许多不同。在弗兰的腹部和子宫切开横向小口后，医生把一只手伸到胎头下面，用产钳把牢胎头，轻轻地向外牵引。然后握住胎儿的两边肩膀，小心翼翼地拉出开口，最后胎儿的整个身体被轻轻地抱出来。最初几分钟，她是被头朝下托着的，为的是用吸液器柔软的吸管清理她口中和喉咙里的羊水。她开始呼吸后，医生把脐带剪断，随后检查她各项机能是否运转正常（参见第 290 页“阿普伽新生儿评分”）。呼吸顺畅的埃莉诺被递到她父亲怀里。

父亲的反应

胎儿不幸夭折，父母双方都悲痛欲绝。但是孩子的父亲表达悲痛的方式与妻子有很大差异，若缺乏沟通和理解，夫妻关系会陷入僵局。

丈夫排遣悲伤的方式有别于妻子，并不意味着他们的痛心程度不及妻子。有些男士竭力把悲伤隐藏起来，以投入工作来缓解丧子之痛。幸运的是，我们都懂得敞开心扉，表达情感更具有建设性。希望男士们得到更多鼓励，对于内心的感触不再隐而不发，而是愿意向伴侣倾吐。

加入丧亲者互助组织是一个让丧子的父亲们相互联络的机会。有着相同经历的男人们在一起，更容易吐露悲伤、愤怒和其他压抑内心的情绪——以最适合自己的方式畅所欲言，即以自己的方式把悲痛宣泄出来，这一点很重要。

如果宝贝夭折了

胎儿在母腹中、分娩时或出生后没多久就夭折，尤其让人哀伤唏嘘。现如今在西方国家，第 24 孕周后的胎儿死产率或几周的新生儿死亡率已降至约 1%，这主要归功于产科学和儿科护理的不断进步。

胎儿（新生儿）死亡原因

胎儿（新生儿）围产期死亡分为三种：死胎——分娩开始前，胎儿宫内死亡；死产——胎儿在分娩过程中死亡；新生儿死亡——婴儿在出生后 4 周之内死亡。

死胎 45% 的围产期死亡为胎死腹中，其中约 1/3 死因不明。已知的死胎主因为：严重的胎儿缺陷（参见第 194 页）和胎盘异常。其他原因包括：母儿 Rh 血型不合（参见第 201 页）、孕妇的糖尿病未得到有效控制等。

胎儿宫内死亡的最早征象为孕妇血液中的妊娠激素——雌激素和孕激素消失殆尽，孕妇很快便没有了妊娠症状。另一个征兆为胎动丧失。出现疑似死胎症状时，可通过超声波扫描诊断胎儿心脏是否仍有搏动。

分娩一般在胎儿宫内死亡后的两三天内开始。不过，许多孕妇都想在确定胎儿死亡后立即将夭折的宝贝生出来。万一你不幸有此遭遇，你的愿望会受到尊重。不过，医生通常建议引产，这似乎难以接受，但引产的风险小于剖宫产，而且不会影响你以后怀孕生子。

死产 分娩时胎儿死亡鲜有发生，其主要原因为胎盘功能异常导致的胎儿缺氧。胎儿在分娩中受伤也是原因之一，但现代医疗技术已将这类不幸事件的发生率降至最低。

新生儿死亡 导致新生儿死亡的因素有：新生儿呼吸障碍，早产儿（参见第 342 页）和有严重缺陷的婴儿更易出现呼吸困难；新生儿感染，这曾经一度为新生儿死亡的主要原因，现在的卫生条件大大改善，并有了抗生素，新生儿因感染死亡的情况如今非常罕见。

走出丧子阴霾

克服丧子之痛的重点在于夫妇双方都能顺应悲痛，不逃避而是接受这一残酷的事实，相携相扶，走出痛苦的阴霾。

不幸失去孩子的夫妻自然会感到孤独，对自己、对伴侣、对医护人员满腹怨怼，愤懑于际遇的不公，常为做过的和未做到的内疚不已。然而，有效的疗伤方法是：承认与此相关的每个人都尽了全力，同时也坦然面对自己的情感。

宫内夭折的胎儿在被娩出后，医生会鼓励父母抱一抱他，多数父母过后都对此甚感欣慰。为宝宝拍张照片，日后看看，是一种巨大的安慰。给他取个名字，安葬他，出席他的葬礼，也有助于慰藉悲伤的心。

另一种疗伤的方式是联络其他不幸遭遇死胎或新生儿夭折的父母。医院提供相关互助组织的信息，也可注册网上论坛，与遭遇相似的其他父母交流。

情绪的影响：痛失亲骨肉的打击和陡然终止的妊娠激素分泌，会给产妇带来情感和生理上的双重影响。她会哭泣、抑郁、失眠、食欲不振、遁世，乳房停止泌乳。这时，伴侣、家人和朋友们的安慰和支持尤为重要。夫妇双方坦诚相见、分担悲痛，彼此扶持、相互慰藉，也大有裨益。

再次怀孕

丧子之痛需要很长时间来消解，之后才会有心情考虑再次怀孕生子。不过，许多女性都发现，要回归正常生活、让自己重新快乐起来并再次怀孕是关键。当夫妇双方决定再次尝试怀孕时，他们往往担心悲剧重演，这种心理阴影挥之不去。实际上，重复发生这类悲剧的可能性微乎其微，但医生会对之前出现异常的节点给予特别的监测。

双胎中的一胎不幸夭折

双胞胎（或三胞胎）中的一个胎儿不幸夭折，带给父母的哀伤丝毫不亚于失去单胎宝贝的父母所遭受的悲痛。不仅如此，可能还会造成额外的问题。

多胎分娩中不幸失去其中一个胎儿的生命，父母会陷入复杂的情感处境——悲喜两重天，既为逝去的小生命哀痛，又为活着的新生儿欣喜和庆幸。有些不能兼顾悲喜交加的情感的父母暂且不哀悼；有的则因丧子之痛过于深切而无法照顾健在的新生儿。

一个胎儿的夭折还可能给他活着的同胞姊妹或兄弟的生活笼罩一层阴影。最初几年，孩子（们）的生日尤其令父母难过。

劝慰的人常对痛失双胎或三胎之一的父母说，他们是“不幸中的万幸”，因为还有另一个孩子（其他孩子）健在，而不幸丧子的单胎宝贝父母却没有机会在活着的孩子身上找到安慰。

第十五章

了解新生儿

与孩子培养亲密关系的努力始于他出生的那一刻。在学习如何照顾新生儿、满足他需求的过程中，你的母爱也日益滋长和加深。刚出生几天的新生儿的所作所为会令你惊叹。

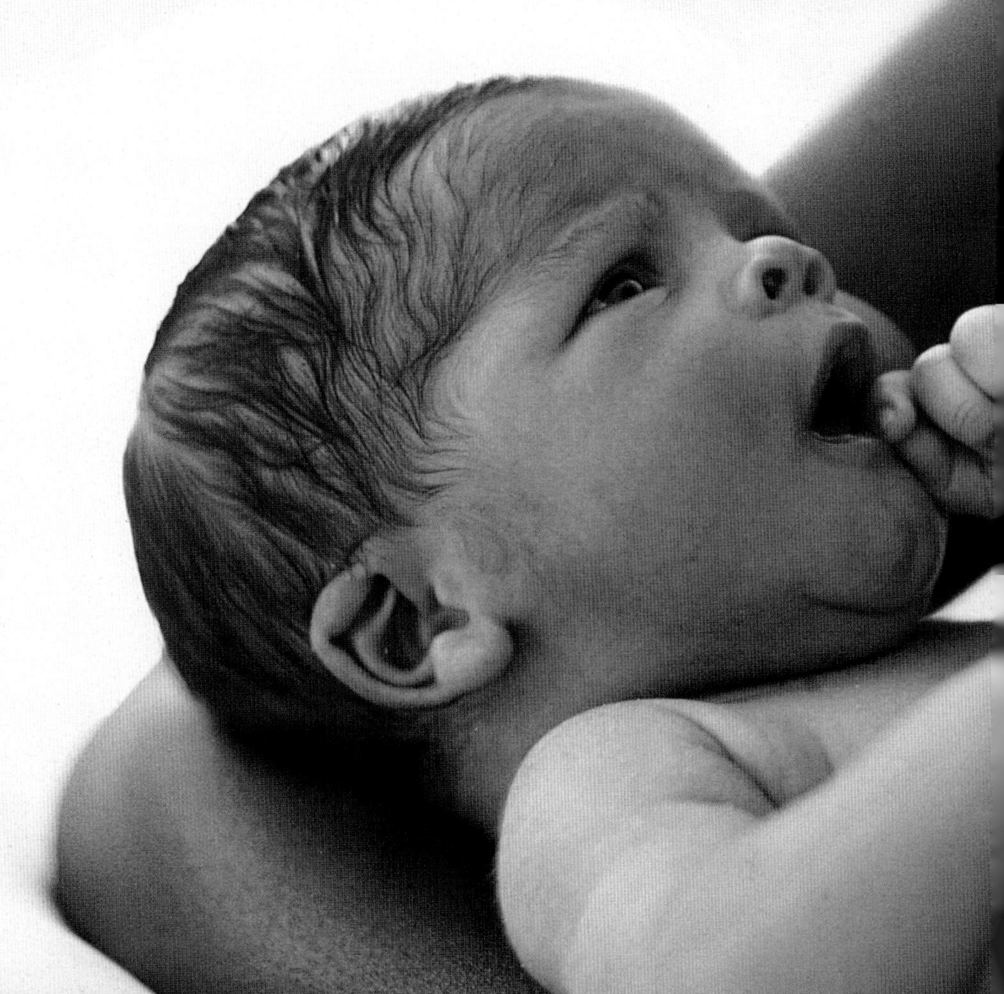

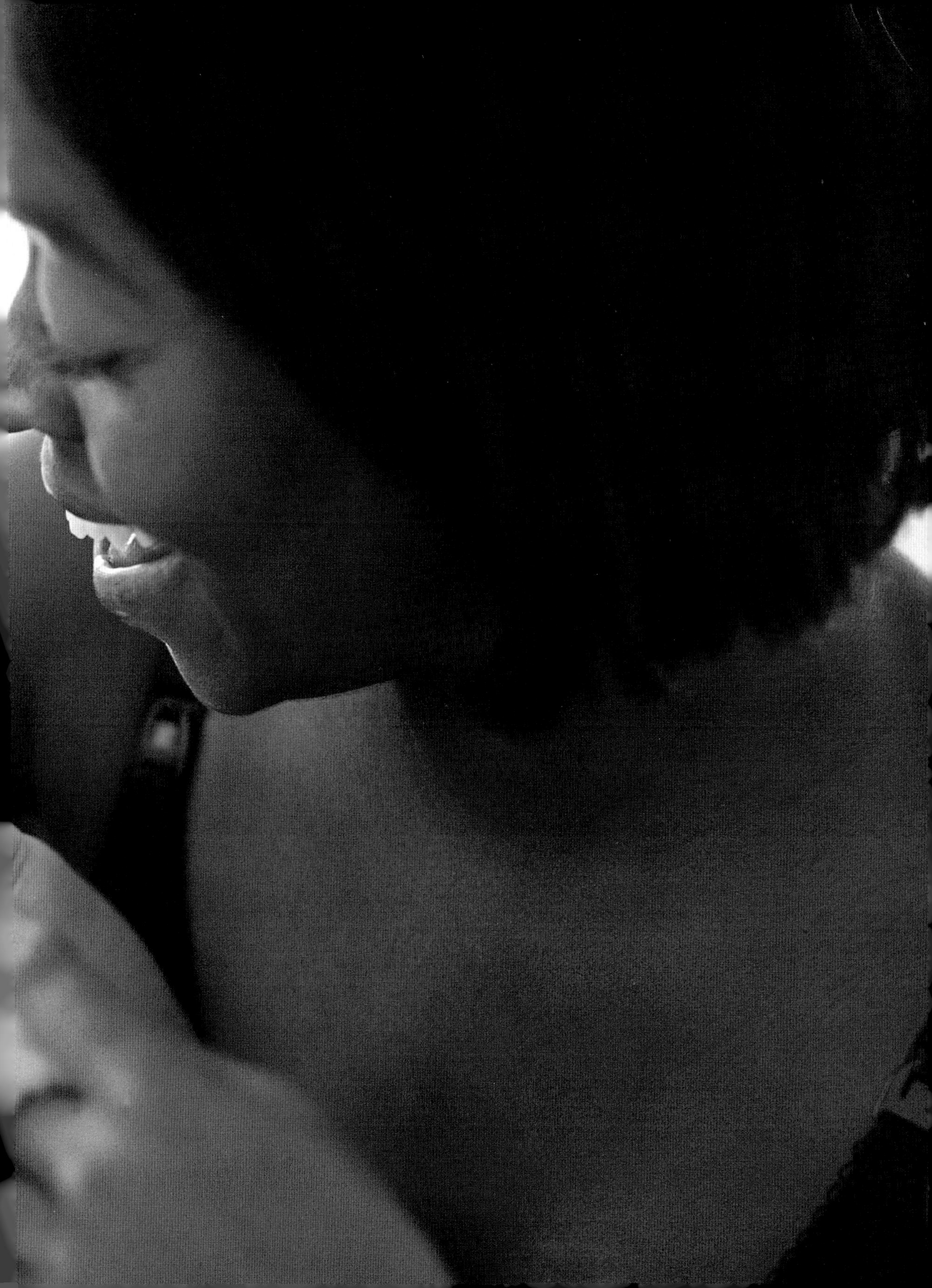

你的第一反应

当你看到新生儿的第一眼，他的样子很可能令你惊诧不已。他的皮肤皱巴巴，活像一个小老头。

腹中宝贝呱呱坠地，作为父母会有怎样的感受？有些准父母对此很忐忑。孩子似乎和他们预想的不一样。

剖宫产胎儿的脑袋圆圆的，顺产的孩子在经产道娩出的过程中受到挤压，脑袋会有点变形、带着瘀青，眼皮也有些浮肿。

新生儿看起来脏兮兮的，身上裹着一层油腻腻的东西，还可能带着血迹和未脱落的部分胎毛。他的四肢发青，生殖器看起来很大。

第一眼看见你的宝贝时，若不能立即生发出对他的怜爱和柔情，不要失望。随着你们逐渐相识，这些美好的情愫都会产生并发展的。

新生儿

宝贝一出生，你就要把他抱在怀里，以便开始建立亲子联结。宝贝听见你的声音、闻到你的气味、感觉到你肌肤的质感、被你搂抱着、吸吮母乳——通过这一切，他开始认识你，并感知到你对他的爱。

看到新生宝贝娇弱的小身体时，你可能百感交集，并意识到你是他全部的依靠。在宝贝来到世间的最初时刻，你的反应、你的言行或许将是你们母子之间最为重要的互动。

研究显示，把刚出生的宝贝抱在怀里、并陪伴他的父母以后对于孩子的需求更能感同身受。孩子刚一出生就被抱离产房的父母会有失落感。倘若你遇到这种情况，不必难过。待条件允许后，你就能与孩子培养亲密的关系了。

新生儿的外貌

新生儿的体重和身长差异较大，平均体重在 2.5—4.5 千克，平均身长从 48 厘米到 51 厘米不等。

头部 新生儿的头部占全身总长度的 1/4，与身体其余部分相比，头部显得过大。婴儿越小，头部占身体的比例越大。新生儿的平均头围约为 35 厘米。头围数据很重要，可了解大脑的发育情况，因此这是一项必要检查。

新生儿的脑袋看起来有点尖，这是在产道受挤压的结果。经过产道时，胎儿颅骨相互交叠，以适应产道形状。有时产道压力也会使婴儿头部一侧或双侧肿胀。这种肿胀不会损伤大脑，几周之内就能消肿。若使用了产钳或胎头吸引器助产，新生儿的头部会有些许瘀青。你会看见新生儿头顶有个柔软区域，那是囟门。婴儿 1 岁半时，此处颅骨才能完全闭合。

皮肤 有些婴儿出生时全身覆满油腻腻、白色的胎脂，有的仅在面部和手部有胎脂。胎脂使胎儿能够顺滑地穿过产道，也保护胎儿不发生皮肤感染。过去，新生儿身上的胎脂会立即被清洗干净，现在，多数医院都倾向于让胎脂自然脱落，这需要两三天时间。

由于新生儿的血液循环功能尚不完备，所以他们的上半身看起来比下半身苍白，但无须担心。

新生儿身上可能还有柔软的绒毛即胎毛残留。在子宫里时，胎毛覆盖胎儿的身体。残留的胎毛，或在头部，或在肩膀上，均属正常，几周内便可脱落。

之后，婴儿长出永久性头发。有些婴儿出生时头上长满头发，有的则毫发未生。

手和脚　相比于身体其他部位，新生儿的手脚发青更为明显，此为循环系统尚未完全运转所致。新生儿还会出现成片皮肤干燥掉皮现象，几天内就能好转。他的指甲长而尖。为避免他挠伤自己，可轻轻地把指甲尖掐掉，但不要用剪刀剪指甲。

眼睛　由于在产道中头部受挤压，新生儿的眼睛有些浮肿，刚生出来时，他睁不开眼睛。挤压还导致眼睛里部分毛细血管破裂，新生儿的眼白部分往往有红色血点，但过不了多久就会消退。新生儿能看清楚距离 20—25 厘米的物体，但无法将双眼同时聚焦在超出这个距离的物体上，因此看上去有些斜视或斗鸡眼。随着眼部肌肉力量增强，这种状况

▼ **新生儿外貌**　新生宝宝的外貌可能与你预想的不一样，可能带有某些令你吃惊的新生儿特征。

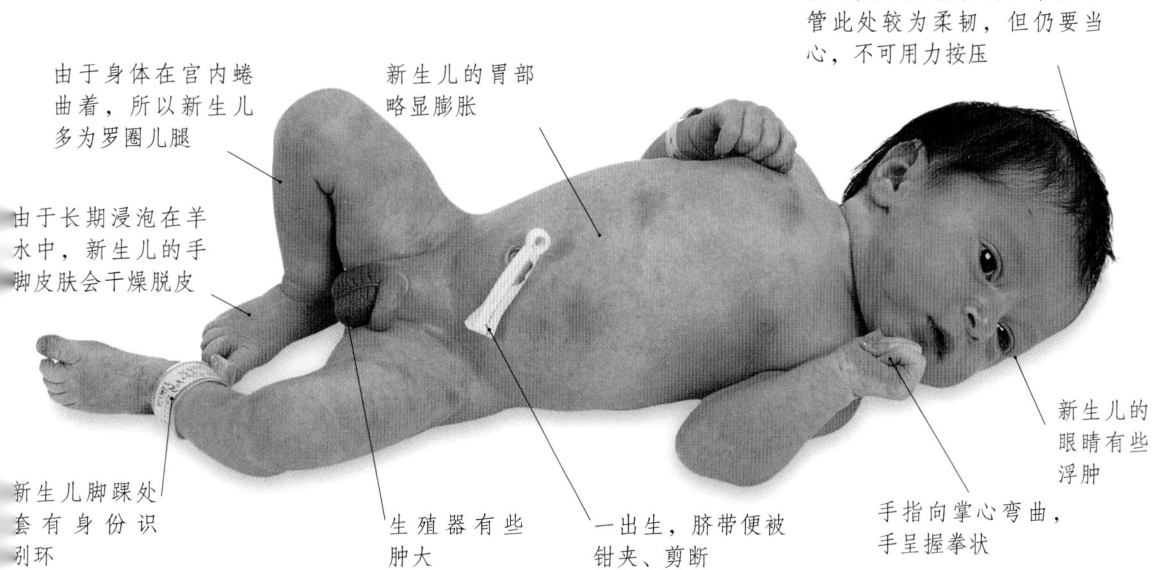

胎记

婴儿身体上会有面积不大的斑块，实为皮下血管群，一般无须治疗。

鹳咬伤（送子鸟之吻） 淡红色的斑块，常见于婴儿的鼻子、眼睑、颈后发际线以下。大约一年后可自行消失。

草莓样胎记 / 草莓样血管瘤 最初为细小的红斑点，1岁之前会逐渐变大，到5岁时基本消失。

蒙古斑 呈青蓝色，常见于婴儿的腰部或臀部肤色较深的区域。可自然消退。

葡萄酒色斑 面积较大、不突出于皮肤的红或紫的色斑，常见于面部和颈部，为永久性胎记。

会逐渐好转。如果 6—8 个月时仍然斜视，就要带他去看医生。

肚脐 新生儿的脐带被钳夹、剪断，仅留一小段。胎儿娩出后 2—4 小时，脐带的残端变黑，10 天左右，便会从肚脐脱落。有些新生儿患有脐疝，一年之内可痊愈。若症状持续超过一年或加重，须带孩子去医院检查。

乳房 受妊娠激素的影响，男婴和女婴的乳房都有轻微肿大，并有少量泌乳。这是正常现象，几天内就会消失。

新生儿监护

出院之前，产科医生或助产士会对新生儿进行一次彻底检查，以确保他一切正常。他们还要查看新生儿进食和大便是否正常。宝贝出生后第 7 天，助产士将登门探访，对新生儿进行足跟采血，用以筛查本丙酮尿症（PKU），这是一种罕见的代谢疾病；助产士还将进行新生儿甲状腺机能低下或囊性纤维化症的筛查。所有新生儿都要接受地中海贫血和镰状细胞病筛查，这两种病会导致严重贫血，须尽早诊断。

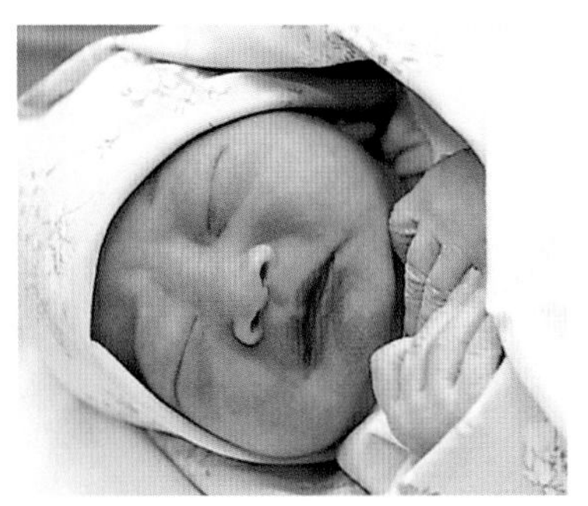

▲ **眼睑浮肿** 通过产道时受挤压导致新生儿眼睑浮肿，几天内便可消肿。

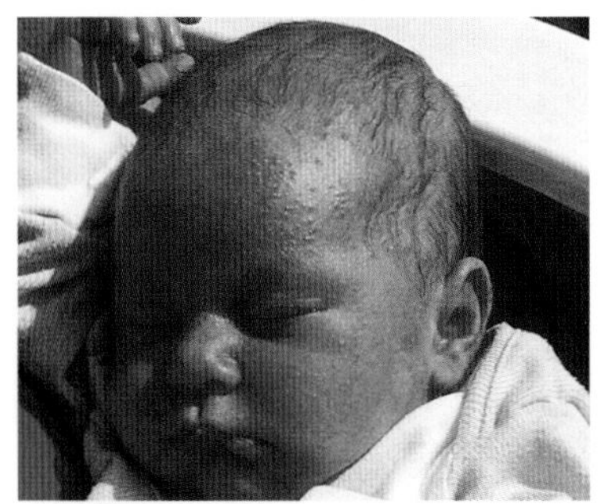

▲ **粟粒疹** 白色小点，由皮脂腺阻塞引起。无大碍，会很快消失。

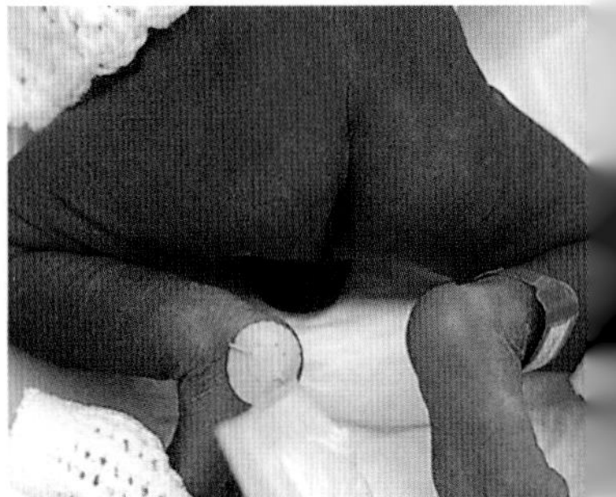

▲ **肤色不均匀** 血液循环系统尚不稳定时，新生儿身体上带有色斑，双腿的肤色与身体其他部位不一样。

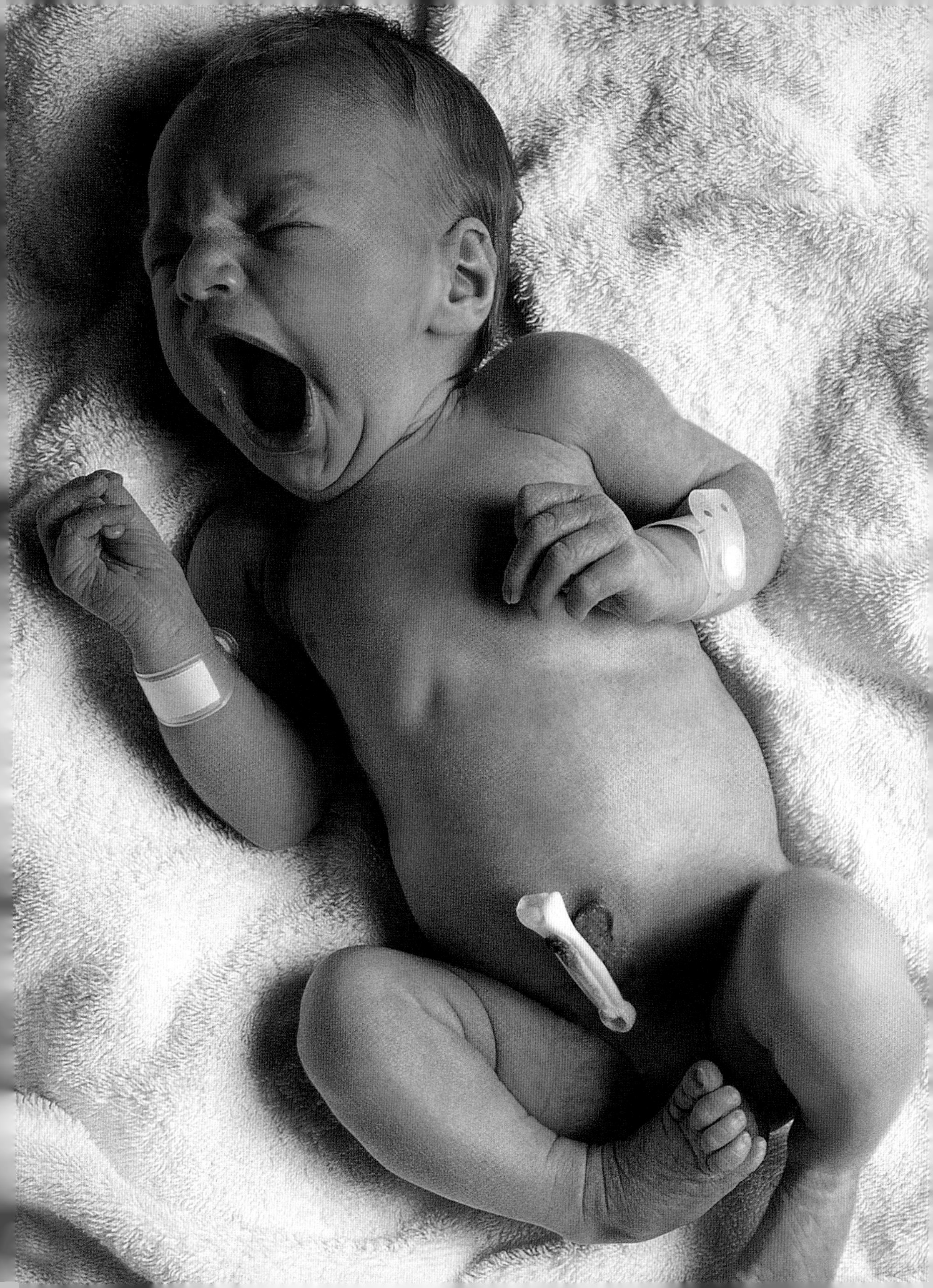

尽量多与你的小宝贝玩耍，这对于他的生长发育很有益处。

了解他的需求 用不了多久，你就能辨别出新生宝贝的不同表情意味着什么。舒服满足时，他会很安静；不开心或不舒服时，他会脸部涨红、躁动不安。

一起玩耍 与宝贝玩耍时，不要担心自己是不是傻兮兮的。扮鬼脸儿，高声跟他说话，告诉他你是多么爱他。他会点头、嚅动小嘴巴、伸舌头、扭动身体来回应你。

新生儿会做什么

你的新生宝贝有着独特的个性，令你惊喜不断。多陪伴他，你很快就能读懂他的每一个小表情，听出他发出的每一个声音的意思。

姿态与感觉

新生儿的背部和颈部肌肉不够有力，无法支撑沉甸甸的头部，所以除了躺着时，他其他所有的姿势都受到控制头部的能力的影响。如把他平放在床上，他会将头侧向一边，并伸出同侧胳膊，另一条胳膊向胸部弯曲。1 周时，若靠在大人肩膀上，他能一点点抽动着把头向上抬。6 周时，他能抬着头超过 1 分钟。

自出生起，婴儿就具有相当不错的听觉、嗅觉和味觉。最初，他用嘴接触物体，两周后便能通过嗅觉和视觉辨认出谁是妈妈。当你第一次抱着他时，他会专注地看你的脸，凝视你的眼睛。婴儿最喜欢看面部。听见人说话的声音，他会非常开心。妈妈的高音和爸爸较为低沉的声音是他最爱听的。

新生儿反射

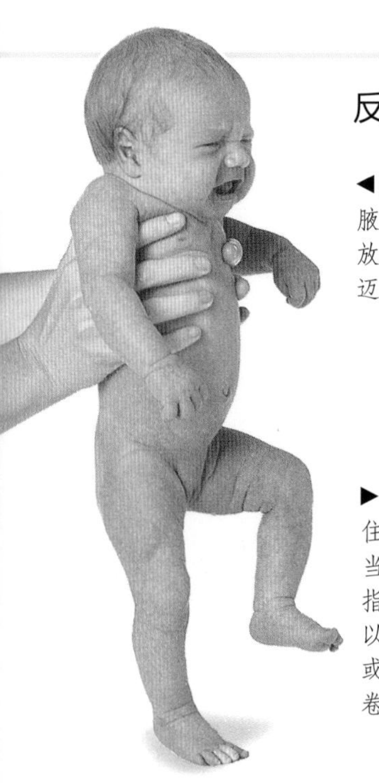

反射行为

◀**踏步反射** 双手放在婴儿腋下，抱着他，把他的双脚放在牢固的平面上，他会做迈步动作。

▶**抓握反射** 婴儿会紧紧抓握住任何放在他手心里的东西。当他用两只手同时抓住你的手指时，他的抓握非常有力，足以承受其体重。当脚掌被轻触或轻挠时，他的小脚丫会向下卷曲。

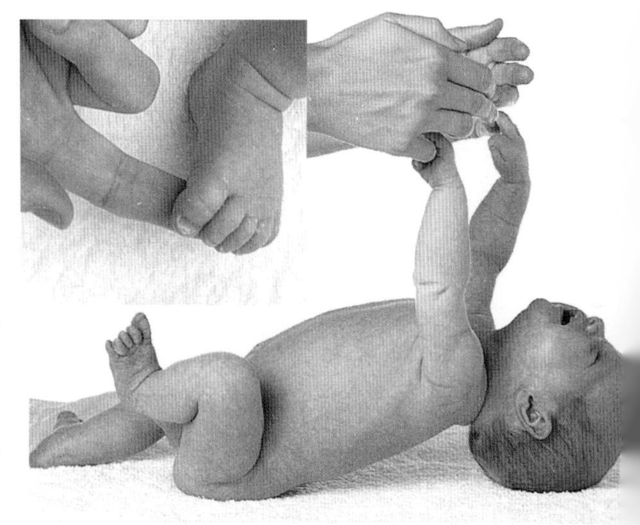

新生儿发出的声音

呼吸

宝贝的呼吸比你的轻很多。有时他的呼吸不匀或急促，通过细小的鼻腔吸气时，会发出响声。起初，你时常听不见宝贝的呼吸声，但他的呼吸会日益增强。

打喷嚏

光线刺激婴儿眼睛和鼻部的神经，强光会令其打喷嚏。喷嚏可清理鼻腔，阻止灰尘进入肺部。宝宝打喷嚏并非感冒症状，所以不必担心。

打嗝

新生儿经常打嗝，这是正常现象。当膈肌突然不规则收缩时，婴儿便会打嗝。这是婴儿呼吸肌增强、逐渐协调运作的征兆。

所有婴儿都有某些与生俱来的行为，即原始反射，用于自我保护。这类反射行为通常持续到婴儿 3 个月左右时就消失了。例如，当你轻触他的眼皮时，他会闭上眼睛。当以手指触碰上腭时，他会表现出明显的吮吸反射。婴儿天生就具有吞咽反射能力——早在妈妈的子宫里时，他们就会吞咽羊水——所以一出生就会吞咽初乳或乳汁。

婴儿为什么哭

哭是婴儿跟你沟通的唯一方式。你很快就能辨别宝贝每种哭声的含义，并做出相应的回应。

■ 新生儿的第一声啼哭好似呜咽或哼唧，随后才转为放声大哭。他深呼吸，身体绷紧，愁眉苦脸，小脸儿通红，张大嘴巴，尖声大哭。宝贝的哭闹或许令你烦躁，不过，这说明他非常健康。

■ 婴儿饿了会哭，一直哭到你把乳头或奶嘴塞进他的嘴巴里。

■ 困乏、衣服不舒服、热了或冷了，脱衣服的时候，婴儿都可能哭。

■ 婴儿喜欢大人的陪伴。若感觉被冷落，就会哭泣，直到被抱起来，并得到爱抚。

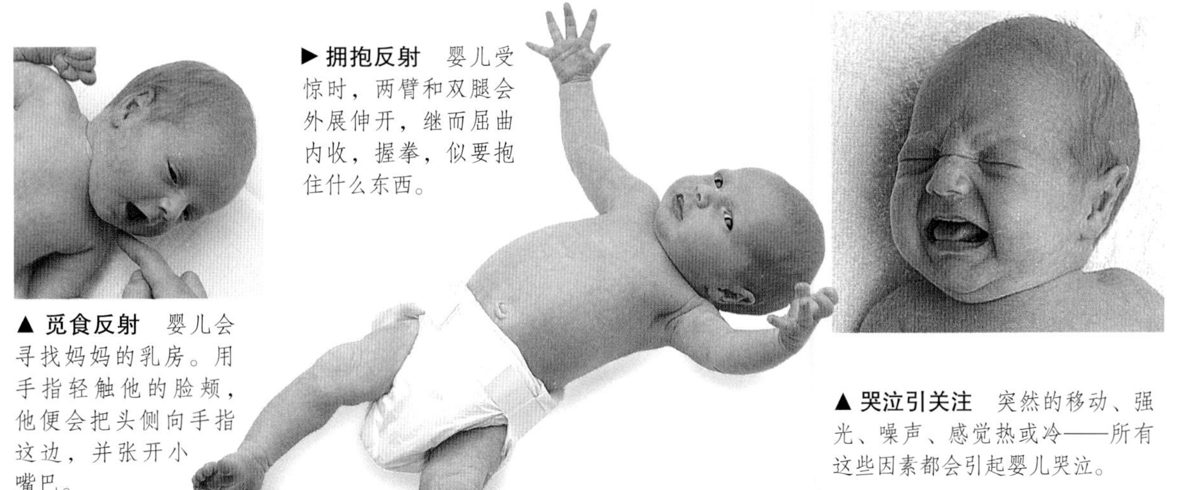

▲ **觅食反射** 婴儿会寻找妈妈的乳房。用手指轻触他的脸颊，他便会把头侧向手指这边，并张开小嘴巴。

▶ **拥抱反射** 婴儿受惊时，两臂和双腿会外展伸开，继而屈曲内收，握拳，似要抱住什么东西。

▲ **哭泣引关注** 突然的移动、强光、噪声、感觉热或冷——所有这些因素都会引起婴儿哭泣。

出院回家

出院程序因医院而异、因产妇的个体差异而不同。尽管如此，某些步骤是必不可少的。

■ 助产士或医生检查产妇身体状况：子宫是否恢复到孕前大小；缝合的伤口是否正在愈合中；乳房是否正常。他们还会检查恶露的色和量、是否有血块排出。恶露不止、伴有血块，可能是宫内有胎盘残留组织的症状。

■ 若进行了剖宫产手术，医生会查看刀口情况并拆线。

■ 助产士指导产妇如何避孕，必要的话，会给产妇开避孕药。

■ 若未曾进行风疹免疫，出院前，产妇需注射风疹疫苗。

■ 指导产妇如何清洁新生儿的脐带。

■ 预约产后检查日期，并嘱咐产妇在婴儿6周时，带他到医院体检。

离开医院时，给新生儿穿暖一些，他的自体调温功能尚不完善。产妇自己也需穿着舒适宽松，因为不仅泌乳的乳房胀大，而且腹部也比以前大了。

产后住院

产后住院接受的治疗和护理因产妇顺产或剖宫产而有所差别，不同医院的具体操作流程也不尽相同。另外，产妇住院的天数、母婴的健康状况等也会使产妇的住院经历各有特点。

产妇护理

在你结束分娩后，助产士会为你量体温、测脉搏和血压。产后第一天，每隔 4 小时左右就进行一次这类常规检查。助产士在登门巡诊时，还将进行此类检查。产后，你的脉搏略有变化，这是正常的，不用担心。

医护人员还将检查你的刀口缝合处或裂伤部分是否如期愈合中，查看伤口有无感染。他们会建议你用冰袋冰敷患处，以防止红肿、缓解疼痛。产后最初几天，医生可能还给你提供止痛药。

医护人员还将密切关注恶露的量和颜色，以防出现异常血块和出血过量。他们还会检查你的子宫是否正在恢复，查看你的双腿是否有血栓迹象。助产士会问你几个问题以了解你的情绪状态，确保你正在康复中。

起床活动 产后最好尽早开始活动，这有助于你更快地恢复体力，也有助于肠道和膀胱恢复正常功能（参见第 352 页）。

如果不是疲乏得只想睡觉，最好自己起床去上洗手间、冲个澡，或四处走动走动。刚开始下床走动时，要让人陪伴你的左右，以防晕倒。如果分娩过程中失血量很大，产后你需验血，查看血红蛋白是否恢复到正常值。

剖宫产后 在英国，每四个产妇中就有一个进行剖宫产。产妇多为局部麻醉。但如果你进行了全身麻醉，术后会感到恶心、头晕眼花；手术刀口疼痛，上面覆着纱布。你还需静脉点滴，医生可能让你服用镇痛药，助你入睡。如果新生宝贝很健康，没有理由不让他和你待在一起。若刀口缝合线不是可吸收的，术后 5 天才可拆线。拆线时，只有略微不适。剖宫产手术后，若一切正常，产妇一般要住院 5 天。

住院经历

医院里的日程可能令你有些气恼。你可能在酣睡时被叫醒用餐或进行常规检查。为确保良好的哺乳状态，应首先顾及自己和婴儿的需求。勿在匆忙状态中哺乳。如果哺乳遇到困难，可请求帮助。慢慢适应，每只乳房哺乳时长限制在 2—3 分钟，来回交替，以便让乳头恢复，避免疼痛和皲裂。小宝贝起初可能对吃母乳不太感兴趣——他也很困倦——但是一天过后，无论何时他想吃奶，都要让他靠近你的乳房。你的饮食营养也很重要，吃好才能保持体力哺乳。医院的食物口味清淡，引不起食欲，让你的伴侣给你带些好吃的，比如新鲜水果。

探视　家人和朋友们前来探视的确是件开心的事。不过，你会发现过多的应酬会令你很疲劳。不妨把他们的探视时间限制在半个小时以内，请探视者遵守医院的相关规定，以便你有时间休息。当然，你的伴侣和孩子们除外。伴侣可不受限制地去医院看妻子，只要妻子需要。

交朋友　住院可以成为愉快的经历。你有机会结识其他产妇，与她们分享感受和经历。毕竟你们的经历相同，可一同制订计划，使友谊一直延续下去。

提前出院　如果你无法适应住院生活，为此郁闷，可询问院方能否提前出院。产科病房都很繁忙，如果你和婴儿状况良好，那么产后 6 小时就可出院，他们乐见其成。一般来说产妇住院时间不会超过 48 小时，但你可能还是会觉得难挨，因为你想家，还有些焦虑。不妨与医院里的助产士或某位有经验的产妇聊聊你的感受。三口人很快就能回到温馨的家中，一想到这个，你就会宽慰不少。

给新生儿报户口①

根据法律，在英格兰、威尔士和北爱尔兰，婴儿出生后6周之内须在有关机构办理户籍，在苏格兰该时限仅为3周。

① 此处不适用于中国国情，请国内读者酌情参考。——编者注

肌肤相亲对婴儿的益处

最新研究发现，与婴儿身体接触越多，他就越健康越快乐。

轻轻颠动、摇动婴儿，引发他的节奏感；肌肤相亲刺激婴儿的触觉和嗅觉，利于其健康成长。人与人肌肤接触，可传递和感受到彼此的体温，对人产生积极的效果。拥抱和相互依偎能唤起感官的满足感。

环抱和引逗新生儿

新生儿非常娇嫩，许多父母刚开始战战兢兢，不敢把小宝贝抱起来，生怕伤到他。实际上，新生儿韧性十足，只要稳稳地抱着他、支撑住他的头部，便无须担心他的安全。

环抱新生儿

即便你的小宝贝哭闹着要你抱，也不可猛地、快速地抱起他，而应当轻缓地、安静地把他抱起来。婴儿都喜欢被稳稳地对待，这样，他们会更有安全感。出生后数周内，婴儿无力挺住头部，所以抱着你的新生宝贝时，要支撑住他的小脑袋，勿让它耷拉着。抱着他，让他贴近你的身体，你的双臂在他被抱起和放下的身体部位弯曲环抱。放下他时同样要轻缓，一定要扶住他的脖子。平放或侧放都是最安全的方式，侧放时，要有东西支撑住宝宝的身体。

做母亲的总感觉照顾孩子是她义不容辞的第一要务，但她们的伴侣大多热切地想要尽早参与到育儿事务中。父亲爱抚、搂抱他的小宝

抱起你的宝贝

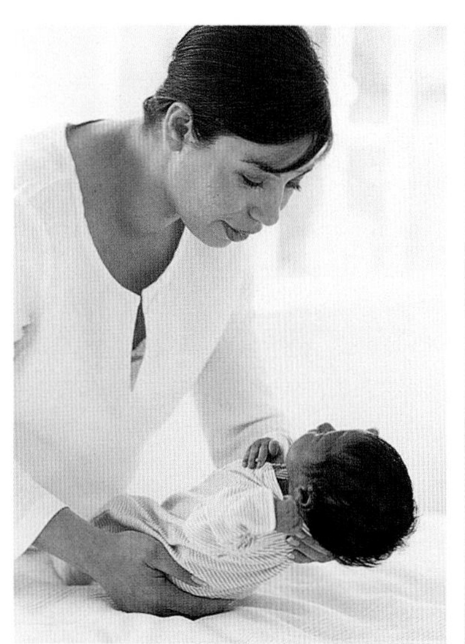

▲ **抱起宝贝** 将一只手伸到宝宝头部和颈部底下，托住头颈部，另一只手托住宝宝的腰。轻轻地抱起他，勿让宝宝头部后仰。

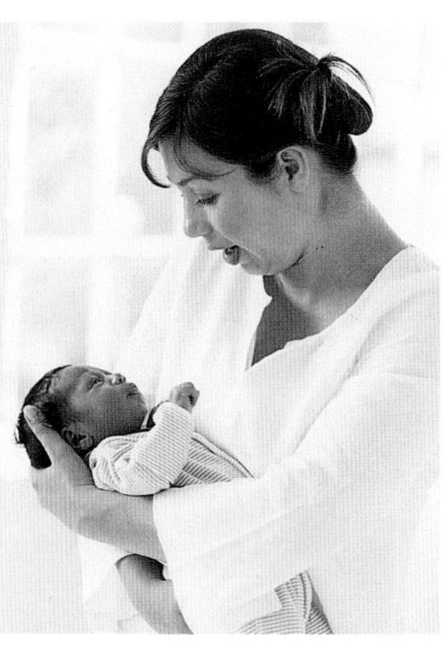

▲ **托住头部** 用手或臂弯托住宝宝头部，勿使宝宝头部耷拉或后仰。

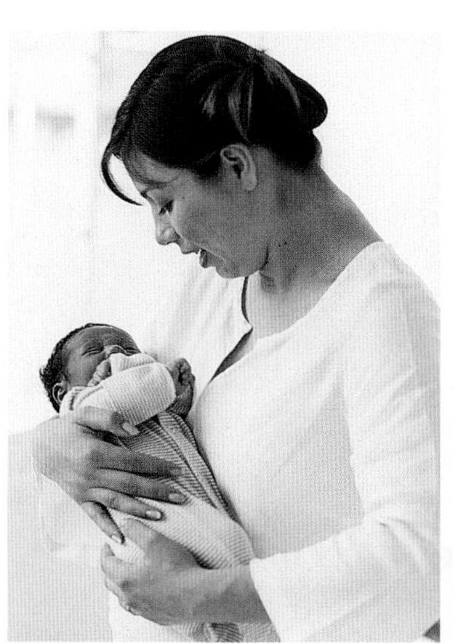

▲ **手臂环抱** 躺在妈妈的臂弯里，头部和四肢被稳稳地托抱着，宝宝会很有安全感。

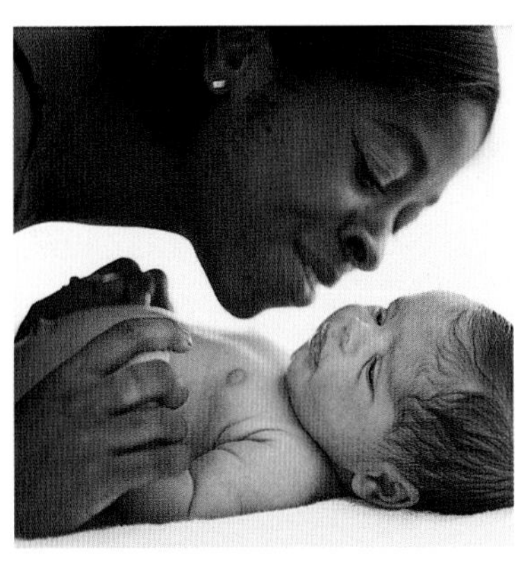

◀**与宝贝亲近** 宝贝出生的最初几天，尽可能地陪伴他。他喜欢与你亲近，听见你的声音。

贝，能增进父子相互间的认知，越是肌肤相亲，父子关系越是融洽。

爱抚宝宝

给宝贝换尿布时，轻柔地探寻和抚摸他的身体。爱抚他的最佳方式是躺在床上，接触彼此裸露的肌肤，让你的宝贝闻到你的气味、触感你的体温、听见你的心跳声。

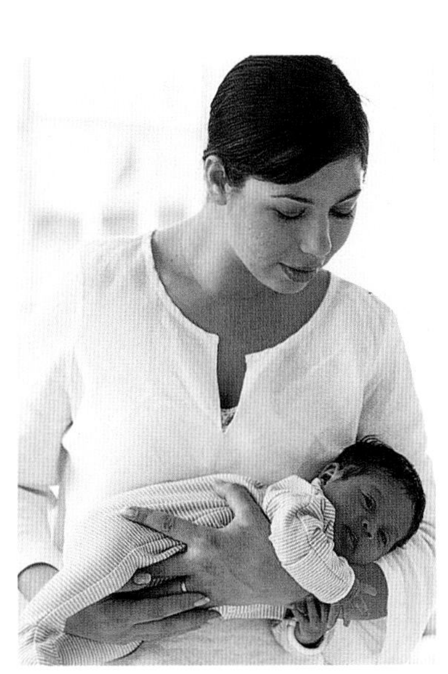

▲**脸朝下** 小宝贝喜欢被脸朝下抱着，脸颊靠在妈妈的前臂上，感受妈妈肌肤的温度和味道。

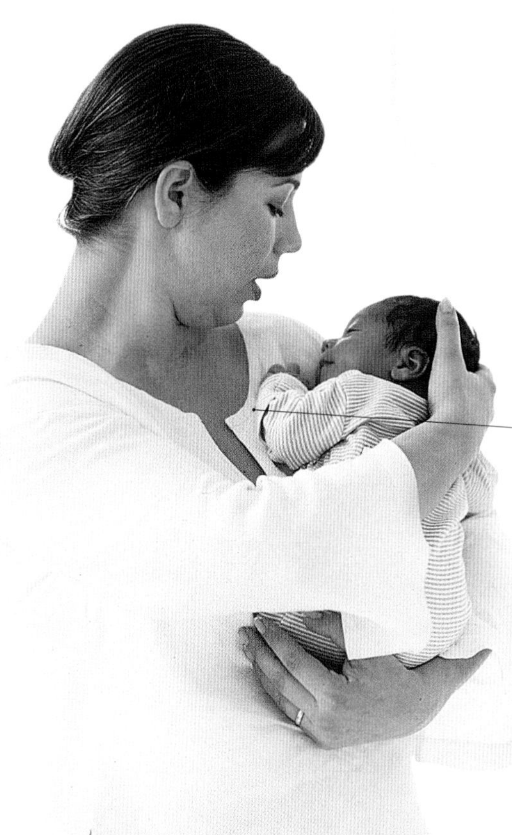

小宝贝感受到你的心跳，舒服又安心

◀**让宝贝靠在肩头** 如图所示，竖直抱着宝宝，让她靠在你的肩头。一只手托住他的臀部，另一只手扶住他的头部。

肌肤相亲对妈妈的益处

自宝贝降生的那一刻，把他抱在怀中、与他肌肤相亲，你便会对他生出一种特别的亲密感。

肌肤接触使你与新生宝贝亲密无间。你会非常享受这种肌肤相亲的沐浴——感受着他柔软温暖的皮肤接触到你的皮肤，嗅着他身上那新生儿特有的馨香。

给他哺乳或用奶瓶喂奶时，不要让衣服成为你们母子之间的障碍物。怀抱他，让他接触到你裸露的肌肤，会令你们二人都很惬意——他开始辨认出你的气味（亲子联结的关键一步，如果采用母乳喂养，这点尤其重要）。

泌乳

怀孕后，你的乳房发生变化，为泌乳做准备。产后数日，乳房开始泌乳。

女性的乳房有15—20个乳腺叶，其功能为泌乳；乳腺叶和乳头之间是输乳管。女性怀孕后，胎盘和卵巢释放的大量雌激素和孕激素刺激乳腺叶分泌初乳。初乳为婴儿提供水、蛋白质、糖分、多种维生素、矿物质和保护新生儿免受感染侵袭的抗体。产后3—5天，产妇的乳房不再产生初乳，而是开始分泌乳汁。

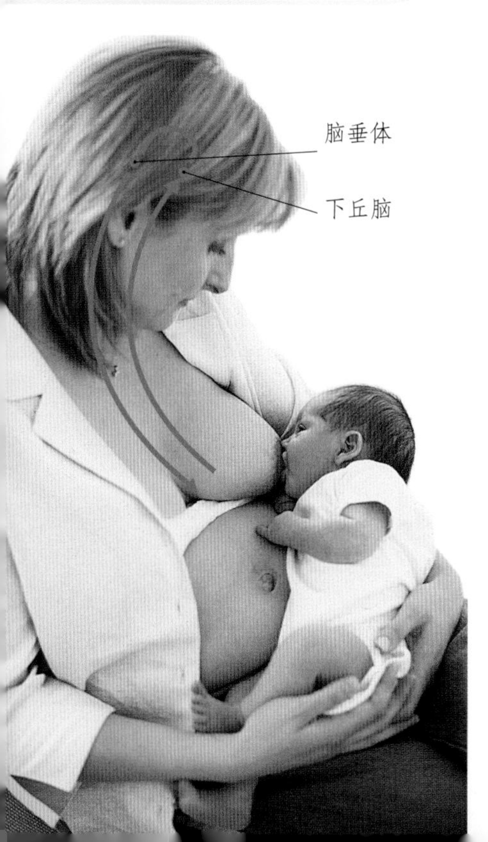

开始哺乳

第一次计划母乳喂养，你可能担心自己的奶水量少或营养不足。无须忧心，你不会有任何问题的。造物主赐予女性天生的哺乳能力。没有谁会因乳房太小而分泌不出乳汁。多数情况下，乳房的泌乳量会随着婴儿的需求自行调节。

按需哺乳

吃一顿母乳饱足后，婴儿约需 1.5—2 小时消化，而婴儿吃饱一顿配方奶后的消化时间是母乳喂养的两倍。按需哺乳的话，喂奶频率比较高，但奶水不会因此枯竭。研究发现，相较于按时、较少次哺乳的妈妈，按需哺乳的妈妈的乳汁分泌更旺盛。

有研究将按需母乳喂养的婴儿和每隔三四个小时吃一次母乳的婴儿进行了比较。按需喂养的婴儿一天吃将近 10 次母乳，而按时喂养的婴儿每天吃奶略多于 7 次。吃奶频率高不意味着将一天所吃的母乳量划分为更多、更小的份额。实际情况是，按需喂养的婴儿平均每顿所吃的母乳量稍多，为 73 毫升，而按时喂养的为 68.8 毫升。2 周后，按需哺乳的婴儿体重增加快于按时哺乳的婴儿，平均增重分别为 561 克和 347 克。

保持泌乳量

乳汁分泌受多种因素的影响，其中包括哺乳母亲的情绪、健康状况、饮食质量等。由分泌初乳转而分泌乳汁是产后激素水平的改变所引起的，但是持续泌乳则依赖于婴儿的吮吸动作。婴儿吮吸乳头时，乳晕区域的神经末梢受到刺激，发送信号至下丘脑，下丘脑再向脑垂体发送释放催乳素的信号，催乳素是诱发泌乳的激素。这一过程叫催乳反射。脑垂体同时分泌催乳素，这种激素可促使乳腺周围的肌肉纤维收缩，将乳汁由乳腺挤压进输乳管，这便是排乳反射或乳汁释放反

◀**刺激泌乳** 婴儿的吮吸刺激乳晕上的神经末梢，神经传递信号给下丘脑，下丘脑随即发送信号给脑垂体，脑垂体便释放催乳素，诱发乳腺泌乳。

射。当乳房胀满时，婴儿的吮吸动作、饥饿的哭声甚至是婴儿的靠近，都能使乳房流出乳汁。

保持乳汁分泌旺盛的最佳方法是经常性地哺乳，以便频繁地诱发催乳反射和排乳反射，也可避免胀奶——乳腺因有过多胀汁而肿胀。

如出现胀奶，乳腺便不再高效泌乳。由于乳房胀痛，哺乳不再是令人愉悦的过程，催乳反射因而减弱，乳汁分泌放缓。胀奶的对策为：将乳汁挤出（见本页右侧栏），增加哺乳频率。还有一点很重要：喂奶时，让宝宝将一侧乳房吃空后，才换到另一只乳房，让宝宝不仅吃到解渴、低脂的前乳，而且能享用到富含营养素的后乳。

哺乳期间，应当摄入均衡营养，因为你现在甚至比孕期更需要营养。虽然无须吃什么特别食物，但最好保持饮食均衡，摄入足够的蛋白质、铁和钙、水分，多吃新鲜果蔬。一日三顿有营养的餐食，中间补充健康零食，会使你精力充沛，不易疲倦。

宝宝不吃奶

你的宝贝偶尔会不想吃奶，这常发生在出生后的最初几天，可能是因为他又困又乏，没食欲。如果宝宝不吃奶，也不要放弃。把本该吃掉的乳汁挤出来，等宝宝有食欲时喂给他吃。婴儿饿的时候更好喂。

如果宝宝一吃奶就睡着，你不妨侧卧，让小宝贝躺在你旁边，这样，他吃奶不容易累。婴儿不吃奶还可能因为他含不住乳头（参见第326页），胀奶时会出现这种情况。若哺乳前挤出部分乳汁，宝宝就能不费力地把乳头含在嘴里。

挤奶

有时需要把乳汁挤出来——当你外出时或上班时，可用奶瓶把乳汁喂给孩子吃。挤出乳汁也可缓解胀奶症状（参见第354页）。

可用手挤奶，但是用吸奶器更快捷。将装有吸出的乳汁的瓶子盖紧，放入冰箱冷藏或冷冻，孩子吃奶时才拿出来。在冰箱内2℃—4℃冷藏可保鲜24小时；在冰柜中冷冻，可存放长达半年。

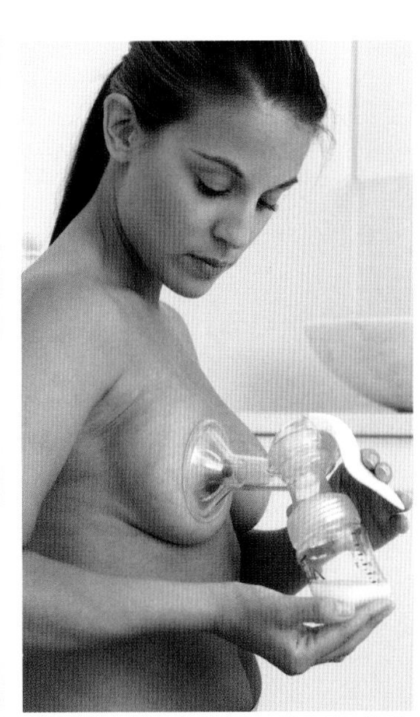

▲ 使用手动吸奶器 将吸奶器的漏斗罩（喇叭罩）严丝合缝地扣在乳房上，然后按压手柄，将乳汁吸出。也可以使用更快捷的电动吸奶器。

吮吸的作用

婴儿含住妈妈的乳头时，便可刺激乳房排出乳汁。他的舌背向上腭方向抬起，将乳汁挤压进喉咙。

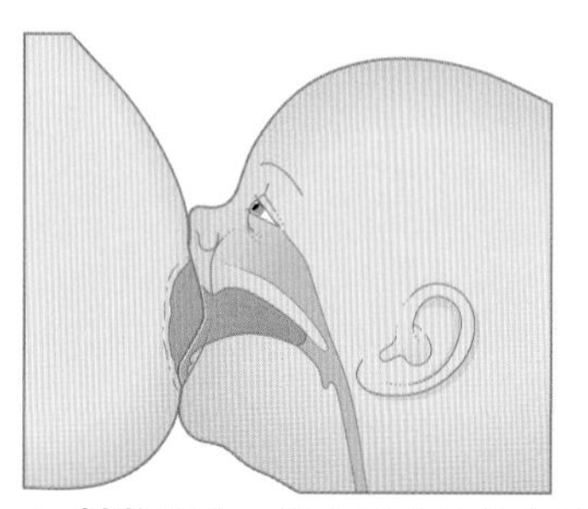

▲ **刺激排乳** 婴儿用舌尖抵住乳头根部的动作，会刺激乳房排出乳汁。

亲喂哺乳

给宝宝喂奶是一个释放母爱、滋养生命的过程，你与宝宝之间的联结因此变得越发紧密。哺乳实际上延续了宝贝在你的腹中发育时形成的母婴生理关系。他知道，只要他需要，妈妈就有乳汁来满足他，他还相信，妈妈的乳汁美味甘醇。正因如此，有人把哺乳看作对婴儿诚实守信的开端。

含住乳头

使哺乳过程愉快又轻松的关键在于让宝宝的嘴巴正确地贴合于乳房，含住乳头。姿势正确了，宝宝能吃饱，你也能避免乳房和哺乳期易出现的问题。宝宝的嘴巴要含住乳房组织而不是仅仅衔住乳头，整个乳头都应含在他的口中。

哺乳时，不要着急，你自己的姿势要舒服和松弛，引导宝宝正确地将嘴巴贴合在乳房上、含住乳头。将宝宝抱得高一些，使他能不费力地够到乳头。用臂弯托住他的头，用前臂和手支撑着他的背部和臀部。首先挤出少许乳汁浸润乳晕，确保宝宝把整个乳头都含在嘴里。

宝宝正确的吃奶姿势对于母子二人都很重要，原因有二。其一，避免只吮吸乳头，防止乳头疼痛和皲裂；其二，对乳房形成有效刺激，促其排出丰沛的乳汁，这样宝宝不仅能吃到解渴但养分较少的前乳，而且能吃到富含营养素的后乳。乳房排乳顺畅也可避免因排乳不净而胀奶。

亲喂哺乳姿势

坐着喂奶时，一定要用东西支撑好自己的身体。躺着喂奶最适合夜间；若宝贝身体很小，可以把他放在枕头上，便于他够到乳头。会

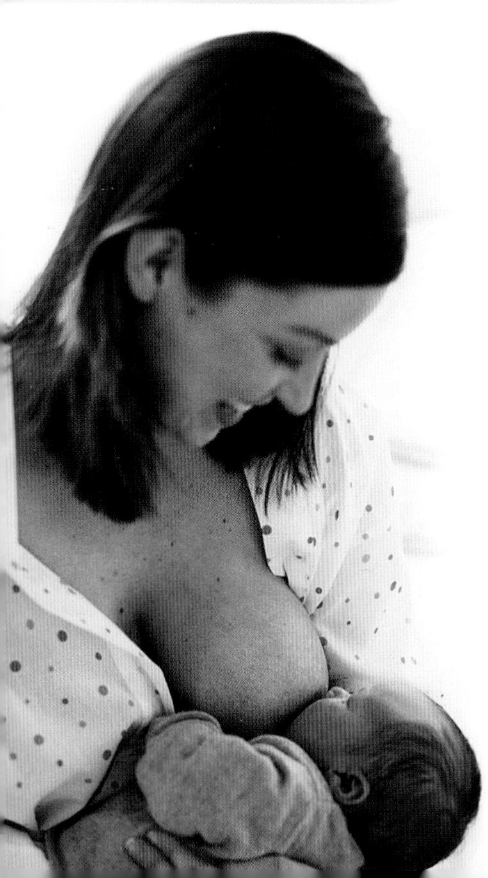

◀**开始哺乳** 贴身抱着宝宝，使其头部略高于身体。坐着哺乳时，你的后背要挺直。在你的大腿上放一个枕头，再把婴儿放在上面，这样，你就不必承托着他的全部体重，会省力些。轻触宝宝靠近你的那侧脸颊，刺激他的觅食反射，引导他学会自动去寻找乳头或“觅食”。他会本能地将头转向被你轻触的一侧，找到乳头。

阴伤口未愈合时，坐着很不舒服，躺着哺乳是最适合你的。若为剖宫产，术后腹部刀口较敏感，不妨躺着哺乳，用一只胳膊夹着宝宝的小脚丫。

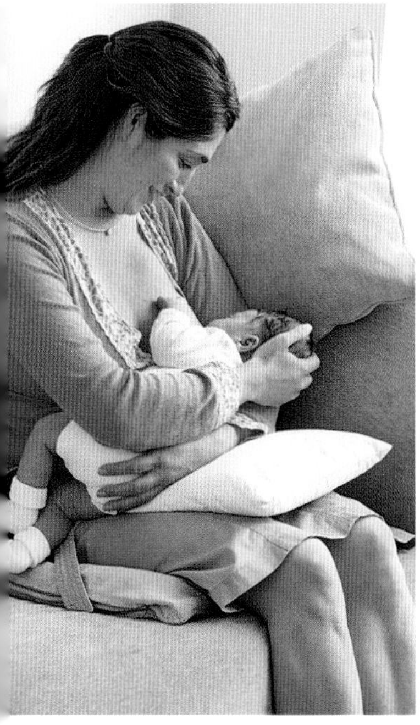

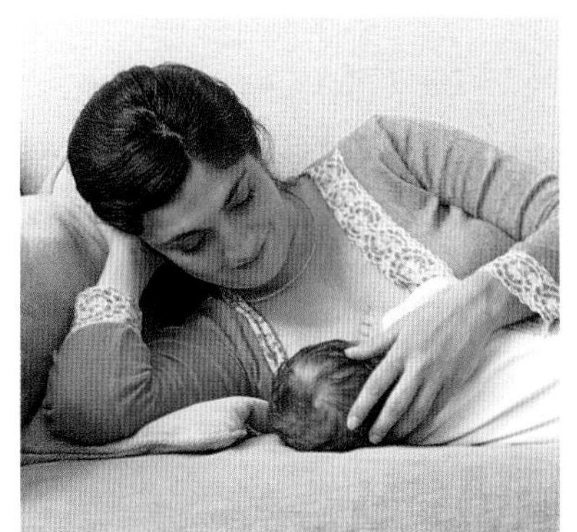

▲卧姿哺乳 躺着喂奶时，你可以稍事休息，特别是在夜间。这种姿势还可以避免婴儿动来动去的身体碰到敏感的剖宫产手术刀口处。

◀坐姿哺乳 用垫子支撑好你的胳膊和背部，让身体舒服和放松。把宝宝放在垫子上，使高度适宜。

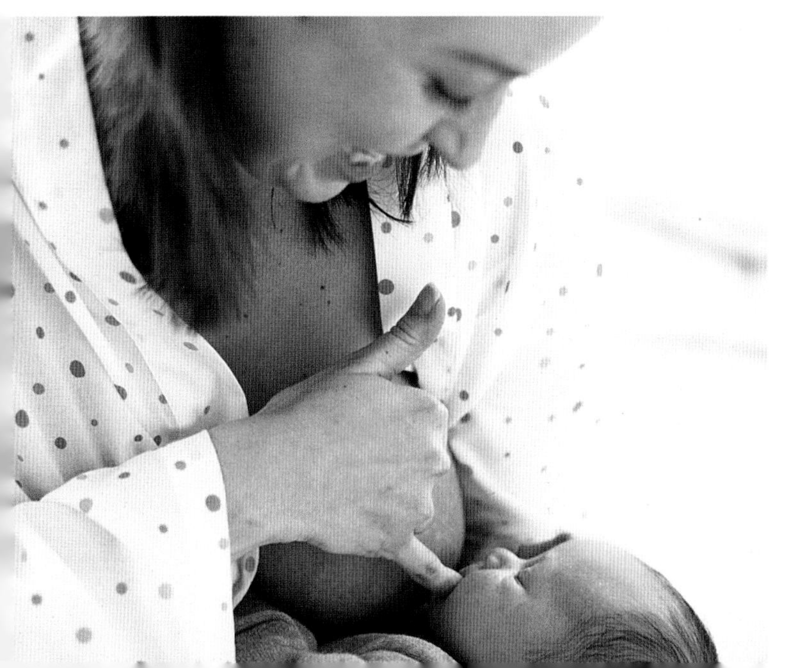

乳汁的供需关系

泌乳的乳腺不在乳房的脂肪组织中，而是在乳房的较深层，因此泌乳能力与乳房大小无关。较小的乳房也能分泌充足的乳汁。

乳汁是按需分泌的——泌乳量与婴儿的需要量相一致，所以，若能时常哺乳，就无须担心乳汁会枯竭。婴儿的吮吸刺激乳房产生乳汁，他吃得越带劲儿，乳汁分泌就越多，反之亦然。哺乳时容易口渴，可准备一瓶水在你身旁。

◀让宝宝松开乳头 婴儿吃奶姿势正确时，他的舌头和下颌肌肉协同运动，将乳汁从乳房中吮吸出来，嘴巴是扩开的，可见其耳朵和额角在动。当他吃饱了，或者一只乳房被排空、你想让他换到另一只乳房时，可用你的小手指轻戳他上下颌之间的位置，让他松开含着的乳头。

关于哺乳的提示

哺乳并不复杂，不过，有些母亲刚开始哺乳时的确不太顺利。可向亲朋好友、护士、助产士们寻求帮助，或者咨询国际母乳协会。

■ 分娩结束后几分钟内就将新生儿放在乳房上，可使日后的哺乳更为顺利。能在宝宝出生的喜庆气氛中成功地给他喂奶，那么，你无疑会对于以后的哺乳充满自信。

■ 乳头未凸起时，宝宝很难找到，可用湿冷毛巾将乳头捂一会儿，使其坚挺凸出。

■ 每次哺乳时，两只乳房都溢奶，所以，最好让宝宝两侧都吃，从更饱胀的一只开始。

■ 哺乳顺利进行，乳头也硬挺起来，让宝宝尽兴吮吸第一只乳房，不要打断他，以保证他既吃到前乳，又吸收到后乳的营养（前乳较稀薄，为解渴的部分；后乳更浓厚，含有更多脂肪）。然后换到另一只乳房，任宝宝尽兴吃。

使乳头适应哺乳

刚开始哺乳时，乳头比较敏感脆弱，需要一段时间才能变得有韧性，因此应逐渐延长每只乳房的哺乳时间。初始阶段，每只乳房喂奶 2 分钟，足以让宝宝吮吸到足量的初乳。产后第三天或第四天乳房正式排乳后，可将每只乳房哺乳时长延至 10 分钟。

所有婴儿在前 5 分钟内吸吮最用力，能吃到八成饱。吃饱后，他便对吃奶失去兴趣，开始含着乳头玩或睡着。两只乳房要交替着开始哺乳。

呵护乳房

哺乳期要格外呵护乳房。要准备至少两个哺乳胸罩，特别要注意保持乳房的清洁卫生。每天用水清洗乳房，不要用肥皂，因为皂液伤皮肤，易引起乳头疼痛或皲裂。不要干搓乳房，只能轻拍。

方便的话，在哺乳结束后，敞开乳罩，晾一晾乳头。胸罩内衬上的乳垫可吸干溢出的乳汁，要常换乳垫。在乳垫上滴一滴橄榄油或元宝草和金盏花乳液，避免乳头裂伤。

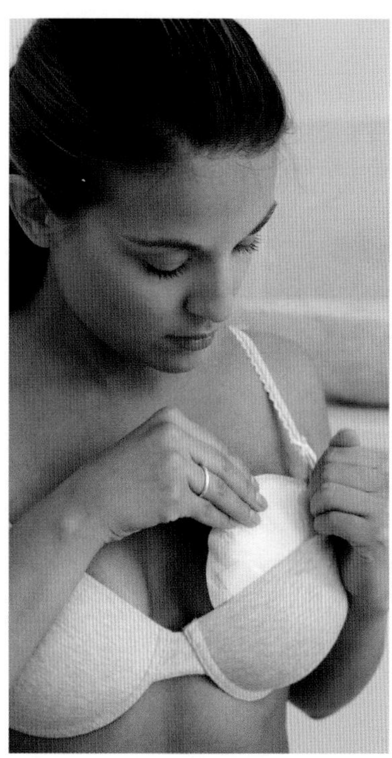

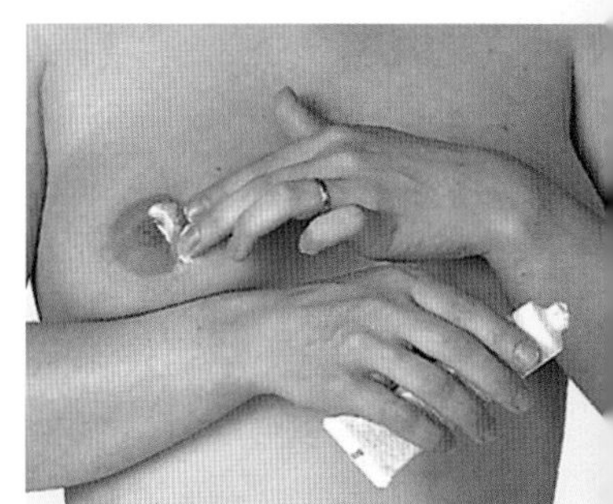

▲ **乳头疼痛** 涂乳液，缓解乳头疼痛或皲裂。乳液要勤擦，每次哺乳后都要涂。

◀ **乳垫** 乳房溢奶既尴尬又不舒服，还易引起乳头皲裂，并在衣服上留下奶渍。乳垫方便实用，塞进罩杯中，即可吸干溢出的乳汁。尽快换掉浸湿的乳垫。乳垫分为可水洗和一次性的。勿使用塑料底面的乳垫。

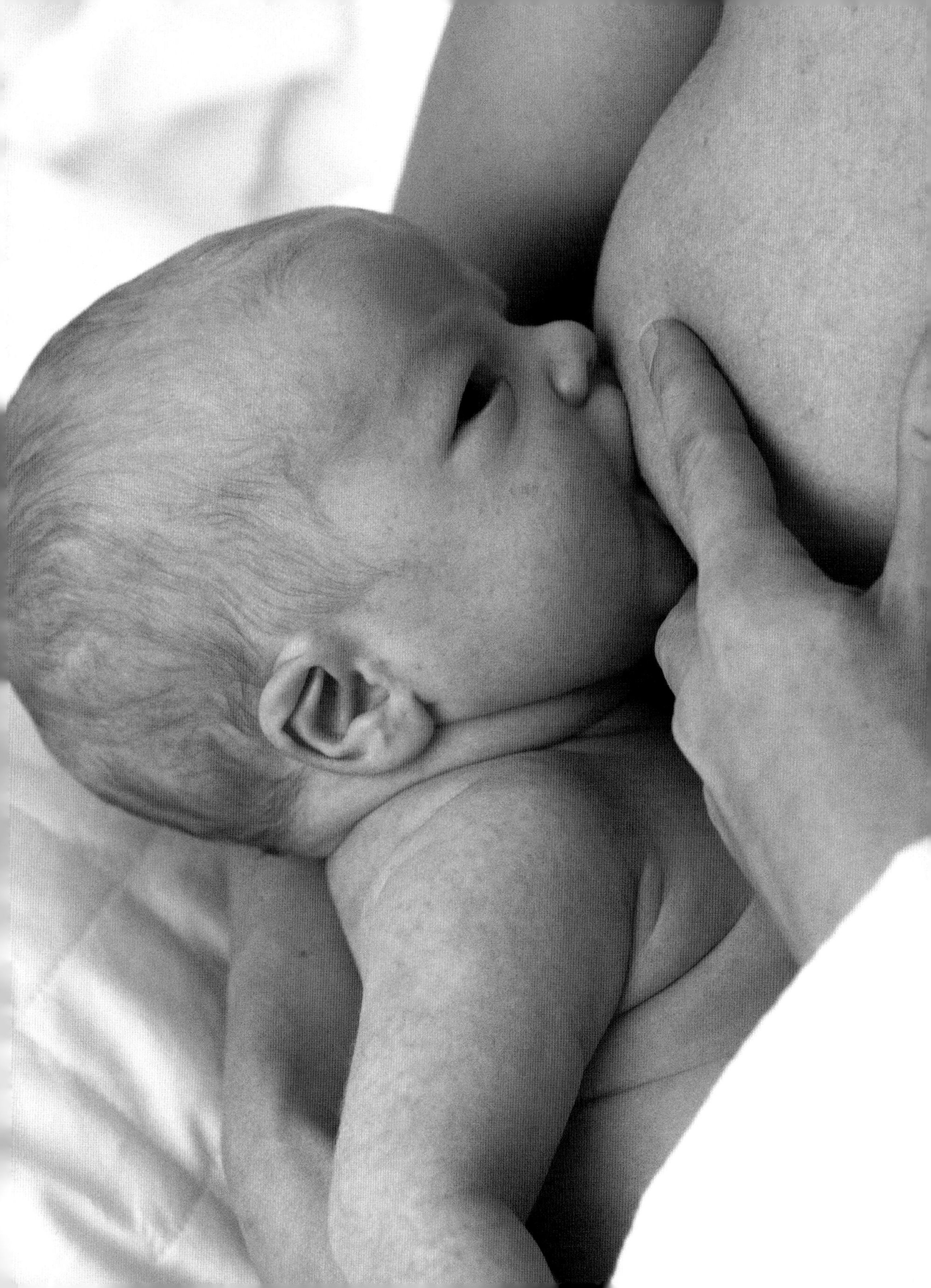

卫生是关键

为避免孩子受胃肠道感染的侵扰，一定要确保所有与奶瓶喂奶相关的物品干净卫生，使用前要消毒。

调配奶粉和准备喂奶用具之前，一定要把手洗干净。宝宝用过的安抚奶嘴和塑胶环也要彻底清洗。

临使用前，再把奶瓶用具组装起来，不要提前装好。也不要提前把配方奶备好，以免孩子吃了生病。如果孩子一瓶奶未吃完，或者热好奶后宝宝却不吃了，就要直接将奶倒掉。吃剩奶是肠胃感染的主要诱因。

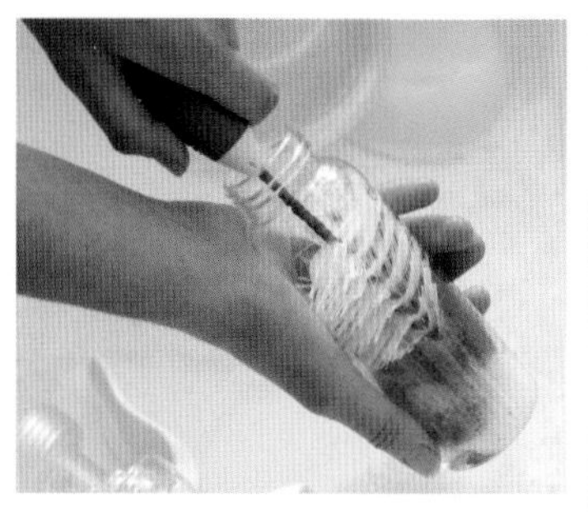

▲ 清洗奶瓶和奶嘴 用热水和肥皂清洗所有喂奶用具。用奶瓶刷用力刷洗奶瓶内部；洗干净奶嘴，不留一丁点残留奶液。然后用流动的温水将一应用具上的皂液冲洗干净。

配方奶喂养

用婴儿配方奶喂养既安全，又能保证婴儿的健康发育，但须严格遵守使用说明进行调制。喂奶时，要关注你的宝宝，与他进行眼神交流，使他感受到温馨母爱。

调制配方奶

婴儿配方奶包括较便宜的乳基奶粉，也有价格较高的即食液态奶制品。婴儿配方奶中添加了维生素和铁，成分配比接近人奶，其种类有牛奶配方奶和豆基配方奶。后者适用于不能消化牛奶或对牛奶过敏的婴儿。若不确定哪种配方奶对自己的宝宝最好，可请教医生或健康顾问。

无论选用哪种配方奶，至关重要的一点是：保持奶瓶、奶勺、配制用具和奶嘴绝对清洁。新生儿极易受到感染的侵害。操作台也要保持卫生，在调配奶粉前或用奶瓶喂奶前，务必将双手洗干净。

奶瓶和奶嘴

奶瓶和奶嘴的种类繁多，需多试几种，找出最适合自家宝宝的类型。

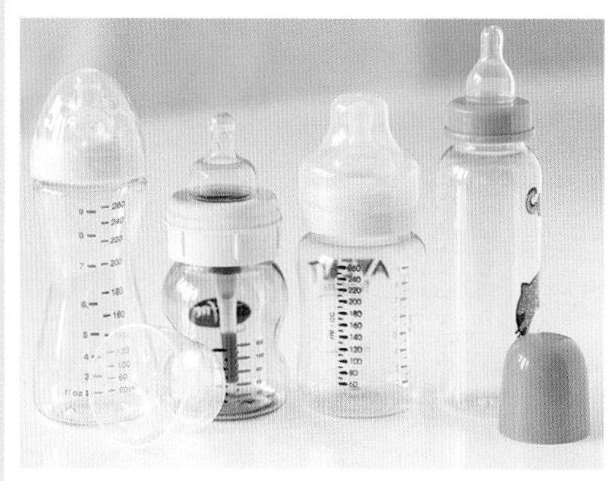

◀ 奶瓶种类（由左至右） 锥形奶瓶，缩腰奶瓶，易抓握奶瓶，一次性奶瓶。

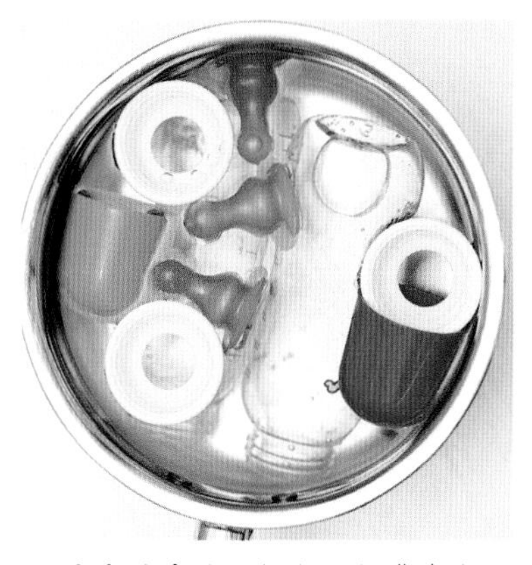
▲ **水煮消毒法** 奶瓶、奶嘴在水里煮至少 10 分钟。然后取出，晾凉后才可使用。

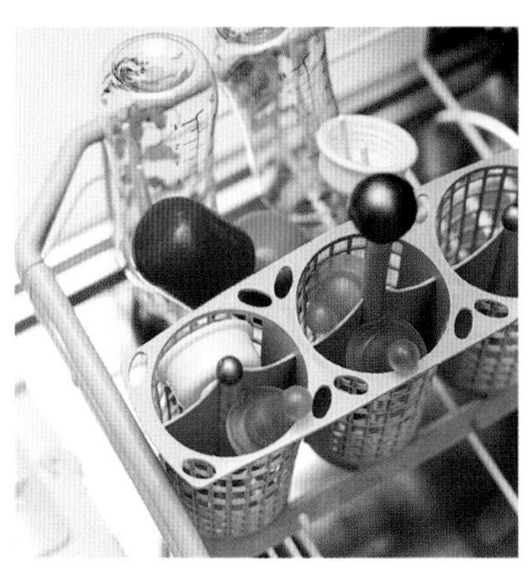
▲ **用洗碗机清洗奶具** 宝宝 1 岁后，可用洗碗机清洗奶具，按“标准洗”挡。奶嘴要洗净后再放入洗碗机。

奶温要适度

奶要现吃现配，配好的奶不能太热，这两点都很重要。喂奶之前，要确保奶温适度。

试奶温 往手腕上滴几滴奶，感觉既不烫又不凉即为适合的温度。

降温 如果奶温过高，可将奶瓶放入冷水中冷却几分钟；也可放在水龙头下，用冷水冲一冲，同时不住地摇晃奶瓶。

即食配方奶 直接把奶从奶盒里倒入消过毒的奶瓶中。倒出后应立即喂给宝宝吃。可将盛着奶的奶瓶置于温水中加热一下。

消毒喂奶用具

你会形成自己的一套给奶瓶消毒的程序。可采用高温蒸汽或微波消毒杀菌法；把喂奶器具放进水里煮沸，也有消毒效果。孩子 1 岁之前，喂奶器具都须经消毒杀菌处理。

消毒前，须用热水和肥皂将奶具清洗干净，也可用洗碗机洗净奶具。用奶瓶刷用力刷洗奶瓶内部；仔细清洗奶嘴，把所有残渣冲洗掉。

使用药物消毒，先注入半盆凉水，将一片消毒药放入水中溶解。把奶具一一放进水里，让奶瓶沉底，然后把水添满，按要求等待一定时间。

根据说明配制

一次只调配一奶瓶的奶量，按照配比说明在奶瓶中配制。勿提前把奶配好放着，以免受到污染，否则孩子吃下后容易生病。不要以为量多就营养多。超出标准用量，会使婴儿摄入过多脂肪和蛋白质，水分却不足。若往奶粉里加入过多的水稀释，则会使婴儿摄入的营养不够。

必须用新煮开的水，稍微冷却后，量出所需的量，用来调配奶粉。若煮水前就把所需的水量好，配制的奶会过浓，因为水在煮沸过程中蒸发掉了一部分。

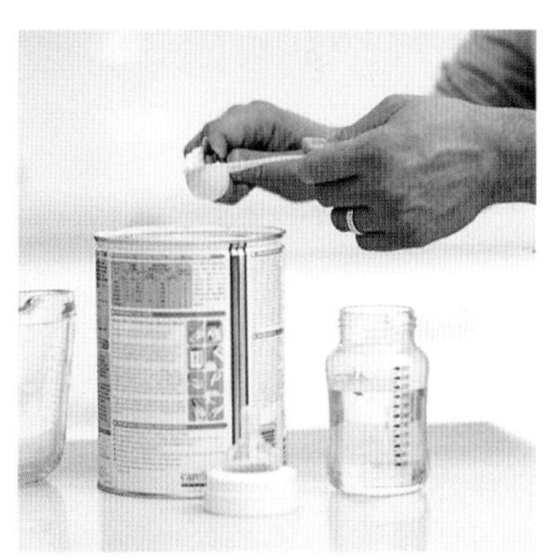
▲ **把控分量** 用配方奶粉标配的奶勺精确量出所需量。用消过毒的刀片将勺中奶粉抹平。勿让奶粉高出勺缘，也不要将奶粉压紧。

哺乳过渡到奶瓶喂养

一直哺乳的你，如果打算改用奶瓶喂养，让你的宝贝改吃配方奶，那么这两者之间的过渡宜循序渐进。

从哺乳到奶瓶喂养的过渡应非常缓慢，给宝宝充分的时间适应奶瓶和配方奶的味道。宝宝对母乳的需求量减少，你的泌乳量也会随之变少。

请教健康顾问，详细了解如何圆满实现过渡。

奶瓶喂养

若一直哺乳，改用奶瓶喂养时（无论喂的是配方奶还是挤出的母乳），要以耐心和爱心对待处于过渡期的小宝贝。允许他在吃奶的过程中，随心所欲地停下来歇息，吃没吃饱，也都由着他。

在舒服状态中喂奶

你或你的伴侣用奶瓶喂奶时，要看着他，爱抚他，对他说话——如你之前哺乳时那样。在安静、舒适的地方喂奶。你可以坐在地板上或低矮的椅子上，以便用大腿支撑宝宝的身体，同时用你的臂弯托住他的头部，稳稳地抱着他。

绝不能把奶瓶支在靠垫上，扔下宝宝自己吃奶，这是很危险的。吃奶时吸进大量空气会令宝宝很不舒服和噎住。再者，他会想念吃奶时曾感受过的妈妈爸爸的爱抚和亲昵。

奶瓶喂食

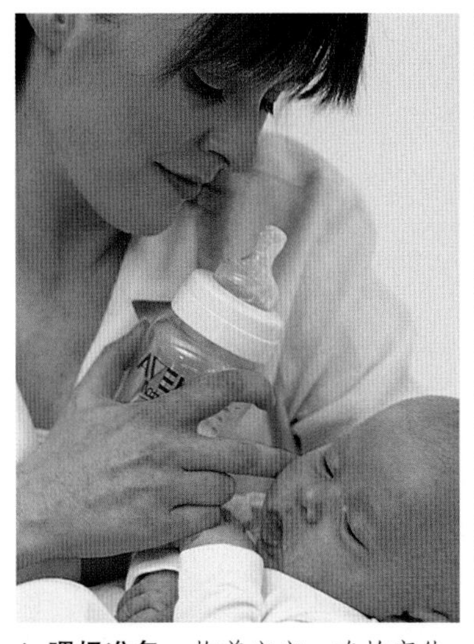

1. 喂奶准备 抱着宝宝，略抬高他的头部，以确保他呼吸顺畅、吞咽安全，不会被噎住而喘不过气来。首先，用手指轻触宝宝靠近你身体的一侧脸颊，刺激他的吮吸反射。

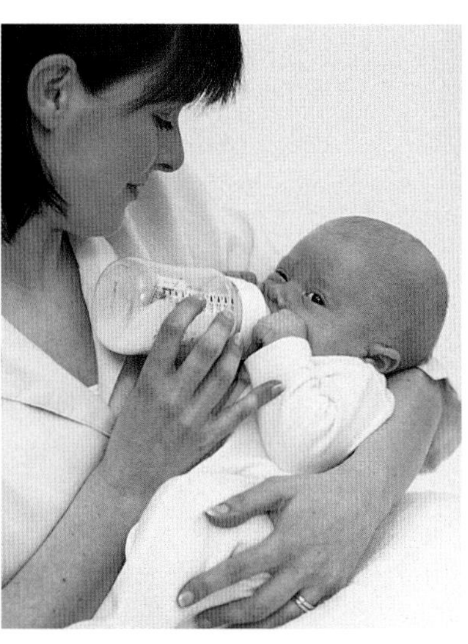

2. 递上奶瓶 轻轻地把奶嘴塞进宝宝口中，当心不要塞得太深。让奶瓶倾斜一定角度，使奶嘴充满奶液，防止空气进入。

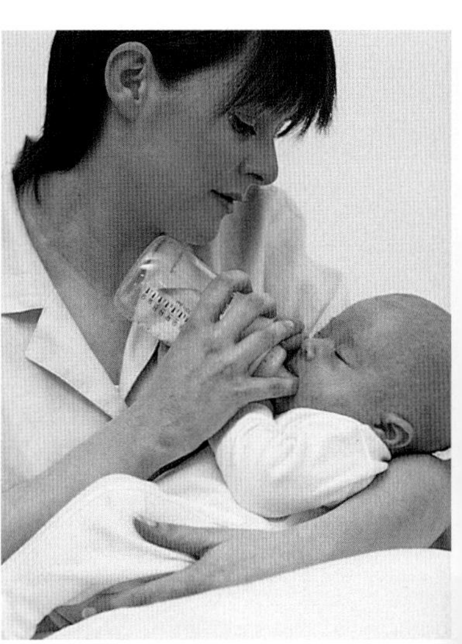

3. 松开奶嘴 有时奶瓶已空，宝宝仍意犹未尽地吮吸奶嘴，这时可将你的小拇指伸到宝宝的上下牙龈之间，使他停止吮吸，松开奶嘴。

喂奶之前，滴几滴奶液在手腕上试试温度——不凉不烫为适宜的奶温。把奶瓶盖稍微旋松，这样，宝宝吸奶时，空气可进入瓶中，防止奶嘴瘪下去。手握奶瓶要保持适当的角度，使奶嘴里充满奶液，否则宝宝就会吸入空气。宝宝的食欲不是一成不变的，若他看起来吃饱了，就不要勉强他继续吃。宝宝吃着吃着睡着了，容易吸入空气，使他感到饱胀。可竖着抱他，帮他打嗝、排气。

帮宝宝打嗝排气

打嗝有助于婴儿排出吃奶时或吃奶前大哭时吸入的空气。若宝宝吸了空气进肚，最佳排气方法之一就是抱着他，让他靠在你的肩膀上，轻抚他的后背，帮他打嗝、排出空气。另一种方法是，让宝宝坐在你的大腿上，使他身体前倾，但不弯腰，同时，你的手要扶住他的头部，以免宝宝的头耷拉下去。

吐奶

若宝宝吐奶（有些婴儿从未有此症状），你会担心他吃下的奶所剩不多。我最小的儿子经常吐奶，我就会担心他因此吃不饱。凭直觉，我增加了他的吃奶量。若是他拒绝吃多余的奶，我就能推断他之前吐出的奶是多余的。小婴儿吐奶的最常见原因是吃得过饱，这也是不能坚持让宝宝把奶瓶喝空的原因。

若宝宝剧烈呕吐，特别是一连数次吃奶后都呕吐得厉害，要立即带他去看医生。呕吐对婴儿危害性很大，会迅速导致脱水。

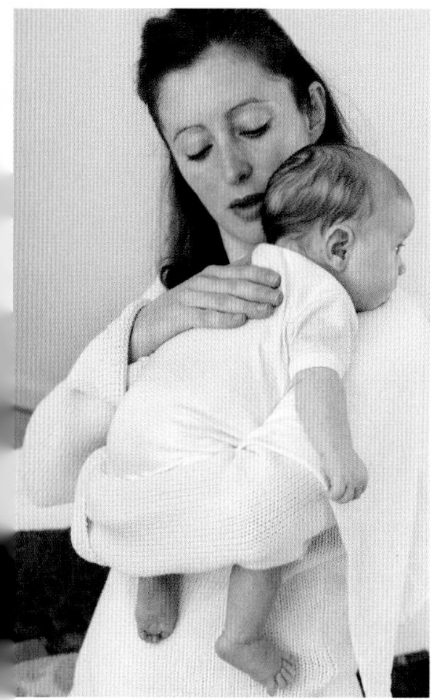

▲ **打嗝** 抱着宝宝，让他靠在你的肩上，轻轻抚摸或按揉他的背部，助其打嗝排气。

打嗝排气

婴儿对于吸入空气的反应各异。多数婴儿打嗝排气后，都会一副心满意足的样子。

婴儿吃奶时吸入空气的多少因人而异。多数吃母乳的婴儿几乎不吸入空气。婴儿的嘴巴一旦贴合在乳房上，将乳头完全含在口中，嘴与乳房之间便严丝合缝、密不透风，婴儿直接吃母乳时几乎不可能吸入空气。

奶瓶喂养的婴儿吃奶时吸入空气的情况明显多于吃母乳的婴儿。但即便吸入空气，也无大碍。

喜欢帮宝宝打嗝顺气的一个原因是，这能让你和宝宝都很惬意和放松——你放慢节奏、轻轻抱着宝宝、轻抚他的后背，手法笃定。

按揉或拍打宝宝背部时，不可太用力，以免引起他吐奶。从下往上、轻轻地按摩婴儿的背部，比拍打效果好。

不必在孩子吃到一半时停下来，给他顺气。等他自然而然地停下后，再抱着他靠在你的肩上，助其打嗝排气。如若宝宝不打嗝，说明他无气可排，不必担心。

选择尿布

你的宝贝在出生后的两到三年内，在学会使用便盆之前，白天和晚上都要用尿布。市场上销售的种类繁多的尿布（裤），可从中选用最适合你们生活方式和预算的尿布。

尿布的种类

尿布种类分为一次性和可重复使用型两大类。选购时，要考虑舒适性、性价比和操作性。

一次性尿布 一次性尿布方便易用。尿布已剪裁好、腿部能松紧有弹性，防渗漏，无须使用别针或塑料裤；有对应新生儿和学步儿的型号，某些还分为男宝宝和女宝宝专用型。一次性尿布价格不便宜，用一次就扔掉，会造成巨大浪费。

可重复使用型尿布 起初你可能觉得这类布料的尿布比一次性纸尿裤贵，但从长远看，这类尿布性价比更好，因为可重复使用，一个孩子用不坏，其他孩子还能接着用。此外，这种尿布吸水性更强，更适合稍大的婴儿夜间使用。

不过，每次用完尿布，都要清洗、烘干或晾干，所以比较费事。还好有专门清洗尿布的服务，服务人员上门取脏尿布，洗净烘干后送还。可在重复使用的尿布里垫上衬布，便于吸收和扩散尿液，防止宝宝得尿布疹。你还需备几个纸尿裤，以防尿液外漏。有塑料纸外层的尿布，就不必用纸尿裤了。要选能扣紧的、贴合婴儿臀部和腿部的纸尿裤。用温水和洗涤液清洗，可保持纸尿裤的柔软度。洗好后，把水分拍掉，晾干。传统的方形毛巾布尿布需折叠好后给婴儿垫上。新款的则是已剪裁好的，无须折叠，而且采用尼龙搭扣，省却了尿布别针。有些尿布覆有塑料纸外层，有的则没有，还需套上纸尿裤。

尿布的种类

市场上尿布种类繁多，应选择最适合自家宝贝的。

一次性尿布

■ 一次性尿布有不同码数，有些还分为男宝宝和女宝宝专用。

可重复使用型

■ 传统的毛巾布、尿布、塑料裤以及可降解或可再利用的衬布。

■ 裁剪好的可重复使用的尿布。

■ 有内置防水层的裁剪成型、可重复使用的尿布。

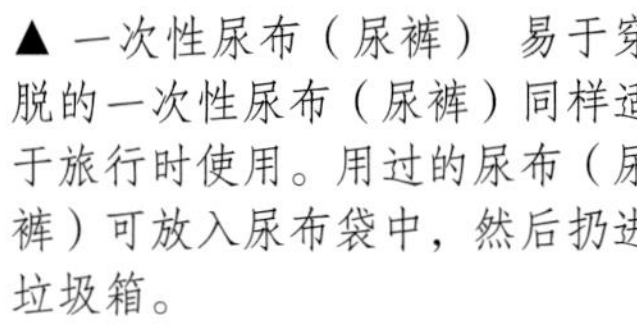

▲ 一次性尿布（尿裤） 易于穿脱的一次性尿布（尿裤）同样适于旅行时使用。用过的尿布（尿裤）可放入尿布袋中，然后扔进垃圾箱。

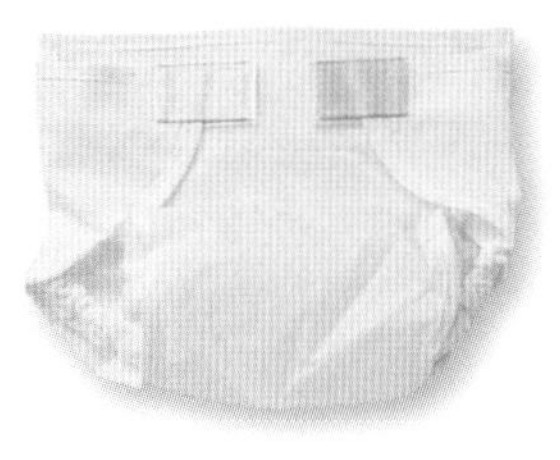

塑料裤

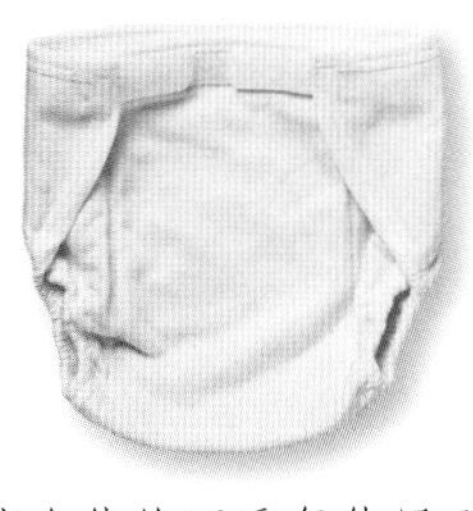

剪裁合体的可重复使用型尿裤，配有尼龙搭扣

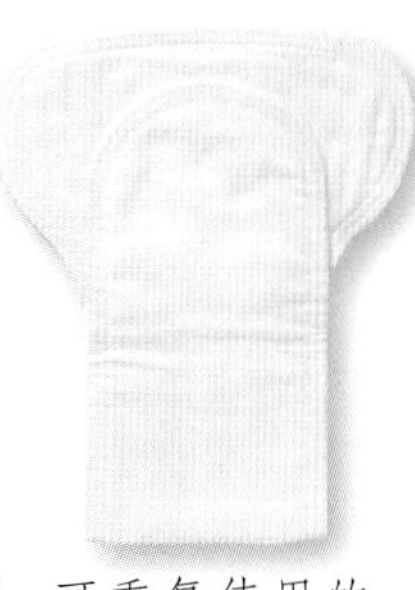

可重复使用的布质衬垫

▲ **布尿裤和配件** 如果使用布尿裤，还需选配独立的衬垫（可降解的或可重复使用的）和塑料裤。

不同尿布的优缺点

一次性尿布	可重复使用型尿布
优点 无须清洗、烘干，不用别针或塑料裤。无别针伤到宝宝之忧。旅行时更实用方便——不必携带配件，也不必带着一包脏尿布回家。	优点 无须持续购买、备货。从长远看更划算，可用于不止一个孩子。
缺点 只能使用一次，长远来看，性价比不高。制造大量垃圾——无法从马桶中冲掉。	缺点 清洗、晾晒费工夫。若不是用已剪裁成型的，给婴儿穿用较不方便。

观察婴儿大便

宝宝出生后，你会发现他的便便颜色和形状发生着变化。最初几天，他排出黏性、黑绿色胎便。胎便含有胆汁、黏液和他在子宫内吞下的羊水。吃奶后，大便变为绿褐色，较松软，继而变为黄褐色。吃母乳和吃配方奶的婴儿排出的大便在颜色、气味和软硬度上有所差别。母乳喂养的婴儿的大便更松软，呈明黄色；吃配方奶的婴儿排出的大便较硬，为浅褐色，气味较重。

婴儿的大便次数也各有不同。有些婴儿每吃一次奶，就排一次大便，有些则没这么频繁。有时，婴儿一连两三天都不排便，若不伴有其他病状（参见本页右侧栏），就不必担心。

须注意婴儿大小便的症状

只要婴儿是健康的，就无须担心他的大便情况。

婴儿排便情况因人而异，但须留意某些症状（参见第340页“新生儿健康”）。比如，大便中有血丝是不正常的，所以，如若发现，应立即去医院检查。

出生不久的婴儿排出的尿液含有尿酸盐结晶，因此尿布上会有暗红色尿渍，这是正常现象，不必紧张。新生儿排尿频繁，可能每半个小时就尿一次，这是因为他们的膀胱储尿能力很弱。如果一连数小时不排尿，则要联系医生，弄清宝宝是否有尿道异常或脱水。

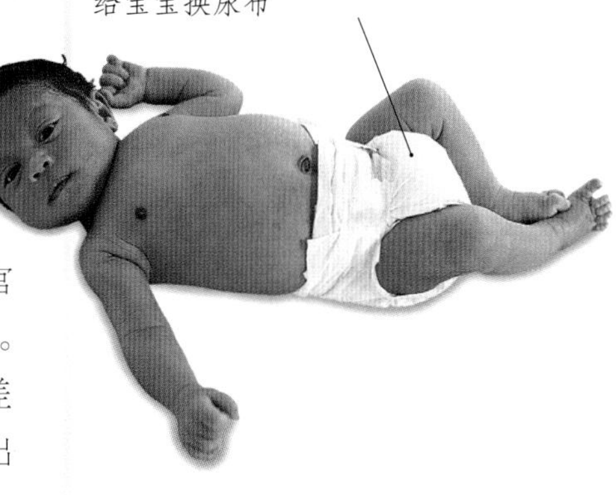

每次喂奶后，都需给宝宝换尿布

▲ **频繁换尿布** 新生儿膀胱的储尿功能弱，一天换好几次尿布也是正常情况。

尿布疹／尿布皮炎

皮肤上的细菌将尿分解，生成氨，会刺激皮肤，导致尿布疹或尿布皮炎。

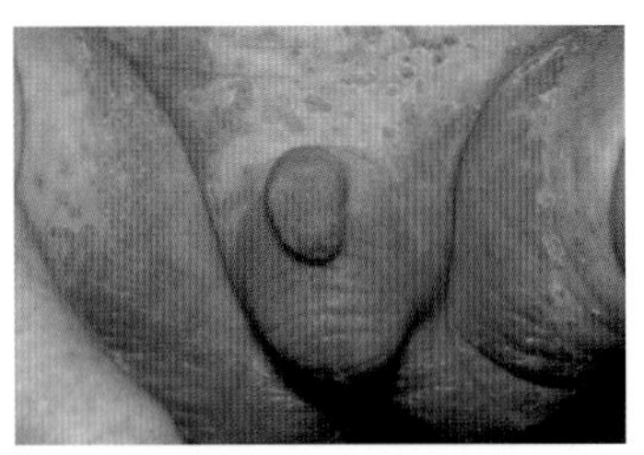

▲ **新生儿红臀** 勿用肥皂和水洗宝宝臀部，以防尿布疹的发生。要用婴儿乳液清洁臀部皮肤。药店也有专用软膏出售。出现尿布疹后，勿穿纸尿裤。

换尿布

宝宝的尿布湿了或脏了，就要给他更换，频繁地换，新生儿更是需要勤换尿布。为防止出现尿布疹，宝宝早晨醒来时、每次喂奶后、晚间睡前，都要换尿布。换尿布的地方要安全，一应用具皆要触手可及。最好时不时地瞭一瞭他的小屁股。

如何换尿布

1. 清洁尿布区（女宝宝） 一只手握住宝宝两只脚踝，清洁其外生殖区。用纸巾将排泄物擦净。以水或婴儿乳液蘸湿的脱脂棉，由阴部向肛门方向擦拭。不可拉开阴唇擦拭生殖器内部。

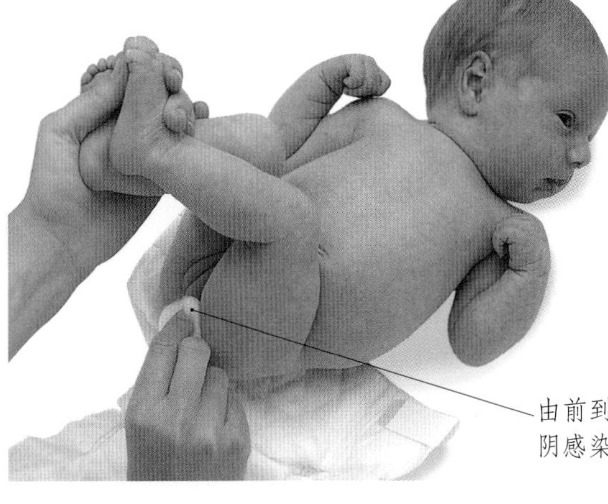

由前到后擦洗，以免外阴感染

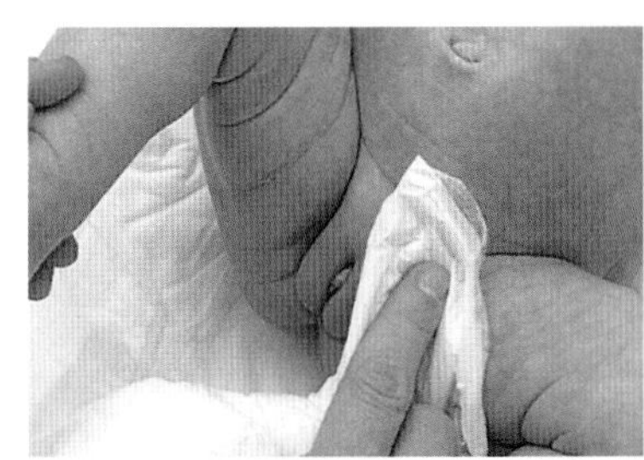

2. 清洁大腿褶皱 握住一条腿，用蘸湿的脱脂棉擦净大腿上的每个褶皱，由上往下擦。清洁大腿和臀部，由外向肛门区擦拭。将脏尿布撤走。

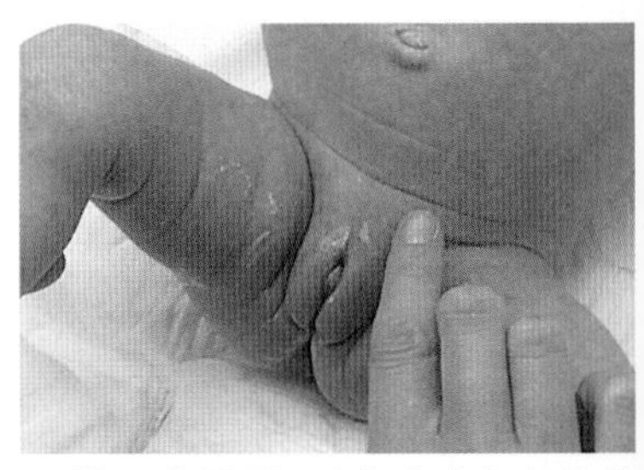

3. 擦干小屁屁 用水清洁宝宝的尿布区后，要以纸巾擦拭，让宝宝踢动一会儿，以便空气气流吹干。最后涂上护肤乳，以防尿布疹。

清洁尿布区（男宝宝）

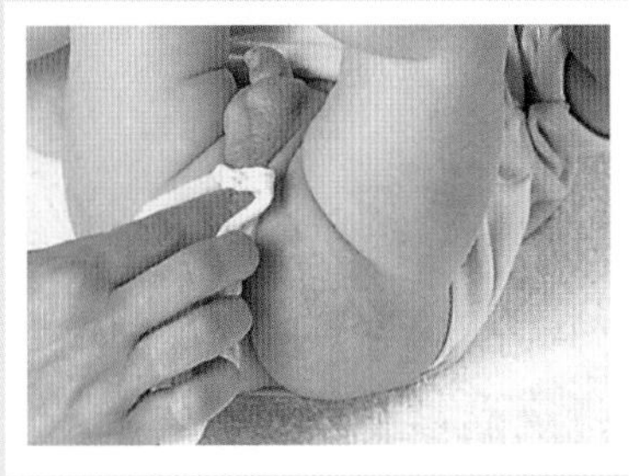

◀ **擦拭干净** 一只手握住宝宝两只脚踝，将他略微提起，用蘸水或蘸有婴儿乳液的脱脂棉擦拭其尿布区。轻擦睾丸和阴茎底下的皮肤（勿将包皮向后拽）。清洁腿部褶皱，方法如上。在阴茎涂上凡士林膏，可起保护作用。

更换裁剪成型的可重复使用型尿布

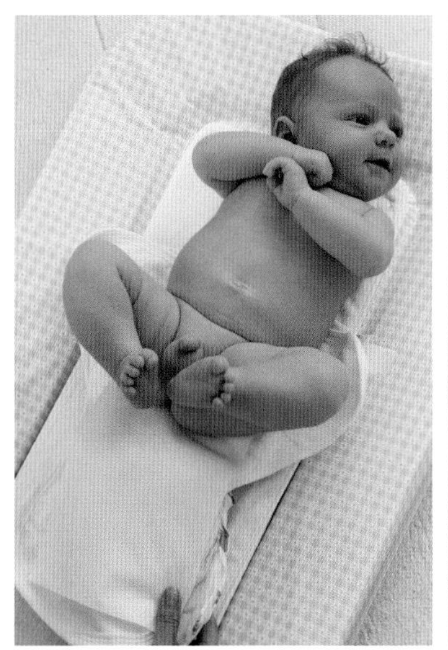

1. 放置尿布 将可重复使用型尿布铺垫在宝宝身下，使其腰部在尿布顶边。

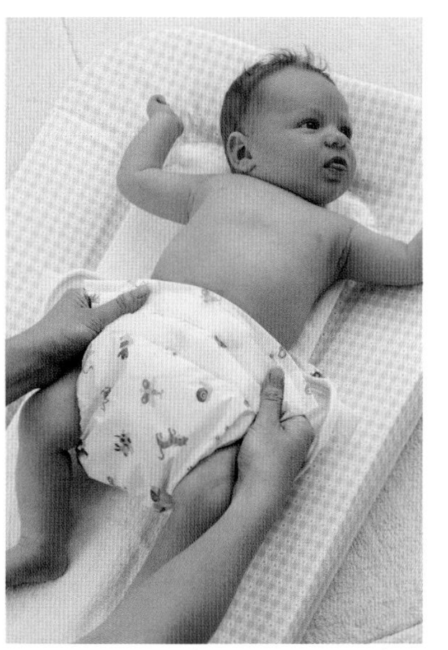

2. 贴合 将尿布向上折起，夹在宝宝两腿之间，同时将两边向中间折叠，粘紧尼龙搭扣。

如何清洗尿布

彻底清洗尿布非常重要。氨渍刺激婴儿皮肤，未洗掉的粪便可导致感染。

最好使用纯皂片或非生物性洗衣粉洗涤尿布。生物性洗衣粉刺激婴儿娇嫩的皮肤，可能引起皮疹和皮肤过敏。如果使用织物柔顺剂，一定要彻底冲洗干净。

将尿布挂在户外晾衣绳上晾干最为理想，但天气不好时，就需要滚筒式干衣机来烘干尿布。

更换一次性尿布

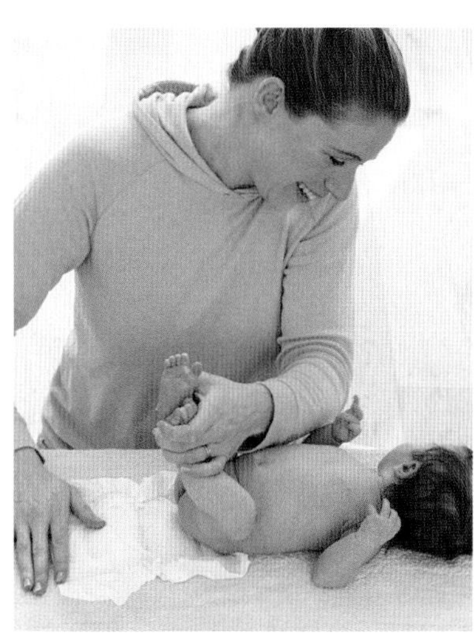

1. 放置尿布 将尿布平铺，垫在宝宝身下，使其腰部在尿布顶边上。

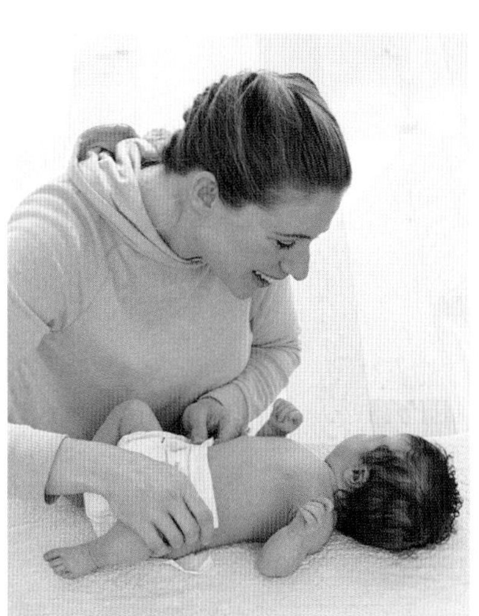

2. 贴合尿布前片 将尿布前片向上折起，夹在宝宝两腿之间，裹住宝宝腹部。剥下尿布各边粘扣上的贴纸。

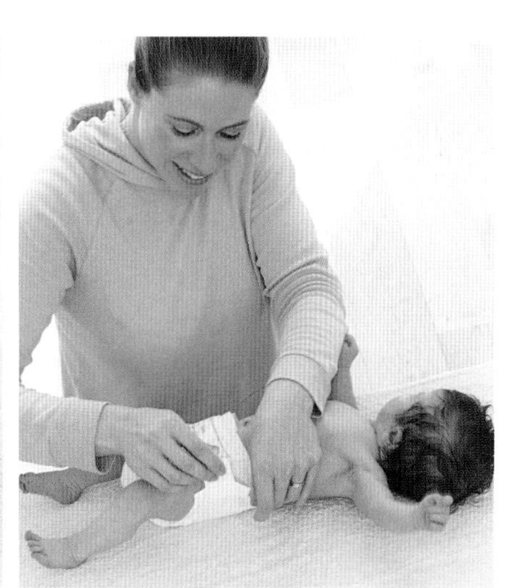

3. 黏合 将后片粘扣部分上拉，箍于尿布前片，黏合牢固。尿布应严丝合缝地贴合宝宝的身体。

如何给宝宝洗澡

第一次给宝宝洗澡，多少会有点紧张。熟悉后，你和宝宝都会放松，开始享受洗澡中的亲密互动。

■ 保持房间温暖，室内气温至少20℃，不可让宝宝光着身子太久。

■ 澡盆的高度适宜。

■ 洗澡、擦干用具和衣服都触手可及。

■ 务必先试水温。宝宝在澡盆里时，不可添加热水。将婴儿浴液溶于水中，比肥皂用起来方便。

洗澡过程中，对着宝宝微笑、说话，多与他进行身体接触。

给宝宝洗澡

不必每天都给宝宝洗澡。一周一次足以保持宝宝身体干净。如果你和宝宝都很享受洗澡时光，也可洗得勤一些。有些婴儿一旦适应了洗澡，就会非常喜欢打水花。可在家里的任何房间内给宝宝洗澡，但室内要温暖。洗之前务必先试水温，确保洗澡水不烫。将肘部或手腕内侧浸入水中，感觉一下水温是否适度。

小婴儿无须勤洗澡，只有脸、脖子、屁股和皮肤褶皱处易脏。清洗头面部、脖子和尿布区，是保持必洗部位干净卫生的快捷方法，又不使宝宝受到大的搅扰。婴儿不喜欢皮肤裸露的感觉，只洗这几个部位，无须把宝宝脱光。将数片脱脂棉蘸冷却后的开水清洗新生儿的头面部、颈部和尿布区；稍大的婴儿可直接用水龙头里的温水洗。

仔细擦拭婴儿的双眼，每只眼睛各用一个棉片，以免病菌交叉感染——如果有感染症状的话。婴儿的鼻子和耳朵能自动清洁，不要人为清理。

面部和臀部

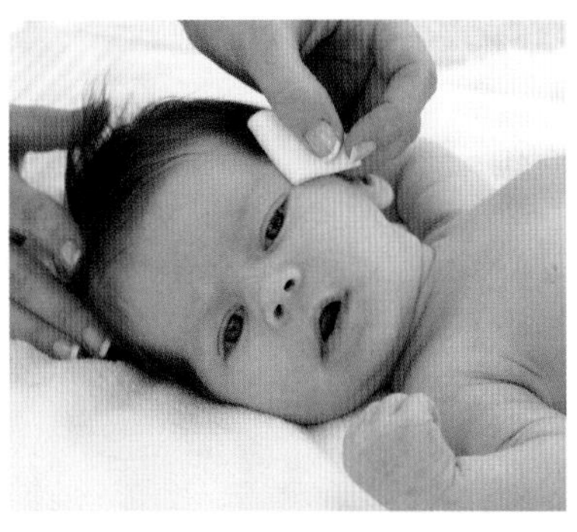

▲ **洗脸和脖子，擦拭眼睛** 用蘸湿的棉片擦拭宝宝的眼睛、下巴和脖子上的褶皱处，清理干净奶液或口水。用干净脱脂棉由内向外擦拭眼睛，每只眼睛用不同的棉片。

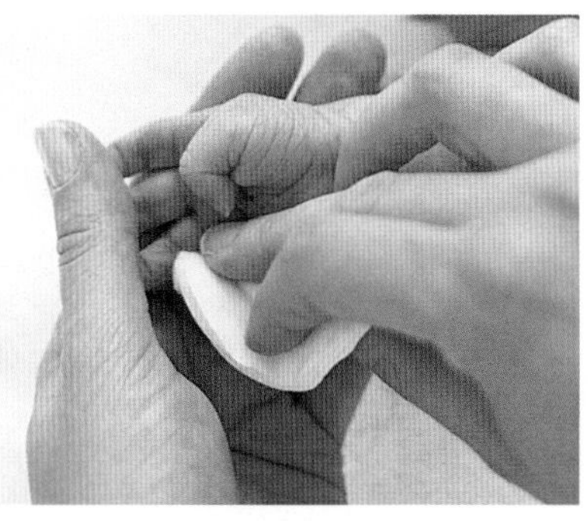

▲ **清洁双手** 轻轻掰开宝宝的手指。用蘸湿的棉片擦拭手心、手背和指缝。换一片脱脂棉擦拭胳膊。用柔软毛巾擦干。

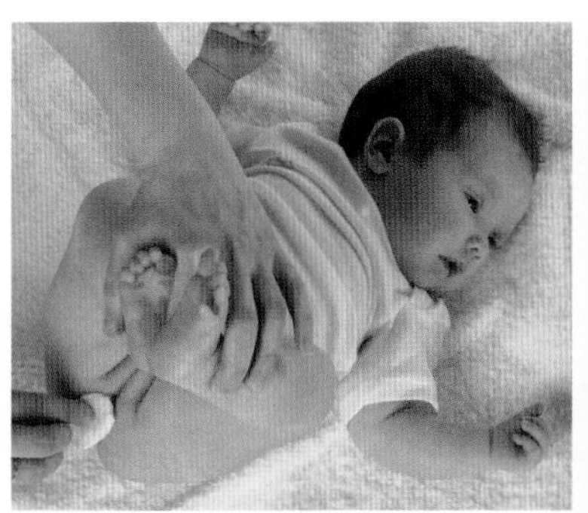

▲ **清洁尿布区** 解开下身衣服，撤走尿布。用干净棉片擦拭生殖区（参见第336页）；若被便便弄脏，可用棉片蘸适量婴儿乳液擦拭干净。

给宝宝洗澡

1. 洗澡前 将宝宝衣服脱到只剩内衣和尿布。用蘸湿的棉片擦拭他的眼睛和脸部。然后把宝宝衣服全部脱掉，用柔软、干净的浴巾包裹他。

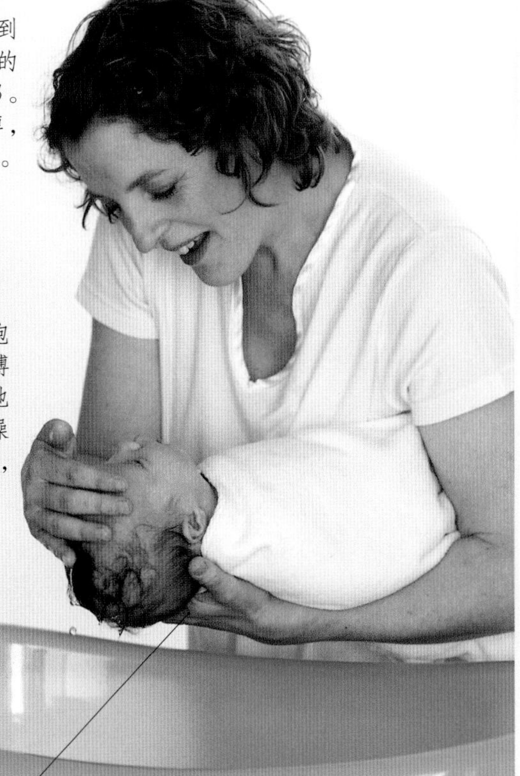

2. 洗头 像抱足球一样抱着宝宝，略高于澡盆。胳膊托抱着宝宝身体，手支撑他的头部。另一只手撩起洗澡水，小心清洗宝宝的头发，然后用柔软的毛巾擦干。

手托着婴儿的小脑袋

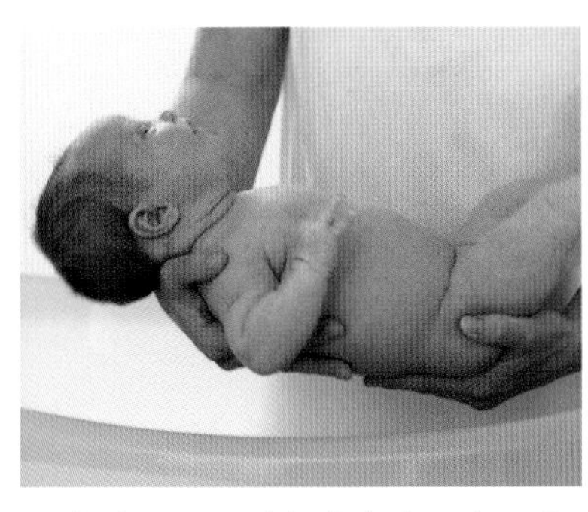

3. 入水 一只手托住宝宝双肩，手指伸到他的腋下，另一只手托住其臀部或双腿。在将宝宝放入水中时，一定要稳稳地托住他，并对他微笑，跟他说话。

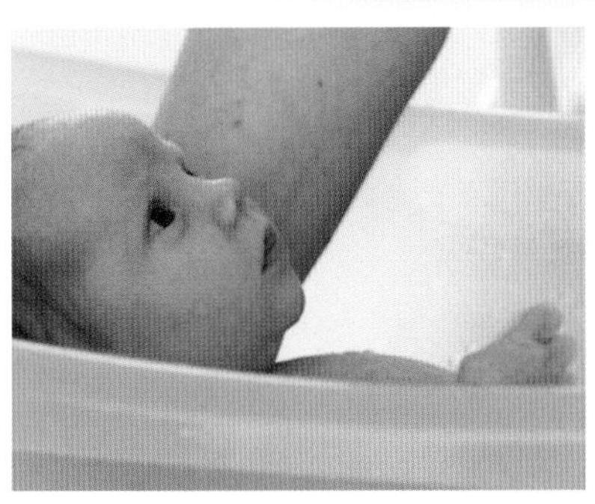

4. 洗全身 一只手托住宝宝，使其保持半卧姿势，另一只手缓慢地把水撩到他身上。整个过程都要对他说话和微笑。洗完后，将其从水中抱出来，一只手要稳稳地托住他的臀部。用浴巾轻轻地把他包裹起来。

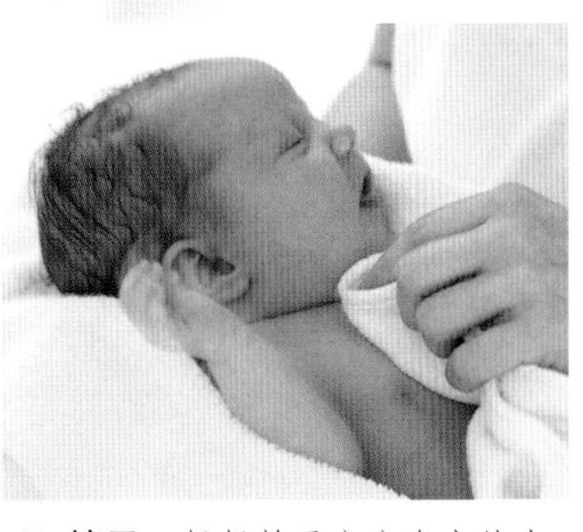

5. 擦干 轻轻拍干宝宝身上的水，要格外仔细地擦干皮肤褶皱。最好不用爽身粉，尿布区尤其不要使用。爽身粉会在褶皱中结块，刺激皮肤。

清洁脐带残端

出生后1周内，婴儿的脐带残端干枯脱落。

每天以含有纯酒精的、手术用婴儿湿巾擦拭脐带残端周围的皮肤褶皱。持续清洁直到残端脱落，以确保伤口快速愈合。宝宝脐部若发红、有分泌物或出现其他感染症状，应咨询助产士或健康顾问。

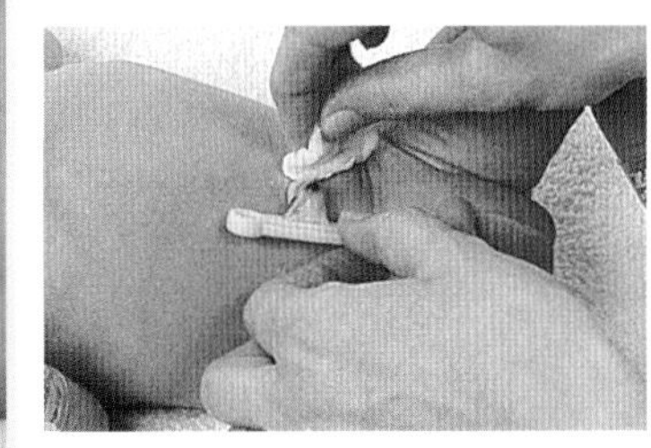

▲ **预防感染** 每次给宝宝洗澡后，都要仔细拭干脐部。尽量晾着脐部，预防感染。

何时需带宝宝就医

在宝宝的成长过程中，你渐渐学会如何处理一些宝宝的小病，但某些病症，则需找医生诊治。

宝宝生病时，你一方面不想大费周章去医院，同时又越来越担心宝宝的健康状况。若宝宝出现以下的一种或多种症状时，或有其他情况令你十分担忧时，应立即带宝宝就医。

症状如下：

- 宝宝有抽搐症状。
- 叫不醒／难以叫醒。
- 出现呼吸障碍，喘鸣，或大声干咳。
- 高烧，或异常低体温。
- 频繁大便。大便不成形，绿色水样便。
- 严重呕吐（并非平时吃奶后的吐奶）。
- 连续几顿拒绝吃奶。
- 出现脱水症状。
- 精神萎靡，无缘由哭闹。
- 似有耳朵、头部或颈部不适。
- 异常皮疹。

新生儿健康

母乳喂养的新生儿在出生后的数周内，健康状况普遍良好。但是新生儿的免疫系统和内脏器官尚未发育完全，所以会受到疾病侵扰。

新生儿黄疸

新生儿血液中胆红素过多会导致皮肤和巩膜黄染。胆红素是一种黄色的胆色素。红细胞破坏导致胆红素生成过多，这种情况常见于新生儿。

新生儿黄疸通常在出生后两三天内出现，持续 7—10 天——此时，婴儿体内过多的红细胞已衰竭，肝功能完备，能将过量胆红素代谢出去。新生儿黄疸会自动消退，但如果胆红素水平过高，婴儿就需接受光疗，即用紫外线灯照射。紫外线能分解皮肤里的胆色素。

新生儿溶血病

是血清胆红素水平过高而导致较为严重的疾病。母儿 Rh 血型不合（参见第 201 页）所产生的抗体会引起胎儿溶血，新生儿溶血病即源于此。主要症状有：黄疸、皮肤苍白、肝脾肿大、血液异常。一般要通过输血治疗。

腹泻和呕吐

轻微的胃部不适或腹泻很快便可痊愈。不过，新生儿的消化系统极其脆弱。奶瓶喂养的婴儿比吃母乳的婴儿更易遭受胃肠道感染，因为母乳中含有保护性抗体。

如果宝宝在 6 小时内把吃进去的奶全部呕吐出来，或者频繁排泄绿色水样大便，须立即就医。

呕吐和腹泻带给婴儿的主要危险是脱水。脱水是由体液大量消耗所致，其症状包括：口干舌燥、眼窝凹陷、前囟门下陷、烦躁不安、精神委顿、拒绝吃奶。切勿轻视和忽略这些症状，应立即带孩子去医院。

肠道和膀胱问题

吃母乳的婴儿不便秘，这归功于母乳理想的营养构成和易消化性。奶瓶喂养（吃配方奶）的婴儿水分摄入不足，因而会便秘。如果你的宝宝吃配方奶，一两天不排便，之后排出干硬的大便，就需在喂奶之间，让他喝水，以增加水的摄入量。倘若补水后，仍不见其大便次数增加、大便变软，就要征求医生的建议。

宝宝排尿次数少（少尿）可能是发烧、尿道梗阻或尿路感染的征象。若两三个小时不排尿，就需给他喂大量的水。若喝水后 2 小时仍不排尿，需要及时联系医生。

如果宝宝的尿液气味加重、颜色变深，可能是因为喝水少，尿液浓度高。喂奶之间要喂他喝几次水。若症状仍不见好转，可能是泌尿系统感染，需去医院治疗。

高热

高热表明婴儿的身体在抵抗感染的侵袭——体温升高可增强自体免疫功能。若担心宝宝发烧，就给他量体温，20 分钟后再量一次，把每次的体温读数记录下来。若宝宝的体温略高，可能是轻微感染的症状，一般会在一两天内恢复正常。如果宝宝体温升高 1℃或更多，高热、烦躁，或出现萎靡不振、呕吐、腹泻等症状，须立即就医。

耳部感染

婴儿感冒可诱发中耳炎。细菌经咽鼓管进入中耳，引起炎性病变。婴儿在大部分时间里都是躺卧着，这使细菌更易在耳道内穿行。咽鼓管黏膜发炎致使细菌滞留于中耳，并在其中繁殖。

中耳炎的症状有：发烧、腹泻、无缘由哭闹、耳流脓。此时应立即就医，予以确诊，并排除脑膜炎的可能。脑膜炎有类似症状。

小儿疝气

疝气常见于男婴。症状为消化不良，哭闹，怎么哄都不奏效。病因不详。

有研究疝气病因的学者认为，婴儿的消化系统发育不全可导致疝气。其他研究人员则认为，孕期极度焦虑的母亲所生婴儿更易罹患疝气（参见第192页）。

典型的疝气患儿其症状始于出生后2周，约在3个月时症状消失。疝气常在晚间发作。病发时，婴儿双腿向腹部蜷曲或伸直，以此缓解腹部痉挛，并大声哭叫。

目前没有什么应对婴儿疝气的办法，唯有等孩子长大后，自然痊愈。按摩腹部可缓解不适，也可让婴儿脸朝下横趴在你的大腿上，将热毛巾垫在他的腹下。其他的方法包括，带宝宝开车兜风，让他脸朝下趴在你的膝盖上，让他口含安抚奶嘴等。

疝气不会损害宝宝的健康（尽管令人焦虑），但首次发作时，最好咨询医生，确保没有严重隐患。

需特别护理的婴儿

约 1/10 的新生儿需要在婴儿加护病房里度过一段时光。他们大多为早产儿，或者在出生前未发育充分。少数婴儿有疾患在身。加护病房的宗旨是确保新生儿的健康不受危害，护理他们，直至他们足够强壮。

低体重儿

一般而言，出生时体重低于 2 千克的婴儿为低体重儿，需特别护理。约 4%—8% 的新生儿为低体重儿，其中的 2/3 为早产儿，其余的为足月产低体重儿。

早产儿 胎儿的发育速度是与足月出生相配合的（自末次月经起 40 孕周）。提前数周或更早出生，婴儿尚未做好适应在世间生存的准备。不足 37 孕周出生的婴儿叫早产儿。婴儿加护病房或新生儿重症监护室将根据婴儿早产的程度给予他特别的护理。

低于孕期标准体重儿 如果胎儿的体重低于其孕周相应的标准，就为低体重儿，他们通常能足月出生，但出生时非常弱小。足月产低体重儿所需的护理有别于早产儿。提前 3 周或 4 周出生的早产儿以及足月产低体重儿，如果状况良好、进食正常，可与妈妈一起住在产后病房里，或在“过渡期护理”婴儿室接受比普通病房更密切的监护。

健康风险 不足 37 孕周出生的早产儿面临一系列健康风险，包括常见的新生儿黄疸等症状。这些问题不会对足月产婴儿造成困扰。如果早产儿的内脏器官发育不全，他就会出现呼吸障碍、无法自我调节体温，极易遭受感染的侵害，还可能出现低血糖。若放任不管，低血糖会造成大脑损伤。如果缺乏铁和钙等重要矿物质，还须额外补充。

助早产宝宝健康成长

早产宝宝要得到专业人士的精心护理和关照。你和伴侣也要力所能及地为宝宝的健康成长助力。

■ 尽可能多地陪伴他；他和足月出生的婴儿一样，需要爱护和关照。

■ 无论宝宝是在恒温箱里还是在箱外，无论何时，只要条件许可，就要抚触和爱抚你的宝宝。怀抱和抚摸有助于他茁壮成长。

■ 在宝宝固定的喂奶时间里挤母乳，给他提供最佳营养，也促使泌乳量逐渐增加，待宝宝能自己吮吸乳头时，再给他哺乳。

■ 研究显示，与足月产婴儿的母亲相比，早产儿的母亲分泌的初乳和乳汁中的某些营养成分更多，这弥补了早产儿在子宫里缺失的营养。吃母乳的早产儿发育速度可与仍在子宫里时的发育速度相当。

■ 参与宝宝的护理。请护士教给你如何喂奶、给宝宝洗澡和换尿布。这也有利于你与宝宝建立亲密的关系，并使你对照顾他充满信心。

■ 不要被焦虑、茫然和担忧的情绪困扰，向医护人员求教。

护理有特殊需求的新生儿

如今，早产儿或足月产低体重儿、身有疾患或残疾的新生儿的存活率高于 20 年前甚至 10 年前，这归功于新生儿护理方面的显著进步以及这些先进知识在新生儿特殊护理上的良好应用。如果新生儿仅仅因过于孱弱或早产而不能吸吮，需要鼻饲，或因黄疸需要接受光疗，他可在医院或产科诊所的婴儿加护病房得到精心的护理。如果早产时间过早或有严重疾病，他就要被送往新生儿重症监护室，接受专家的诊治和“高科技”监护。

新生儿重症监护室为有特殊需求的新生儿提供高度专业化的护理。在现代化的新生儿重症监护室里，最小的早产儿——第 24 或第 25 孕周出生、体重几乎不足 450 克——都能通过精心的护理健康成长。

如果你提早很多周就早产，你将被送往装备有新生儿重症监护室的医院，尽管该医院不是你之前预约注册的那家；或者你的宝宝一出生就立即被放在特制的恒温箱里紧急送往有新生儿重症监护室的医院。万一出现这种情况，要请负责的主任医师解释宝宝有哪些特殊需求和你能提供哪些帮助。

新生儿重症监护室多会鼓励父母陪伴他们的宝贝，并积极参与宝宝的日常护理，帮着喂奶、洗澡和换尿布等。医护人员还鼓励父母怀抱宝宝，与他肌肤接触，这有助于宝宝更快更好地发育。但是早产的婴儿过于羸弱，不能离开恒温箱，父母就要耐心等到他的身体状况允许时再抱抱他。

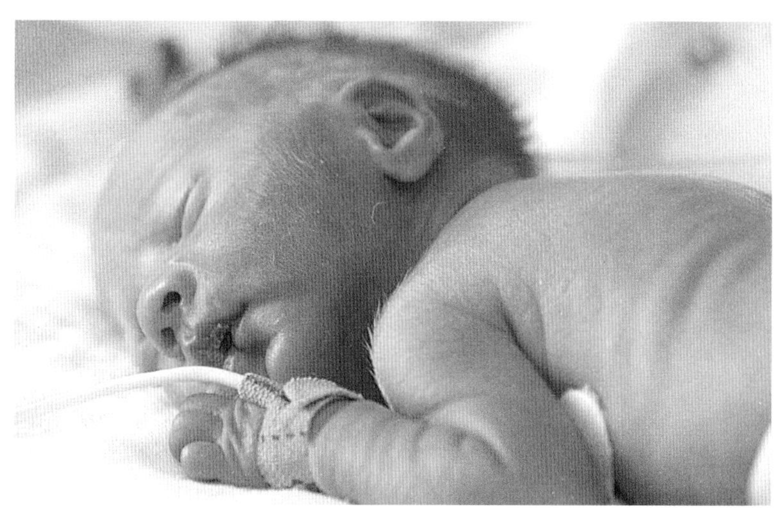

◀**特别护理中的婴儿** 多数需要特别护理的婴儿，如同这个早产宝宝，都要在恒温箱里度过一些时日。在里面，他们的体温保持恒温，呼吸得到密切监测。

什么情况下需要特别护理

每个早产儿或足月产低体重儿的身体状况都有个体差异，但如果出现以下任何一种情形，就有必要被送往新生儿重症监护室。

- 出生体重低于1.5千克。
- 不足34孕周出生。
- 出现严重的呼吸障碍——新生儿呼吸窘迫综合征。
- 严重的新生儿窒息（缺氧或胎儿窘迫）。
- 严重感染。
- 抽搐（惊厥）。
- 需换血治疗的黄疸。
- 产妇药物戒断（如妈妈麻醉分娩）。

你的经历

如果你的新生宝贝需要特殊护理，你或许十分关注亲子关系的进展。无须担心，医护人员会鼓励孩子的父母尽可能地与宝宝接触，并参与日常护理。

■医护人员会鼓励你观摩护士如何照顾你的小宝贝，并参与宝宝的护理操作。

■ 尽量多爱抚宝宝，不要有顾虑。这不仅使你越来越亲近他，而且会有助于他的健康发育成长。

■ 不停地对宝宝说话、唱歌。他能听出你的声音。熟悉的声音使他放松，感到安慰。

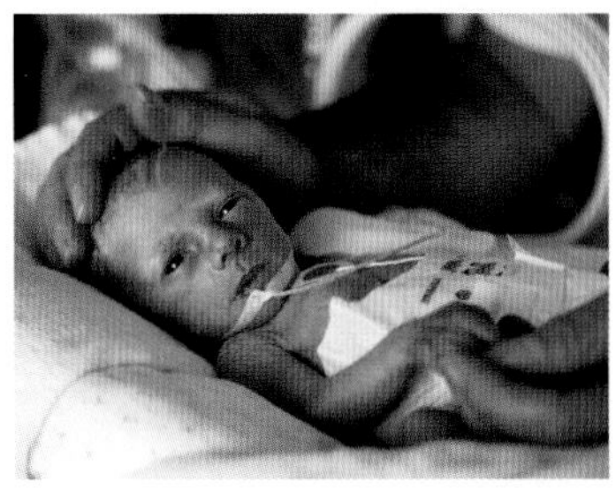

▲ **身体接触** 恒温箱的塑料顶部有几个圆形门，便于护士照顾里面的婴儿，在婴儿身上固定好监护仪导线、插入饲管，或给他进行静脉注射。你也能将手伸进恒温箱，爱抚你的宝宝，建立亲子联结，与他亲近。

婴儿加护病房

在婴儿加护病房里，训练有素的、掌握各种技术的专业人员每天24小时护理你的新生宝贝。他们密切关注宝宝的体温、呼吸、大脑功能、免疫系统和进食情况。宝宝身上有管子、电极，连接着监护仪，还在静脉点滴，这一切都是为了宝宝的生命安全和健康，所以不要紧张。

特别监护旨在帮助新生儿健康地生长发育。有几个方面需要密切监护。

温度控制

所有婴儿都怕冷，早产儿或足月产低体重儿更是如此，因为他们非常弱小，身体上几乎没有脂肪。早产儿通常被放进恒温箱里。箱内空气温暖而湿润（若婴儿需要，恒温箱还可供氧）。

呼吸

不足30孕周出生的早产儿，其肺部尚未发育成熟，无法将氧气输送到血液中。早产发生时，医生会给孕妇注射类固醇，促进胎儿的肺

监护新生儿

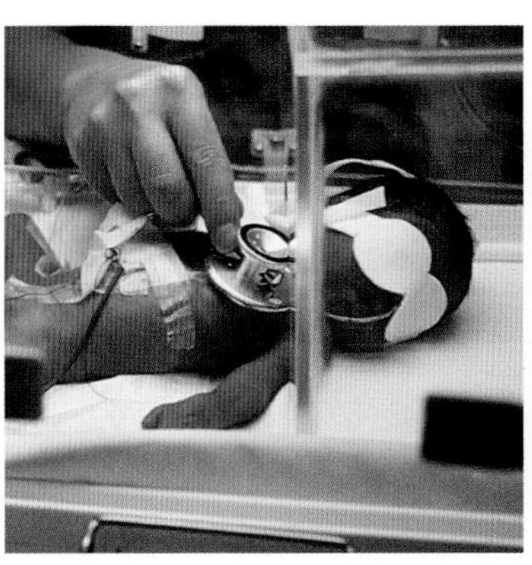

▲ **监测心率** 用听诊器监测和记录早产儿心率，任何波动都会引起医生警觉。

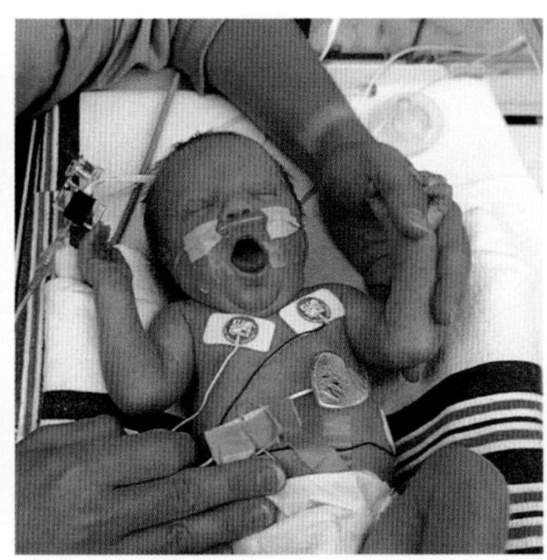

▲ **中枢神经系统** 早产儿的神经系统需借助电极进行密切监护，电极将信息发送至监护仪的显示屏。

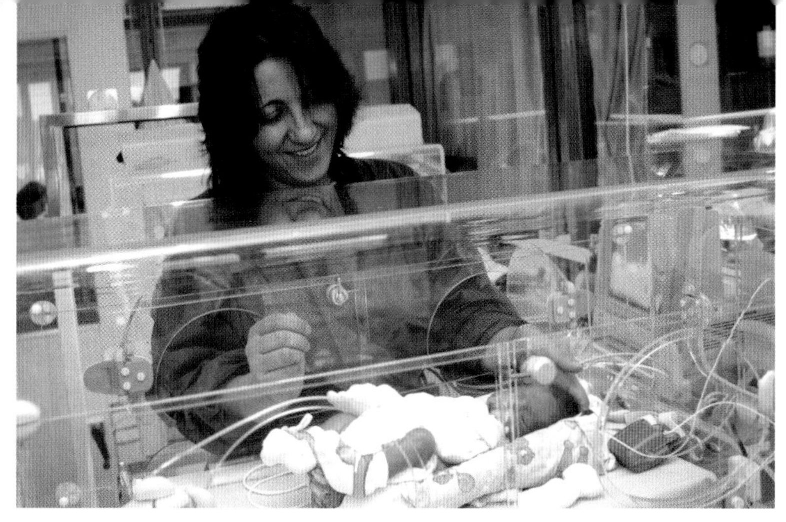

▲ 婴儿的周围环境 早产儿的内脏器官可能尚未完全发育成熟，需在外力帮助下才能呼吸和生长发育。恒温箱的温度、氧气量、湿度都能得到精确调控，能为婴儿提供最有利的环境发育。如果你有任何关于婴儿监护的疑问，都应询问医护人员。

部发育。早产儿的神经系统也未发育成熟，这影响到呼吸功能，可导致呼吸暂停，伴有心跳过缓。

进食

早产儿从起初的每小时少量进食一次，逐渐适应每隔 3 小时进食一次。提前很多周出生的早产儿或患病的新生儿对牛奶不耐受，只能补充糖盐钾溶液。能吃奶后，他们也只能吃特殊配方奶或挤出备好的母乳。母乳是特护婴儿最理想的食物。

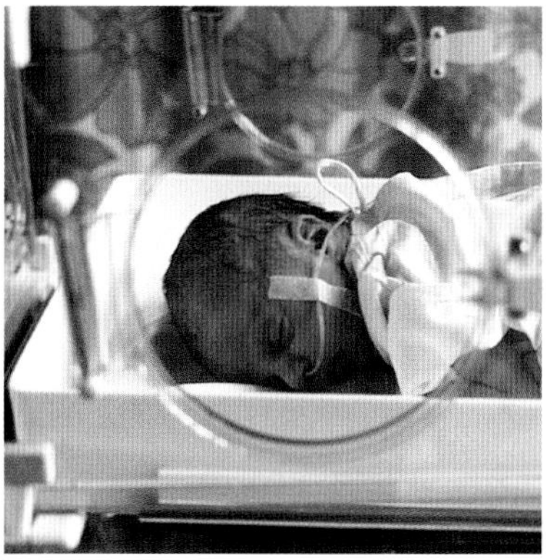

▲ 喂食 多数早产儿的进食方式为鼻饲，用一条软而细的饲管插入婴儿的鼻子。挤出的母乳是最佳食物。

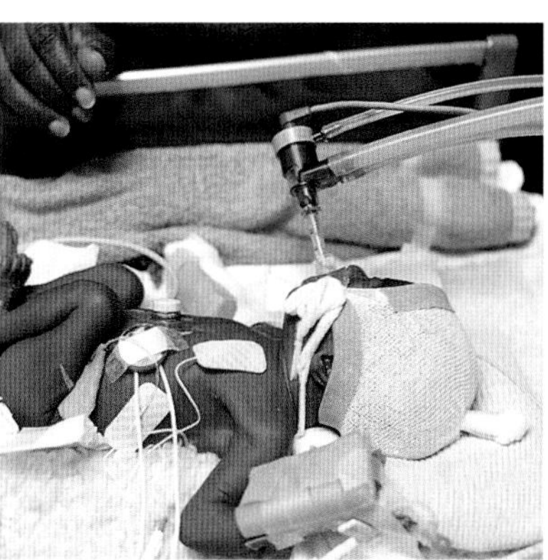

▲ 监测心脏搏动 医护团队通过置于早产儿胸部的电极，持续监测其心脏搏动。

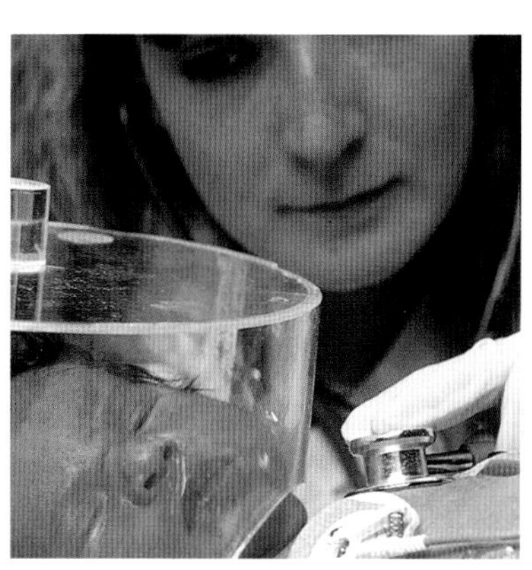

▲ 辅助呼吸 早产儿的肺部尚未发育成熟，需要借助呼吸机来呼吸。

特护婴儿的需求

特护婴儿不仅需要专业医护人员的诊治和护理，也需要爸爸妈妈的陪伴。

特护新生儿不仅需要24小时医疗监护，也需要爸爸妈妈的爱。父母与他的身体接触使他安心和舒服，这也有利于建立温馨、亲密、充满爱的亲子关系。

只要条件允许，就把宝宝抱在怀里，这样，他能闻到你的气味，亲近你。待宝宝强壮些，你可以像袋鼠把幼崽放在育儿袋中那样，把他抱在怀中，紧贴你裸露的肌肤，这对宝宝的发育很有好处。

案例分析：

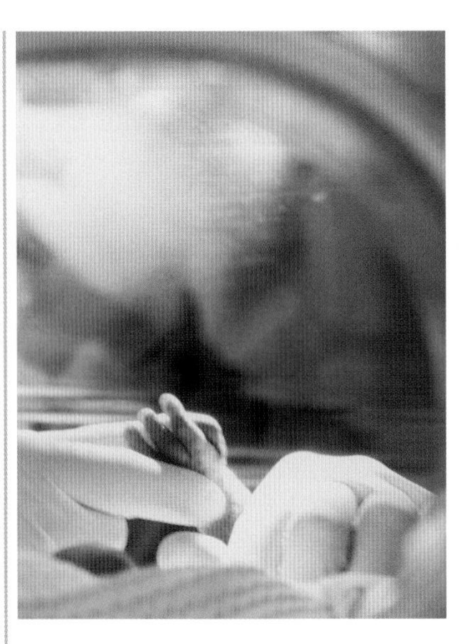

早产儿

怀孕 28 周时，卡罗尔注意到她的双手双脚都出现了浮肿。2 周后，她的血压升高，于是医生开始对她的血压、血液和尿进行监测，同时通过胎儿电子监护仪和超声波扫描监测胎儿的情况。除高血压和浮肿外，卡罗尔又出现了尿蛋白，这是先兆子痫的症状。

监护卡罗尔腹中胎儿

经过 1 周的密切监测，卡罗尔的血压居高不下，尿中仍然有蛋白。孕期进入第 32 周时，胎儿开始出现窘迫征兆。产科医生决定给卡罗尔引产。引产很顺利，卡罗尔生下女儿爱丽丝，体重只有 1.4 千克。

卡罗尔的产科医生认为她的胎盘在孕期第三阶段开始时就逐渐衰竭，因此胎儿已有一阵子没吸收到足够的营养。这种情况发生于孕晚期，胎儿的头部会很大，与身体不成比例，因为大脑的正常发育消耗了本该由身体其他部分吸收的营养。

他解释说，像爱丽丝这样的低体重早产儿身体的能量储备不足，也无足够脂肪来保持体温，极易出现低体温、组织缺氧和低血糖症状，因此务必要保暖。爱丽丝一出生就住进恒温箱，用呼吸机来辅助她未发育成熟的肺部功能。卡罗尔被安排住在隔壁病房，方便她去看爱丽丝，陪伴她。第一眼见到爱丽丝，尽管之前他们已经有心理准备，知道爱丽丝还没发育好，卡罗尔和丈夫马克还是忍不住大吃一惊。爱丽丝躺在恒温箱里，身上连接着呼吸机、监护仪导线和饲管。她看起来非常弱小，孤零零的，遥远而无助。

爱丽丝的模样

爱丽丝的样子与卡罗尔和马克预想的很不一样。提前 8 周出生，爱丽丝身上还没有脂肪。正常情况下，胎儿身上的脂肪在最后几个孕周里才逐渐积累起来。爱丽丝的动作笨拙而突兀，这是因为她的神经系统还没发育成熟。她的皮肤发红、干涩、皱巴巴、松垮垮，使身子越发显得瘦小。头部过大，与身体不成比例；背部和脸颊还有胎毛。

她的小屁股上没什么脂肪，皮包骨头、尖尖的；肋骨突出，使胸部显得很小。随着爱丽丝的呼吸，她的小胸膛剧烈地起伏。爱丽丝费力地呼吸着。她的呼吸时不时地暂停几秒，这对早产儿来说，不算是异常现象。

米里亚姆医生的重要提示

孩子的来临比预期的早，父母需要些时间适应早产带给他们的冲击。我的建议如下：

■ 多了解相关信息，弄明白发生了什么、为什么。

■ 给自己时间来适应孩子的提前出生；如果亲子联结比预想的进展缓慢，不要吃惊。

■ 只要条件许可，就触摸、爱抚宝宝，把他抱在怀里，即便他在恒温箱里时，也要这么做。

寻求慰藉

卡罗尔看到小得可怜的女儿孤零零地被关在恒温箱里，忍不住潸然泪下。她同时意识到，尽管爱丽丝是她梦寐以求的孩子，可与眼下这个躺在恒温箱里的小家伙产生亲密关联，还是相当有难度。马克劝说卡罗尔把自己的困扰告诉病房里的心理辅导员。辅导员安慰了卡罗尔，并告诉她，她有这样的情感是很正常的。特护病房的医护人员也非常理解卡罗尔，鼓励她和马克把手从恒温箱侧壁的圆窗伸进去，触摸和爱抚爱丽丝。研究证明，父母的爱抚能帮助早产儿更快地正常呼吸。医护人员解释说，卡罗尔的母爱对于爱丽丝的生存至关重要，这种爱是任何技术都无法替代的。

认识小宝贝

卡罗尔参与爱丽丝的护理，越是照顾她，就越爱她，急切地盼望她活下来。护士教她如何把初乳挤出来（参见第 325 页），然后通过饲管喂给孩子吃。早产产妇的初乳含有格外丰富的微量矿物质——这些本该是早产儿在子宫里汲取的养分，乳汁的蛋白质含量也更多，非常利于婴儿生长。

马克对特护病房里的各种仪器产生了兴趣，想弄明白它们对女儿有什么益处。忙碌的医护人员总是尽可能地抽时间解答他的问题。

肌肤相亲

待爱丽丝体重增加，呼吸功能也大有改善，医护人员便撤掉了呼吸机和饲管。产后病房的医生护士建议卡罗尔把爱丽丝竖着抱在怀中，裹在自己的衬衣里，让她趴在两乳之间。爱丽丝只穿着尿裤，与妈妈的肌肤亲密接触。

通过肌肤相亲，早产儿得以健康生长。母亲的身体能更有效地给婴儿保暖。婴儿冷，妈妈的体温便自动升高，婴儿暖过来后，妈妈的体温又自然回落。护士把这称为袋鼠式呵护，因其类似袋鼠妈妈把幼崽放在温暖安全的育儿袋里。同时，母婴肌肤相亲可也加强亲子联结。爱丽丝自发地有了吮吸动作。

爱丽丝的进步令特护们很是欣喜。卡罗尔和丈夫也迫不及待地想带爱丽丝回家。产科医生说，爱丽丝要达到目标体重不成问题；每个早产儿都按个案对待，当他的体重和总体健康情况改善到满意的程度时，医生就允许他出院回家。早产儿通常要等到体重增至 2.5 千克时才可出院。

适合早产儿的衣服

新生儿的衣服对于爱丽丝来说太大了。卡罗尔的母亲找到一份专业邮购货品目录，马克也发现了一两家商店，它们存有专为早产儿制作的小衣服。普通尿布也太大，卡罗尔把一次性尿布裁剪成适合爱丽丝的尺寸，用胶带固定在她身上。爱丽丝在家里茁壮成长，没过多久，她的发育程度就和同龄足月产的宝宝们差不多了。

第十六章

调适父母心

担起父母的责任要有个习惯和适应的过程，新生儿的来临往往意味着生活方式的巨大改变。不过，看着宝宝一天天长大，你们很快便能从中体会到无限的快乐，并且享受到只有和宝宝在一起时才有的亲密感。

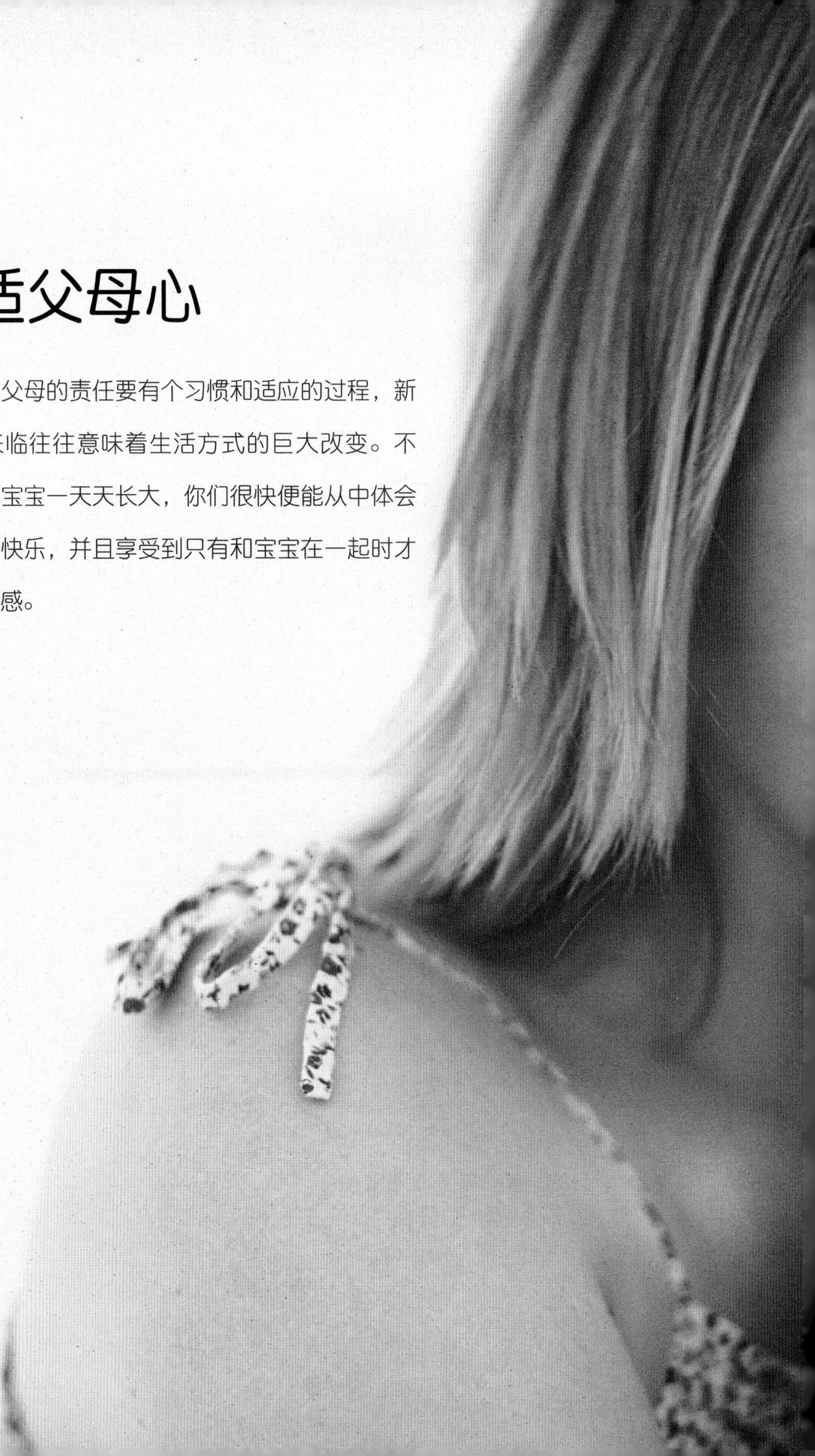

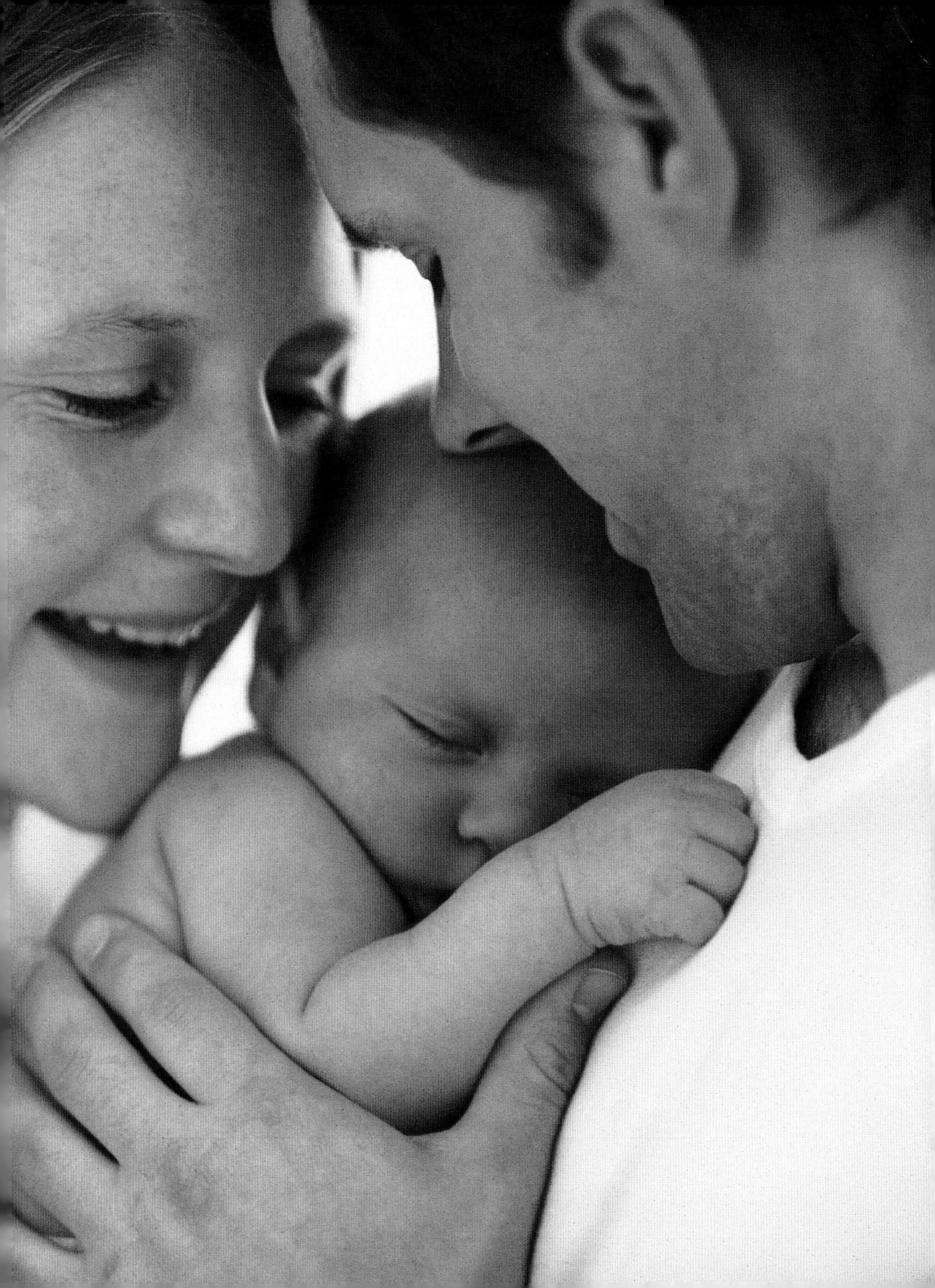

你们的时间

产后要抽出时间放松和调整。不要想着立即恢复生活常态，否则，你会疲惫不堪，无暇享受天伦之乐。

储备必需品 产前要尽量备足需要的物品——爱吃的营养食品、饮料（若哺乳，你需补充大量液体）、衣服、卫生巾、脱脂棉、尿布。

养育 你和丈夫共同养育新生宝贝，丈夫供养你和孩子。对自己好些！

亲子联结 给自己时间和空间，逐步了解新生宝贝，与他建立亲子联结。

暖巢 使床成为家人活动的中心——在上面聊天、娱乐、亲热、吃饭。

访客 要对探视来访有所限制。不必尽女主人之谊。不想接待访客时，就在门上挂个牌子，上面写你在休息中。客人们可以换个时间再来。

来电 如果有录音电话，不妨在留言里通报孩子出生的喜讯，并告知打电话的亲朋，你正在休息中，几天后恢复通话。

家人初体验

以前，女性生孩子后不马上露面，她们会利用这段时间恢复体力。产后花几天时间静一静、放松身心，非常必要。夫妻双方可在这几日里庆祝宝宝的诞生，与新生儿培养亲密关系，并适应为人父母的新角色。

初为父母

新晋爸妈需要时间来适应新角色。一想到肩负着养育这个小家伙的重任，不少新手父母都难免有些恐慌。如同面对其他重大变化一样，你们不可能立即就接受和适应初为父母的新角色。你们最初可能还巴望着别人来替你们承担父母的职责呢。

对策是留出时间和空间来逐渐熟悉你们的新生宝宝，并自在地与之相处。产后最初几周也是重要的哺乳适应期，所以要好好休息放松，继续保持营养饮食。

欢迎新生儿的到来 每个母亲都会幻想腹中宝贝出生后的样子，只不过“梦想中的孩子”不总能与现实中抱在怀中的新生儿相一致——宝宝可能不是你所期待的性别，或者不是那么“完美”，又或者与你预想的大相径庭。

过些时日，你才能爱上他，并学会如何做一个好妈妈或好爸爸。与宝宝相处，你们才有机会调整并适应怎样做父母。你们可能喜欢让新生儿睡在你们的卧房里，近在身边，夜里喂奶会更方便些。

休息与放松 最初几周似乎总是喂奶、换尿布，循环往复，没完没了。只有在宝宝睡着后，才能抽点时间喘口气。这期间，很多亲朋好友都会打电话，想来看看你和小宝贝。与你的伴侣商量决定最佳对策。不要认为你有招待客人的职责——你应当保存体力，用以照顾婴儿和哺乳。事实上，你们尽可以告知亲朋，你们打算在前两周闭门谢客，以便夫妻独处，与新生儿培养感情。这被称为“宝贝蜜月”——夫妻二人（静心地）分担照顾新生儿的事务，这无疑对新生活的开启很有好处。“宝贝蜜月”还有一大好处：当爸爸的一直都不缺席，亲力

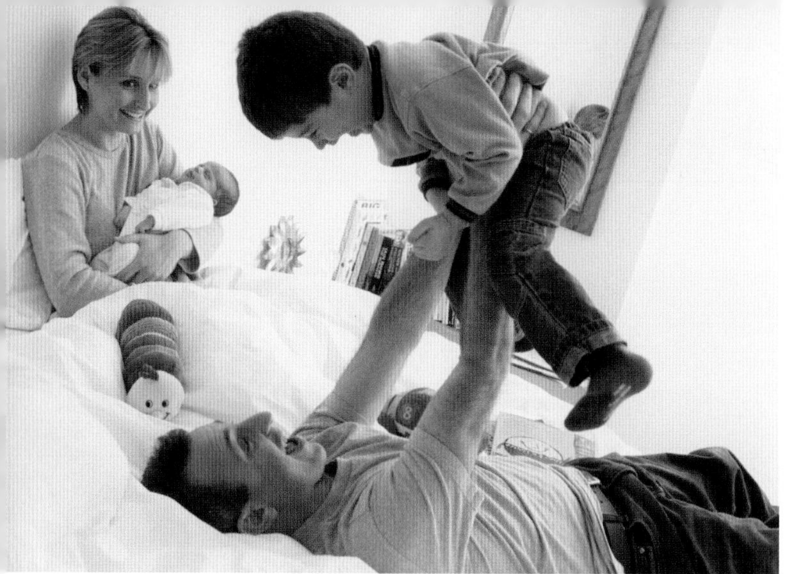

▲ **天伦之乐** 摆脱了日常事务的打扰，与家人在一起，亲热、聊天，享受天伦之乐，利于你们自我调整，适应家庭生活的变化。

亲为，学着照顾小宝贝，并渐渐了解小宝贝，这意味着他将来会与孩子非常亲密。

亲朋好友来帮忙

亲朋好友总是乐意帮忙。他们中的几位能帮你做家务、准备食物等。这些热心帮忙的亲朋，特别是身为父母者，还能提供宝贵的育儿指导。不过，人人都提建议，常搞得新晋父母无所适从。如果别人的建议搅乱了你们的思路，不妨听听专业人士怎么说。

家中的大孩子（们）

如果你们之前已有孩子，那么在产后的这段家人独处时间里，不要冷落了他们。带着新生宝贝从医院回到家中，其他孩子很希望得到爸爸妈妈的关注。他们会很享受与你们搂搂抱抱、亲亲热热，跟新生儿说话，给他读故事。家人一起共享天伦有助于避免大孩子（们）产生嫉妒情绪。如果在你产后的几周内，某位孩子爱戴和信赖的亲戚或好友能给予他们额外的关照，对大人和孩子来说都是再好不过的了。

新生儿的人生初体验

新生儿进入了一个全新的世界，被温馨、亲切和爱的环境所包围。

日常作息 新生儿最初的作息没有规律性。3—6周时，吃奶和睡觉才逐渐形成固定的时间规律。

感知能力 新生儿喜欢看着妈妈的脸，而不是陌生面孔和事物。妈妈或爸爸的气味令他安心。听见陌生的声音，他会循声望过去。大的响声或突然而至的声响会惊吓到他。他喜欢母乳的味道，喜欢被搂抱、爱抚和按摩。

情绪表达 哭闹是新生儿唯一的表达方式。饿了、乏了、沮丧了、无聊了、寂寞了，他都会哭。当感觉到妈妈或爸爸紧张焦虑或疲惫时，他也会哭。

产后恶露

产后子宫收缩、恢复正常大小和状态，与此同时，产妇阴道排出的瘀血、黏液等，称为恶露。

恶露由恢复中的子宫排出，为正常排出物。持续时间为14天到6周不等，但平均为21天左右。哺乳的产妇，其恶露结束更快，因为催产素诱发的催乳反射（参见第324页）也会导致子宫收缩，有助于子宫恢复到正常大小，从而减少出血。

恶露分为三个阶段。产后前三四天，恶露为鲜红色；随着子宫蜕膜的脱落，恶露的量有所减少，变为淡红色或褐色；大约在产后第10天，变为黄白色或无色的排出物。

恶露的味道应为新鲜的血腥味。若气味难闻，有可能出现了宫内感染，要立即就医。另一个须警惕的症状为恶露颜色重又变为鲜红，这可能意味着胎盘着床面未愈合，也可能是产妇过于劳累所致。应咨询医生。

为避免宫内感染，产后6周后，才能使用卫生棉条。恶露结束之前，要一直使用卫生巾。

产后健康

产后，你的身体开始反转孕期和分娩过程中所经历的诸多变化。大量妊娠激素的撤离对你的影响如同元气大伤。所以，产后你会疲惫不堪。照顾好自己，尽量休息和放松，也要保证营养充足。

骨盆区

产后，子宫、宫颈、阴道和腹部开始缩小，逐渐恢复到孕前和产前大小，其间产妇会感到子宫收缩，也叫产后痛或产后宫缩痛。

产后痛 所有育龄女性都经历过子宫收缩。月经期间出现后，叫作经期痉挛；孕期出现后为假性宫缩；分娩后又出现产后宫缩痛。产后宫缩比平常更强烈、痛感更明显，因为子宫正在缩小，恢复到孕前状态。宫缩越快越猛，产后出血的风险就越小。经产妇再次分娩后，会感受到更强的宫缩，因为子宫肌肉不止一次扩张牵拉后，需要更大的力量来恢复常态。哺乳时，你会感觉到子宫肌肉的痉挛，因为诱发催乳反射的催产素也会引起子宫收缩。产后宫缩痛三四天后便会消失。

大小便 产后最好尽早使用马桶。若产前清过肠，产后 24 小时或更久你都不会有便意，这很好。若分娩时进行过会阴切开术，排便需要向下用力，使会阴区肌肉组织受到压迫和牵拉，你会感到疼痛。为避免会阴区肌肉牵拉疼痛，排便用力时，可用一个干净护垫用力向上摁住伤口缝合处。想方设法避免便秘。多吃粗粮、蔬菜、水果，特别要吃西梅和无花果。大量喝水（参见第 355 页）。此外，起床走动也有助于肠蠕动和膀胱功能的恢复。由于会阴及膀胱周围和尿道口附近的肌肉组织水肿，所以产后第一次排尿不太通畅，这是正常现象，无须担心。有一种方法可促进排尿：坐在水中，做盆底肌运动（参见第 146 页），把尿排到水里头。这种方法并非不卫生行为，只要尿液是无菌的，排尿结束后，洗一洗即可。另一种方法是拧开水龙头，让水的流动刺激排尿。

宫颈和阴道 分娩过程中，宫颈和阴道扩张、牵拉得相当严重，变得松弛、无弹性。宫颈可自行复原——变细和恢复紧实约需 1 周时间。阴道的康复可通过肌肉收缩和放松来促进（盆底肌运动）。最好在产后 24 小时内就开始做操。开始时，一天做操 3 次，每次收缩阴道肌肉 5 下，逐渐增至每天做 10 次，每次缩阴 10 下。

做操同样能加快腹部肌肉恢复弹性（参见第 356 页），但要等产后恶露结束后才能开始。

剖宫产伤口 如果做了剖宫产手术，须等到伤口完全愈合后才能做腹部操。勿提重物；一天最多只上楼梯一次；坐着起身时、躺下时，都要特别当心，不要扯到伤口。勿使腹部肌肉紧张。

痔疮 产后痔疮十分常见，多为肛门内侧肿块。分娩过程中，骨盆底静脉受压，血液回流不畅，形成痔疮。护理得当的话，痔疮最终会消失。可以请医生指导如何缓解痔疮带来的不适。

月经和排卵

产后妊娠激素水平陡降，月经和排卵开始恢复，身体会伴有一阵发冷，一阵发热。

产后第 8—16 周期间，月经恢复来潮。但哺乳会大大推迟月经和排卵的恢复。若想在产后第一次月经来潮之前恢复性生活，务必采取避孕措施，因为排卵会先于月经。

会阴伤口

很不幸，会阴伤口有可能非但不会好转，反而恶化。会阴切开处易有积液，导致皮肤肿胀，缝合线越来越紧绷，勒进伤口周围的皮肤里。

如果伤口附近有瘀伤，或者缝合处很疼时，坐在一个充气橡胶圈上，会稍微舒服点，所以最好备一个这样的橡胶圈。保持良好的卫生也很重要。五六天后，缝合线基本都能被吸收。

温水洗浴、使用特制的会阴护垫（放在卫生巾里）也有舒缓作用，有利于伤口愈合。其他方法包括：做盆底肌运动、冰袋敷患处、涂抹麻醉药膏等。

泡澡时勿用消毒剂——消毒剂会刺激皮肤。洗完澡后，用吹头发的吹风机吹干患处，不要用毛巾擦。

坐在马桶上小便时，酸性尿液渗入伤口，会导致刺痛。站着排尿情况会好些。也可在泡澡或淋浴时排尿，用温热的洗澡水浇淋，稀释尿液的酸性，减少对伤口的刺激。

疲倦

产后最初几周，照顾新生儿令你深感疲倦。要确保足够的休息和睡眠。

一有机会就休息，特别是产后第一周，你尚未从分娩的疲惫状态中恢复过来，就更需多休息。白天，宝宝睡着后，要抓紧休息或打个盹儿——不要把这难得的休息时间浪费在做家务上。要充分利用别人的帮助。

晚间，比计划的睡眠时间提前半个小时左右上床，喝点温热的含乳饮料、听音乐或听收音机，让自己身心放松。如果哺乳，可将乳汁提前挤出备好，夜里让你的伴侣用奶瓶喂给宝宝。如果宝宝吃配方奶，夜间也由伴侣值班喂奶。

尽量避免上楼梯和提重物，让伴侣分担家务、帮你照顾婴儿。饮食营养对于消除疲劳也很重要，但晚上不要吃太饱，以免影响睡眠。

乳房和乳头护理

乳房比以往更大更沉，所以要穿戴棉质合体的哺乳胸罩。备几个用来换洗，确保每天都能穿干净的。可用乳垫吸收漏出的乳汁，以防弄脏衣服。注意不要用有塑料内衬或有塑料外膜的乳垫。每次哺乳或乳垫湿了时，都要更换乳垫。

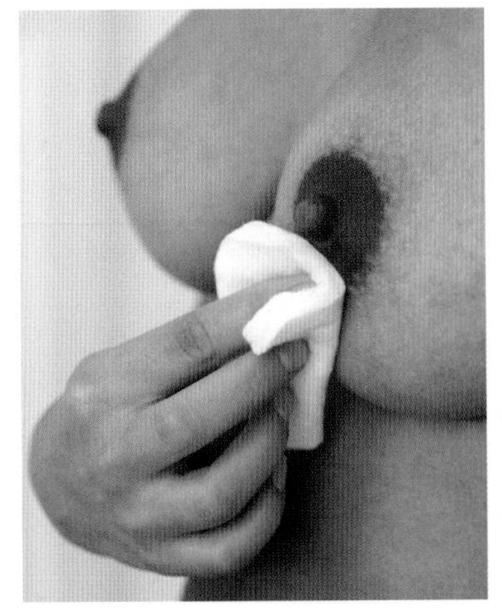

▲ **保持清洁** 每天清洁乳房和乳头，应使用清洁棉或婴儿乳液或水。一定要温柔地擦拭乳房，不要用力擦干，而应轻轻拍干水分。

保持乳房和乳头清洁 每天清洗乳房和乳头。最好不用肥皂。皂液会破坏保护皮肤的皮脂，使疼痛或皲裂的乳头状态更糟。不必每次哺乳前后都清洗乳头，但哺乳结束后，要晾干乳头后系上胸罩。护理乳房之前，要把手洗干净，避免感染。

胀奶 产后三四天，乳房充盈着乳汁，变得大而沉重，并有触痛和发热感。乳房乳汁过满即胀奶，通常持续一两天，但会令产妇很不舒服，并会反复发作。

挤出部分乳汁或喂奶，可缓解胀奶。哺乳前，需挤出少许乳汁，以便宝宝能含住乳头（参见第 326 页）。用温热的水冲洗乳房、用温热毛巾热敷、由外向乳头按摩乳房，也有助于减轻胀奶症状。哺乳期间随时都可能会胀奶。乳汁未被宝宝吃净、宝宝错过吃奶时间时，乳房都会胀奶。

乳腺导管阻塞 刚开始哺乳的几周内可能出现乳腺导管阻塞，其原因包括：胀奶、胸罩太紧、干了的乳头分泌物堵住乳头开口。症状有：乳房疼痛、出现肿块、皮肤发红。

用堵塞的那只乳房喂奶。哺乳时，轻轻按摩疼痛区域上方，使乳汁流向乳头。若堵塞不见好转，就不要用患乳喂奶。乳腺导管堵塞可能已发展成乳房脓肿，需要就医。

乳头疼痛、皲裂 开始哺乳时，前一两分钟的吮吸会导致乳头疼痛，这很正常，连续哺乳几天后，疼痛感会消失。疼痛和皲裂的乳头是哺乳初期的常见症状，但会使本该令人愉悦的哺乳过程变得有些痛苦。乳头皲裂很疼，若不及时护理，会感染、发炎。

造成乳头疼痛和皲裂的主要原因是婴儿没能正确地含住乳头，或把婴儿抱离乳房时不够小心。产妇要以恰当的方式开始和结束哺乳，这对于受伤乳头的康复很重要。可在乳垫内滴少许婴儿乳液，防止乳头皲裂。但喂奶前，要洗掉乳头上沾着的乳液。

若乳头有裂口，72 小时内不要用这只乳房喂奶，但要挤出乳汁，以防胀奶。晾着乳房会促进皲裂的乳头恢复。不妨在休息时，不穿上衣或胸罩。

乳腺炎 乳腺炎的最初症状为：乳房胀痛、发红；患者可能出现类似感冒的症状——发烧、畏寒、浑身酸痛、头痛，有时伴有恶心、呕吐。如果不及时治疗，炎症会演变为乳房脓肿。

如果用抗生素及时治疗，乳腺炎一天左右便可缓解。千万不要用发炎的乳房喂奶。

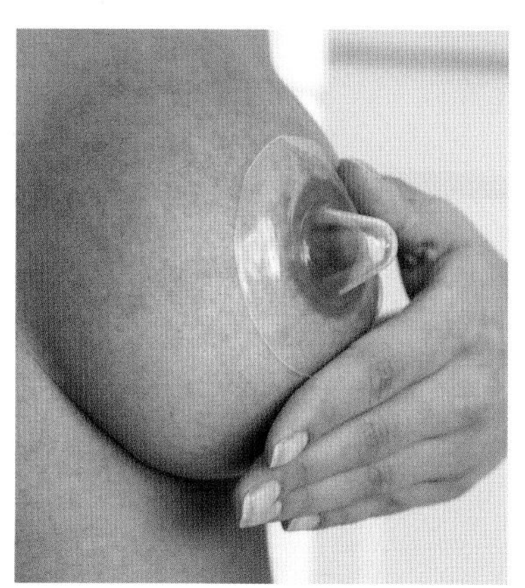

▲ 使用乳头罩 乳头疼痛时，可使用乳头罩隔着哺乳。将乳头罩罩在乳头上，婴儿经此吮吸乳汁。哺乳结束时，乳头罩会粘在乳头上，不要直接拔下，而应当把手放在乳房和肋骨交接处，轻轻往上托起乳房，使乳头罩脱落。

便秘

产后便秘十分常见。科学饮食、大量喝水可避免便秘。

产后肠蠕动缓慢会导致便秘。腹部肌肉松弛、腹腔内压力小是造成肠蠕动缓慢的主因。另外，受孕激素影响，肠道肌肉也变得松弛。行过会阴切开术的产妇往往因怕疼而不敢排便。

泻药或大便软化剂能缓解便秘，但哺乳的产妇最好不要口服这类药物，因为药物成分可经乳汁传给婴儿，导致婴儿胃痉挛或腹泻。哺乳女性可使用栓剂。

治疗和预防便秘的最佳方法是吃西梅干或无花果干、大量喝水、多吃纤维食物、多活动。待恶露结束后，通过运动恢复腹部肌肉，恢复肛肌和肛门括约肌的力量。

产后头几天如何锻炼

产后头几天，可以进行轻缓的锻炼。躺或坐在椅子上时，做些动作恢复肌肉。

恢复盆底肌锻炼（参见第146页），可加强骨盆底肌肉的弹性，预防以后出现大小便失禁。

恢复腹部肌肉：呼气时收腹，肌肉收紧数秒后放松。尽量多进行此锻炼。

缓解和预防脚踝和双脚浮肿的方法很简单——双脚上下翻动，做打水动作。

产后康复锻炼

生完宝宝几周后，就可以每天进行锻炼了。忙得团团转，坚持锻炼似乎是不可能的。不过，每次锻炼的时间不必太长。每天进行几次短暂的运动，收效照样不错，而且不耽误照顾宝宝。刚恢复锻炼时，运动要适当，不要使自己疲劳或不舒服。剖宫产后，要等4—6周才能进行恢复性锻炼，且要先征求医生的建议。若会阴有撕裂伤或进行了切开术，在伤口愈合前，不要做牵拉到患处的运动。

▶ 身体侧弯 站立，两脚分开，间距约1米。右手放在大腿上，身体缓慢向右弯曲。右手顺腿尽可能地下伸，同时左臂抬起，向头部弯曲。屏住呼吸，片刻后直起身体并呼气。然后身体向左侧弯曲，动作相同。

尽量保持骨盆横平，以确保最佳伸拉效果

轻轻地将手顺腿往下滑，直到无法再往下为止

收拢骨盆

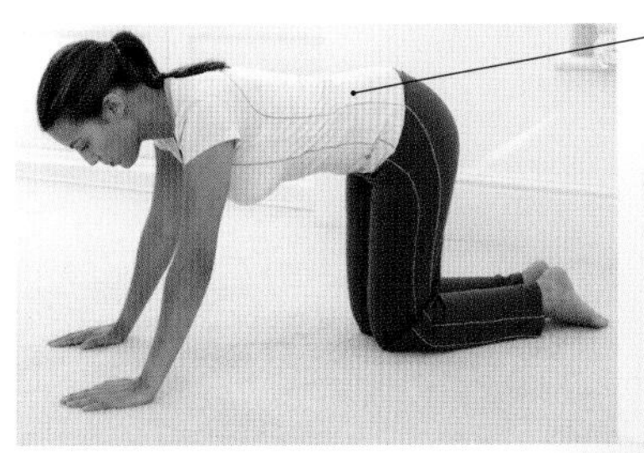

保持背部平直，不要下凹

1. 四肢着地 该操也适用于产前矫正骨盆倾斜。双膝跪地，四肢着地，两膝间距约30厘米。

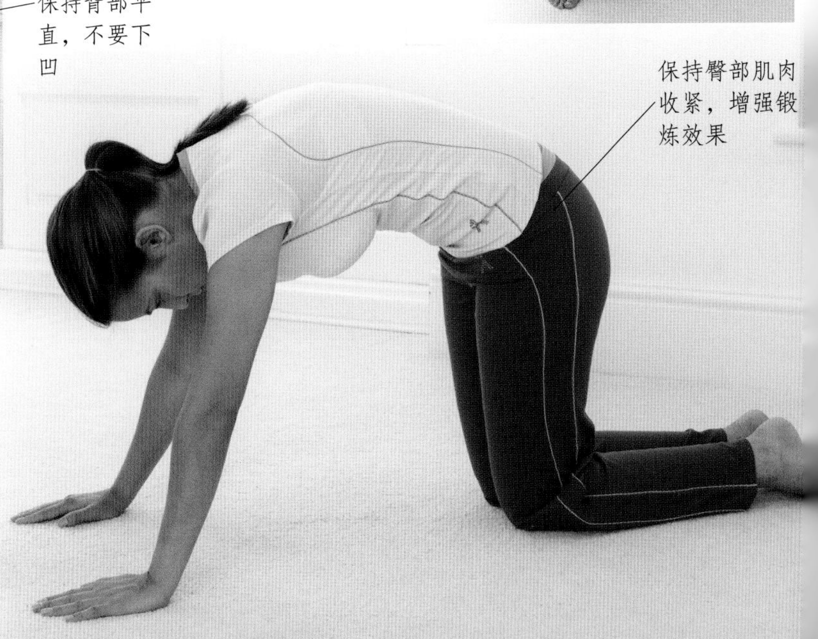

保持臀部肌肉收紧，增强锻炼效果

2. 拱背 收紧臀部肌肉，收缩骨盆，拱背呈驼峰状，保持该姿势数秒后放松。背部切勿凹陷。

猫拱背

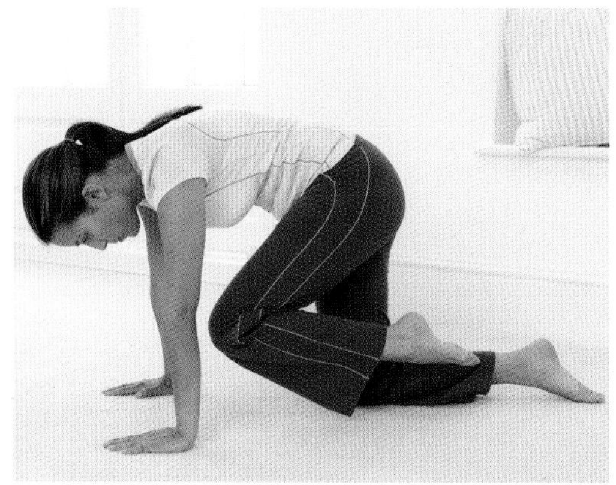

1. 弯腿 双膝跪地，四肢着地，背部保持平直。吸气，同时将一条腿弯曲着抬起，低头并向膝盖靠拢。保持该姿势 1 秒。

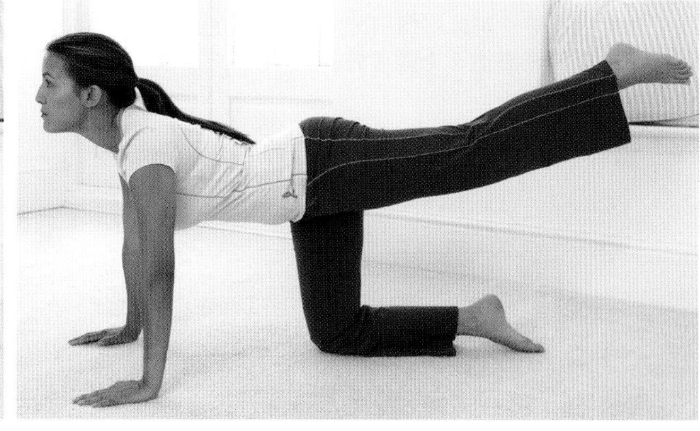

2. 伸腿 呼气，将弯曲的腿向后伸直、抬高，同时抬头。保持该姿势数秒后，换腿，重复动作。

▶ **腹肌操** 平躺在地板上，双膝弯曲，胳膊分别放在身体两侧。深呼吸。呼气时，抬头，胳膊抬离地板，掌心向下。保持该姿势数秒后放松。重复做 10 次。不断练习，使头抬得更高。

呼气，收紧腹部肌肉

身体前屈

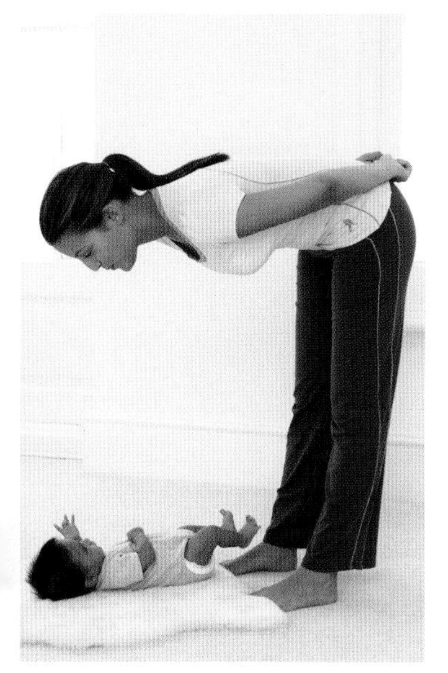

1. 缓慢前屈 双脚平行，间隔 30 厘米。双手在背后松松地交握，保持背部平直，上身缓慢地前屈。

抬高双臂，勿使自己不舒服
尽量保持背部平直，效果更佳

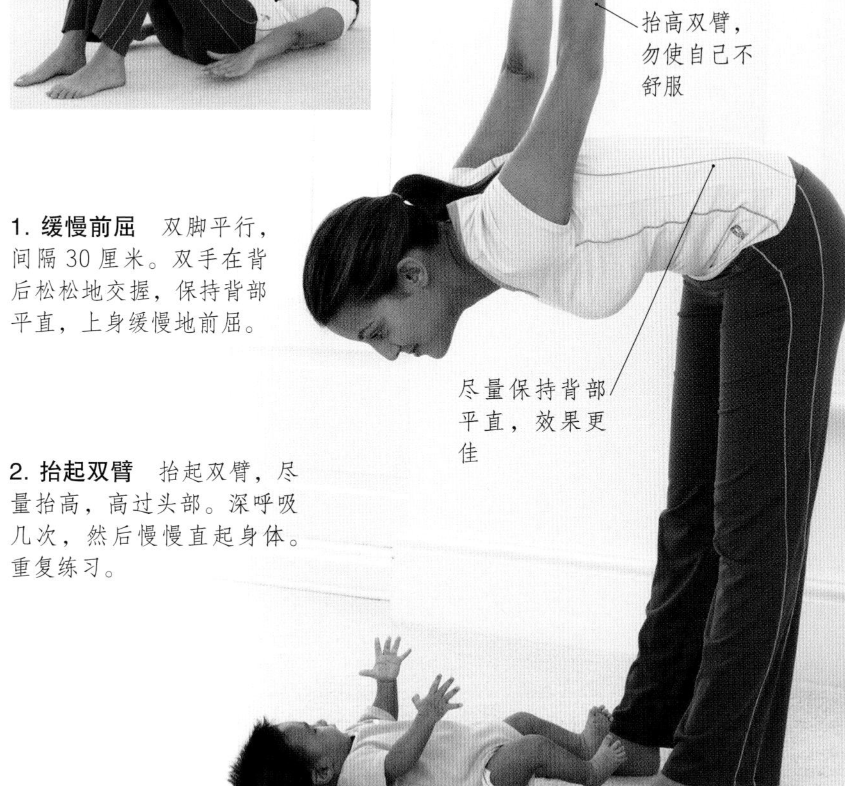

2. 抬起双臂 抬起双臂，尽量抬高，高过头部。深呼吸几次，然后慢慢直起身体。重复练习。

产后情绪

产后体内激素水平陡然下降为产妇忧郁和产后抑郁症的主要诱因。

怀孕后不久，孕妇体内某些激素（特别是孕激素和雌激素）的水平直线上升，并在整个孕期居高不下。产后72小时内，这些激素便迅速减少。

雌激素和孕激素水平迅速下降，身体难以适应，从而影响到产妇的情绪和精神状态，导致产妇忧郁，甚至患上产后抑郁症。

疲惫不堪是产妇的另一困扰。如果产妇缺钾，疲倦感会更严重。多吃含钾食物——如香蕉和西红柿，可提高体内钾水平。

避免过度劳累也很重要。产后几天无疑是疲倦的，但不要想当然地忽略自身感受。累了，就停下手头忙碌的事务，除非十万火急。躺下，把脚垫高，略高于头部。好好休息就能恢复体力，不一定要睡觉。

产后情绪波动

生孩子是件大事，而且产后最初几天和几周内，激素水平迅速下降，这些都会令产妇的情绪变化无常。产后情绪难以预料——有时，拥有愉快平顺孕期的女性，产后却会情绪低落，打不起精神。

产后情绪问题的性质、严重程度和持续时间因人而异。另外，前次分娩后情绪良好的产妇，再次生产后却会情绪忧郁，经历艰难的产后阶段。

产后忧郁

导致产后情绪问题的唯一且最主要的原因是突然的、无法避免的激素减少，因此，你如果出现某种程度的产后忧郁，完全不必惊慌。多达 80% 的产妇都会经历情绪波动的困扰，这是普遍现象而非特例。完全不受产后忧郁情绪干扰的产妇算得上极少数的幸运儿。长达 9 个月的孕期中，一直处于高位的激素水平突然降至低位正常值。这一剧变容易导致产妇忧伤哭泣、情绪大起大落，易怒、犹疑不决、焦虑不已。

忧郁情绪一般开始于产后 3—5 天，持续 7—10 天。情绪低潮常与乳房泌乳同步开始。

初为人母 如果产后情绪低落，你会感觉力不从心，难以适应初为人母的现实。除以上所提的症状外，你还会茫然无措，为自己照顾婴儿的能力深感焦虑，满心挫败感，因为你好像总也学不会如何做个好妈妈。不要强求自己，在这方面，谁都不能一蹴而就，只能假以时日。

夫妻关系 你可能还会发现你对伴侣的感觉不同于以往了。这并不意味着你对他的感情有所减少，而是有所不同；这也不是夫妻关系转淡的迹象，而是预示着夫妻感情将变得更成熟和丰富。若想正确对待为人父母的压力和负担，避免由此产生的情感困扰，最好的方法之一便是开诚布公，夫妻二人共担压力。

产后抑郁症

约 10% 的产妇会罹患产后抑郁症。该病在许多方面都有别于产后忧郁情绪。产后抑郁症持续时间更长，症状更为严重，须抓紧医治。该病为精神疾病，若不治疗，会恶化到失控的程度，因此尽早治疗至关重要。通过治疗，症状会在 1 周后减轻。拖得越久，越难治愈。

症状 产后抑郁症的症状繁多，不同人的症状组合存在个体差异。除绝望和沮丧等抑郁症状外，患者还表现出倦怠、焦虑、紧张、惊慌、睡眠障碍、对性生活失去兴趣、强迫性思维、自责、自卑、精神不能集中等症状。

治疗 药物治疗是必需的，但患者同样需要家人和朋友的帮助。患者也可自救（参见本页右侧栏）。医生一般会开抗抑郁药，开药时会考虑到哺乳因素。用药一段时间后，抑郁症状会稍有缓解。产妇务必坚持服药，即使病情好转也不能停药。抗抑郁药有副作用，比如导致口干、嗜睡、思维混乱等。这些副作用如果扰乱了患者的日常生活，可以请医生改换处方。

产褥期精神病

这是产后抑郁症的一种罕见形式，患病率为 1‱。其症状有：脱离现实、妄想、出现幻觉等。患者须住院治疗。治疗方法包括：药物治疗、精神疗法、电休克疗法等。

产后抑郁症患者如何自救

如果情绪抑郁低落，你可以想办法自救。最重要的是告诉自己，无论需要多长时间，病情总会好转的。

尽量休息 劳累会加重抑郁症状，增加治疗难度。白天抽时间小憩或打盹儿，夜间喂奶请别人代劳。

保证饮食营养 大量吃水果和蔬菜，不吃零食、不吃巧克力和甜饼干。少食多餐。不要节食。

适度锻炼 暂时放下照顾婴儿的任务，到户外去。快步走，呼吸新鲜空气，有助于提振精神状态。

避免大变动 不要搬家或装修房屋。

勿忧心忡忡 产后身体疼痛属正常现象，情绪忧郁只能加重痛感，所以要泰然处之。一旦身心放松下来，疼痛感自会减轻。

善待自己 切勿强迫自己做不想做的事，以免郁闷不舒。做些小而轻松的事，一次只做一件事，完成后要自我奖励。

说出自己的感受 勿压抑自己的情绪，否则只会加剧病情。与别人谈论你所经历的痛苦，特别要对丈夫倾吐。

抑郁的妈妈

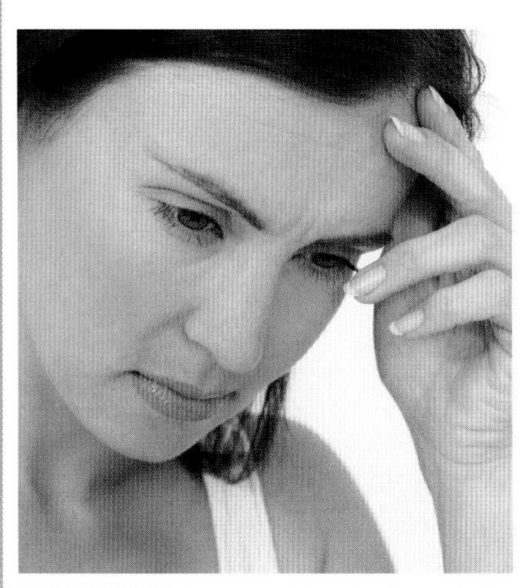

克里斯汀有3个孩子：4岁的托马斯、2岁半的劳拉和4个月大的奥利弗。生第一个孩子后，克里斯汀遭遇了产后抑郁的折磨，幸亏几天后她就恢复了正常。第二个孩子产后，她疲惫不堪，忧郁沮丧，这种状态持续了2周。生下奥利弗后，克里斯汀抑郁得不能自已，家庭医生诊断她患了产后抑郁症。

早期预警

产后持续几日的轻微忧郁情绪属于正常范畴，但抑郁情绪不断加剧且持续时间超过2周，则是更为严重的抑郁症的征兆，需进行医治。产后抑郁症患者会越来越脱离现实，与新生儿疏离。

生完劳拉后，克里斯汀的体重不减反增，产后头几个月，体重甚至超过孕期水平。她为此非常难为情，总是穿着宽袍大褂来遮掩发胖的体形。与此同时，她还对自己的母性本能产生了疑虑。

无助感

克里斯汀之前出现过产后抑郁情绪，所以预计生第三个孩子后仍会情绪低落。她患上产后抑郁症，相当于实现了自我预期。产后第三天，克里斯汀极度哀伤，并且小题大做，鸡毛蒜皮的小事在她看来都比天大。她开始心灰意冷，拒绝起床。她的婆婆来帮忙照看托马斯和劳拉，并操持家务。但克里斯汀却对婆婆无端指责，搞得气氛很紧张。婆婆打算离开，免得惹克里斯汀不高兴。

这之后，克里斯汀和丈夫斯蒂芬开始吵架。她希望丈夫休假，给她支持和安慰。斯蒂芬却无法理解所发生的一切，不知所措。结果，他也愁眉不展，工作开始出状况。

克里斯汀沉溺于自己的忧伤不能自拔。她疲惫不堪、绝望、自责——为不能照顾好三个孩子（两个大孩子开始淘气，不好带）、不能统筹家务而内疚，同时为处理不好与丈夫和婆婆之间的关系而忧心忡忡。她索性不与家人沟通，只对刚出生的奥利弗说话。

1周后，她甚至开始对奥利弗也漠不关心。奥利弗一哭，她脑子里就冒出可怕的念头。孩子吃不吃奶，她也不在乎，任其尖声哭闹，也无动于衷。

寻求专业人士的帮助

2周之内，克里斯汀的抑郁症状不断加重，其间助产士安慰她很快就会好起来。有位社工登门看望，意识到克里斯汀需要治疗。她联系了克里斯汀的家庭医生。医生诊断克里斯汀患上了产后抑郁症，尚在早期。他请来一位精神科医生给克里斯汀治疗。

此后又过了 2 周，克里斯汀的状态有所改善。她听取了精神科医生的建议。第一，不要对家中之事耿耿于怀。专注于新生儿和自己，顺其自然地对待身边的一切。第二，让别人在夜里照顾奥利弗，保证自己睡眠充足。第三，每周参加两次“健康宝贝俱乐部”的活动，与其他有类似遭遇的女性交流感受。医生还建议克里斯汀向有关机构寻求指导和帮助。

医生给克里斯汀开了抗抑郁药，表示将持续给她开药，但同意待克里斯汀能够控制情绪、把控自己的生活后，逐渐减少药物剂量。

米里亚姆医生的重要提示

如果你怀疑自己患上了产后抑郁症，要果断采取治疗措施。越早治疗越好。我的建议如下：

- 警惕早期症状，比如哀伤哭泣、失眠、深感绝望。
- 寻求医生、专业人士的指导。
- 接受朋友和家人的帮助。有他们替你购物、做饭、照顾孩子，你尽可以休息、恢复体力，专心致志于新生儿和自身的需求。

丈夫的支持

大量研究证明，产妇是否罹患产后抑郁症与能不能得到伴侣的支持和帮助密切相关。另一个决定性因素为家人是否有同理心。所以，我建议他们夫妻二人想办法，斯蒂芬要分担她的重担。

斯蒂芬决定休陪产假，在家陪伴克里斯汀和奥利弗。我建议斯蒂芬多拥抱克里斯汀，并对她说他为她感到骄傲，以此来调整妻子的情绪。斯蒂芬采纳了我的建议。他还把克里斯汀和奥利弗一起拥抱在怀里，并帮着照顾奥利弗。为了让克里斯汀得到休息，在家和外出时，他都用婴儿背带把奥利弗带在身上。他还负责采购、干家务、做饭，把两个大孩子送到妈妈家，让克里斯汀有独处的时间。

开始好转

6 周后，克里斯汀的睡眠得到了改善。她继续服用抗抑郁药，但决定在接下来的 4 周把药量减少一半，再过 6 周，彻底停药。看到妻子恢复常态，斯蒂芬很高兴，孩子们也都松了一口气。

抑郁症不会永久性破坏克里斯汀与新生儿发展母子联结的能力。当状况有所好转，她也能重建与两个大孩子的亲密关系。然而，由于她无暇给予他们足够的关注，孩子们变得不安分又淘气。他们不接纳奶奶的照料，希望得到父母更多的关照。在产后抑郁症的案例中，孩子们也是需要帮助的一方。

避孕

恢复性生活，就需要选择避孕方式。排卵功能随时都会重启——尤其在奶瓶喂养的情况下。

如果在产后月经来潮之前恢复性生活，不要想当然地以为没来月经就不会怀孕。实际上，月经恢复之前2周，卵巢就已开始排卵。即使是在哺乳期间——给宝宝断奶后月经才恢复，卵巢也在排卵，仍然存在怀孕的可能。

你如果哺乳，医生不会给你开含有雌激素的避孕药，因为雌激素会减少泌乳。医生只会开仅含孕激素的避孕小药丸，这种药不影响泌乳。

处于哺乳期，你可能更喜欢其他避孕方式，比如使用含有避孕啫喱的液体避孕套。若打算戴节育环，需等到产后第6周体检后进行。许多不打算再生孩子的女性都使用左炔诺孕酮宫内节育系统（曼月乐）。该药有效期5年，无菌操作，不会导致月经过多和痛经。可在产后第6周体检时置入子宫。

夫妻生活新开始

产后几天或几周内，你对性生活都没什么兴趣。分娩中体力透支，加上产后激素水平的急剧变化，会令你的性欲大减，这是正常现象，也对身体有益，因为身体需要时间从妊娠和分娩的状态中逐渐复原，你也需要自我调整，适应增添了新生宝贝的生活。与丈夫沟通，兴许他能完全理解你的处境呢。

丈夫／伴侣

新生儿的到来同样会影响丈夫的性能力。新晋父亲性欲降低，甚至不能勃起，这不罕见。夫妇二人都面临着双重角色——既要为人父母，又是彼此的爱人，两种角色时而冲突，这让他无所适从。如果夫妻二人明白会出现分歧，并且对事不对人，事情就好办了。最好的处理方式是达观、开明地面对性爱问题，并设身处地、满怀爱意地沟通探讨，这样才不会造成夫妻间永久性的隔阂。

何时恢复

夫妻二人在何时想恢复性生活的问题上可能态度迥异。上一次分娩后和这次产后，你的感觉也会有差异。

不少夫妇还对何时恢复性生活才不会对身体造成伤害的问题十分关心。最好请医生答疑解惑。如果没有医学上的禁忌，夫妻双方又都有兴趣，那就可以恢复性生活。性生活的益处包括：在产后这一困难阶段，性爱能增进夫妻感情；同时，性爱中身体释放的激素促进子宫收缩，促进子宫恢复到孕前状态。

缺乏性欲

产后往往性欲降低，但无须担心。不过，某些因素不仅会影响性欲，也会使产后的性快感大打折扣。除却身体的不适，产妇普遍自认缺乏魅力，这使她们逃避性爱，或妄自菲薄。如果仍然凸起的肚子令你自感毫无性感可言，那就开始锻炼，恢复体形。运动有助于提升自信。盆底肌运动能使产后松弛的阴道恢复弹性。

另外，焦虑和令你分心的事也会降低性欲和性快感。比如，你担心再次怀孕，又得费心避孕令人郁闷。新生宝贝也影响到你对性爱的兴趣——家中添了这个小家伙，适应起来还真不容易。你再也不像以往那样心无挂碍，再也无法投入性爱中，无法放松地享受性乐趣，因为你总觉得宝宝随时都会哭闹求关注。你的心全给了小宝贝，不需要与他人保持情感的亲密或肌肤相亲，甚至不需要丈夫的亲昵。就连你的性反应也与新生宝贝有关。哺乳时身体释放出的催乳素也有性刺激作用。有的女性在哺乳过程中能感受到性冲动甚至性快感。

重新享受性爱

夫妻二人都需要些时间恢复往日的“性趣”。不妨用延长前戏、爱抚和亲吻，撩拨起欲望。刚恢复性爱时，最好避免阴茎插入，否则会引起会阴手术部位的剧痛。所以，如果性交令你不舒服或疼痛，要告知丈夫。让他触摸你的手术瘢痕，帮助他理解你的感受。行房前用温水泡澡，或使用水溶性的阴道润滑油，可提升性爱质量。

无论是否进行过会阴切开术，都需增加阴道润滑度。在激素水平回落至常态之前，阴道都不能如产前那样迅速地润滑起来，前戏再多都不起作用。不要使用凡士林膏之类的不溶于水的润滑剂。此类润滑剂会阻碍空气进入阴道内膜，助长有害菌滋生。

男上女下的体位或许令你不舒服。尝试其他体位（参见第232页）——如果会阴手术部位疼痛，并排侧卧的体位会特别适合你们。要耐心，不要操之过急，一切都会逐渐好转。

产后体检

产后6周，产妇需做一次较彻底的体检。

产妇体检 称体重、量血压；检查乳房是否有肿块（哺乳女性的乳腺有时会被误判为肿块）；检查骨盆；查看会阴手术部位是否愈合；检查宫颈和子宫的复原情况。医生还询问产妇的情绪和精神状态。此时适于询问有关避孕的问题，也可趁此机会在宫内放置节育环。

新生儿体检 医生检查新生儿的耳朵、眼睛、四肢、肌张力；测心率；查看头部动作控制能力以及是否有髋关节脱位；量头围、称体重。每次体检时，婴儿的体重都被记录下来，这将是孩子生长发育的重要档案。

调整生活方式

照顾新生儿有难度、耗精力，生活因此变得忙乱不堪。但是若能理性地对待变化的生活情境，在产前就与丈夫一道做好预案，你们就能从容地应对，并能抽出时间独享二人世界的甜蜜。这不是不可能的，关键在于合理规划。

确保休息

照顾新生儿比预想的要辛苦得多。其一，分娩过程中你已经心力交瘁；其二，产后头几天，你忙得团团转，似乎有干不完的活，连喘口气的时间都没有。

确保充足的休息至关重要。有了新生儿，你在夜里几乎不可能一觉睡 4 个多小时。所以，白天要抽空睡一会儿。你还须保证饮食营养，哺乳期就更要吃好。要和怀孕时吃得一样好，并要多喝水。

不强求自己　多数新晋父母和相当多有经验的父母常常自责，这似乎成了他们的负担。请记住，你只能竭尽所能，你自身的需求和健康才是需要优先考虑的要务之一。你的身体需要 1 年左右的时间才能恢复到孕前状态。不要强求自己，你会发现，产后体力不济，很容易疲劳。

作息安排　日常作息的安排不是训练新生宝宝按照你的时间表吃奶、睡觉和玩耍，而是使你自己的生活以宝宝为中心，根据他的作息规律，安排日常。不过，你不必彻底改变自己的生活来迎合宝宝。你原有的作息和生活方式可以在相当程度上保留和继续。

保留夫妻独处的时间

进入父母角色很有难度，也许超乎预料。最难应付的变化之一就是时间不够用。你们要牺牲大部分醒着和睡眠的时间照顾新生儿，这很是让人气馁和怨怒。保持和朋友们的联系，尽可能地继续以往的生活方式，夫妻之间沟通顺畅，这些都对你们大有裨益，使你们能更好地适应时间和精力的大量付出。

夫妻独处

从日常的忙碌中抽身，夫妻二人单独相处，这对于夫妻关系的保鲜很重要。

在家中　保持二人世界的情趣。如果你们在忙碌一天后，总会一起喝茶聊天，睡前共浴，一起猜字谜，或者各自读书看报，间或聊一两句，或给对方读上一段，那么，生了宝宝后，仍要继续这样做。这不仅是夫妻独处的宝贵时光，而且能在一定程度上保持日常生活正常进行（不要因为家里添了小婴儿就乱了节奏）。

单独外出　带几个月大的婴儿外出很方便。尽管如此，夫妻二人还是要有外出享受二人世界的时间。请绝对信赖的亲戚朋友照看孩子。若哺乳，提前把乳汁挤出备好，你们外出时，临时“保姆”可以喂给宝宝吃。这似乎颇费周章，但要坚持做。夫妻二人很有必要在不受婴儿打扰的情况下共享短暂的二人世界时光。

一同参加活动　若想学某项运动或技能，或重拾以往的技艺，为什么不和丈夫一起呢？每周抽出两三个小时，夫妇二人一同参加预约的活动——作为相爱的两个人，而不是孩子的爸妈。

共享快乐 有了孩子后，夫妻特别有必要一起做事。小婴儿很容易带着外出，所以要把小宝宝纳入你们的外出计划。你们走亲访友，都可以带上他。孩子几个月大时，你们就能轻松地保持社交生活。

夫妻也需要单独相处，虽然和丈夫约会听起来有点怪异，但这的确有助于增进夫妻感情，维持健康的夫妻关系。有了孩子后，你们再也不能自由自在、随心所欲了，因此很有必要抽出时间单独相处。夫妻独处无须做精心安排。忙碌一天后，两人一起喝杯茶、聊聊天，周日一起游泳，请亲友帮忙照看孩子……诸如此类，简单易行，却富有情趣。

独处 我们都需要时间和空间来给自己“充电”。无休止地照顾婴儿，很容易忽略自己的这点需要。每周至少腾出几个小时来让自己放松和快乐——去郊游、会友、做喜欢的事。把宝宝交给信得过的人照看，可以是你的丈夫、好友或亲戚。与其他人接触对宝宝有好处。

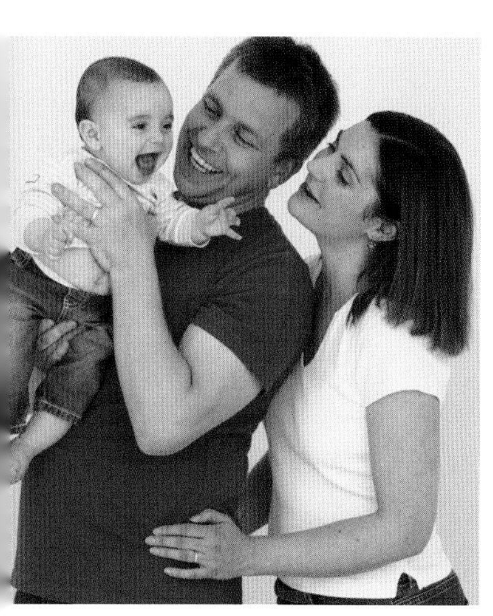

▲ **成为父母** 你们需要一段时间来适应父母的职责，你们会发现，看着孩子成长会带来极大的欢乐！

分担照顾婴儿的事务

亲朋好友们会主动提出帮你带孩子。不要拒绝，让大家一起来照顾宝宝。

孩子的父亲 对孩子而言，父亲是他生命中仅次于妈妈的第二重要的人。妈妈能做的，爸爸也能做。他甚至能用奶瓶给宝宝喂母乳。在照顾婴儿方面，丈夫理应与你分担同等责任。

外公外婆／祖父祖母 他们热切希望照顾宝宝，并有着丰富的育儿经验，是帮你带孩子的理想人选。祖孙之间很享受彼此相伴，有着牢固的亲情联结。

亲朋好友 亲戚们很喜欢帮你照顾这个家庭新成员。朋友们也会热情相助。身为父母的朋友提供的帮助尤为可贵。务必确保没有孩子的或年轻的朋友知道如何照顾婴儿，但不要紧盯着他们或焦虑不安、放心不下，这会让他们尴尬。婴儿看起弱小，其实适应能力蛮强的。

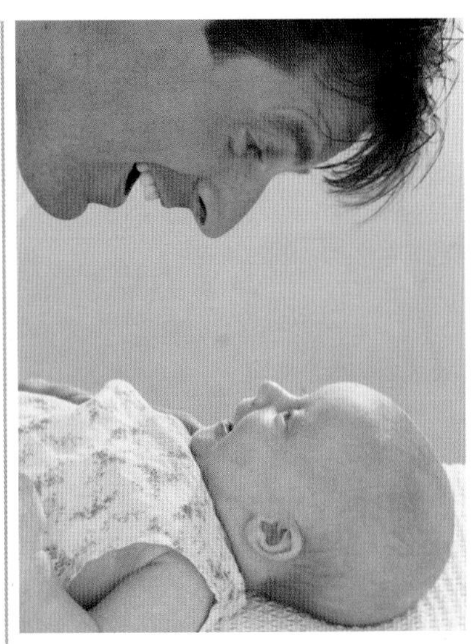

新晋奶爸

艾玛是詹姆斯和萨拉的第一个孩子。预产期前一天，她在医院里出生。医生诊断艾玛为低体重儿（体重低于相应的孕期标准），建议引产。詹姆斯参加过专为准爸爸开办的产前培训班。萨拉分娩的整个过程，他都陪伴在旁。

适应父母角色

萨拉怀孕期间，詹姆斯查阅了有关孕期、分娩和如何做父母的资料。他和萨拉一起阅读有关书籍、参加产前培训班，并通过照顾朋友的孩子，积累实践经验。但是他们发现，无论怎样都不可能完全准备好。做父母，必须具有良好的适应能力和应变能力。

医生给萨拉使用了前列腺素阴道栓剂。用药 3 小时后，萨拉开始感到疼痛阵阵袭来，阵痛使她坐不住。又过了 2 小时，疼痛剧烈而持久，这令詹姆斯很难过。他无能为力，之前所学的呼吸法和按摩手法都无济于事。

萨拉的疼痛没有间歇，她得不停地走动。

宫缩开始

早晨 7:00，萨拉进入产房。不间断的疼痛终于转变为有间歇的宫缩，所以詹姆斯能预知宫缩的起落，适时地安抚萨拉，并让她吸安桃乐镇痛。现在回想起助产士用一个蓝色的大塑料钩挑破胎膜，让羊水流出，他仍心有余悸。

萨拉的宫缩间隔 40 秒，每次持续约 1 分钟。早晨 8:30，护士给萨拉注射了杜冷丁。然而，萨拉的宫口扩张很快，杜冷丁还未起效，产程就进展到胎头着冠的程度。

上午 9:00 左右，助产士决定实施会阴切开术，以防胎儿窘迫。13 分钟后，突然之间，他们的女儿艾玛降生了！她立即被递给了她的爸爸。詹姆斯抱了几秒，又把宝贝递给了萨拉。一到妈妈的怀里，小艾玛就开始吮吸。詹姆斯记不清是不是他剪断的脐带了，他依稀记得是助产士操作的。新生儿体重为 2.9 千克，属于正常体重。詹姆斯目睹胎盘娩出，妻子的会阴区刀口被缝合。流血很多，但萨拉泰然处之。萨拉在医院住了两个晚上。她决定母乳喂养，在医院能得到哺乳指导。医护人员还教萨拉如何给新生儿洗澡、换尿布。第二天中午，萨拉顺利地给艾玛喂奶。之后，母女二人就出院回家了。

米里亚姆医生的重要提示

孩子刚出生不久，许多父母都把初为父母时的自身感受描绘为既兴奋又有轻微的挫折感。我建议：

■ 尽可能地了解如何做父母的资讯，但同时要做好应变准备。从教科书里是学不会做父母的。

■ 夫妻分担育儿责任，分工明确。

与其他父母交往，建立一个互助群。

小艾玛回家

带着小艾玛回到家中的那一刻，萨拉和詹姆斯都有些忐忑，因为艾玛看起来又小又娇弱。幸而一切进展顺利。萨拉要多休息，缝合的伤口要慢慢愈合。詹姆斯休了2周陪产假，这非常有必要，有太多情形需要夫妇二人适应和习惯。出院后的2周时间里，他们接待了很多探视者——回想当时的境况，他们意识到当初有点过头。产后还是应适当限制探视，人们都能理解的。

形成睡眠规律

刚开始，艾玛每3小时醒一回，饿了就吃奶。3个月时，她的作息开始有规律。夜里只醒一次。

夜里，艾玛常常发出哼哼唧唧的声音，詹姆斯无法入睡。他搬到沙发上睡，一连睡了好几周，直到艾玛能在婴儿房里安睡。詹姆斯对此有些内疚，但萨拉很理解丈夫。8个月后，艾玛能一觉睡到天亮。

分担育儿责任

萨拉负责哺乳和做饭，詹姆斯负责洗衣、给宝宝洗澡、清理垃圾、处理尿布。把艾玛的便便从浴缸里清理出来，对于詹姆斯来说是前所未有的新体验。夫妻二人早前就达成共识，萨拉不会为詹姆斯应尽的义务而感谢他，夫妻是要风雨同舟的。这是个非常棒的决定。良好的沟通对于新晋父母十分重要。他们需要就各自的角色和责任进行透彻的交流。

萨拉没有工作，专职在家照顾艾玛。詹姆斯的老板允许他享受相对灵活的工作时间。萨拉生病时，他便回家照顾（萨拉患过两次乳腺炎），并带艾玛去打疫苗。

做父母

成为父母是萨拉和詹姆斯人生中的神奇经历。过来人有经验，很乐意为他们提供建议和帮助。他们的动力不仅来自其他新晋父母的帮助，而且，还来源于其他方面。萨拉和詹姆斯都说，小艾玛每个甜甜的笑颜、超市里老奶奶见到艾玛时开心的笑容，都使他们深深感到辛苦的付出是值得的。

亲力亲为的好爸爸

从一开始，詹姆斯就决定要亲力亲为，参与照顾小宝贝。当艾玛断奶改喝牛奶时，詹姆斯早早起床，喂完奶后才去上班。下班后赶回家，给艾玛洗澡，睡觉前抱抱她，和她亲热一会儿。

周末，艾玛非常喜欢和爸爸腻在一起。詹姆斯简直成了婴儿活动专家。带艾玛到乡间散步、去海边游玩，或者在公园里玩游戏。萨拉白天在家带孩子。詹姆斯很体贴，时常让萨拉放个假，晚上出去见见朋友。